Pulmonary Rehabilitation

呼吸康复学

原书第 2 版

原著　[意] Claudio F. Donner

　　　[意] Nicolino Ambrosino

　　　[加] Roger S. Goldstein

主审　童朝晖　喻鹏铭

主译　席家宁　姜宏英

中国科学技术出版社

·北京·

图书在版编目（CIP）数据

呼吸康复学：原书第 2 版 /（意）克劳迪奥·F. 唐纳 (Claudio F. Donner) ,（意）尼科利诺·安布罗西诺 (Nicolino Ambrosino) ,（加）罗杰·S. 戈尔茨坦 (Roger S. Goldstein) 原著；席家宁，姜宏英主译 . —北京：中国科学技术出版社，2021.7

书名原文：Pulmonary Rehabilitation, 2e

ISBN 978-7-5046-9006-7

Ⅰ . ①呼… Ⅱ . ①克… ②尼… ③罗… ④席… ⑤姜… Ⅲ . ①呼吸系统疾病—康复 Ⅳ . ① R560.9

中国版本图书馆 CIP 数据核字 (2021) 第 055712 号

著作权合同登记号：01-2021-2175

策划编辑　王久红　　焦健姿
责任编辑　王久红
装帧设计　佳木水轩
责任印制　李晓霖

出　　版	中国科学技术出版社
发　　行	中国科学技术出版社有限公司发行部
地　　址	北京市海淀区中关村南大街 16 号
邮　　编	100081
发行电话	010-62173865
传　　真	010-62179148
网　　址	http://www.cspbooks.com.cn

开　　本	889mm×1194mm　1/16
字　　数	628 千字
印　　张	26.25
版　　次	2021 年 7 月第 1 版
印　　次	2021 年 7 月第 1 次印刷
印　　刷	天津翔远印刷有限公司
书　　号	ISBN 978-7-5046-9006-7 / R·2691
定　　价	298.00 元

版权声明

内容提要

本书引进自世界知名的 CRC 出版社，是一部有关呼吸康复学的经典著作。本书为全新第 2 版，共六篇 51 章，从呼吸康复的基本理论、评估管理工具和方法、康复方案的制订、呼吸康复的主要疗法和新疗法研究等多个方面对呼吸康复相关内容进行了全面细致的讲解，针对呼吸系统不同功能障碍和疾病，从理论和实践两方面对临床工作进行系统性总结和精确指导，还对未来呼吸康复发展方向和研究热点进行了详细介绍和展望，同时增加了有关 COVID-19 幸存者呼吸康复的最新知识。本书内容全面、图文并茂、贴近临床，是一部不可多得的实用教科书，对呼吸康复领域相关从业人员及慢性呼吸系统疾病患者均有参考价值。

译者名单

主　审　童朝晖　喻鹏铭

主　译　席家宁　姜宏英

副主译　郭　琪　陆　敏

译　者（以姓氏笔画为序）

于　鑫　首都医科大学附属北京康复医院

王毅敏　航天中心医院

牛光宇　首都医科大学附属北京康复医院

石　峻　四川大学华西医院心脏大血管外科

刘雅兰　首都医科大学附属北京朝阳医院

李　伊　首都医科大学附属北京康复医院

李　勃　首都医科大学附属北京康复医院

李　琳　承德医学院，泰达国际心血管病医院

李　婷　首都医科大学附属北京朝阳医院

李　磊　四川大学华西医院康复医学中心

宋培玉　上海健康医学院附属第一康复医院

张　斌　首都医科大学附属北京康复医院

张晨曦　首都医科大学附属北京康复医院

张媛媛　天津医科大学

张黎明　四川大学华西医院康复医学中心

陆　敏　华中科技大学同济医学院附属同济医院

陈　灿　华中科技大学同济医学院附属同济医院

陈　秒　四川大学华西医院心脏大血管外科

罗　璨　华中科技大学同济医学院附属同济医院

周　婷　首都医科大学附属北京康复医院

赵智玲　首都医科大学附属北京朝阳医院

荣恒漠　首都医科大学附属北京朝阳医院

姜宏英　首都医科大学附属北京康复医院

贺加贝　四川大学华西医院康复医学中心

高　慧　承德医学院，泰达国际心血管病医院

郭　琪　上海健康医学院

席家宁　首都医科大学附属北京康复医院

黄　燕　华中科技大学同济医学院附属同济医院

董治兵　华中科技大学同济医学院附属同济医院

喻鹏铭　四川大学华西医院康复医学中心

童朝晖　首都医科大学附属北京朝阳医院

关于本书

2005 年，本书第 1 版面世。同年，我收到了一位 COPD 患者的来信。他告诉我，他最近的呼吸康复治疗取得了意想不到的效果，"创造了奇迹，变不可能为可能"。他还在信中讲述了所获得的新知识。这名患者是位数学家，康复出院后，他计算了单个肺泡的表面积为 $0.23mm^2$。根据该计算，肺在气体交换时使用的肺泡总表面积超过 $70m^2$。他非常震惊，肺泡在生理状态和疾病过程中竟有如此重要的作用。时至今日，这封信依然贴在我办公室的墙上，以示激励。许多 PR 从业人员使用本书，他们都将知晓此事。许多受益于 PR 的患者，必将对康复医疗人员感激不尽。PR 是一种可以改变慢性呼吸系统疾病患者生活状况的干预措施，并已改变了医疗专业人员的观念，即慢性呼吸系统疾病患者可以完成许多以前不敢想象的事情。

Pulmonary Rehabilitation, 2e 介绍了 PR 疗法的公认科学基础，以及自 2005 年以来取得的诸多进展。书中由运动训练新方法（如分区训练、水疗和神经肌肉刺激）及更为广泛的康复项目组成（如体力活动监测和平衡训练）。PR 可扩展到新的环境和方式（初级医疗中心、居家康复、远程康复），并且很好地保障了康复质量。全新版本还收录了患者和照护人员的诉求，以加深我们对慢性呼吸系统疾病患者及进行 PR 的理解。此外，书中还增加了有关新冠肺炎幸存者康复的最新知识。为帮助我们更好地了解这些经验，本书作者来自世界各地，专业功底深厚。他们在工作中已证实，PR 是全面综合治疗的重要组成部分。我相信本书科学严谨，凝聚了丰富的临床经验和独特的专业见解，有助于改善慢性呼吸系统疾病患者的生活。

Anne E. Holland，**PT PhD FThorSoc**
Professor Physiotherapy
Monash University and Alfred Health
Melbourne, Australia

补充说明：书中参考文献条目众多，为方便读者查阅，已将本书参考文献更新至网络，读者可扫描右侧二维码，关注出版社医学官方微信"焦点医学"，后台回复"呼吸康复学"，即可获取。

原 书 序

在呼吸系统疾病的治疗效果方面，呼吸康复（pulmonary rehabilitation，PR）具有无可比拟的优势。呼吸康复领域医疗专业人员致力于提高患者的生活质量，经过几十年的不懈努力，已实践证明了 PR 的功效。过去几十年中，由于问题层出不穷，人们一度认为 PR 仅是一门简单的"艺术"，不堪大用。如今，这些问题都已通过科学方法予以解答，从而消除了人们对 PR 的偏见。作为经典的延续，全新第 2 版汇集了最新的数百项研究成果，所述内容均为参考 2005 年之后的最新进展编写，凝聚了各章编者在治疗有症状呼吸系统疾病患者（即 PR 最终受益者）过程中的丰富个人经验。本书的另一特色是意大利同行在 COVID-19 大流行时期总结的有关 PR 的经验和建议。尽管我们希望新冠肺炎尽早消退并最终消失，但考虑今后类似疾病可能再次出现，上述经验教训依然极具帮助和指导意义，我们应未雨绸缪。

特别感谢 Claudio Donner 博士、Nicolino Ambrosino 博士和 Roger Goldstein 博士。在他们的号召下，呼吸康复领域的巨擘权威齐聚一堂，共同编撰了本书。三位博士高瞻远瞩，提纲挈领，以通俗易懂的标题，搭建了本书的整体框架。第一篇，主要是本领域的几位现代先驱撰写的专业基本原理，为日后的专业工作奠定了基础。第二篇，主要指导读者使用适当的工具对患者进行疗效评估和治疗前后监测。第三篇，各位专家审视了"何人、何时、何地"的基本问题，就如何制订康复方案、如何扩展 PR 在不同医疗领域中的应用（如居家康复和远程康复）等问题发表了出色评论，将运动训练作为 PR 最重要组成部分的坚实依据。第四篇，进一步阐述并探讨了新的研究方法，为有兴趣探索新研究领域的康复医疗人员奠定了良好的科学基础。第五篇，提供了在非慢性阻塞性肺疾病治疗中有关 PR 价值的确凿信息，颇具新意。这些内容极为重要，因为我们制订康复方案的大部分可靠证据都来自慢性阻塞性肺疾病患者的治疗经验。基本方案的有效性如何，必要情况下如何进行调整，对这些问题进行充分研究的时机已经成熟，而且年轻一代的康复医疗人员应该在这些问题的激励下，开展研究，以扩大 PR 这一高效疗法的适用范围。第六篇，涵盖了通常情况下容易被遗忘的一些特定重要领域，在这些领域从事患者治疗的康复人员应牢记它们，本篇还介绍了患者姑息治疗的关键问题及新冠肺炎康复的新经验。

我们生活于现代世界，几乎可以随时获得各地的新信息，以致部分人认为图书无用的狭隘观点。本书全新第 2 版表明，事实并非如此。我们都需要有一部与时俱进的参考书，对丰富经验中提炼的知识进行概括总结并汇编成书。有症状的呼吸系统疾病患者生活中有诸多不便，治疗这类患者时本书必不可少。现已证明，对于符合治疗条件的患者，PR 对客观结局（如呼吸困难、生活质量和功能能力）的积极影响将发挥最大效果。拓宽 PR 疗法的适用范围，任重而道远。我们尽最大努力，希望帮助更多人了解 PR 的有关认识，激励更多的医疗人员将 PR 作为患者的常规治疗。

Bartolome R. Celli, MD

Professor of Medicine

Harvard Medical School

Boston, Massachusetts

译者前言

随着社会的不断发展，医学工作者面对的挑战已不仅是挽救生命，而是越来越关注人体各系统功能水平的恢复，进而提高生命周期各阶段的生活质量，故而呼吸康复在改善呼吸系统疾病患者的功能障碍及生活质量方面所扮演的重要角色也越来越受到业界的重视。因此，国内同仁亟须一部兼具科学严谨性、临床经验性和专业见解性的呼吸康复学著作借鉴参考。我们有幸拿到这部国际呼吸康复学领域享有盛名的著作，并在 2020 年和 2021 年交接之际完成了本书的翻译，希望以这部中文翻译版与国内同行共勉。

Pulmonary Rehabilitation，*2e* 涵盖甚广，兼备了多学科的专业内容，从多维度的专业视角探讨了呼吸康复的相关事宜。为了真实还原原著内容，我们邀请了呼吸内科医师、康复医师、康复治疗师、呼吸康复护师、医疗机构管理人员等多学科成员共同组成翻译团队。他们不仅具备深厚的专业理论修养，同时具有丰富的临床诊疗经验，大家都有各自领域外文专著的翻译经历。在此，衷心感谢各位译者的辛苦付出。

细心翻阅本书，让我们"如遇知音"。著者以呼吸系统不同功能障碍和疾病划分章节，图文并茂地详细讲解了各种呼吸康复评估和治疗方法，力图在理论和实践两方面，对临床工作进行系统性总结和精确指导，对未来呼吸康复发展方向和研究热点亦进行了详细介绍和展望。这对广大的呼吸康复相关从业人员具有重要的指导价值。

在当前全球共克时艰的特殊时期，本书对 COVID-19 幸存者的呼吸康复提供了最新方案。当前全球 COVID-19 患者人数已累计超过 1 亿，如何为 COVID-19 患者提供更好的治疗与康复服务，也是未来工作中必须努力探索的重要议题。

各位译者在紧张的临床科研工作之余用心完成了本书的翻译工作。在中国科学技术出版社的支持与帮助下，本书得以顺利出版，在此向所有译者及工作人员表示诚挚的感谢。

在翻译过程中，我们力求忠于原著，做到言简意赅、通俗易懂，尽可能将原著者想要表达的信息准确地传递给国内读者，但由于中外术语差异及语言表达习惯有所差别，中文翻译版中可能存在一些偏颇之处，敬请同道和读者批评指正。

首都医科大学附属北京康复医院 院长　　　　教授

首都医科大学附属北京康复医院 呼吸康复中心 主任　　　　教授

原书前言

自 2005 年本书第 1 版面世以来，PR 在治疗慢性呼吸系统疾病中的作用受到了越来越多的关注，而慢性呼吸系统疾病是导致全球死亡率和发病率不断增高的主要原因。在深刻意识到 PR 可以改善人体功能和生活质量的前提下，越来越多的医疗人员将其视为疾病管理不可或缺的一部分。2013 年，欧洲呼吸学会和美国胸科学会发表了有关 PR 的重要联合声明。此后，世界各地的专业协会相继发布指南，支持将 PR 作为慢性呼吸系统疾病患者的现行治疗标准。

PR 可解决外周肌肉功能障碍、心血管疾病、营养不良及与慢性病有关的精神紊乱等非呼吸系统问题，从而最大限度地帮助临床医生将药物治疗扩展到慢性疾病管理。PR 一举两得，既可减少医疗资源的使用，又可降低疾病急性加重的频率。对于非 COPD 的呼吸系统疾病，如肺间质纤维化、肺动脉高压、化脓性肺疾病患者及准备进行肺移植、肺叶切除或肺减容术的患者，PR 能缓解症状、改善功能。

尽管一些同行评议的优秀出版物已对 PR 进行了详尽报道，但有关 PR 的疗程、内容、时机和地点等方面依然存在争议。显然，PR 必须以患者和社会为中心，还必须根据当地临床和经济资源的现实条件做出相应调整。必须对康复治疗方案进行质量控制，以确保其严格符合规范。越来越多的学者意识到，呼吸系统疾病极大增加了照护人员的负担。因此，鼓励采用远程监测新模式，如远程医疗支持的康复和基于网络的学习模块，以增加可及性，使更多人获益于 PR，并持续获益。随着多学科综合医疗越来越受到关注，临床医生面临以下挑战，即需要在社区服务和急诊入院之间找到最佳介入时机和地点，对患者进行 PR 治疗。人们对 PR 的关注与日俱增，与此同时，治疗效果和患者结局也有了长足进步。尽管已证明 PR 可改善生活质量、提高运动能力、减少医疗资源消耗，但其可能提供生存优势的说法仍然有待商榷。

本书增加了自第 1 版以后发表于 2005—2019 年的相关报道，重点突出，各章均在开篇提供要点，末尾提供总结。我们很荣幸地邀请到了呼吸康复领域享誉全球的专家学者，他们献智献力，共同成就了本书。PR 领域发展迅速，对有志于加入该领域并继续深造的新一代医疗人员，我们希望本书能够成为你们的学习工具和资源来源。

Claudio F. Donner
Nicolino Ambrosino
Roger S. Goldstein

目　录

第一篇　呼吸康复基础

第 1 章　康复医学框架：恢复功能、提高生活质量 ………………………………… 002

第 2 章　呼吸康复的学科发展 …………………………………………………………… 008

第 3 章　呼吸康复的基本概念 …………………………………………………………… 016

第 4 章　促进呼吸康复的应用及推广 …………………………………………………… 022

第 5 章　运动训练的病理生理基础、评估和原理 ……………………………………… 031

第 6 章　教育：激发呼吸康复中学习的潜能 …………………………………………… 040

第 7 章　自我管理 ………………………………………………………………………… 049

第 8 章　双重疗法：呼吸康复中的药物管理 …………………………………………… 059

第二篇　评估与管理

第 9 章　康复中的呼吸肌功能 …………………………………………………………… 070

第 10 章　外周肌肉 ……………………………………………………………………… 079

第 11 章　慢性呼吸系统疾病患者的焦虑和抑郁 ……………………………………… 091

第 12 章　呼吸困难 ……………………………………………………………………… 100

第 13 章　呼吸康复的营养管理 ………………………………………………………… 107

第 14 章　平衡功能障碍 ………………………………………………………………… 115

第 15 章　体力活动监测 ………………………………………………………………… 121

第 16 章　健康状况监测 ………………………………………………………………… 129

第三篇　呼吸康复的对象、地点及实施方法

第 17 章　呼吸康复项目的制订 ………………………………………………………… 136

第 18 章　呼吸康复的质量保证和控制 ⋯⋯⋯⋯⋯⋯⋯⋯⋯⋯⋯⋯⋯⋯⋯⋯⋯⋯⋯⋯⋯⋯ 144

第 19 章　理想的康复对象 ⋯⋯⋯⋯⋯⋯⋯⋯⋯⋯⋯⋯⋯⋯⋯⋯⋯⋯⋯⋯⋯⋯⋯⋯⋯⋯⋯⋯ 155

第 20 章　康复治疗团队 ⋯⋯⋯⋯⋯⋯⋯⋯⋯⋯⋯⋯⋯⋯⋯⋯⋯⋯⋯⋯⋯⋯⋯⋯⋯⋯⋯⋯⋯ 161

第 21 章　运动训练的方式 ⋯⋯⋯⋯⋯⋯⋯⋯⋯⋯⋯⋯⋯⋯⋯⋯⋯⋯⋯⋯⋯⋯⋯⋯⋯⋯⋯⋯ 167

第 22 章　物理治疗和气道廓清技术 ⋯⋯⋯⋯⋯⋯⋯⋯⋯⋯⋯⋯⋯⋯⋯⋯⋯⋯⋯⋯⋯⋯⋯⋯ 175

第 23 章　戒烟 ⋯⋯⋯⋯⋯⋯⋯⋯⋯⋯⋯⋯⋯⋯⋯⋯⋯⋯⋯⋯⋯⋯⋯⋯⋯⋯⋯⋯⋯⋯⋯⋯⋯ 184

第 24 章　COPD 急性加重后的早期康复 ⋯⋯⋯⋯⋯⋯⋯⋯⋯⋯⋯⋯⋯⋯⋯⋯⋯⋯⋯⋯⋯⋯ 192

第 25 章　个体化康复 ⋯⋯⋯⋯⋯⋯⋯⋯⋯⋯⋯⋯⋯⋯⋯⋯⋯⋯⋯⋯⋯⋯⋯⋯⋯⋯⋯⋯⋯⋯ 196

第 26 章　呼吸康复和基层医疗 ⋯⋯⋯⋯⋯⋯⋯⋯⋯⋯⋯⋯⋯⋯⋯⋯⋯⋯⋯⋯⋯⋯⋯⋯⋯⋯ 200

第 27 章　居家康复治疗 ⋯⋯⋯⋯⋯⋯⋯⋯⋯⋯⋯⋯⋯⋯⋯⋯⋯⋯⋯⋯⋯⋯⋯⋯⋯⋯⋯⋯⋯ 204

第 28 章　远程康复 ⋯⋯⋯⋯⋯⋯⋯⋯⋯⋯⋯⋯⋯⋯⋯⋯⋯⋯⋯⋯⋯⋯⋯⋯⋯⋯⋯⋯⋯⋯⋯ 216

第 29 章　慢性呼吸系统疾病患者：患者和照护者的经历与需求 ⋯⋯⋯⋯⋯⋯⋯⋯⋯⋯⋯ 223

第四篇　运动训练的新方法

第 30 章　通气受限的慢性呼吸系统疾病患者的分区有氧运动训练 ⋯⋯⋯⋯⋯⋯⋯⋯⋯ 236

第 31 章　全身振动训练 ⋯⋯⋯⋯⋯⋯⋯⋯⋯⋯⋯⋯⋯⋯⋯⋯⋯⋯⋯⋯⋯⋯⋯⋯⋯⋯⋯⋯⋯ 245

第 32 章　神经肌肉电刺激 ⋯⋯⋯⋯⋯⋯⋯⋯⋯⋯⋯⋯⋯⋯⋯⋯⋯⋯⋯⋯⋯⋯⋯⋯⋯⋯⋯⋯ 252

第 33 章　水中康复的作用 ⋯⋯⋯⋯⋯⋯⋯⋯⋯⋯⋯⋯⋯⋯⋯⋯⋯⋯⋯⋯⋯⋯⋯⋯⋯⋯⋯⋯ 260

第 34 章　COPD 患者的久坐状态与轻体力活动 ⋯⋯⋯⋯⋯⋯⋯⋯⋯⋯⋯⋯⋯⋯⋯⋯⋯⋯ 267

第五篇　非 COPD 疾病

第 35 章　多病共存患者 ⋯⋯⋯⋯⋯⋯⋯⋯⋯⋯⋯⋯⋯⋯⋯⋯⋯⋯⋯⋯⋯⋯⋯⋯⋯⋯⋯⋯⋯ 278

第 36 章　哮喘的呼吸康复 ⋯⋯⋯⋯⋯⋯⋯⋯⋯⋯⋯⋯⋯⋯⋯⋯⋯⋯⋯⋯⋯⋯⋯⋯⋯⋯⋯⋯ 285

第 37 章　神经肌肉疾病 ·· 288

第 38 章　间质性肺疾病 ·· 297

第 39 章　化脓性肺疾病的管理 ·································· 302

第 40 章　重症监护室康复 ·· 311

第 41 章　慢性呼吸衰竭的病理生理学 ···················· 316

第 42 章　肺移植 ·· 327

第 43 章　肺减容术的新旧方法 ·································· 335

第六篇　其他干预措施

第 44 章　辅助供氧和氦氧混合气体 ························· 358

第 45 章　运动训练中的无创通气 ····························· 362

第 46 章　COPD 患者的长期夜间无创通气 ·············· 368

第 47 章　其他疗法 ·· 374

第 48 章　姑息治疗与临终关怀 ·································· 381

第 49 章　经济评价 ·· 387

第 50 章　慢性呼吸系统疾病患者整合医疗中的呼吸康复 ·········· 393

第 51 章　COVID-19 患者急性期后的呼吸康复 ········ 401

第一篇

呼吸康复基础

The Foundation of Pulmonary Rehabilitation

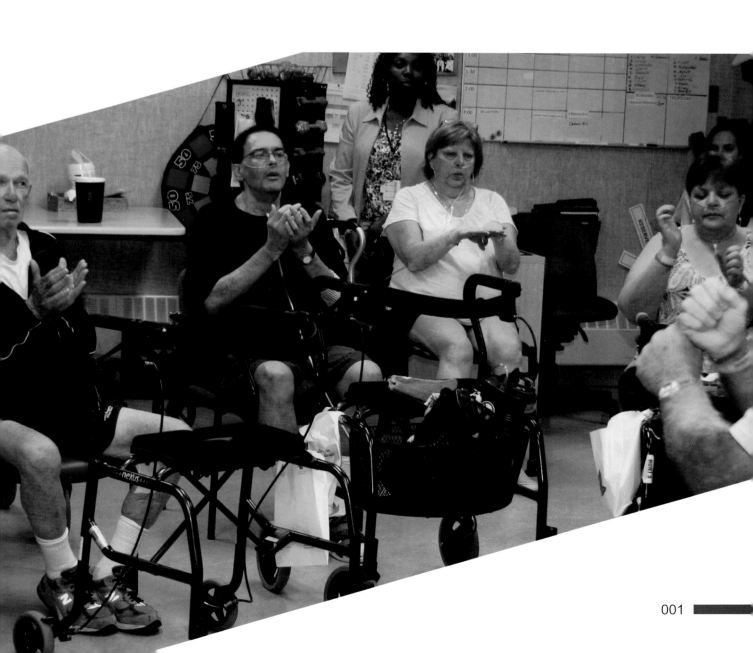

第 1 章

康复医学框架：恢复功能、提高生活质量

A framework for medical rehabilitation: Restoring function and improving quality of life

Julia Warden　Mark Bayley　著

要　点

◆ WHO《国际功能、残疾和健康分类》是个体健康状况对身体结构、功能、活动及参与日常生活影响的统一康复框架。

◆ 康复治疗以目标为导向，跨学科，专注于功能障碍的恢复或代偿。

◆ 康复治疗应基于患者的生理功能和心理问题个体化制订合适的剂量、时间、类型、康复地点和模式。

一、概述

随着医学技术的进步和人口的老龄化，慢性、非传染性疾病的发病率越来越高，这些慢性病人和功能障碍人群对康复的需求迫使医疗系统为解决这些问题而积极应对[1]。人类寿命越长，功能障碍也会越重，而影响人们最多的是疾病所导致的独立程度下降和功能受限。康复医学应运而生，它正是一门致力于提高患者生活质量和改善患者的日常活动功能的医学学科。

基于 WHO《国际功能、残疾与健康分类》（International Classification of Functioning、Disability and Health，ICF）框架，康复医学定义为旨在帮助健康状况存在或可能存在功能障碍的人们能够在与环境相互作用中实现、维持最佳身体功能的一门医学学科[2]。而该学科与所有医学专业都相关[3]，是预防医学、临床医学和保健医学的有效补充[2]。

四大学科都非常重要，预防医学的主要目标是通过针对危险因素预防疾病，如通过戒烟降低肺癌的发病率。临床医学的主要目的是治疗疾病，例如，通过治疗达到肿瘤缓解、使用生物制剂来控制类风湿性关节炎等疾病。康复医学的主要目标是恢复或优化功能，例如，脑卒中后偏瘫患者进行康复，要让患者能够独立地进行日常生活的基本活动，借助于适应性辅助工具，并且使患者能够在有或没有步态辅助的情况下独立地转移。保健医学的主要目标是改善生活质量，例如为姑息治疗的晚期肿瘤患者缓解疼痛、减轻精神压力[1]。

尽管从概念上讲四种医学是不同的，但相互间有许多相互影响因素。例如，尽管康复侧重于

功能，但与保健类似，也与生活质量密切相关；与临床医学类似，康复医学目标也是在优化疾病管理，并且康复关注点是使疾病的影响最小化，这与预防医学也类似。

本章内容包括统一的康复框架、康复评估概述、康复干预措施和康复效果评估，最后还总结了该领域中一些尚待解决的关键问题。

二、统一的康复框架：国际功能、残疾和健康分类

ICF 是 WHO 用于评价个体和人群的健康和功能障碍的系统，是康复医学的统一框架[2]。分类的整体目的是为健康和与健康相关的状态提供一个框架，分类的单位是健康和与健康相关的领域内的类别[4]。

分类基于功能和残疾模型（图 1-1），其中"健康状况"定义为疾病（急性或慢性）、障碍、受伤或创伤。"功能"是身体功能、结构和活动的总称，"参与"是指健康个体与其背景因素（环境和个人因素）之间复杂互动的积极方面。"残疾"是对损害、活动受限和参与受限的总称，指的是分类的负面内容。"身体功能和结构"是指身体的生理功能和解剖部分，而损伤是指正常身体功能和结构的丧失或缺失。"活动"是个体执行任务或行动，活动受限代表个人完成活动时可能遇到的困难。参与是指生活情境中的参与，限制是指个体在其生活中的普通角色（即工作、养育和娱乐）中存在的问题[4, 5]。该模型中的"环境因素"代表了个人生活、居住的完整背景，包括两个部分：环境因素（即个人外部因素）和个人因素（如性别、教育或应对方式等个人特征）。在该框架中，个体在特定领域中的功能是其健康状况和情境因素之间的复杂交互作用[4]。

（一）康复学科

康复是一门跨专业的学科，涉及功能受限的各种疾病[3]。第一步包括分析健康状况并评估其对身体结构、功能和参与的影响。治疗重点是在修复，即减少损伤和保持稳定、改善或恢复功能。然而，在许多情况下，它的重点是补偿身体功能和结构的缺失或丧失，例如，提供辅助技术或教育个体改变环境。不管这两种治疗方法中哪一种是最主要的，个体都需要接受修复和（或）代偿技术的培训，以改善其功能和健康（图 1-2）。

（二）康复团队

在康复治疗中，团队中的各成员协同工作，帮助个人实现尽可能多的基于个体目标的独立。跨学科康复团队通常包括以下人员。

- 医生：例如，专门从事物理治疗和康复的医生，如从事脑卒中、脑损伤、脊髓、肌肉骨骼或截肢康复的医生；或呼吸科医生，如呼吸康复的医生。除医生之外，医疗团队通常包括注册护士和药剂师。

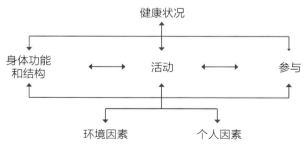

▲ 图 1-1　《国际功能、残疾与健康分类》（ICF）[4] 各组成部分之间的相互作用

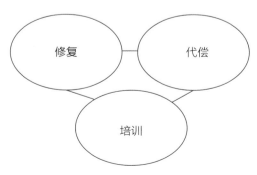

▲ 图 1-2　康复管理

- 物理治疗师：以呼吸康复为例，物理治疗师会评估基线运动耐量和下肢力量，以及指导运动方案和呼吸训练。
- 作业治疗师：负责评估日常生活活动的能力，评估患者上肢的活动、力量和耐力。指导患者进行上肢运动训练，指导能量节省和放松技术，并提供居家环境优化、设备及适应性辅助工具的建议，以提高个体的安全性和独立性。
- 营养学家：评估营养摄入，根据需要指导营养补充，就健康饮食的重要性提供咨询，并建议适当改变饮食习惯。
- 心理学家：在处理抑郁症或焦虑症的症状方面很重要，这些症状在慢性病患者中很常见。
- 呼吸治疗师：帮助优化处方。
- 言语治疗师：擅长吞咽和语言交流方面的训练。

康复团队的其他成员还包括社会工作者、行为治疗师、文娱治疗师。重要的是跨学科团队的所有成员应密切合作，评估患者、制订目标、实施治疗及评价进度，并就从目前方案过渡到治疗 / 恢复的下一阶段提供建议，例如过渡到不同的康复环境，或过渡到自我维持方案。团队成员定期会面，评估患者的进度，并根据需要调整协作式治疗计划 [5, 6]。

三、康复评价方法

（一）功能病史

与 ICF 一致，康复医生在采集疾病症状的传统病史外，应增加检查疾病对日常生活活动三方面功能的影响。最基本的功能是自我照护能力，如穿衣、进食、活动、转移、卫生以及排尿、排便。第二个方面是工具性日常活动（instrumental activities of daily living，IADL），关注的是社区

生活的技能，如银行业务、饮食计划、杂货店购物和驾驶。也许最具挑战性的康复方面是职业和业余爱好，这些都可能受疾病影响。

（二）评估个人环境

ICF 强调了评估个人环境的重要性。就像宇航员没有特制的服装无法在太空恶劣环境中工作一样，个人的环境也能决定其活动受限。医生必须询问个人的居住地点、工作地点和社区的无障碍环境。包括询问进门的台阶、厨房或浴室的大小以及进家的步行距离。

（三）评估对功能障碍的心理适应能力

疾病及其伴随的功能受限会导致心理问题，出现焦虑和抑郁。询问患者对疾病预后及其对疾病的理解至关重要。此外，生病前的应对方式对康复也非常关键。解决问题为特征的应对方式似乎比将其归因于外部因素的方式更有效。问一些关于如何应对先前生活中的挫折的问题可能是有帮助的。有趣的是，与死亡相反，许多患者有一种"活动式悲痛"，因为他们不是立即死亡，而是为失去先前的能力和不能完成以前喜爱的活动而悲痛。在康复过程中，任何一天，都可能出现在 Kubler-Ross[7] 最初确定的任何阶段，并不一定以线性方式遵循，即否认（"我还不需要吸氧"）、讨价还价（"如果我努力治疗，我就会变得更好"）、愤怒（"如果对我的呼吸问题有更好的药物治疗，我会更好"）、沮丧（"我不能这样生活"）和接受。因此，建议康复医生注意患者的应对方式和调整阶段，因为他们参与目标设定和治疗讨论及对预后的判断。

（四）确定患者目标

鉴于有很多可能的康复训练和时间投入，医生与患者会面应确定具体的、可测量的、能实现的、可及的和明确时限的（specific, measurable, achievable, realistic, and time-limited，SMART）目标至关重要，这一过程可确保个体化康复。

四、打开康复神秘面纱：康复注意事项和问题

1. 谁获益最大，如何管理转诊 / 分诊最大限度地使患者受益于呼吸康复？由于许多情况会自然恢复，因此必须对照正常的恢复模式来衡量康复干预措施，以确定干预措施是否会使恢复速度超过自然恢复速度。这为研究提出了重要的方法学问题，也对资源使用和患者选择干预措施有重要影响。例如，轻度功能障碍患者通过简单的指导，可能不需要专业干预即可改善，能在耐量范围内完成日常活动。相反，严重功能障碍患者可能无法完全参与日常活动，而康复可能也不会改变其最终结局。在许多情况下，康复对中度功能障碍，需要专业的干预以取得最佳治疗效果的患者是最有益的，但仍需要持续进行相关研究。在许多情况下，这种区别仍然是康复领域研究的重要方面。

2. 什么是理想的康复实施环境？康复能够在多种环境中实施。表 1-1 列出了各种康复环境的在可行性、花费、专业知识的可及性以及有效性方面的考虑因素[8]。

3. 康复团队如何协作？具体包括以下几个方面。

(1) 单一学科与多学科：部分患者可能仅从单一学科康复中获益；但是，由于大多数残障人士存在身体、功能和情感上多方面的问题，因此，多学科团队通常是重要的康复模式。

(2) 小组治疗与个体治疗：采用小组治疗实施干预以提高可行性并降低花费。

(3) 目标制订流程：这对于根据个体和环境情况量身定制康复方案至关重要。理想情况下，团队成员应该与患者商量制订。

(4) 团队沟通与协作流程：对于一些病情复杂的案例，跨专业团队会晤是确保治疗连续并针对个体量身定制方案的有效方式。团队可以围绕

表 1-1　各种康复环境的优缺点

康复环境	优点 / 最佳适应证	缺点
住院康复	• 适用于无法自我照顾的严重功能障碍患者 • 降低死亡率以及使复杂病情（如髋部骨折、脑卒中和脊髓损伤）流程化	• 花费最多 • 住院的风险，包括院内感染等 • 住院环境训练机会少
门诊康复	• 确保从住院到门诊康复的连续性 • 方便获取专业设备和专业知识	• 患者的交通问题 • 在居家环境中练习少
社区康复	• 方便获取专业设备和专业知识 • 离患者家近	• 住院患者的连续性降低 • 在居家环境中练习少
居家康复	• 患者居家练习，利于训练技能的推广 • 方便无交通工具或家庭照护人员的患者	• 专用设备使用机会少 • 专业人员交通的花费 / 时间，尤其是偏远地区
远程康复	• 移动科技的广泛应用 • 降低了所有人的交通成本 • 与患者群体合作的潜力 • 生命体征 / 用力的远程监测 • 监督员提供即时反馈，并可能强化所取得的成果	• 专业人员和患者对远程技术的不适 • 不是手法治疗，预防跌倒能力下降 • 技术故障 • 专业设备可及性 • 保密问题

着实现关键目标的进展展开讨论。

(5) 团队成员的补充：功能障碍越复杂，康复专业人员的培训能力和职业素养就要求越高。运动训练任务越常规，康复专业人员需要的专业程度就越低。例如，决定需要物理治疗助理或人体运动学家治疗，或者是需要更专业，也更昂贵的物理治疗师来治疗。

4. 理想的康复时间？ 一般来说，疾病稳定之后立即开始康复治疗是最佳时机。然而，也有病例显示由于持续存在炎症因子和其他因素，在疾病或损伤发生后非常早期开展强化治疗可能效果不太理想[34]。因此，在许多疾病人群中，干预的理想时间仍然是一个尚未解决的问题。此外，例如呼吸系统疾病等很多疾病会出现急性加重和缓解，间歇性康复是否重要，以及维持康复对老年人和疾病恶化时维持功能的作用，这都是我们需要思考的问题。

5. 康复的最佳剂量和强度是多少？需要一定程度的努力或运动强度才能达到心血管和肌肉水平上的改变。许多运动和技能习得的研究是在正常人中完成的，并不一定能在有疾病的人群中重复。因此，尚不完全了解获得新技术和能力所需的理想的重复次数。

6. 康复干预类型的最佳组合是什么？ 干预措施分为物理治疗、功能、心理、教育和医疗方面。

(1) 物理治疗：提到康复时，物理治疗是最常见的干预类型，包括运动、特定任务训练和技能习得培训。还包括其他类型的物理干预措施，如支撑、缓解疼痛和关节活动度的局部物理疗法，如超声、激光或电刺激以增强肌肉功能。

(2) 运动的生物 / 医学辅助手段：随着人们对遗传和其他生长刺激物质认识的增强，将药物和生物活性剂结合使用越多，这些化合物在结合训练和运动时越能促进肌肉生长、提高关节、神经功能。此外，对疼痛和炎症等问题的最佳医疗管理能够使患者更好地参与康复活动[9, 10]。

(3) 心理干预：日益被认为是康复治疗的关键组成部分。认知行为干预措施旨在优化心理适应能力、减轻焦虑和功能障碍及其影响，是提高其他训练效果的重要方法。心理干预还能解决常与心肺疾病相关的脑小血管病变引起的轻度认知功能障碍。轻度认知功能障碍不应视为康复治疗的禁忌[11]。大多数认知功能评估会检查外显学习（explicit learning），例如，心理状态检查时，不会采用与训练任务相关的学习系统。根据认知评估的结果会限制康复治疗，导致患者无法获得康复治疗，但这部分患者在适当调整训练后可以从多种多样的实践活动中获益。

(4) 患者与家庭教育干预：是自我管理方法的重要组成部分，使得患者在无须医疗专业人员情况下自主识别并管理他们的疾病。包括教授患者如何使用药物、辅助技术以及如何适应社区活动并提前规划患者的自身状况以减少恐惧和功能障碍。照护者教育也是良好康复结局的重要驱动力。健康照护者与更好的运动反应、增加出院回家机会以及一系列其他良好结局相关[12-16]。

7. 辅助设备和技术的作用是什么？多种类型的设备能够帮助弥补功能障碍，移动辅助设备，如拐杖、助行器和轮椅，是最常用的，但是还有许多其他可以增强功能的技术，包括矫正关节的矫形器、电刺激和对环境的改造，如升降机、坡道和扶手[5]。

五、评估康复获益

与 ICF 框架一致，可以用多种方法来评估康复结局，这些方法分别反映不同领域。活动能力水平包括许多重要的方面，当患者身体损伤还没有改变时，对康复干预可能更敏感。例如，呼吸康复后，尽管身体功能的变化不太明显，但步行速度可能更快或停止前耐力增加（表 1-2）。

表 1-2　结局评估示例

ICF 维度	示　例	评估方法
身体结构和功能	通气功能障碍	• 肺功能测定、血氧测定
	肌肉力量下降	• 徒手肌力测定
	疾病稳定性	• 死亡率
活动	自我照顾	• Barthel 指数或功能独立性量表（functional independence measure，FIM）[17-20]
	移动能力	• 6min 步行测试 [21] • 起立行走测试（timed up and go）[22]
参与	使用工具的日常生活活动能力	• Nottingham 扩展 ADL 量表（extended activities of daily living，EADL）[23, 24]
	职业性	• 重返工作
	参与社会角色的能力	• 伦敦残障评分（London handicap scale） • 感知障碍问卷（perceived handicap questionnaire）[25]
生活质量	对健康相关生活质量的感知	• 欧洲五维健康量表（EuroQoL5-Dimension，EQ-5D） • 36 条目简明健康量表（short form-36 questionnaire，SF-36）[26]

在当今社会环境中，大多数医疗系统都在努力实现可持续性，一个新兴的关键要素是必须从经济角度对康复进行评估 [27-33]。干预措施需要衡量卫生保健费用的减少，患者和（或）照护人员因无法工作而产生经济损失。这些成本是巨大的，针对独立性的康复活动可能会显著降低此类成本，从而带来明显的康复获益并缩短功能障碍的时间。

持续的康复研究问题

尽管出现了康复医学，但仍有许多尚未解答的问题：康复干预的理想 / 最低有效剂量和强度是多少？治疗的最佳跨专业模式是什么？补偿和补救之间的理想平衡是什么？什么是康复获益的可持续性？全面的自我管理教育有效吗？远程康复和人工智能如何降低康复成本？生物活性制剂如何增加康复获益？我们如何管理存在其他并发症的患者？

因此我们需要大量设计良好的随机对照试验和主动对照组来回答这些重要问题，而对患者来说，针对他们的任何形式的关注都可能带来预后的改善。

六、总结

总之，ICF 为康复提供了统一的框架，以制订评估、治疗计划和结局评估。康复有很多关键要素，包括运动、教育、心理、补充技术和医疗方法。本书的其余部分将深入探讨该框架如何为呼吸康复方法提供具体细节。

支持来源：无。
利益冲突声明：作者没有与本章内容相关的利益冲突。

第 2 章

呼吸康复的学科发展

Pulmonary rehabilitation: The development of a scientific discipline

Linda Nici　Roger S. Goldstein　著

要　点

◆ 呼吸康复是许多慢性呼吸系统疾病推荐采用的标准化治疗。

◆ 呼吸康复能够提高运动耐量和自我效能。

◆ 呼吸康复能够减轻呼吸困难、疲劳、焦虑和抑郁。

◆ 呼吸康复能够减少非预期就医和住院。

◆ 由于可及性和能力方面的问题，有多种实施选择。

◆ 呼吸康复正通过音乐、舞蹈、瑜伽等其他创新方式获得提高。

一、概述

许多医学专业协会推荐呼吸康复（pulmonary rehabilitation，PR）作为慢性呼吸系统疾病患者标准治疗管理的一部分。筛选符合标准的患者进行运动训练、自我管理、教育和社会心理干预，显著的获益包括提高运动耐量、改善健康相关生活质量（health-related quality of life，HRQL）以及减轻症状和减少医疗使用[1]。从 20 世纪 60 年代以来，PR 被认为是一种确切的干预手段。从那时起，其有效性已经被严格控制的临床试验所证实，包括运动和 HRQL。最新数据支持 PR 在呼吸系统疾病广泛范围内有效，包括重症和非传统环境。本章回顾了 PR 作为一门科学学科的历史、演变和成熟。

二、定义和概念

PR 是一种复杂的干预手段，其核心组成部分是运动训练和自我管理教育，从而影响行为改变。然而，根据当地资源、医疗系统特征以及患者个人需求和目标，其在全球的实施方式是不同的。尽管有这种差异，美国胸科协会（American Thoracic Society，ATS）/ 欧洲呼吸协会（European Respiratory Society，ERS）发表了关于 PR 的定义为"呼吸康复是一项综合性的干预措施，是以详细的患者评估为基础，为患者制订个体化的治疗方案，其中包括但不限于运动训练、教育和行为改变，旨在改善慢性呼吸系统疾病患者的身体及心理状况，同时提高利于健康行为的长期依从性"[1]。

这个定义突出了几个重要的概念。PR 包括了多种不同的治疗方法，这些治疗方法可以而且经常应该作为良好医疗的一部分。然而，这种干预不仅仅是其各部分的总和。它是非常个性化的，针对特殊需求的病人，干预措施取决于其呼吸系统疾病的诊断、严重程度分级、并存的并发症、临床表现以及患者的心理和社会框架。虽然，运动训练仍然是 PR 的基石，但就其本身而言，不足以提供最佳和长期获益，必须与旨在促进自我管理技能和积极健康行为改变的教育工作相结合。在最初强化方案之后，应该有一个维持阶段，理想的话是终身坚持。

对病情复杂的慢性呼吸系统疾病患者来说，最佳治疗就是在整个病程中实施连续不间断的照护。PR 是在正确的时间为合适的患者提供最合适的治疗。治疗方法包括戒烟、接种疫苗、居家和社区的规律运动和体力活动、促进协作式自我管理策略、辅助供氧、优化药物治疗和治疗依从性，以及在需要时协助患者做出临终决策，包括姑息治疗和临终关怀服务。这种方法需要在医疗专业人员、患者及其家属之间进行协调沟通[2, 3]。

三、历史

几个世纪以来，PR 的某些组成部分一直是良好医疗的一部分。19 世纪中期，人们发现欧洲疗养院的肺结核患者，给予有组织的日晒、休息和营养方案能够使患者获益[4]。不久，进一步证实在休息之间进行有监督的运动训练能使患者感觉更好。美国的第一个疗养院于 1885 年在 Adirondacks 开放，加拿大第一个疗养院于 1897 年在 Muskoka 开放[5]。很明显除了以医院为基础的强化管理之外，持续管理还应包括家庭支持，这已成为慢性疾病管理的早期特征（图 2-1）。19 世纪五六十年代，临床医师发现对慢性阻塞性肺病（chronic obstructive pulmonary disease，COPD）患者采用物理方法，如膈式呼吸和缩唇呼吸[6]，以及将治疗个体化部分纳入综合方案的重要性[7-9]。Alvin Barach 和 Thomas Petty[10-12] 首次报道了采用非对照或历史对照研究形式联合使用干预措施，包括呼吸技术、气道廓清技术、步行和辅助

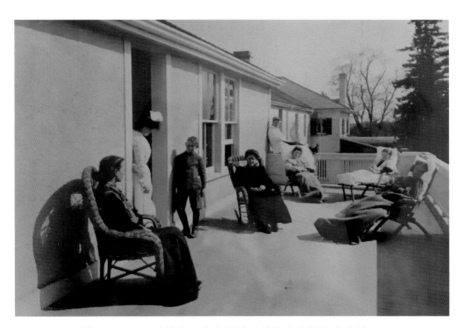

▲ 图 2-1　早期时护士负责为慢性肺结核患者提供家庭护理

（经许可转载，引自 Baston A. Curing Tuberculosis in Muskoka. *Canada's First Sanatoria*. Canada: Old Stone Books Limited; 2013.）

供氧。ATS 于 1974 年首次对 PR 提出了官方定义，并于 1981 年发表了 PR 的首个官方声明 [13, 14]。虽然当今 ATS 在呼吸系统疾病、危重症和睡眠障碍患者的教学、研究和临床治疗方面发挥着巨大作用，但实际上它于 1905 年成立，当时是管理肺结核患者的美国疗养院协会。

作为 PR 发展的一部分，对部分重症患者而言，辅助供氧对于减轻呼吸困难、增加运动耐量和降低死亡率是必要的。Alvin Barach 因为发明"氧疗拐杖"（oxygen cane）[15]，在辅助供氧的早期使用中发挥了关键作用（图 2-2）。随后关于静息时低氧血症患者氧疗的里程碑式试验帮助世界

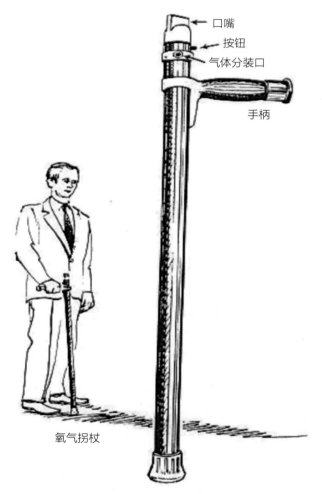

口嘴

按钮

气体分装口

手柄

氧气拐杖

▲ 图 2-2　由 Alvin Barach（当代长期氧疗的先驱之一）发明的氧气拐杖

（经许可转载，引自 Barach AL. *Dis chest.* 1959;35:229-41.）

上许多国家建立了辅助供氧的处方标准 [16, 17]。对于那些静息时低氧血症患者，辅助吸氧可以延长其寿命。然而，吸氧在单纯运动性低氧血症或夜间低氧血症患者中的作用仍有待阐明。

尽管有早期成功报道，但由于缺乏明确、有效的结局评估方法，PR 领域的发展非常缓慢，评估方法可能有助于定量研究，而这是 PR 成为循证临床干预所必需的。在一些严密设计的临床试验提供了无可争议的有效性证据后，使许多医疗干预措施被广泛采用。1976 年，计时步行测试的发展 [18] 及其在 COPD 中的应用 [19]，以及场地往返步行测试 [20-22] 的发展是推进研究进步的关键。针对 COPD 的特异性，以患者为中心的生活质量问卷 [如 1987 年的慢性呼吸问卷（chronic respiratory questionnaire，CRQ）和 1992 年的圣乔治呼吸问卷（St George respiratory ruestionnaire，SGRQ）][23-25] 进一步激发了人们对 PR 的兴趣。Goldstein 等报道了首个前瞻性随机试验，结果显示 89 名严重 COPD 患者在运动耐量和 HRQL 方面获得改善 [26]，随后又进行了其他非常成功的试验 [27-29]。这些试验为 PR 后呼吸困难、运动耐量和 HRQL 的改善提供了 1A 级证据。

另外值得一提的是，PR 除了对症状和运动能力的积极作用之外，还能提高认知功能和改善心理健康，这首先由 Emery 等 [30] 发现，并在随后的系统综述中得到了证实 [31]（图 2-3）。

1991 年，Casaburi 等证实 COPD 患者运动训练，类似健康人群的常规运动训练，具有剂量依赖性生理效应 [32]。这项研究虽然很小，但却是突破性的，因为在此之前的传统观点认为，因为 COPD 患者的通气功能受限，运动训练不能在非常高的负荷下获得生理益处。

1995 年，Ries 等对 119 名受试者的一项研究发现，与单纯的教育相比，PR 除能改善症状和运动耐量之外，还提高了步行的自我效能 [33]。研

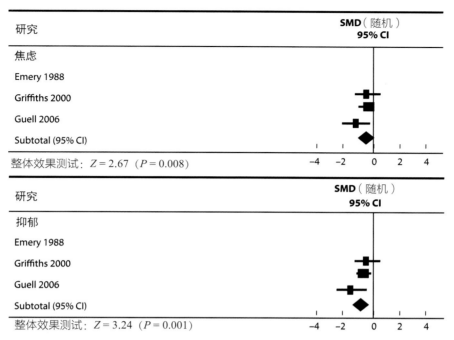

▲ 图 2-3　PR 对焦虑和抑郁影响的 Meta 分析

[引自 Coventry PA，Hind D. *J Psychosom Res*.2007; 63(5):551-65.]

究很快得到证实，COPD 相关的外周肌肉功能障碍，主要是废用的后果，可以通过运动训练得到改善。Maltais 等报道了耐力运动训练前、后股外侧肌的活检结果，训练后氧化酶，如柠檬酸合成酶增加，而乳酸减少，两者成反比关系[34]。除了患者获益外，Griffiths 等 2000 年的一项研究表明，与常规治疗相比，临床稳定的患者行 PR 治疗能够降低医疗使用，这意味着这种干预可以节省成本。虽然，在研究组和对照组之间住院次数没有变化，但是 PR 组的住院时间较短。此外，尽管 HRQL 的组间差异在一年内减小，但医疗使用减少持续存在[35, 36]。PR 的另一个重要进展是最小临床重要差异（minimal clinically important difference，MCID）的引入，使得测试分析能够延伸到统计学之外，由患者判断阳性或阴性，这可能影响到特定治疗的推荐意见[37]。随后的试验倾向于在出报告时引用 MCID，MCID 本身的建立方法决定了它对于特定的治疗措施也会相应改变。

传统上，PR 的教育部分是采用说教的方式。认识到 PR 的获益会随着时间的推移而逐渐减少，加之对患者如何学习和融入健康行为的强烈兴趣，开展了积极的研究，得出令人印象深刻的结果，表明自我管理教育包括 PR 后的行动计划以及积极的病例管理，在随后的一年内大大减少了医疗使用。该多中心研究显示，非预期的基层医疗和急诊就诊减少，住院次数减少[38]。疾病管理的这些获益在欧洲和北美的大型随机临床试验中也已经得到证实[39, 40]（图 2-4）。一项系统综述指出，尽管自我管理可能与住院次数减少有关，但因研究干预方法和结局评估指标的异质性使得很难就其最佳形式和内容提出明确的建议[41]。

2001 年，慢性阻塞性肺疾病全球倡议（Global Initiative for Obstructive Lung Disease，GOLD）支持将 PR 作为 COPD 的标准治疗，并且在 2003 年将该干预措施明确的作为稳定期 COPD 的标准治疗[42]。COPD 和其他慢性呼吸系统疾病（如肺

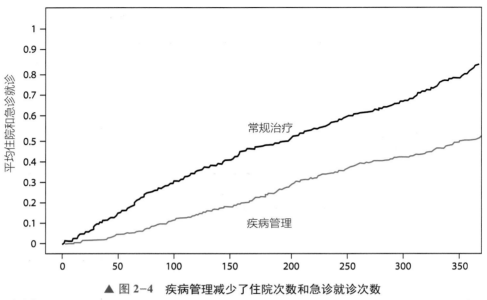

▲ 图 2-4　疾病管理减少了住院次数和急诊就诊次数

（引自 Rice KL，Dewan N，Bloomfield HE et al. *Am J Respir Crit Care Med*.2010；182：890-6.）

纤维化、肺动脉高压、哮喘和囊性纤维化）的治疗指南和声明中均推荐 PR[1]。

　　传统上是在门诊中为稳定期中重度 COPD 患者提供 PR，在其他环境和不同领域中应用 PR 现在引起了越来越多学者的兴趣。一些临床研究已经得出结论：PR 在 ICU 中应用能够缩短机械通气时间、ICU 停留时间和康复时间[43, 44]。因此，PR 现在已被纳入作为呼吸系统疾病危重患者管理的一部分。Mann 等研究发现疾病出现急性加重后立即行 PR 能够改善功能、提高生活质量。随后的 Cochrane 综述显示，再入院次数减少甚至能降低与早期 PR 相关的死亡率[45, 46]（图 2-5）。病情较轻的 COPD 患者也能够从 PR 中获益。在一项对 199 名中度 COPD 患者（FEV$_1$ 占预计值 60%[16]）的随机对照试验中，van Wetering 等注意到，在为期 4 个月的强化 PR 项目结束时，干预组得到改善，随后是 20 个月维持项目。然而，应该指出的是，这是一个长期的项目，观察到的差别很小，大多数评分低于 MCID 的评估指标[47]。

　　PR 的适用性和兴趣的增长使人们对非传统环境、辅助方案和补充方法进一步扩大。在家庭或社区环境中进行的 PR 如同机构康复一样，也能减轻呼吸困难和提高运动能力。2008 年，Maltais 等进行了一项随机对照非劣效性试验，252 名患者接受同样的首次教育，随后随机分组分别接受 8 周的居家或门诊 PR[48]。结果是 HRQL 变化的非劣性，并得出结论，居家 PR 可能替代以机构为基础的方案。2011 年，Stickland[49] 进一步扩展了研究结果，其使用远程医疗技术在"卫星站点"提供 PR。在一项非劣效性试验中，147 名偏远地区进行 PR 的 COPD 患者与在机构接受 PR 的 262 名患者进行比较。两组均接受相同的教育课程，每周 2 天，并在当地直接督导下进行 8 周的运动训练。结果是 HRQL 和场地运动（12min 步行）方面也有类似的改善，结论是远程康复可能是增加偏远地区患者获得 PR 的机会和能力的有用途径。

　　在过去 20 年中，PR 领域有了长足的进步和深入的探索。一些研究项目都可以很好的延续[50] 或重复[51]，而且效果不错。常规运动训练可通过恒定功率耐力训练或通过有类似结果的

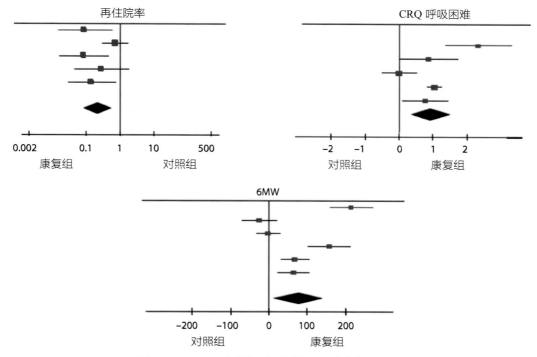

▲ 图 2-5　**COPD 急性加重后早期 PR 影响的 Meta 分析**

（经许可转载，引自 Puhan MA，Gimeno-Santos E，Scharplatz M et al.*Cochrane Database Syst Rev*. 2011：CD00530522.）

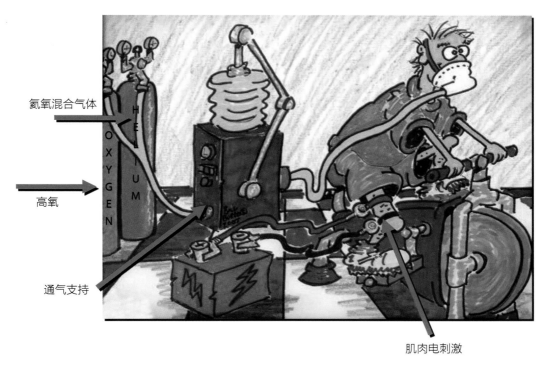

▲ 图 2-6　**运动训练的辅助设施**
你可能会发生什么？卡通图片显示了这些可能性

间歇训练来进行[52]。通过使用正压支持[53]、高氧混合气体[54]、用氦氧混合气体代替氮气[55]（图 2-6）或单侧下肢肌肉分区训练来减少呼吸功[56]，从而增加运动量。对于那些患有非常严重疾病的患者，可通过神经肌肉电刺激[57]来增强肌肉功能，对于具有严重运动和平衡功能障碍的患者，全身振动训练可能是有益的[58]。还可以通过音乐[59]、歌唱[60]、太极[61]、瑜伽[62]、舞蹈[63]和运动视频游戏[64]来增强传统的康复运动训练。

显然，尽管 PR 是慢性呼吸系统疾病管理的关键要素，但它不应作为孤立的干预措施，而应是全面综合协作医疗的一部分[65]。这一措施促进社区和医院环境中医疗专业人员之间的沟通，并使基层医师和专科医师、患者和照护人员尽早并持续参与。一些研究报道了使用 Wagner 等[65, 66]首先描述的方法获得良好结局，但仍需要更深程度的干预措施整合。Wagg 等提出了 PR 可能适合的一系列处理措施示意图，该过程从病情加重后的行动计划开始，包括教育、自我管理、PR 和综合治疗[67]（图 2-7）。

四、总结

对于接受了最佳医疗管理，但仍有症状或功能状态下降的慢性呼吸系统疾病患者来说，PR已经从偶然的经验发展成为推荐治疗。以前 PR只提供给病情稳定的重症患者，但其在危重症和急性加重后早期开展也显示出获益。地点可以是在医院、社区、居家或在偏远地区通过卫星站点进行远程康复。PR 的组成部分正在逐步被细化来满足个体需要，一些辅助治疗为持续保持功能改善提供了可能。作为一门学科，PR 自其早期出现以来取得了巨大进步，并为慢性呼吸系统疾病患者带来了越来越多的益处（图 2-8）。

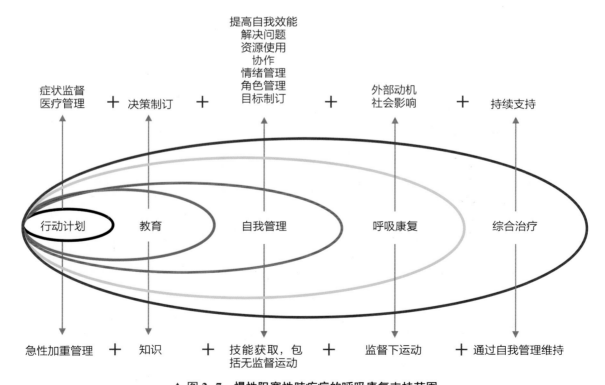

▲ 图 2-7　慢性阻塞性肺疾病的呼吸康复支持范围
（引自 Rice KL，Dewan N，Bloomfield HE et al. *Am J Respir Crit Care Med*.2010；182：890-6.）

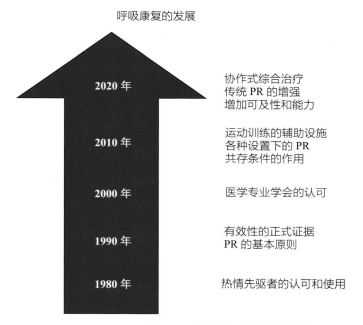

▲ 图 2-8　呼吸康复的过去和未来

呼吸康复的基本概念

Key concepts in pulmonary rehabilitation

Felipe V. C. Machado   Frits M. E. Franssen   Martijn A. Spruit   著

要　点

◆ 疾病过程的任何阶段都应该进行患者评估，包括疾病早期、急性加重期间或加重后。在开始
呼吸康复后仍需进行评估，以评价维持干预措施的有效性。

◆ 全面的呼吸康复项目应根据患者的首次评估结果提供个体化治疗。

◆ 运动训练是呼吸康复的基石。阐明慢性呼吸系统疾病患者运动受限的影响因素具有重要
意义。

◆ 其他非运动的干预措施是否能够增强运动训练和（或）呼吸康复的效果，尚需进一步研究。

一、定义及概念

ATS 和 ERS 将 PR 定义为："呼吸康复是以全面的患者评估为基础的综合干预措施，为患者制订个体化的治疗方案，其中包括但不限于运动训练、教育和行为改变，旨在改善慢性呼吸系统疾病患者的身体及心理状况，同时提高有利于健康行为的长期依从性。"[1] 因此，强调了多专业、跨学科团队的重要性，包括医生、物理治疗师、呼吸治疗师、护士、心理学家、行为专家、运动生理学家、营养师、作业治疗师和社会工作者。

PR 的目标包括最大限度地减轻患者症状负担、提高运动表现、促进自主性、增加日常活动的参与、改善 HRQL，并实现长期健康行为的改变[1]。为了实现这些目标，应对患者进行初步评估，以了解其复杂性、并发症、需求和受影响的方面（肺、肺外、行为 / 生活方式），这都有助于制订个体化治疗方案[1, 2]。疾病过程的任何阶段都应该进行患者评估，包括疾病早期、急性加重期间或加重后。在开始 PR 后仍需进行评估，以评价维持干预措施的有效性。

虽然多种慢性呼吸系统疾病都能从 PR 获益，但大多数证据仍来自 COPD 患者的研究。转诊行PR 的 COPD 患者多为疾病严重阶段。但是，已有充分的证据表明，疾病早期患者也存在下肢肌肉力量下降[3]、HRQL 下降[4]，与健康对照组相比，相同负荷情况下运动能力减低、呼吸困难分级更高[5]。事实上，即使是轻度患者，其休息和运动时也会有超出自然衰退影响的肌肉功能障碍[6]。

原因是轻度气流受限患者中也观察到体力活动水平较低[7-9]。所有这些表现似乎与疾病更严重患者类似，因此，也可以通过 PR 来治疗。总之，疾病早期患者在 PR 后也显示出运动能力和 HRQL 的改善[10]。此外，已证明戒烟治疗能够有效减缓肺功能下降的速度[11]，需要早期诊断和尽早生活方式干预。

尽管近期急性加重曾是开始 PR 的禁忌证[12]，但最近的系统综述显示，高质量的证据支持早期进行 PR，对 HRQL 和运动能力有中到大的改善，而中等质量的证据则支持能够降低其短期内死亡率、住院天数和再住院次数[13, 14]。在因急性加重而住院的 COPD 患者中，这些作用似乎可以维持至 PR 结束后至少 12 个月[13]。因此，建议患者住院后尽早开始有监督的 PR。进一步的研究将帮助临床医师了解运动训练、自我管理教育和其他干预措施的最有效策略。

尽管 PR 后运动能力、症状和 HRQL 均显著改善，但在结束后若无维持干预的情况下，12 个月后其影响逐渐减弱[15, 16]。一项系统综述包括了 7 项随机对照试验，这些试验研究 PR 后维持干预的效果，结论是初始 PR 结束后进行监督下运动训练，对于保持运动能力方面要优于常规治疗，但不是长期的[17]。但是，最近的一项为期 3 年的多中心研究，对中至重度 COPD 患者强化 PR 后进行监督下维持干预与常规治疗进行比较，发现简单的维持干预至少 2 年内扩大了 PR 后的获益，如通过 BODE 指数（BMI、气道阻塞、呼吸困难、运动方面）和运动能力来衡量[18]。但值得注意的是，3 年期间 PR 退出率非常高，超过 50%[18]。因此，尚需确定最佳的康复后维持干预措施以及如何改善 COPD 患者的长期依从性。

考虑到转诊行 PR 的慢性呼吸系统疾病患者有明显的异质性和复杂性，以及可能需要进行 PR 的疾病阶段不同，因此，以患者为中心，跨学科团队之间协调合作至关重要。这些需求均需要综合治疗模式实现[19]，其概念是："为慢性病患者提供以患者为中心的连续性的治疗，目标是实现患者最佳的日常功能和健康状况，并实现和维持个体的独立性以及在社区中的功能"[19]，不仅适合 PR，而且可以容易地促进患者间，其家人和专业人员之间的伙伴关系，从而在适当的时间指导适宜的患者进行适合的治疗。

二、运动训练

慢性呼吸系统疾病如 COPD 患者经常出现运动耐量减低，主要是因为呼吸困难引起。最近，学者提出了 COPD 患者的"呼吸困难 - 不活动恶性循环"理论，并经过了验证[20]。该理论描述了因气流受限和肺过度充气导致的不良结果，这些是呼吸困难加重的关键因素，而又导致体力活动（physical activity，PA）的减少，然后是运动能力的下降，从而进一步加重呼吸困难。鉴于大多数其他变量（肺过度充气、PA、急性加重）对呼吸困难的影响是由对运动能力的影响所介导的，因此，运动能力在恶性循环中起着更为重要的作用[20]。

由于这一复杂的过程，COPD 患者的功能处于疾病螺旋下降的过程中，并逐渐开始受到体能下降的影响（训练减量）。由于体能下降会产生多种不同的负面影响，主要是在心血管和骨骼肌系统，因此，许多因素可能直接或间接地导致患者的运动耐量减低。因此，在开具运动处方之前，重要的是要弄清限制每个人运动的因素。这可通过极量心肺运动测试来实现，并能进一步提供有关运动安全性和合适运动处方的信息[21]。另一个重要的内容是对下肢肌肉力量的评估，可以识别出运动耐量减低风险增加的患者，并开具足够的负荷进行抗阻训练[22]。

运动训练是 PR 的基石[23]，多项研究表明，运动训练能有效改善 COPD 患者[16, 24-26] 和其他慢性呼吸系统疾病的下肢肌肉功能和运动能力[27-29]。一旦发现运动耐量减低或肌肉力量下降，无论何种原因，通常都应开具耐力和抗阻训练。另外，其他运动训练方式（如水中运动训练、北欧式健步走）也对某些亚组患者有益[30, 31]。一个全面的 PR 项目，为每位患者确定最合适的运动训练方式是至关重要的，而且仍然是一项挑战，因为很少有研究试图基于 COPD 患者的初始临床特征选择能够更好地从特定的运动方式（量身定制的干预措施）获益的亚组。然而，除了运动方式，还应考虑运动训练的一般原则，并且与健康人群甚至与运动员的原则并无不同，为渐进式超负荷训练原则。

耐力训练目标是提高运动能力和下肢肌肉力量，以减轻呼吸困难和疲劳，从而增加 PA。最常见的训练形式是功率自行车（使用固定式功率自行车）或步行（平地或跑台）。步行训练的优势在于它是一项功能运动，可以很容易地转化为步行能力的提高。自行车运动为负重运动，与步行运动相比股四头肌上负重更大[32]，受肥胖的影响较小[33]，并且出现运动相关低氧血症的风险低[34]。

耐力训练的方式（连续或间歇训练）以及强度和持续时间均应个体化制订。对于 COPD 患者间歇训练和连续训练似乎同样有效[35]。间歇训练是连续训练的一种有用的替代方法，尤其是症状受限患者无法忍受高强度连续训练时[36]。这种方式症状评分明显降低[35]，而且发生严重低氧血症风险降低[36]，同时训练负荷高，从而保证了耐力训练的训练效果[35, 37]。训练强度可以通过客观测量（如负荷、心率）以及主观测量（如 Borg 呼吸困难或疲劳评分、自觉疲劳量表）来控制。为慢性呼吸系统疾病患者带来获益，需要达到一定

的运动量，推荐每次训练 20～60min，每周 3～5 次。为达到持续效果建议至少持续 8 周[38]。

对慢性呼吸系统疾病患者进行运动训练的另一个重要目标是优化肌肉力量。为了实现这个目标，应进行抗阻运动训练。单纯的有氧训练不能像同时进行抗阻训练那样增加肌肉力量和质量[25, 40, 41]。此外，抗阻训练还能够改善 ADL，例如，抬臂、坐 - 立和爬楼梯[42-44]。抗阻训练的进阶，可以调整以下几个变量（训练顺序、强度、量、频率、组之间的休息间隔和运动速度）[45]。目前尚无针对慢性呼吸系统疾病患者特定的指南，而且文献也不能告知临床医生，对于该人群中每个亚组患者，最有效的抗阻训练设置是什么，因此，经常遵循美国运动医学会（American College of Sports Medicine）关于增强成年人的肌肉力量的建议[45]。

直到最新的声明[1]，尚不清楚上肢功能的提高是否以及在多大程度上可以转化为更大的结局改善。最近的关于上肢训练效果的系统综述表明，在下肢训练基础上增加上肢训练对呼吸困难或 HRQL 并没有影响[46]。实际上，如果进行无支撑的上肢耐力训练，则上肢的无支撑耐力出现较大的提高[46]。该结论与最近的一项随机对照试验结果相反，该试验结果是与对照组（耐力和呼吸训练）相比，增加上肢抗阻训练在提高 COPD 患者运动能力、吸气肌力量和 HRQL 方面更有效[47]。由于存在争议，此方面仍然是研究的关注点，需要进行更大规模的研究，以确认上肢运动训练的效果，并比较上肢耐力训练和上肢抗阻训练对患者相关结局的差异[46]。

总之，与传统治疗相比，至少 4 周的运动训练 [有或无教育和（或）心理支持] 很明显对改善 HRQL 和运动能力是有益的，以至于没有进一步的试验来回答这个问题[48]。但是，为患者提供量身定制的个体化综合运动训练项目对于提高

PR 的获益至关重要。为此，关键的是进行全面的患者评估，从而确定每个患者最适合的运动训练方式。

三、非运动干预措施

全面的干预措施不应仅限于运动训练，而应包括其他要素，以促进患者的整体健康状况，从而从 PR 中受益。最佳方法是根据首次评估中确定的患者需求，结合不同的策略，例如，自我管理教育、PA 指导、营养支持和咨询、心理支持、吸气肌训练（inspiratory muscle training，IMT）和作业治疗。

（一）自我管理教育

自我管理教育是指所有正式的患者教育项目，旨在教授实施特定疾病医疗方案所需的技能，以指导患者健康行为改变，从而控制疾病并改善健康状况[49]。针对 COPD 患者的管理干预措施教育项目中，常见的教育主题有戒烟、药物、运动训练、呼吸策略、急性加重、压力管理、呼吸装置、行动计划、营养、慢性呼吸系统疾病诊治、慢性呼吸系统疾病的病理生理学以及与医疗人员的沟通[50]。对于 COPD 患者，自我管理教育与 HRQL 改善、呼吸相关的和全因的住院次数减少以及呼吸困难的减轻相关[51]。

（二）体力活动教育

PA 教育的目的是将运动训练后获得的能力提高（包括运动耐力和肌肉力量）融入并促进行为改变，以维持运动的长期获益。对于 COPD 患者，这是一种常用且有意义的策略，通过使用 PA 的评估和反馈结合个体化的 PA 目标和（或）量身定制的激励信息来达到更高水平的 PA 水平[52]。大多数研究使用计步器或远程教练（通过计算机或移动技术）进行 PA 咨询。然而，最近一项结合行为疗法和无监督的户外步行的新策略显示

出，能够在 12 个月后提高 COPD 患者的 PA[53]。对于其他慢性呼吸系统疾病，如囊性纤维化，只有很有限的证据表明，居家运动训练项目，进行了至少 6 个月的 PA 咨询和运动建议，会提高 PA 的参与度[54]。

（三）营养支持

身体成分异常在 COPD 患者中很普遍，可能在所有晚期呼吸系统疾病患者均会存在[1]。而这些异常可以通过营养支持和（或）咨询来治疗。根据身体成分异常，干预措施将达到恢复能量和（或）蛋白质平衡或降低能量平衡，同时保持蛋白质平衡。有中等质量的证据表明，营养支持与运动训练相结合可治疗营养不良的 COPD 患者[55]。最近，有研究表明营养支持能够提高存在肌肉萎缩的 COPD 患者运动训练的有效性，具体是改善了营养状况、吸气肌力量和 PA[56]。目前，尚不清楚营养支持和（或）咨询对肥胖 COPD 患者的作用，以及肥胖患者的体重减轻对其症状、肺功能和运动耐量的影响。最近，有研究表明，饮食能量控制和抗阻运动训练结合可改善 BMI、运动耐量和健康状况，同时还能保持肥胖 COPD 患者的骨骼肌质量[57]。

（四）焦虑和抑郁的管理

据报道，COPD 患者中焦虑和抑郁的患病率高达 40%[58]，而囊性纤维化患者，焦虑和抑郁的患病率是社区人群的 2 倍[59]。这些症状在其他慢性呼吸系统疾病中也很常见[60-62]，PR 项目应筛选以排除未经治疗的严重抑郁或焦虑患者，因为这些症状会影响 PR 的参与并减少 PR 的获益[63]。有证据表明，PR 能减轻短期焦虑和抑郁[58,64]，可有效管理 COPD 患者的心理疾病[65]。基线时焦虑和抑郁严重的患者，最有可能观察到 PR 后症状的改善[66]。一些研究表明，与单独运动训练相比，增加心理治疗可以使抑郁和焦虑得到更大的改善[67,68]。

（五）吸气肌训练

慢性呼吸系统疾病患者（如COPD）存在呼吸肌无力，这与运动受限和感觉呼吸困难相关[69,70]。与不进行干预或假性干预相比，IMT作为独立的干预措施能显著提高吸气肌力量、吸气肌耐力、功能运动能力和生活质量，并显著减轻呼吸困难[71,72]。近期的3项随机对照试验，旨在加入IMT是否可以增加COPD患者公认的PR获益[73-75]。其中2项试验的结果表明，IMT加全身运动训练后呼吸肌功能的改善并未转化为其他额外的改善[73,74]；相反，另一项研究结果为，在耐力自行车测试中观察到耐力时间增加和呼吸困难症状减轻的额外获益[75]。因此，研究的主题是能够识别通过IMT优化对PR反应的COPD亚群。有趣的是，Augustin等最近发现，没有静态过度充气的COPD患者也可能出现吸气肌力量下降[76]。这些可能是IMT的最佳对象。

（六）其他干预措施

尚需研究其他干预措施和策略，以增加运动训练和（或）PR的获益。例如，据最新研究的结果，在运动训练之前使用支气管扩张药来优化药物治疗、长期氧疗、并发症的治疗、ADL训练、伴侣参与、无创通气、神经肌肉电刺激、戒烟疗法和平衡训练等，可根据特定患者的需求和目标最大限度地提高PR的有效性。

四、PR未来展望

基于运动训练的PR在改善大多数慢性呼吸系统疾病患者的运动能力和HRQL方面是有效的，包括非囊性纤维化支气管扩张[77]、间质性肺疾病[78]、囊性纤维化[79]、哮喘[80]和肺动脉高压[81]。实际上，行PR的大多数人都患有COPD，并且对于这些患者，不需要进一步的随机对照试验来证实PR在改善日常症状、运动表现和健康状态

的证据，而与疾病阶段、复杂性无关[48]。规律的PR项目，包括运动训练和其他干预措施，是安全的，并且会使大多数慢性呼吸系统疾病患者获益。

尽管PR的定义注重"为患者量身定制治疗"，但大多数研究均采取常规PR，而未根据患者首次评估结果制订。即使这样大多数患者对常规PR也有反应，一些最新数据表明，患者之间的反应可能会有很大差异。一项纳入2000多名COPD患者的研究表明，根据他们对综合PR项目的多维反应将患者分类，分为反应非常好、好、中等或差的不同患者群体[82]。这提出了关于需要重新设计PR项目以达到个体化的讨论[82]。期望进一步进行考虑PR中个体化概念的研究。

"个体化医疗"是指根据每个患者的个体化特征而量身定制的医疗服务。这需要将个体分类为在对特定疾病（或状况）的易感性或对特定治疗的反应不同的亚组人群[83]。在慢性呼吸系统疾病中应用，可通过识别临床上有意义和有用的亚群或表型，即表现出相似的生物学或生理学机制、临床结局和治疗反应的类型[84,85]。例如，哮喘中，有建议根据气道炎症的类型（由不同的分子途径支持）将患者分为几种表型，并且已经表明识别严重的嗜酸性哮喘可选择对特定药物治疗呈现良好临床反应的患者[86]。

对于COPD患者，最近的研究还根据该疾病的关键特征，如肺功能[76]、PA[87]、身体成分[88,89]和合并症[90]来识别患者的不同亚组。然而，识别COPD表型仍然是迫切的医学需求[84]，纵向研究必须验证已建立表型的有用性，并探索表型和时间变异的来源[39,64]。大多数研究都是横断面的，发现可以区分具有相似特征的人群，但缺乏有关此类表型是否与长期结局或对常规或个体化PR反应相关的数据。由于慢性呼吸系统疾病通

常是复杂且异质的，因此，将患者分为具有相似可治疗特征的人群对于优化患者管理的有效性非常重要。

五、总结

本章提供了 ATS/ERS 关于 PR 的最新研究的综述，重点突出。包括有关 PR 的有效性和发展的最新证据。内容从定义和概念到有关运动训练（被认为是 PR 的基石）的主要注意事项。此外，作者讨论了非运动干预的主要方面，这对于将 PR 视为跨学科干预至关重要。最后，对 PR 今后的研究和实践进行了展望。

第4章

促进呼吸康复的应用及推广

Enhancing use and delivery of pulmonary rehabilitation

Emily Hume　Carolyn L. Rochester　Ioannis Vogiatzis　著

要　点

- 呼吸康复是一种推荐用于慢性呼吸系统疾病的有效治疗方法，可为患者带来生理、症状缓解、心理和卫生经济学获益。
- 由于患者转诊率低，呼吸康复应用和完成不足以及患者获得呼吸康复的机会有限，导致呼吸康复在世界范围内的使用率严重不足。
- 增加呼吸康复转诊率的重点在于提升医疗专业人员、患者和支付方对呼吸康复的知晓与认知程度。
- 增加呼吸康复的可及性对促进呼吸康复的应用及完成是至关重要的。需要进一步的研究来探讨呼吸康复新颖的模式，将呼吸康复和心脏康复相结合是另一种提高患者可及性的方法。
- 为确保呼吸康复的质量，必须遵循循证临床指南和衡量绩效的关键指标，以确保呼吸康复的核心组成和质量。

一、概述

PR 是"一种综合性的干预措施，是以全面的患者评估为基础，为患者制订个体化的治疗方案，其中包括但不限于运动训练、教育和行为改变，旨在改善慢性呼吸系统疾病患者的身体和心理状况，并有助于长期坚持健康行为"[1]。2019年 GOLD 提出 PR 是 COPD 患者最有效的治疗措施，能够减轻呼吸困难、改善健康状况，并能提高运动能力[2]。除了能给患者带来上述明显的获益外，PR 也被证实是管理慢性呼吸系统疾病最具成本效益的策略之一[3]，因为它能够稳定或逆转慢性呼吸系统疾病的全身表现，从而大幅度降低了医疗资源的使用[4, 5]。强有力的证据支持 PR 不仅是 COPD[6]综合治疗的关键组成，其他疾病（如间质性肺疾病和肺动脉高压[7, 8]）也同样如此。哮喘、囊性纤维化、非囊性纤维化支气管扩张、肺癌以及肺移植前后患者均可以从 PR 治疗中获益[9]。

尽管 PR 的作用已得到公认并被纳入临床指南的推荐，但其在世界范围内仍未得到充分的应用。来自许多国家的数据显示仅有 3%～16% 符合条件的 COPD 患者接受了 PR[10-16]。例如，在美国，有超过 33000 名患有 COPD 的医疗保险受益者，2003 年时仅有 2.6% 接受了 PR，而截至 2012 年，也仅有 3.7%[16]。2013—2014 年，英格兰和威尔士有 15% 符合条件的患者被转诊，但在这些人中，只有 69% 进行了首次评估[10]。在美国，COPD 急性加重后转诊行 PR 的比率特别低，为 2%～3%[17]。虽然，迄今缺乏数据支持，但非 COPD 呼吸系统疾病 PR 的转诊率，甚至要低于 COPD 患者。最近 ATS/ERS 发表了有关 PR 的声明，指出 PR 应用率低与多种因素有关，包括医疗专业人员配备不足、报销问题、患者和照护人员缺乏 PR 的知识与认知、经费不足及缺乏 PR 的相关资源，还有与患者无法获得 PR 的诸多问题。所有这些问题会导致 PR 科学证据高，但与实际应用率不相符[18]。因此，需要确保 PR 的质量。

理论域框架（theoretical domains framework，TDF）包含了许多行为改变理论，有助于解释为何医疗环境中训练的效果最佳[19]。回顾了 48 项有关 PR 的研究，发现环境（如交通、候诊时间）、认知程度（如转诊的过程）和对治疗效果的信念（如对结局的期望）是最常见影响患者参与 PR 的因素，其可以阻碍或促进参与[20]，这证实了 ATS/ERS 声明的结论[18]。此外，一项对 40 个国家 430 个中心进行的全球调查研究显示，各大洲之间及洲内部，PR 课程在其内容及组织结构特征方面存在着差异性[21]。另外，PR 的环境、团队成员的构成、个体病例的复杂性、项目的完成率、转诊的方式以及医疗费用报销的模式都存在很大的差异[21]。这使得制订国际基准具有挑战性，且限制了将研究结果应用到其他 PR 模式。

因此，本章将探讨以下关键问题：患者转诊、应用和完成 PR 的阻碍，以及关于这些问题的证据。建议采取的行为包括：①提升医疗专业人员、患者和支付方对 PR 的知晓及认知程度；②增加 PR 的可及性和应用，并确保 PR 的质量。

二、呼吸康复的知识与认知

（一）提升医疗专业人员对 PR 的知识和认知，以增加患者转诊行 PR

为了促进患者参与 PR，医疗专业人员需要从一级、社区、二级和三级医疗机构中筛选出合适的患者，并将其转诊行 PR。因此，对于医疗专业人员来说，重要的是要清楚了解 PR 的理论、过程和获益，以利于转诊。英格兰和威尔士的国家 COPD 审计项目估计，在 2013—2014 年期间，应有 446 000 名 COPD 患者适合转诊行 PR，但实际上仅有 68 000 名患者得到了转诊的推荐[10]。

近期一项全球关于转诊行 PR 的医疗专业方面阻力与动力的回顾性研究发现存在 29 种转诊阻碍[22]。其中，最常见的两种阻碍为缺乏对 PR 的了解和（或）对 PR 获益存在质疑，以及对转诊流程的不熟悉。其他常见的阻碍有未了解适应证、认知不足（没有被提醒是临床工作流程的一部分）、认为改变患者的行为太困难、关于谁来负责转诊患者不明确[22-24]。另外，转诊 PR 的阻碍还有更关注药物治疗而不是非药物治疗、信赖患者的主观能动性、认为患者缺乏行 PR 的动力，且没有讨论 PR 的资源[25]。尽管医疗专业人员对诸如 COPD 等疾病诊断和治疗指南有所了解，但却很少应用以循证证据为依据的治疗措施[26]。另一方面，促进转诊的因素有 PR 培训、门诊指导或体验[23, 25, 27, 28]。目前，为呼吸系统疾病患者提供医疗服务的医疗专业人员极少接受有关 PR 流程、适应证和获益的教育[18]，并且大多数临床医生在日常工作中缺乏直接接触 PR 的机会。以上这些可能会导致缺乏 PR 相关的知识和认知，故医疗专业人员必须接受相关的强化培训。ATS/ERS 关于 PR 的政策声明中提出了相关的建议和可行性项目，以培养医疗专业人员有关 PR 的知识和认知[18]。转诊行 PR 的其他促进因素包括：PR 认知宣传活动[23, 27]、在患者预约时提醒或提示临床医生使用 [如计算机弹出窗口、海报和（或）人脸照片][23, 29]，并简化转诊流程[24, 27]。

最近对增加 PR 转诊率干预措施的系统综述，结果显示教育和学习支持是针对医疗专业人员的有用的干预措施[30]。例如，对 154 名全科医生（general practitioner，GP）及其同事（护士、秘书和化验员）进行了系统培训后，PR 转诊率出现小幅度增加 3.5%，且具有统计学意义[14]。培训课程包括与 GOLD 指南的顾问会面、与 30 名 GP 和呼吸专家召开区域性会议，以讨论相关指南并与所有 GP 和同事开展工作坊专题研讨会。另一种干预措施在 18 种常见实践中使患者转诊率显著增加（5%），是基于医疗保健促进机构的"突破性"协作模式[31]。这种干预包括为临床工作人员举办研讨会，提供促进工作实践改变的工具，例如，COPD 诊治流程图，COPD 注册登记表和患者自我管理工作表以及来自患者小组的反馈[32]。尽管关于增加 PR 转诊率的干预研究是不同的，但都强调了对治疗慢性呼吸系统疾病的临床医生进行关于 PR 培训和教育课程的必要性。

在伦敦的医院因 COPD 急性加重而住院的患者，有证据显示若特别关注 PR，给予基于证据的出院治疗指导，能使 PR 的转诊率增加 54.4%[33]。指导包括以下几项：PR、戒烟、患者一般信息、吸入装置使用和门诊专家随访预约，所有这些在患者出院前都必须由患者与护士共同签字确认完成[33]。这表明，在出院文件中设置关键出院流程可以提高最佳循证医疗实践的依从性，其中包括转诊行 PR。

总体而言，针对医疗专业人员 PR 转诊阻碍的干预措施包括关于转诊流程、PR 适应证和获益的培训；呼吸门诊提供 PR 的实践经验、PR 宣传活动、简化的转诊和（或）出院流程；提示信息，例如，在检查和监视质量指标和转诊时出现计算机弹出窗口 / 计算机决策支持或其他视觉辅助[22, 23, 28, 30, 34]。表 4-1 列出了转诊 PR 的主要阻碍及促进因素。理想情况下，关于负责诊治慢性呼吸系统疾病的医疗专业人员的国家卫生质量指标中也应包括转诊合适的患者行 PR。但是，有必要针对阻碍或促进 PR 转诊的那些干预措施行进一步高质量研究。

（二）提升患者的知识和认知

虽然，医疗专业人员有责任将患者转诊行 PR，但患者缺乏 PR 的认知也会导致其不寻求转诊行 PR[18]。尽管各国之间的情况可能有所不同，但证据表明患者对 PR 的认知普遍很低[35-39]。例如，一项欧洲的研究显示，85% 的患者认为药物

表 4-1　阻碍和促进医疗专业人员转诊 PR 的因素

阻碍因素	促进因素
• 不熟悉 PR 的流程、适应证及获益 • 不熟悉 PR 转诊的办理 • 不熟悉 PR 适合人群 • 在转诊患者过程中角色模糊 • 重点关注药物治疗，而不关注非药物治疗 • 很少有机会探讨 PR • 感知缺乏需要 PR 动机	• 将 PR 列为呼吸医疗专业人员的必修课程 • 为医疗专业人员提供 PR 相关指导及实践经验 • 简化转诊流程和出院手续 • PR 宣传活动 • 在预约患者期间予以提醒或提示（电脑弹出式窗口或其他视觉辅助） • 监管转诊

是 COPD 的唯一治疗选择，仅仅 7.5% 的患者曾听说过 PR[36]。目前需要急切解决的问题是，增强患者对 PR 获益的了解，会有利于患者做出正确的决定，主动参与并要求加入 PR 项目。许多患者由于症状严重及机体功能受限，可能会产生害怕或抵触运动和（或）担心无法从 PR 得到健康获益的想法，因此回避，而无法理解其可能产生的重大获益[20, 37, 40, 41]。另一部分人可能认为自己的病"还没有严重到"需要 PR 的程度[20, 37, 41]。

对欧洲和美国 29 个国家共包括 1685 名慢性呼吸疾病患者的调查，其中 22.4% 的受访者表示并未从他们的医生那里得知 PR[42]。其他原因还包括缺乏决定是否参与的信息（9.6%），对于 PR 所带来的获益不确定（8.9%）和担心 PR 有痛苦（2.2%）（图 4-1）[42]。这与最近 ATS/ERS 发布的 PR 政策声明相吻合[18]，它强调为了全国和世界患者的需求，应倡导发展和宣传语言，对于不同教育和文化背景的患者，采用不同形式（如手写的基于互联网）适合各自条件的教育材料。此外，社交媒体平台的传播活动可以用来提高公众对 PR 的认知[43]。最近，在美国建立了一个促进公众 PR 认知的网站[44]；这个项目是由个人家庭基金会资助并与 ATS 合作建立的。这种形式将会

有助于强化家庭成员、照护人员和朋友对 PR 的认知，并鼓励慢性呼吸系统疾病患者参与 PR。

一项研究使用质量改进工具的干预措施，使患者能够积极主动参与治疗决策的制订，能够将转诊率提高了 7.4%[45]。这涉及一种患者持有的计分卡，其中包含了符合英国国家卫生与临床优化研究所（National Institute for Clinical Excellence，NICE）标准的六项治疗质量指标，是由患者和基层医疗人员共同制订的。这有利于患者将他们当前接受的治疗质量与国家指南推荐的标准进行比较。这项初步研究发现，提高治疗的知晓度和患者对国家指南推荐治疗方案的理解，将有助于患者与其临床医生建立合作伙伴关系，从而增加转诊率。

（三）提升支付方的知识和认知

尽管 PR 已被确定为慢性呼吸疾病患者最具成本效益的疗法之一，但 PR 的报销资金严重不足，这在很大程度上是由于支付方缺乏对 PR 的知识和认知所造成的。资金不足会限制符合条件患者 PR 项目的可及性和范围，并有可能影响 PR 项目的质量和后续疗效。失去支付方的支持将是一个巨大的问题，因为医疗专业人员是无法控制结果的。然而，随时间推移，可能出现机会为

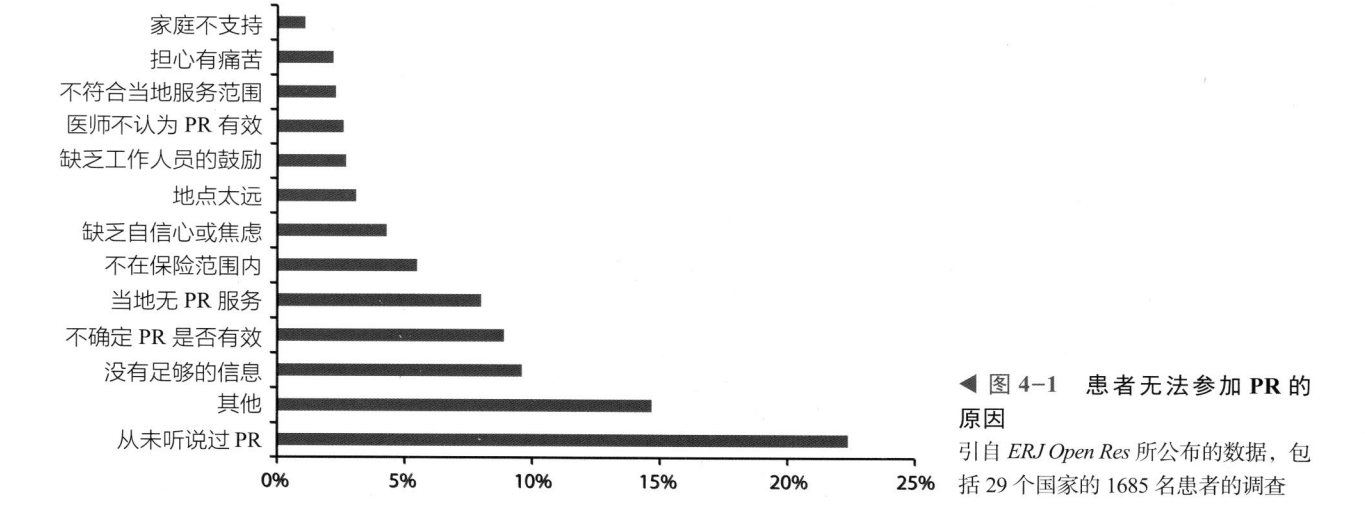

◀ 图 4-1　患者无法参加 PR 的原因

引自 *ERJ Open Res* 所公布的数据，包括 29 个国家的 1685 名患者的调查

PR 获得更多的资金和报销比例。

　　ATS/ERS 有关 PR 的政策声明强调要加强医疗专业人员专业协会（如 ATS、ERS 等）支付方和医疗政策权威机构就 PR 流程、获益和成本效益的沟通[18]。因此，呼吸系统疾病学会应与基层医疗人员（primary care provider，PCP）、患者宣传团体协作，共同制订方法，向支付方表述 PR 的获益、花费和临床价值。例如，PR 项目应该常规对患者进行登记，储存其注册信息和临床结局数据库，以便于向支付方证明项目的有效性。还应向支付方详细说明项目的费用，以争取合理的报销。需要进行真实世界的研究，以证明 PR 项目的成本效益以及避免如疾病急性加重和住院治疗等急性事件有关的花费节省。医疗专业人员、患者和广大民众共同努力，可以促使支付方认同 PR 的获益及未来对其投入资金支持，例如，美国国立卫生研究院市政厅会议促使美国 COPD 国家行动计划（National Action Plan for COPD）的发展[46]。

三、呼吸康复的可及性、应用和依从性

　　PR 项目的可及性差是推广和应用 PR 的重要障碍。来自英格兰和威尔士的调查数据显示，68 000 名转诊行 PR 的患者，仅有 69% 参加了评估，而其中仅有 10%～15% 的患者最终加入了 PR 项目[10]。限制 PR 的因素包括项目能力不足及地理位置导致某些患者无法接受或负担不起路费。在 PR 可及性方面，不同的地域存在较大的差异。最近在美国进行了一项有关 PR 项目地理位置的全面分析，结果表明在 PR 服务可及性方面存在明显的地域差异[47]。一共评估了 2068 家基于医院的门诊 PR 项目，其中发现 1366 个美国县（或等同于县）至少有一个项目，而总共有 1766 个县完全没有 PR 项目（有时甚至是医院）[47]。农村地区尤其缺少。不同国家或地区对 PR 地理

位置的可及性不同。例如，比利时最近的一项研究分析表明，大部分医院均能获得 PR 项目[48]。但是，支付方资金的变动会影响 PR 团队的范围、所能提供的干预措施、医疗服务以及项目中衡量的结局[48]。此外，社会经济和种族差异也会影响患者的可及性[49]和对 PR 的依从性[50]。即使在能够获得 PR 的区域，大多数项目资源仍是有限的，每年注册人数不足 135 人[21, 51]。一项加拿大进行的研究表明，仅有 0.8% 中至重度 COPD 患者有机会接受 PR[52]。

　　当地物流和基础设施不完善也会影响获得 PR 的机会。例如，高龄、虚弱的患者若缺乏社会支持，则很难参加 PR 项目，尤其是残疾人停车位缺少或交通出行费用昂贵和（或）无法提供时[40]。同样重要的是，在某些国家或地区，由于接受过 PR 培训的医疗专业人员数量不足，也限制了 PR 的获得。国家间以及不同的医疗专业（医师、护士或其他专职医疗专业人员），其 PR 培训的要求是不同的。由于通常不要求 PR 方面的培训，因此，医疗专业人员可能在培训期间未接触过 PR，这样他们建立的兴趣，只是把它当作职业的选择。迫切需要研究的是当地和区域性 PR 工作者对全球 PR 可及性的影响。

（一）增加呼吸康复的可及性

　　获得 PR 的各种阻碍，凸显了需要新的解决方案以增加患者 PR 的可及性及应用[18]。一种增加 PR 可及性的方法是将 PR 与现有心脏康复项目相结合[53]。许多呼吸系统疾病患者多同时合并心血管疾病，且心脏康复项目的资源往往比 PR 项目更丰富，另外，等待转诊和注册入组的时间更短[10, 54]，至少在英国是这样的情况。如果将 PR 内容添加到心脏康复项目中，可能会增加医疗中心的 PR 项目总数以及项目中患者人数。

　　对于某些患者，提供多学科协作的灵活康复

模式（如居家康复或远程康复），是增加 PR 可及性的方法。该领域的最新研究表明 COPD 患者获得了积极的结果[55]。例如，一项 COPD 患者为期 8 周的居家康复研究中，物理治疗师做 1 次家访，且每周 1 次电话随访，结果显示短期内能提高功能运动能力与 HRQL[56]。在另一项研究中，采用为期 7 周的居家 PR，其中包括每日步行和每周 3 次抗阻运动训练，并附有健康手册和 2 次 PR 工作人员电话随访，以上这些措施可以明显降低 CRQ 中呼吸困难评分；然而，此研究未能证实其疗效不劣于医疗中心性 PR[57]。

此外，一些观察性研究和随机对照试验（randomized controlled trials，RCT）证实了远程康复的可行性和有效性[58-60]。一项 RCT 研究，远程康复与医院门诊 PR 在降低 COPD 急性加重和住院风险方面，具有相同的效果[61]。另一项 RCT，因 COPD 急性加重而入院的患者参与远程康复，与对照组相比，可以降低 30 天全因和 COPD 相关的再住院率，且首次再住院的时间间隔更长[62]。最近发布的 Cochrane 综述[63]，计划评估与传统的医疗中心 PR 相比，远程康复对运动能力、呼吸困难和 HRQL 的影响，若有效将为远程康复的疗效提供更有力的证据，并有利于将其转化为临床实践。

另一个能够增加 PR 可及性的新颖方法是在当地公共社区体育馆内提供物理治疗师指导的团体运动培训和教育。一项评估该方法的试点研究证实了该方案的可行性，其能改善 6min 步行测试距离及 MRC 呼吸困难评分，且能增加 PR 的完成率，减少医疗中心 PR 项目的等待时间[64]。需要进一步的工作来验证并确认此方案的有效性。尤其在偏远地域需要新颖的方案来推广 PR 服务。新颖的试验项目已经取得了一些成功，如在澳大利亚偏远地区开展的"轻松呼吸，轻松步行"（Breathe Easy，Walk Easy）项目[65]；在美国

Appalachia 农村地区开展的社区康复项目，其中家庭基金会与有资质的联邦非营利社区卫生中心联合在偏远地区建立新的 PR 项目[66]。

尽管有这些积极的研究结果，仍需要更多临床试验的实际证据来支持这些新颖方案的疗效，并确定哪类患者最适合。然而，并非所有有关 PR 新颖方案的研究都显示出阳性结果，而且重要的是在大多数国家，他们尚未正式得到医疗系统的认可、提供资源、资助或报销。新颖的模式也尚未通过流程或绩效指标的质量标准，且尚未确定或支持哪些患者最适合个体化 PR 模式的特征。因此，目前这些新颖的方案仍处于研究阶段，其使用仅限于研究环境。

在考虑新颖的 PR 模式时，患者的意见和喜好也是很重要的，因为患者的参与有利于提高 PR 的应用和依从性。迄今为止，该领域的证据很少，但是深度访谈表明：患者重视 PR 项目的便利性、可行性和当地可获得性[67]，但安全性、与 PR 项目工作人员和病友进行协作和支持性互动以及运动训练、学习的社会因素也很重要[67, 68]。

（二）增加呼吸康复应用的干预措施

最近的一项系统综述显示，两项纳入干预措施以改善患者教育并促进患者与医疗专业人员之间伙伴关系的研究显著增加了患者应用 PR[30]。Harris 等[69]发现若给予社会经济地位较低的患者总结了 COPD 相关证据的患者手册（旨在激发患者与医生之间的讨论），PR 的应用增加了 18%，对照组 PR 的应用并没有增加。此外，Zwar 等[70]报道，与对照组相比，在实行 GP、护士和患者共同制订并实施为期 6 个月的个体化治疗计划（由护士协助患者在家中实施）后，PR 的应用率增加了 21.5%。这些研究表明，推进建设性的医患关系，可以增加患者应用有循证证据的治疗方法。表 4-2 列出了限制患者应用 PR 的主要因素

表 4-2　限制患者应用 PR 的因素及解决方案

限制患者应用 PR 的因素	解决方案
• 无交通工具或交通费用 • 地理位置 • 缺少停车位 • PR 课程时间不方便 • 项目范围有限 • 缺乏社会支持	• 发展和探讨新型 PR 项目模式（社区、居家或远程康复） • 在那些超出范围的地域创建新型 PR 项目 • 将 PR 与心脏康复项目结合 • 加强医疗专业人员培训和接触 PR 的机会，以增加接受 PR 培训的人员数量

及解决方案。

尽管迄今为止的研究结果令人鼓舞，但现有证据尚不足以指导临床实践以提高患者对 PR 的应用。Jones 等在一项系统综述中强调了这一点 [71]，仅有一项研究评价了增加患者应用和完成 PR 的干预措施的效果 [72]。其中，干预措施包括为门诊 PR 患者提供一台平板电脑，包括培训日志、运动训练视频和培训结果，这使得 PR 的完成率提高了 11%，但是没有统计学意义。由于该领域缺乏证据，这严重阻碍了患者应用和完成 PR 项目。因此，需要进行高质量的研究来探讨针对 COPD 和非 COPD 呼吸系统疾病患者 PR 应用受阻的干预措施。

四、COPD 患者中呼吸康复与其他有效治疗措施的对比

广泛采纳的医疗推荐，如疫苗接种，已经得到了高级别组织、社区、支付方、临床医师和患者的支持 [28, 34]。为了解获得 PR 机会少和应用差的原因，最近的一项研究比较了 PR 与其他 COPD 治疗方法（如支气管扩张药和氧疗）[73]。与 PR 不同，这些治疗方法在发达国家已被广泛使用。比较 PR 和气管扩张药的疗效时，PR 在运动耐量、呼吸困难和生活质量方面表现出明显的获益，所有结局均远远超过 MCID。另外，已证实 PR 比支气管扩张药治疗更具成本效益，因此

从 PR 提供者角度，这不应成为 PR 获得和应用的主要阻碍 [3]。与其他治疗方法相比，PR 应用率低的一个可能原因是，支气管扩张药受到产品市场营销的支持并有大量的临床研究已证明其有效性。尽管 PR 的获益也得到广泛的临床研究支持，但 PR 项目的实施缺乏支持，并且缺乏大型实体公司的帮助及促进。尽管还没有方法可以解决这种差距，但对于患者、医疗专业人员和支付方而言，最重要的健康结局指标是生存获益 [73]。在一项回顾性分析中关于 COPD 急性加重住院后实施 PR 的临床研究的数据表明 PR 能够带来生存获益 [74, 75]。而能证实 PR 生存获益的精心设计的前瞻性 RCT，可能会增加 PR 转诊的需求和促进患者获得 PR 项目。

五、确保呼吸康复项目质量

2013 年 ATS/ERS 发表的有关 PR 声明 [1] 及同年英国胸科学会（British Thoracic Society，BTS）质量标准 [76] 和附加文件中 [77-79]，均做出了 PR 的最佳实践推荐。如 ATS/ERS 政策推荐中所述 [18]，为达到 PR 项目的要求，必须包括：基线时和 PR 结束时的全面评估、结构化和有监督的运动训练、旨在培养长期健康行为的教育 / 行为改变，以及推荐居家运动和 PA。此外，工作人员应能熟练实施 PR 并能够证明这一点。若可行应进行更全面的患者评估和其他结局指标的测

定，其中包括（但不限于）功能状态、平衡、焦虑和抑郁、知识水平和自我效能、吸烟状况和营养状况[80, 81]。重要的是，患者的疾病管理和康复需求各不相同，对 PR 的反应也不同[82]。主要取决于以下因素：基础疾病、疾病严重程度、症状、身体适能、运动能力和功能状态、PA 水平、合并症、住院情况、营养和社会心理问题，以及患者自我管理疾病的自我效能。必须个体化考虑并解决每位患者的需求和目标。因为，"一种尺寸无法适应所有人"；有些患者可能在人员简单、设备和（或）场地有限的环境中就能够进行 PR；而另一些患者则有复杂的需求，需要多学科团队及多种治疗干预措施。因为 PR 始终以患者为中心，故应根据患者的能力和需求进行个体化的运动训练，PR 的实践正在朝着更加多元化，个体化的方向发展[83-85]，其中全面的患者评估可以指导康复决策的选择。患者个人因素可能会影响特定方法的成功。例如，一项研究发现，患者的自我效能可以预测他们在参加没有教育课程的运动训练后，6min 步行距离能否增加[86]。需要进一步的研究来确定患者特征和其他能够预测针对患者需求的各个方面的个体化 PR 实施成功的因素。

如前所述，对 40 个国家进行的全球调查显示，在国家内部和国家之间，PR 项目的内容和组织形式方面存在着差异[21]。例如，不同 PR 项目医疗专业人员的数量和类型会不同。在欧洲，PR 团队常包括胸科医师、物理治疗师、作业治疗师、社会工作者、心理学家和心脏病专家。而在北美，PR 团队多由营养师、运动生理学家和呼吸治疗师组成。另外，在康复环境、个人情况、转诊模式、完成率和报销方法等方面也存在着差异。这些差异进一步强调了需要考虑一套统一的流程和绩效指标，以实现 PR 的监管和制订国际化基准。然而，PR 结构和内容是由不同国家的卫生系统制订的，存在着差异，这使得制订统一的标准具有非常大的挑战性。

为确保达到质量标准，PR 项目需要完成定期审计，或者实施认证过程。目前，美国心血管 - 肺康复协会（American Association of Cardiovascular and Pulmonary Rehabilitation，AACVPR）、英国皇家医学院国家哮喘和 COPD 审计项目（National Asthma and COPD Audit Programme，NACAP）、BTS 和英国呼吸基金会（British Lung Foundation）合作，以及欧洲的一些国家均提供了 PR 服务的认证流程[18]。引入国际认证将有助于在全球范围内确保 PR 质量，并改善不同国家之间 PR 实施的差异。因此，国际呼吸学会，例如，ERS 呼吸康复和慢性治疗和物理治疗师团体（Pulmonary Rehabilitation and Chronic Care and Physiotherapists groups）、AACVPR 和 ATS 呼吸康复大会将会从讨论和开发各种 PR 模式（如居家康复与机构康复等）的主要绩效和流程中获益[18, 40]。此外，这些学会间的合作扩充了现有的国家 PR 注册管理机构，以便可以在全球范围内使用，这将提供基准数据并证实 PR 的积极影响。应该有助于进一步鼓励患者获得 PR 和医疗专业人员提供 PR 转诊，并且有利于促进 PR 服务的资金支持。

六、结论

目前迫切需要扩大对慢性呼吸系统疾病患者实施和应用 PR。促进更多适合的患者参与 PR 将不仅改善个人健康状况，而且对改善公共健康、提高疾病管理和降低医疗成本具有广泛影响。提升医疗专业人员、患者、公众和支付方对 PR 的知识和认知，并促进 PR 可及性是需要时间及多种方法来实现。不同的国家和医疗体系，增加 PR 可及性、确保增加资金投入和实施新型 PR 模式的最佳策略将有所不同，必须按照当地规范进行。确保 PR 项目的核心组成和质量是非常重要的，并证实达到 PR 预期结局的项目有效性。

七、总结

PR 是旨在改善慢性呼吸系统疾病患者身心状况的综合干预措施，并能促进长期坚持、增强健康的行为。目前认为 PR 是管理慢性呼吸系统疾病最具成本效益的策略之一，并且得到全球临床指南的推荐。尽管已公认其获益并推荐使用，但数据显示，在全球范围内，PR 的使用率严重不足，适合 PR 的 COPD 患者仅有 3%～16% 接受了治疗。PR 使用率低的原因是患者转诊行 PR 率低。而增加转诊行 PR 的策略主要是要提升对

PR 的知识和认知，这不仅包括医疗专业人员，还包括患者和支付方。项目范围、地理位置、当地物流和基础设施差导致了 PR 可及性差，可能会对患者的应用和坚持 PR 项目产生负面影响。增加患者获得 PR 的解决方案包括开发新型 PR 模式，如居家、远程康复或步行项目；但是，需要更多高质量的临床试验来支持这些方法的有效性并确定适合的患者。此外，另一个值得探索的解决方案是将 PR 与心脏康复相结合，因为后者资源往往更丰富。最后，重要的是要遵守临床指南并评估关键绩效指标来确保 PR 质量。

运动训练的病理生理基础、评估和原理

Pathophysiological basis, evaluation and rationale of exercise training

Pierantonio Laveneziana　Paolo Palange　著

第5章

要　点

◆ 运动训练是呼吸康复的重要干预措施，可以提高运动能力和耐量。

◆ 对接受康复治疗的患者，需要采用与康复干预措施复杂程度相匹配的运动测试方式进行评估。

◆ 呼吸康复在呼吸困难、运动能力、健康相关生活质量和医疗使用方面均有获益。

◆ 这些获益比其他药物治疗如支气管扩张药的益处更大。即使在传统的生理测量指标（如 FEV_1）中，并没有得到明显的改善。

◆ 上述结论是由这样一个事实来解释的，呼吸康复解决了慢性呼吸系统疾病对全身的影响，包括外周肌肉功能障碍、缺乏活动导致的体适能减退、焦虑、抑郁以及不良的行为，如久坐少动的生活方式和对处方疗法的依从性差。

一、概述

我们决定向读者提出 3 个富有挑战性的问题作为本章的开始，答案可能是有争议的，但这可以激发围绕这一主题的临床讨论，具体如下。

1. 在设计运动训练方案时，哪些测试是必不可少的？

答：递增运动测试和骨骼、呼吸肌力量测试是基础。

2. 运动训练能否满足患者的需要？

答：不，运动能力和骨骼肌力量的提高应该在患者的日常生活中实施。这是多学科康复团队的任务。然而，运动训练是康复项目中不可或缺的。

3. 当患者无法耐受运动处方中的训练强度时，是否应该降低运动训练强度？

答：不可以，当患者无法承受高强度训练时，可以采用其他训练方式，如间歇训练。

PR 已经发展成为一门具有坚实生理学基础的具有极高科学性的学科。运动训练是 PR 关键的干预措施，提高运动耐量是其主要目标[1, 2]。通过运动训练确实能帮助患者提高运动能力和耐量。然而，这显然只是改善患者日常生活参与度的第一步。最大限度地提高运动耐量将提高患者在日常生活中 PA 的潜力，并可以增强患者的信心和自我效能，使其积极参与 PA[1, 2]。正在进行康复的患者需要使用与干预措施复杂性相匹配的运动测试模式进行评估[3]。

现有的测试运动能力或耐量的工具包括简单的、低成本的场地测试和心肺运动测试（cardiopulmonary exercise test，CPET），后者需要专门的设备和训练有素的技术人员，而且相关费用较高[3]。由于许多 PR 项目缺乏 CPET 资源，CPET 的使用通常仅限于专业中心。与 CPET 相比，常用的低成本场地测试所需设备很少，但是，在科学、准确地评估 PR 中运动测试所要达到的目标方面存在严重的缺陷，具体如下[3]。

● 准确测量运动耐量：峰值摄氧量在递增测试中有明确的标准值。无氧阈值的优势在于它是一个与努力程度无关的运动耐量测试方法。

● 评估运动受限的机制：递增运动测试时，通气模式和换气反应可以确定具体的病理生理变化。可以确定运动是否因心血管、通气或换气功能（或这些功能的组合）而限制。为明确病理生理改变，可在测试中增加操作，例如，深吸气量来评估动态过度充气。尽管有时无创评估是足够的，例如，一些运动 V_E/VCO_2 范围可以准确地预测 V_D/V_T 的正常或异常，有时仍需要动脉血气分析来评估。

● 定义运动方案的禁忌证：在老年康复人群中，合并症很常见，心脏病尤为多见。运动心电图评估辅以同步气体交换测量，为运动训练方案的安全性提供重要信息。心肌缺血、心律失常和异常血压反应会经常出现，但无法通过静息测量预测。

● 确定是否需要辅助供氧：运动中辅助供氧可提高运动耐量，并预防低氧血症。预防运动低氧血症所需的氧流量（经鼻导管吸氧流量）无法从静息测量中预测。功率自行车比步行测试出现运动中低氧血症的可能性要小。因此，如果运动训练包括步行任务时，跑台运动测试对于评估辅助供氧需求特别有效。

● 开具运动处方：与低强度的训练相比，高强度的运动训练，能提供更大的生理获益。递增运动测试通过目标负荷或靶心率制订初始运动强度。

● 评估运动耐量的改善：恒定功率负荷运动测试可以敏感评估出运动耐量的改善。然而，一个必要的先决条件是，功率（work rate，WR）是个体化制订的，干预前的运动持续时间在 3～8min。通常将先前的递增运动测试中峰值 WR 的 75% 设定为恒定功率测试的目标 WR。其中 60% 的患者（多数为 COPD）为了保证目标范围的运动时间可能需要调整 WR，如降低 5W 或增加 5W，并重复测试。在另 30%COPD 患者中，5W 的调整（提高或降低）可能足以使初始持续时间超出 3～8min。

二、运动训练的病理生理基础

训练计划包括步行、固定功率自行车或跑台，常用于久坐少动人群[4]和 COPD、慢性心力衰竭（chronic heart failure，CHF）和肺动脉高压（pulmonary arterial hypertension，PAH）患者，以改善运动表现，减轻症状（呼吸困难和下肢不适）和提高生活质量[3-5]。

由于运动训练具有特定的效果，训练计划可以根据患者的日常生活需要进行调整，但作者认为，应根据患者的运动受限情况制订训练形式（图 5-1）。因此，了解运动的耐量和限制运动的因素似乎是运动训练成功的关键[6]。一般来说，人们认为康复训练需要满足一些要求。累计运动时间至少需要 30min，建议进行全身运动[4]。虽然，低强度训练对功能运动耐量和 HRQL 也有短期获益[1, 2]，但为了获得运动的生理效益，建议进行高强度运动训练。

对于"经典"的耐力训练可以做一些调整。训练处方是由极量递增运动测试的结果以及外周肌和呼吸肌力量的评估结果所决定的（图 5-1）。这包括调整训练形式（如间歇训练）或训练方式（如抗阻训练）。对于有需要的患者，IMT 可以加入到综合康复项目中。

全身运动的通气需求可以通过辅助供氧或使用无创呼吸机的通气支持来满足。在过去的几十年中，有几项研究调查了补充剂的使用，包括合成代谢和生长激素以及营养补充剂。在一组低血清睾酮水平的患者中，抗阻训练中加入睾酮替代疗法，使瘦体重和骨骼肌力量得到显著改善[7]。这项研究强调，患者的选择可能是未来实现 PR 整体效果改善的关键。相比之下，大多数其他关于补充剂效果的研究主要是在未经选择的患者中进行的，因此没有显示出大的有效性。

运动训练的效果需要转化到患者的生活中。除运动训练外，其他干预措施也可提高患者在日常生活中的表现。例如，尽管许多患者在日常生活中使用助行器依从性差[8]，助行器可能会潜在的提高患者在日常生活中的独立性。这突出表明，为患者提供的任何干预措施，无论是运动训练还是其他方式，都需要整合为一个患者和照护人员愿意依从的综合管理计划。

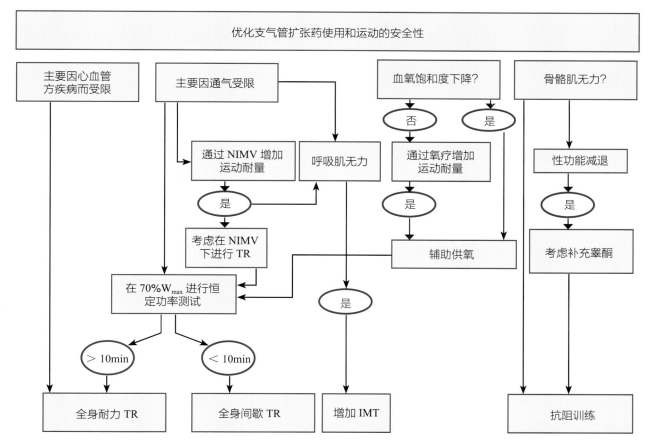

▲ 图 5-1　帮助临床医生制订个体化运动处方的经验流程图

基于患者递增运动测试和进一步临床发现的运动限制，可以制订不同的训练策略或组合。典型的终止是呼吸肌无力：PI_{max} < 60% 预计值[93]；性腺功能减退：总血清睾酮 < 400ng/dl[7]；血氧饱和度下降：运动中血氧饱和度 < 85%。恒定功率测试 70%～75%W_{max} 是以递增测试峰值功率的 70% 执行的。NIMV. 无创机械通气；TR. 训练；IMT. 吸气肌力量训练

三、运动测试的基本原理

患者的运动受限建议使用递增运动试验测试；首先判断数据的可靠性，然后确定是否已到运动耐量的极限。患者的评估应该包括主观因素（呼吸困难和下肢用力评分，测试者的印象）和客观标准（峰值心率，HR_{peak}），峰值运动的呼吸交换率（respiratory exchange rate，RER）、通气量（$\dot{V}_E$）占最大自主通气量（maximal voluntary ventilation，MVV），以及在运动接近结束时是否达到了耗氧量（oxygen consumption $\dot{V}O_2$）的平台（达到 $\dot{V}O_{2max}$）。首先回顾 $\dot{V}O_{2peak}$ 和 WR_{peak} 来解释数据是非常重要的，如果存在这样的数据，要与年龄、性别和测试特定的参考值进行比较。运动表现降低可能是由于心血管、通气、换气或肌肉骨骼因素所造成（单独或共同），或仅仅是因为身体适能和（或）肥胖所造成。重要的是要将这些因素与未尽最大努力导致的运动表现下降相区分。

$\dot{V}O_{2max}$ 是通过功率自行车或跑台测定，即使功率进一步增加，但 $\dot{V}O_2$ 没有（或很少）进一步增加时的平台。$\dot{V}O_{2max}$ 到 $\dot{V}O_{2peak}$ 之间的平台通常被定义为：尽管功率增加了 5%～10%，但 $\dot{V}O_2$ 增加 <2.0ml/（kg·min）[9, 10]，或者与前一次功率相比，最后一次功率期间 $\dot{V}O_2$ 增加不能达到 150ml/min[11, 12]。

重要的是应该记住，没有关于界定最大努力的金标准。界定峰值用力标准如下[3, 13, 14]。

- 观察到了 $\dot{V}O_2$ 的平台。
- 峰值运动通气量（peak exercise ventilation、$\dot{V}E_{peak}$）超过直接测量[15]或 MVV 预计值[16]的 80%～85%。估算 MVV 的方法多种，包括第一秒用力呼气量 $FEV_1 \times 35$[13]、$FEV_1 \times 40$[13, 17]或根据疾病[18, 19]或种族选择公式[20]。大多数实验室采用 $FEV_1 \times 40$ 的公式来估算

MVV，因此，使用此公式似乎会更合适。
- 最近，有证据表明，在运动过程中出现明显的呼气气流受限（expiratory flow limitation，EFL）大于潮气量的 40%～50%，和（或）吸气量（inspiratory capacity，IC）下降超过 150ml，表明动态肺过度充气[3, 12, 14, 21]。
- 一般认为运动时最大 RER 超过 1.05 是最大努力的指标[10, 22]。RER>1.05 适用于所有年龄段。
- 患者的 HR 达到或超过预计的 HR_{max}。
- $\dot{V}O_{2peak}$ 超过 $\dot{V}O_{2peak}$ 预计值[13]。
- WR_{peak} 超过 WR_{peak} 预计值[13]。
- 乳酸最大值 >8mmol/L 和（或）在恢复阶段的即刻（pH 下降 <0.04）[3, 11-14]。

呼吸困难的主观评分例如使用 Borg 呼吸困难量表[23]或视觉模拟量表（visual analogue scale，VAS）测量，以及检查者客观评估，也有助于确定被检者努力是否达到耐量极限。判断严重下肢不适或呼吸困难时，Borg 量表达到 8～10 分、VAS 量表达到 8～10cm[23]或用类似的主观用力量表[13]达到高分，可判断已最大努力。

四、探讨运动受限的因素

图 5-2 提供了一个定义最大测试的报告算法，并开始描述那些注意到运动反应异常的人的运动受限的原因。

进行 CPET 的目的是检测是否存在运动耐量下降，如果存在，则寻找导致运动耐量下降的原因。最近，2018 年 ERS 临床运动测试专著中提出了不同临床情况下 CPET 解释的详细概述[24]。引起运动耐量下降的原因大致可分为"中枢性"（"能，但不会"）和"外周性"（"会，但不能"）。界定运动耐量下降和划分严重程度的标准是以身体质量为标准的 $\dot{V}O_{2peak}$。由于习惯性体力活动、年龄、性别和身高等因素会影响 $\dot{V}O_{2peak}$ 和 6min

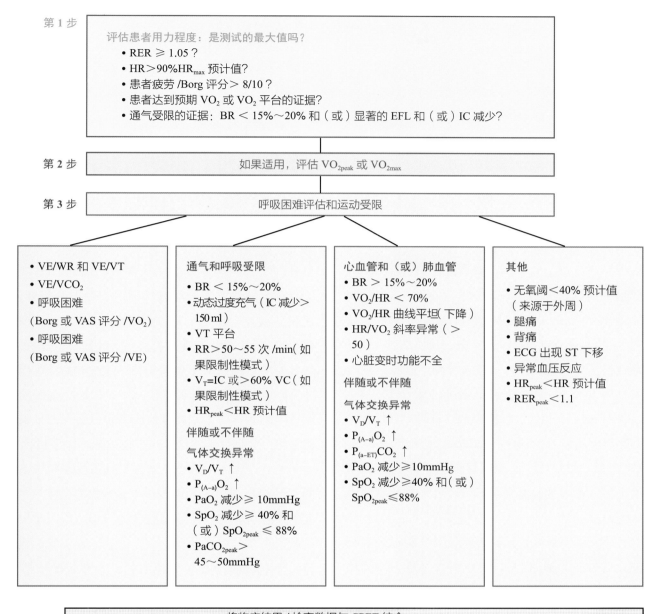

▲ 图 5-2　心肺运动测试解释的流程图

该图提供了 CPET 结果解释策略的概要。重要的是，从 CPET 中获得的数据不应该孤立地解释，而应该将结果与其他临床结果 / 检查数据相结合。RER. 呼吸交换率；VO₂. 耗氧量；HR. 心率；SpO₂. 脉搏血氧饱和度；BR. 呼吸储备；EFL. 呼气流量限制；VT. 潮气量；IC. 吸气量；PaCO₂. 动脉二氧化碳分压；VE. 通气量；VCO₂. 二氧化碳排出量；VC. 肺活量；RR. 呼吸频率；PaO₂. 动脉氧分压；A. 肺泡；ET. 潮气末；ECG. 心电图；VET. 呼气末二氧化碳；VAS. 视觉模拟量表

步行测试的步行距离（6min 步行距离），因此建议对比健康人群的参考值来判断运动能力是否正常，不仅要考虑体重，在某些条件下还要考虑去脂体重。在 95% 的置信区间，大于 1.96 倍标准差的数值应视为异常。小于预测值的 40% 表示严重下降。

简而言之，判断运动耐量有两个变量。在心肺运动测试中观察到的 V̇O₂peak 与正常值相比较[25]。

但 $\dot{V}O_{2peak}$ 的缺点是，它依赖于主动性和生理能力。无氧 / 通气阈（anaerobic/ventilatory, AT），由气体交换或血乳酸含量测定，是指乳酸生成超过乳酸消除量；超过此水平，有氧代谢需要的能量需要无氧代谢来补充[3, 11-14]。优点是不依赖努力，但依靠模式识别进行准确检测。

界定心血管因素导致运动的受限需依赖于一些相互关联的变量，诊断标准包括 $\dot{V}O_2$ 曲线低斜率、末端低平或氧脉搏曲线平坦。肺血管因素导致运动的受限表现为达到 AT 时 $\dot{V}_E/\dot{V}CO_2$ 高斜率和高比值。除了这些异常，还有达到 AT 时低水平的潮气末二氧化碳分压（end-tidal partial pressure of carbon dioxide，$P_{ET}CO_2$），生理死腔分数（physiological dead space fraction，V_D/V_T）与基线相比保持稳定或增加或未下降，动脉 - 潮气末二氧化碳分压差 [arterial-end-tidal PCO_2，$P_{(a-ET)}CO_2$] 在运动过程中维持正值，或运动时肺泡 - 动脉氧分压差 [alveolar-arterial oxygen difference，$P_{(A-a)}O_2$] 增大[26]。低血红蛋白水平将产生氧流量不足。原发性心血管功能受限可出现心电图或血压异常。

换气功能异常导致的运动受限可能与 CO_2 有关，也可能与 O_2 有关，或者两者都有。二氧化碳交换效率低下表现为高 V_D/V_T，通常以运动中 $\dot{V}_E/\dot{V}CO_2$ 升高反应。氧交换不足可直接通过动脉 PO_2 或间接通过脉搏血氧仪检测。

通过比较 $\dot{V}_E$ 峰值和 MVV 可以检测出通气功能受限。通过比较运动潮气量曲线与静息时或运动时吸气量（如果有的话）的关系，可以发现吸气受限。连续的吸气量测试有助于检测吸气储备量的下降。最近研究显示，EFL 显著下降（大于潮气量的 40%～50%）表明呼吸受限[3, 12, 14, 21]。

确定 $\dot{V}_E/\dot{V}CO_2$ 斜率可为肺动脉高压和心力衰竭的诊断提供相关信息[27, 28]。$\dot{V}O_2/WR$ 和 $\dot{V}O_2/HR$（即氧脉搏）也有助于评估确诊（或疑似的）心脏或血管疾病患者[24]。

从 CPET 测试中获得的数据不应单独地进行分析，而应将 CPET 的结果与患者的病史和其他临床发现和检查结合起来进行分析。CPET 的结果可指导进一步的检查（如血管评估、呼吸或外周肌肉功能评估等）。除了从 CPET 中直接获得的数据外，来自患者的反馈，包括终止运动的原因，也对评估运动受限很有用。CPET 变量的图形和表格是判断系统功能障碍原因的基础，因此选择合适的数据格式对分辨运动反应中的异常很重要。

重要的是要强调所选择的图表除了峰值外，还能显示整个运动反应（从休息到运动峰值和恢复），这通常是以表格形式呈现，这有助于分析。这些亚极量测试图形数据是有提示意义的，可用于诊断。尽管可用的参考值有限，但为每个图使用适当的相应的正常参考值有助于分析。如果表格和图形数据反映的是区间平均数据（20～30s），而不是逐个呼吸的数据，这样平均了生理和仪器的"误差"，那么分析就容易了。变量的反应与相应的参考值相比，其反应的合适与否，是判断运动反应正常与否和运动受限原因的依据。我们应该记住 Brian J. Whipp 教授的观点（未发表），即"评估系统对运动的反应是否正常，需要检查者选择并适当地展示反应变量群，这些变量本身反映了特定的系统。结果的分析基于两个相互关联的角度：①区分与正常反应（与年龄、性别和活动匹配的标准受试者）相比的异常程度和类型；②以异常程度和类型判断特定的生理系统功能障碍"。

五、运动训练的基本原理

PR 对呼吸困难、运动能力、HRQL 和医疗使用都能带来获益[1, 2]。PR 通常比其他医疗手段（如支气管扩张药）对患者的获益更大，但传统的生理指标却没有明显的改善，如 FEV₁。这种明显的悖论可以解释为，PR 解决了慢性呼吸系统疾病对多系统的影响，包括外周肌肉功能障碍、PA 下降导致的体适能下降、焦虑和抑郁以及适应不良行为，如久坐少动的生活方式和对治疗依从性差[1, 2]。

过去，PR 一直主要为稳定的中至重度 COPD 患者提供服务，通常是在门诊进行。然而，越来越多的科学证据对这种狭隘的方式提出了挑战，并支持 PR 在非传统环境中的作用。例如，PR 可减轻轻至中度气流阻塞患者的呼吸困难，减轻程度与重度气流阻塞患者相似。原因是患者出现呼吸困难部分是因为下肢肌肉无力和日常 PA 水平低下[29-31]。

六、运动训练的获益

尽管 PR 在呼吸困难、运动表现和 HRQL 方面提供了大量有益的影响，但这些获益在正式干预后的几个月到几年内会消失。这可能是与几个因素有关，包括疾病的进展（急性加重）、PR 针对急性病的特质和随后的健康行为改变不理想。需要进行更多的研究，以确定哪些 PR 方式会带来长期获益，这包括延长康复方案时间、维持项目和成功的行为改变。

肢体肌肉功能障碍是 COPD 的另一个主要表现[32]。肌肉功能障碍的特点是肌肉力量减退和耐力下降，后者增加外周肌肉疲劳[33-36]。这些功能障碍与肌肉的多种病理生理变化有关，即生物能改变（氧合能力差）[37]、肌纤维类型重新分布（从 I 型肌纤维转变为 II 型肌纤维）[38, 39]、毛细血管化改变[39]、氧化应激[40-44] 和肌肉萎缩[44-47] 等这些影响 COPD 的亚型。这些病理生理变化的机制是多因素的。全身性炎症和氧化 / 硝化应激是 COPD 患者肌肉功能障碍的致病机制[48, 49]。但在肌肉水平的局部炎症没有确切的标志物，故这仍

是一个有争议的问题。[42, 50-54]

因此，COPD 是一种具有肺外表现的呼吸系统疾病，其中骨骼肌功能障碍是一个独立的预后因素，也是患者的运动耐量减低的原因[34-36, 46, 47, 49]。运动训练是一种旨在通过改善呼吸、心血管、代谢和外周肌肉功能恢复运动耐量的策略。但运动训练改善 COPD 患者全身炎症的效果尚不清楚。我们知道运动可以诱发 COPD 患者的炎症反应和氧化应激[55-58]。低风险性（中等强度和短时间）运动通过激活 IL-6、IL-10 和 IL-1ra，同时抑制 TNF-α，增加循环中炎症细胞和细胞因子的水平[59-61]。这些细胞因子通过调节葡萄糖代谢动员能量底物，这会调控肌肉重塑，并减轻或抑制"抗炎"效应。另外，高风险性（高强度和长时间）运动通过激活细胞激酶（IL-1β、TNF-α）的释放诱发早期炎症反应，这些细胞激酶在降解受损肌肉中发挥着作用[59-61]。随后是再生和修复阶段，释放抗炎细胞因子（IL-10、IL-1ra、TNF-α），对运动引起的损伤进行肌肉重塑。关于这一观点的推论是，对健康人的绝对"低风险性"运动对 COPD 患者来说可能是高强度的（"高风险性"）[56]。事实上，对于同样强度的运动，COPD 患者较健康人群乳酸生成增加[62]。当高风险性运动激活健康人的再生阶段时，COPD 患者也很容易持续损伤肌肉[63]。肌肉收缩诱发炎症损伤和修复的程度及持续时间具有个体化差异[64, 65]。

在 COPD 患者中，全身炎症反应、年龄、缺乏运动（即久坐少动）和疾病加重都可能诱发肌肉收缩产生的不同炎症反应。老年人的肌肉在运动后更容易受伤[64-66]。然而，一些研究指出，与年龄匹配的对照组相比，COPD 患者存在异常的运动炎症反应[62, 63]，这说明年龄增长只是一个潜在的因素。因此，COPD 患者重复性运动可能是有害的。运动训练不能逆转全身炎症反应，并

导致肌肉的氧化还原状态受损 [48, 63, 67, 68]。这种情况似乎在肌肉萎缩和低 BMI 的 COPD 患者中更为明显 [42, 48, 62, 69]。这些患者的"治疗范围"或训练安全区较小，可以进行有效但更安全的运动处方，或受益于其他的药物或营养干预。图 5-3 显示 PR 后骨骼肌功能改善对劳力性呼吸困难和运动耐量的影响。

尽管根据平均数据，PR 在缓解患者的呼吸困难和改善患者日常活动、健康状况和生活质量方面都显示出获益，但并非所有的患者（70% 的 COPD 患者）在运动耐量和生活质量方面都显著改善 [6, 58, 70]。其余 30% 的 COPD 患者从 PR/ 运动训练中获益较少或根本没有获益，这一点很难理解 [71]。在做出一些患者对 PR 无反应的结论之前，首先要考虑的问题是如何定义无反应。这不是一个小问题，因为有些患者可能在疾病的某些方面（如生活质量或症状）有所改善，而在其他方面（如运动耐量）却没有大的改善。有证据表明，无论 COPD 患者是否表现出运动耐量的改善，接受运动训练的 COPD 患者都会出现呼吸困难程度的轻度减轻 [72]。这时，我们是否能得出结论，这样的患者对康复无反应？另一个需要考虑的问题

是量化 PR 效果的测试方法。例如，一些患者可能在恒定功率自行车耐力测试中表现出运动耐量的改善，而在 6min 步行测试中没有表现出运动耐量的改善 [73]。因此，在得出患者不能从 PR 中获益结论之前，应该谨慎分析。这就是说，必须承认，COPD 对 PR 的反应是非常不同的，有些患者几乎没有或根本没有获益。

在健康的个体中也有类似的现象，这可能和遗传相关 [74-76]。因此，对训练的显著个体差异性不是 COPD 所独有的。同样有趣的是，COPD 患者与健康受试者比，骨骼肌对运动训练反应的特征可能不同 [77]。对运动训练缺乏反应与不能耐受训练的强度和（或）训练时间有关，也与训练的依从性差有关。例如，与强度较低或时间较短的方案相比，对高强度或时间较长的方案有较好的反应 [78, 79]。在运动训练后出现明显疲劳的患者也表现出显著的训练效果 [80]。有明显肌肉萎缩的 COPD 患者（"恶病质患者"）更容易受到氧化应激和肌肉炎症的影响 [57, 68, 69, 81]。这个问题很重要，因为在适合 PR 治疗的重度 COPD 患者中，约有 35% 的患者发生肌肉萎缩 [82]，但在中度气流阻塞的门诊患者中，也有 20% 的患者发生肌肉萎缩 [83]，并且预测死亡率增加 [46, 47]，这些问题影响 COPD 患者对运动训练的呼吸困难程度。

很明显，从临床的角度来看，预测单个 COPD 患者对运动训练的有效性和呼吸困难程度仍然是一个挑战。运动受限的初始机制会影响 PR 的运动效果 [84]。典型的对运动训练"有反应的"COPD 患者的临床特征是，主要因骨骼肌无力（即"疲劳"）导致运动耐量差，而不是因通气受限 [71, 84]。由此推论，"非疲劳者"应该比"疲劳者"从康复中获益更少。这可能并不完全正确，因为一项研究表明，即使是"非疲劳者"，康复后也有所增加运动持续时间 [80]。

影响因素很多，可能涉及其他几个因素，如

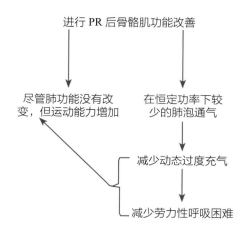

进行 PR 后骨骼肌功能改善

尽管肺功能没有改变，但运动能力增加　在恒定功率下较少的肺泡通气

减少动态过度充气

减少劳力性呼吸困难

▲ 图 5-3　进行呼吸康复后骨骼肌功能改善对减少劳力性呼吸困难的影响
详细说明请参考正文

劳力性呼吸困难、通气受限、动态肺过度充气和缺乏动力。目前正在研究如何提高对 PR 的反应率。首先是优化药物治疗[85]、氧气[86]、氦氧[87]、无创通气[88]、间歇训练[89]、单侧下肢分区训练[90]和营养支持，这些运动训练的辅助手段[91, 92] 都是药物和非药物的干预手段。

仍需解决以下几个问题。

1. 从研究角度和临床角度定义无反应者。

2. 目前仍不清楚非恶病质 COPD 患者（至少 40%）的外周肌肉中出现什么变化，这些患者运动训练后表现出全身炎症介质水平或局部肌肉 TNF-α 和 IL-6 的表达水平减少。

3. 恶病质 COPD 患者呼吸康复后，尽管他的外周肌纤维表型比非恶病质患者少，仍有运动能力的改善。

4. 恶病质 COPD 病患者中通气功能受限和劳力性呼吸困难影响运动训练反应的潜在作用。

5. 虽然运动训练可以逆转与体适能下降相关的代谢异常，但仍需优化训练方案。

6. 最好的干预方法是单独服用营养或合成代谢补充剂，或与运动结合。

7. 给予的营养补充剂应包括高含量的蛋白质（占总热量的 20%）或碳水化合物多于脂肪，或富含抗氧化剂。

8. 合成代谢剂、胃饥饿素（开胃性物质）、ω-3 多不饱和脂肪酸（ω-3 polyunsaturated fatty acid，PUFA）的作用，以及最近发现的过氧化物酶体增殖物激活受体（peroxisome proliferator-activated receptors，PPARs）参与作用。

9. 在选定的患者中，如恶病质 COPD 患者，一个不错的方法是肌肉训练的同时适当增加热量摄入（直到身体质量恢复）。

10. 其他器官（如脂肪组织）和身体成分（改变）参与全身炎症反应。

然而，即使考虑到无反应者的比例，PR 仍然是非常有效的、安全的，而且是改善 COPD 患者生活质量、减轻呼吸困难和提高运动耐量最有力的干预措施。

七、总结

PR 已发展成为一门有坚实生理学基础的科学学科。运动训练是一个关键的干预措施，提高运动耐量是主要目标。运动训练确实可以提高运动能力和耐量。现有的测量运动能力或耐量的工具包括简单的、低成本的场地测试和 CPET，后者需要专门的设备和训练有素的技术人员，而且相关费用较高。然而，由于许多 PR 项目缺乏 CPET 资源，因此往往仅限于专业中心。通常使用的低成本场地测试，虽然需要的设备不多，但与 CPET 相比，在科学评价运动测试达到的目标方面存在严重不足。

在 PR 进行中，需要注意以下方面，即准确测定运动耐量、评估运动受限的机制、确定运动方案的禁忌证、确定是否需要辅助供氧、开具运动处方、测定运动耐量的改善。

PR 在呼吸困难、运动能力、HRQL 和医疗使用方面带来显著获益。这些获益比其他药物治疗如支气管扩张药的益处更大。即使在传统的生理测量指标（如 FEV_1）中，并没有得到明显的改善。上述结论是由这样一个事实来解释的，PR 解决了慢性呼吸系统疾病对全身的影响，包括外周肌肉功能障碍，缺乏活动导致的体适能下降，焦虑、抑郁以及不良的行为如久坐少动的生活方式和对处方疗法的依从性差。

第6章

教育：激发呼吸康复中学习的潜能

Education: Realizing the potential for learning in pulmonary rehabilitation

Felicity Blackstock　　Suzanne C. Lareau　著

要　点

◆ 教育是呼吸康复的重要组成部分，诊断慢性呼吸系统疾病后，学习是培养健康行为的关键。

◆ 呼吸康复为人们提供了一个与医疗专业人员及病友交流学习的绝佳机会。

◆ 虽然教育对呼吸康复有益的证据有限，但未来将有更多的证据支持。

◆ 呼吸康复中的教育设计应包括评估教育对象、教育干预措施和评估学习结果。

◆ 随着技术的发展，新的教育机会也在不断出现，新方法不局限于医疗行业。

◆ 医疗专业人员应审视支持呼吸康复学习的能力，寻求专业发展机会，以加强教育服务。

一、概述

在我们探讨 PR 中教育活动的理论背景和具体实践之前，首先应该了解已知知识和学习机会。学习之前，首先要回答表 6-1 中的问题。这些问题旨在帮助你总结目前实际情况，这对于深度学习是非常重要的。一旦确定了 PR 教育内容中需要提高的方面及医疗专业能力，就可以确定学习和实践所需的资源，并投入时间改善需要提高的方面。这个过程已纳入理论领域框架（theoretical domains framework），该框架是为了确定实施健康干预中的障碍和有利因素 [1-3]。有证据支持，在理论框架的基础上建立自我和实践的转变，使学习变得更简单。

二、呼吸康复中教育的历史

教育，与运动一样也是 PR 项目的关键组成部分之一。虽然在评估 PR 的效果和调整其运动组成部分已经取得了重大成果，但在评估教育方面的进展却很少。该领域的许多专家一直强调要根据患者的需要制订个体化的 PR 项目；但却不管患者构成群体和他们的学习习惯，均提供标准的主题和展示模式。因此，目前还不清楚教育部分能否满足患者的需求。

教育方面被忽视的原因是因为有的人认为只要进行了教育就会获益，或者教育与 PR 相关性差 [4]。例如，我们很难找到有力的数据来证明教育的有效性。很多人认为康复项目中教育不如运

表 6-1　呼吸康复教育转型的理论领域框架

理论领域	自我提问
知识和技能	• 以学习者为中心的患者教育的主要特点是什么？ • 您是否了解您的学习者（即患者既往知识、技能、品质和影响学习的个人因素）？ • 您知道如何促进 PR 患者的学习（即"教学"）吗？ • 您知道在 PR 学习中如何评估和提供反馈吗？
专业角色和身份	• 您在 PR 的教育部分中扮演什么角色？
有关能力的想法	• 您准备多大程度促进 PR 学习？
乐观	• 您认为 PR 教育会对患者产生积极影响吗？
关于实施后的想法	• 改变教育内容需要什么？ • PR 新型教育模式的障碍和挑战是什么？
改变的意图	• 您有多大可能参与设计和促进 PR 中的教育？
目标	• 现在和将来，您想在 PR 教育部分中达到什么目标？
环境背景和资源	• 您是否有必要的资源来提供优质 PR 教育的经验？
社会影响	• 您的同事对 PR 教育持什么态度？
情绪	• 您对满足 PR 患者的教育需求有信心吗？
行为规范	• 要使您的 PR 项目的教育取得成功需要哪些改变？

PR. 呼吸康复

引自 Cane J et al. *Implementation Sci.* 2012;7:37.

动重要，或者教育无法像运动一样获得快速提高（和改善）。一项 40 多个国家参与的国际调查研究，超过 90% 的项目表明教育部分是"重要的"[5]。下面是对 PR 教育方面的回顾，包括当今教育情况，以及我们考虑在未来的项目中应用哪些教育。

60 多年来，教育方面的内容相对没有变化。主要由专业人员确定患者需要学习的重要知识以及确定教授方法，这导致患者被动的接受教育。大多数康复项目的教育内容包括戒烟、药物治疗、运动、压力管理和呼吸装置等主题[6]。值得注意的是由患者来确定的主题仅是预立临终医疗计划[7]。虽然这是迄今为止仅有的一个由患者主导的话题，但仍然认为这是一个太敏感的话题，不适合在小组环境中讨论[8]。这种不情愿的态度反映出文化差异或患者与专业人员在疾病早期阶段决定临终相关问题的不适。

在一项调查患者认为需要获取什么知识的研究中，使用肺部信息需求问卷（lung information needs questionnaire，LINQ）询问 81 名住院和门诊 COPD 患者其知识需求[9]。在戒烟方面只有 12% 的受试者（10 名）吸烟，其中，99% 的表示曾被指导戒烟，并得到戒烟帮助。对于药物治疗需求，89% 的患者表示得到了足够的关于 COPD

药物信息。以上强调了基于患者需求的个体化的教育必要性，而不仅仅是专业确定的学习需求或标准主题。直观地说，如果一个教育课程的大多数参与者都是不吸烟者，那么一个小时的关于戒烟的主题课程将不会有吸引力，还可能使患者觉得在接下来的课程中不会学到任何新的东西。

然而，患者对主题的偏好必须结合实际情况而定。例如，大家都知道，患者使用吸入装置的技能非常差。因此，虽然患者可能不需要了解支气管扩张药的名称，但在教育和练习过程中花时间强化吸入装置使用是有益的。同样，若一个 PR 教育小组是由轻度且没有急性加重史的 COPD 患者组成，那么就不需要深入学习关于急性加重的课程。而对于重度、有急性加重高风险的 COPD 患者，这一课程与他们息息相关，需要制订个体行动计划来深入探讨。

这些发现对制订 PR 项目的核心主题有什么影响呢？考虑到患者的独特需求和患有不同的呼吸系统疾病（如 COPD、间质性肺疾病、支气管扩张等），确定教育主题的方法过于简单。我们可以从这些研究中得到的启示是，项目主题的确定应该由参加小组的患者构成和需求来决定，并由教育者提供更多信息。因此，每个教育小组的主题可能会有所不同，例如，可以根据患者的诊断、吸烟状态、用药知识和加重史等来确定主题。

还有哪些信息支持在 PR 项目中进行教育探索需求？首先，最近两篇关于 PR 文章，分别有 137[10] 篇和 720[11] 篇引用。在 137 篇引用中，有 31 篇（23%）引用了"运动"这个词，720 篇引用中超过 100 篇（＞14%）引用了"运动"这个词。但以"教育"一词进行检索，137 篇中仅有 7 篇，720 篇中仅有 4 篇，均占比<1%。这些数字很可能低估了与运动有关的实际引文数量，但毫无疑问，这些结果相当程度代表了引用教育的引文的

真实数量。尽管调查报道这样指出：这种不平衡是因为运动比教育更"重要"吗？

三、检验教育成果

虽然 PR 项目中似乎很重视教育，但很少有人将教育作为一项结局来衡量。这可能是由于提出教育是"重要"的，很难得到认同的缘故吧？在前文所述的国际调查中[5]，要求受访者指出 PR 项目中最重要的结局指标。82% 的选择生活质量，43% 选择 6 MWD，40% 选择呼吸困难。值得注意的是，一点点都没有提到教育成果。

最基本的教育成果衡量标准是评价 PR 前后患者的知识水平，但这方面的数据并不丰富。许多关于 PR 对教育影响的报告仅限于工具的进步。众多 PR 项目开发了工具，但没有对工具进行测试。1989 年 Loma Linda 大学 PR 项目提出了最早的测试知识问卷之一——呼吸康复健康知识测试（pulmonary rehabilitation health knowledge test）[12]，是由 40 道多项选择题组成，包括呼吸系统解剖、步行、氧疗、症状、呼吸训练和药物等。由该领域的专家开发，并在 27 个项目中进行了测试，具有良好的内部一致性（α=0.86）。PR 前、后测试结果显示，PR 后即刻和 3 个月后均得到显著提高（$P < 0.01$）。

15 年以后，其他知识工具也相继被发表和测试，包括 LINQ[13]、布里斯托知识问卷（Bristol knowledge questionnaire，BCKQ）[14] 和了解 COPD 问卷（understanding COPD questionnaire，UCOPD）[15]。LINQ 是一个包含 16 个条目的问卷，测评患者对疾病知识、自我管理、药物、吸烟、运动和饮食六个领域的信息需求程度。它与大多数知识问卷不同，测评的是患者对不同领域知识的需求程度。分数越高（范围 0～25）表示对信息的需求程度较高。LINQ 需要 6min 完成，Cronbach's α 为 0.73，可靠性测试良好（每个领

域的 $r=0.66\sim0.98$）[13]。LINQ 已经在 PR 中进行了测试，基于 MCID 为 -1[18]，能反映出总分和自我管理、运动两个领域的变化[16,17]。

BCKQ[14] 是一个评估 COPD 患者知识、症状、运动、预防措施和药物治疗的工具，共 65 个条目。根据正确回答条目的百分比，以正确或错误计分。BCKQ 需要 $10\sim20$min 完成。报告重测为 0.71，并发现对 PR 有反应[14,15,19]。该量表的 MCID 未见说明。

UCOPD 问卷[15] 是一个包含 24 个条目的工具，分为 A、B 两部分，A 部分由 18 个条目组成，评价对 COPD 内容的了解程度、影响和识别变化的能力。B 部分（6 个条目）评价对 PR 教育项目的满意度。两部分的评分均以百分比计算，分数由 $0\%\sim100\%$ 不等。高分代表对知识掌握更好。各领域和总分的组内相关值均大于 0.75，已证明 UCOPD 对 PR 有反应[15,19]。该问卷的 MCID 未见说明。

虽然这些知识问卷已在应用，但是在研究中却很少作为结局指标。为了确定单纯的教育作为一种干预方式是否会影响结局，人们采取了以下几种方法进行研究。在一项对 53 名 COPD 患者（26 名进行 1 年的干预）和 71 名哮喘患者（32 名进行 1 年的干预）的研究中，以小组式和个体化结合方式提供教育[20]。目标结局是 HRQL、SGRQ[21] 和肺功能。1 年后，HRQL 评分和肺功能在哮喘组均有改善，但 COPD 组没有改善。另一项类似的研究中，在社区环境中使用疾病影响程度量表（sickness impact profile，SIP）测试了单独教育对 HRQL 的影响[22]。一个社区的共 213 名完成教育项目的 COPD 患者与 325 名未接受正规教育项目的 COPD 患者进行了比较[23]，1 年后的结果显示组间 HRQL 差异无统计学意义。这些研究的局限性是否因为仅将生活质量作为结局？例如，目前尚不清楚仅进行教育如何能对 HRQL

产生深远影响，除非我们采用的方法有足够的证据来支持教育后的变化。然而，单靠讲座式教育不太可能影响一个人的生活质量，除非能使患者发生行为变化，从而改善健康状况。

还有将教育和其他形式训练一起进行的研究。在一项研究中，测试了与呼吸困难管理策略相关的教育和训练[24]。由于训练（行为改变）是干预措施的一部分，所以会期望结局有变化。测量的结局包括 HRQL、6MWD 和呼吸困难。呼吸困难用六种不同的方法进行测量。治疗组（$n=46$）接受了 6 周的关于呼吸困难的教育和训练，而对照组（$n=43$）接受了 6 周的常规健康讲座（不是特别针对呼吸系统疾病）。6 周后，两组在呼吸困难、HRQL 或步行距离方面没有差异。另一项研究考察了与 PA 有关的个体训练[25]，在为期 6 个月的 PR 项目中，80 名患者随机接受个体化体力活动教育或假关注。其中 PA 辅导包括 8 次个体化训练，每次持续 $20\sim30$min，有 2 个活动监测器对 PA 进行评估，干预组和对照组在 3 个月和 6 个月时的 PA 与基线相比并未增加。

随机对照试验中对于 PR 项目中教育部分独有的贡献研究有限。前面提到的大量关于运动的研究中，两项研究对 PR 教育进行了评估，一项是 2005 年，另一项是 2014 年。

Norweg 等的研究中[26]，43 名 COPD 受试者随机分为三组：只进行运动训练（完成人数 12 人）、运动训练加 PA 训练（11 人）以及运动训练加教育讲座（10 人）。HRQL（CRQ 中）[27] 和 6MWD 得分是其中两个结局指标，但没有对教育结局进行评估。分别在基线、干预后 6 周、12 周、18 周和 24 周进行评估。运动加 PA 训练组的 HRQL 评分改善幅度大于教育训练组（$P<0.05$）。组间 6 MWD 的改善未见差异。

Blackstock 等[28] 的研究中，267 名受试者随机分为接受为期 8 周的教育与运动训练组（完成人数 113 人）或单纯运动训练组（85 人）。结局指标评估与 Norwig 研究相同，为 CRQ 和 6 MWD（基线、8 周、24 周和 48 周）。两组在 8 周和 24 周时，步行距离和 HRQL 都有类似的提高。然而，接受教育组和未接受教育组在教育评估—健康教育影响问卷（health ducation impact questionnaire，HEIQ）[29] 中没有观察到任何差异，再次说明 HRQL 并不随教育而发生特有的变化。后一项研究中，非呼吸专项教育测试的结局也没有提高。

四、呼吸康复的教育设计

教育的最终目标是帮助一个人改变他们与社会的互动方式，使他们的互动产生积极的结局。在健康教育层面，预计这些积极结局与改善健康状况和 QoL 有关。学习是健康行为转变的基础，通过体验式教育活动，可以增加知识、技能和品质[30]。因此，在设计教育活动时，我们需要思考努力帮助患者达到什么样的认知水平（知识）、精神运动（技能）和情感（品质和态度）结果，使他们能够转变个人行为，积极影响自己的健康和 QoL[31]。要设计和实施教育活动，必须依次具备三个关键要素：①明确的学习目标或结果；②开展教育活动；③评估学习成果，并反思需要进一步进行的教育[31, 32]。在 PR 中，步骤 2（教育活动的开展）一直是教育部分的重点[32]。但这可能是 PR 的一个根本性缺陷。学习者需要了解学习的结果是什么（步骤 1），需要时间和反馈来反映他们是否需要继续学习（步骤 3），如果他们没有达到预期的学习结果，需要自行调整。PR 教育也不例外。

在制订学习结果时，教育设计者首先需要确定学习结果是认知能力、精神运动还是情感方面的。明确的学习目的决定需要哪些活动来实现这个学习目的。提高知识储备的教育活动与提高技能或品质 / 行为的活动有很大不同。认知能力的学习结果围绕着对理论知识的记忆和回忆，即"了解事实"。精神运动技能的学习包括记忆和回忆，也涉及运动控制。仅知道如何做某项精神运动技能是不足以成功学到该技能的。这个事实从那些已被"教"如何使用吸入装置患者但仍错误使用的高比率中可以看出。精神运动技能的提高需要学习知识并实践，因此，学习结果的重点是完成指定任务的能力。最后，情感学习结果围绕着态度、信念、行为、沟通、情绪反应和元认知（即个体对自身活动的认知）的改变。情感方面的学习成果通常为计划的制订和实施、对个人健康状况的严格反思、问题的解决、决策制订和对所采取的行动进行自我反思。表 6-2 提供了家庭合理使用氧疗的学习结果示例，揭示了认知能力、精神运动和情感结果在措辞上的不同。目前，完成 PR 的学习成果或阈值尚未建立，需要进行这方面的研究。在缺乏对完成 PR 患者所要达到学习目标了解的情况下，可以参考患者目标（表 6-2）。

要设计教育活动，个体的想象力限制其创造力。讲座、病友讨论、书面材料、在线内容、一对一的反思和技能练习是 PR 中培养特定认知和心理活动属性的常用活动方式[6]。遗憾的是，目前还没有相关研究对不同教育设计方法进行直接比较，以获得哪些活动为患者提供完成 PR 最有影响的学习。鉴于目前缺乏证据来指导最佳实践，教育设计应该以学习理论为框架。关于人们如何学习的理论有很多，这些理论为设计教育活动提供了一个框架，行为主义、认知主义和建构主义是被引用最多的三种理论。行为主义理论认为，学习是在积极或消极行动肯定的直接指导下进行的，强化和重复来进行死记硬背的学习[33]。简单地说，"行为主义"是基于行为模式中可观察到的变化，个人通过重复奖励所期望的活动和

表 6-2　制订学习成果、教育活动和学习评估的示例

	认知能力（知识）	精神运动（技能）	情感（态度）
学习结果	回顾改善健康状况和预期寿命所需的氧疗处方剂量	按氧疗处方剂量正确使用固定式和便携式供氧系统（氧气瓶、制氧机和（或）液态氧）	定期监测健康状况并评估氧疗效果
教育活动	• 与医疗专业人员口头讨论氧疗的影响 • 氧疗剂量的书面信息	• 观察使用鼻导管，打开氧疗设备的示范技术 • 在人体模型上进行鼻导管的应用练习，然后给自己进行佩戴 • 在病友和（或）医疗人员观察下练习打开氧疗设备	• 对观察到的健康状况和氧浓度变化进行小组和病友讨论 • 创建记录模板（或将带有提醒功能的应用程序下载到智能设备）以记录症状和健康状况 注：患者创建日志的工具（要适合患者）
资料准备	纸、笔、印刷资料	• 模特 • 镜子 • 鼻导管 • 带调节器的氧气钢瓶（固定式和便携式） • 制氧机（固定式和便携式） • 液态氧（固定式和便携式）	• 安排病友提出问题以促进小组讨论 • 智能手机或创建个体化记录的示例
学习评估	快速监测氧气需求（如血氧饱和度 ≥ 90%）	将自我使用的氧疗（包括鼻导管）用智能手机、视频发送给医疗人员以进行反馈和确认	• 记录氧流量并与病友比较 • 与医疗专业人员讨论记录，并在需要改变时接收反馈
学习评估	向后面的 PR 学习者介绍氧气需求	PR 期间持续观察到正确使用鼻导管及处方的吸氧流量	向医疗专业人员展示日志和自我反思

PR. 呼吸康复

引自 Blackstock FC et al. *Ann Am Thorac Soc.* 2018;15:769–84.

惩罚不期望的活动来学习。学习者依靠指令来获得知识，并从教师那里确认知识和新行为是正确的。"认知主义"建立在行为主义的理论基础上，理论上认为行为的改变是通过个体认知能力的顺序发展而发生的[34]。也就是说，学习是作为一个人头脑中的阶梯式思想的过程发生的，每一个思想都是对上一个思想的补充。最后，"建构主义"的理论基础是，一个人通过自己的经验具有意义而学习[35]。知识、技能和特质是人们通过经验和对这些经验的反思而构建的。因此，在建构主义教育理念中，教育者是学习的促进者，而不是知识的教师或传播者[35]。在设计教育时，必须考虑哪种学习理论将支撑学习体验，因为将根据应用的理论选择不同的活动。

PR 教育通过建构主义理论似乎最直观地制订出学习活动的实施方案。对于慢性呼吸系统疾病患者来说，要想进行自我管理，仅仅了解疾病是不够的。有效的自我管理往往需要深入了解并改变理念、健康行为和生活方式。体验式学习，即让患者沉浸在活动中，让他们将先前的知识应用到学习活动 / 情境中，并从中构建新的知识和意义，这样更易产生影响。例如，病友讨论、技能的实际应用和健康方案模拟，让患者实践决策，这些都是符合体验式学习理念的教育活动。这些活动都是主动学习，对学习者的需求和兴趣进行"诊断"，学习者与教育者共同计划，有序的活动将学习成果相互联系起来，并帮助患者随着时间的推移提升自己。说教式讲座和书面材料通常不能提供积极的环境去参与和体验式学习，因此需要重新考虑其对 PR 的影响[36]。然而，如前所述，没有文献直接比较不同的学习活动或方案，以确定哪种方式更有影响力。但这类研究将大大有利于 PR 教育者。同样重要的是，在体验式学习中，学习活动结构仍然需要有明确的学习目标、自我评估和他人反馈机制。

教育设计理论是一个复杂的领域，专家们已经研究了几十年。然而，本章只对设计理论进行非常简要的概述。许多书本、网站和文学作品都可以帮助医疗专业人员学习如何指导学习[37-41]。PR 教育部分，要为患者设计丰富的、有意义的学习体验，医疗专业人员也必须学习。我们鼓励他们自己学习，通过确定自己的学习需求并找寻资料来转变他们对 PR 教育的认识。正如前文所述，现在也需要对最佳教育设计特性进行学术探索，以在 PR 中建立真正具有影响力的教育。医疗专业人员对学习理解的个人反思将促进未来教育设计的创新。

五、影响学习的因素

COPD 患者会面临很多问题，因为经常会出现低氧血症、抑郁和焦虑（这些都会影响学习）。老年患者又是罹患痴呆症认知障碍的高危人群。此外，这个老年群体还面临着视觉障碍、精细动作障碍和读写障碍。文化和种族问题也会造成学习障碍，从而使他们面临的问题更加复杂。

（一）低氧血症和认知

为了使教育经验最大化，患者必须能够记住、解释和应用所学知识。呼吸系统疾病患者面临的一个比较常见的问题是他们的呼吸系统状况对氧含量的影响。50 多年前就有关于 COPD 患者低氧血症影响的报道，在夜间氧疗试验（nocturnal oxygen therapy trial，NOTT）中得到了证实，121 名低氧血症患者（PaO_2 低于 51mmHg），约 80% 的受试者在抽象能力（推理）和复杂的感知运动能力方面出现障碍[42]。另一项关于 100 名轻度低氧血症（PaO_2 低于 66mmHg）COPD 患者与 25 名正常对照组相比，发现显著的即时记忆障碍（$P < 0.05$）和延迟记忆障碍（$P < 0.01$）[43]。记忆力和推理能力对识别症状和医疗需求至关重要，因为它们会影响个人的认知能力（这些能力是成功改变健康行为的精神运动技能和更多属性所需的）。有许多筛查测试可用于评估认知功能障碍[32]。最近，有报道称呼吸系统疾病与痴呆症之间存在关联[44]。这些发现进一步支持了先前报道的呼吸系统疾病对脑小血管病、脑卒中和低氧血症造成的认知障碍的影响[45, 46]。

遗憾的是，几乎没有证据表明认知的变化可以逆转。有一些人认为，运动可以改善认知，然而，迄今为止的研究结果没有定论[47-49]。鉴于改变患者认知状态的可能性不大，教学策略必须适合患者的学习能力。因此，如果我们想要达到成功学习目的，患者认知功能的筛查是很重要的。当患者有记忆力障碍时，通过重复的口头和书面指令，并与患者的照护人员分享这些信息会有所帮助。此外，编码的概念（认知学习中的信息存储和回忆）也很重要，它将信息与患者已经知道的信息联系起来，并按逻辑顺序呈现，以便于理解和重复信息。这对于指导如何使用吸入装置特别有用，因为为了达到最大限度地药物沉积，需要患者学习多个吸入步骤。

（二）抑郁和焦虑

COPD 患者抑郁和焦虑的发病率很高。据估计，25% 的 COPD 患者有抑郁症状，而在普通人群中这一比例为 12%[50]，住院患者 10%～55% 存在焦虑症状，门诊患者比例为13%～46%[51]。抑郁和焦虑也与应对方式有关，存在抑郁和焦虑的患者应对表现为退缩，并表现出较低的自我效能水平[52]。

应对方式与学习也有关，在出现抑郁和焦虑时更是如此。一项对698名COPD患者的研究中[53]，用乌德勒支应对方式量表（Utrecht coping list，UCL）[54]来评估应对方式，用医院焦虑和抑郁量表（hospital anxiety and depression scale，HADS）[55]来评估抑郁和焦虑。有抑郁症状的患者在积极应对方面得分较低，多为回避和被动反应方式（均 $P<0.001$）。有焦虑症状的患者也表现出应对方式的问题。与抑郁相似，焦虑得分高者与对照组相比也很少表现为积极应对，而是回避和被动反应方式（均 $P<0.001$）。两组在寻求社会支持方面没有显著差异，应对方式与HRQL（使用SGRQ）不相关。在PR后使用上述测量方法再次评估了应对方式[56]。303名COPD患者在PR后积极应对技能提高了（$P<0.05$），而回避（$P<0.05$）、被动反应方式以及安慰想法的分值下降（均 $P<0.001$）。这些研究结果表明，PR也许能够扭转一些会影响学习的不良应对方式。

（三）身体功能障碍

身体功能障碍，如存在听觉和视觉障碍或精细动作协调，都会影响学习。如果在康复项目中不及早发现听力问题，就会错过重要的言语沟通或造成误解。精细动作协调能力对于那些必须提高精神运动技能的患者尤其重要，如使用吸入装置或吸氧装置。鉴于吸入装置使用需要精确，必须观察吸入装置的装配，根据需要改变方式，并且需要多次进行后续观察和反馈演示。而PR提供了一个极好的机会，可以在项目实施的几周／几个月内评估和加强患者的吸入技术。

（四）健康素养

健康素养（health literacy）的定义是"个人获取、处理和理解健康信息和服务，并做出适当的卫生健康决策的能力"[57]。在过去30年里，由于互联网丰富的信息、患者能够获得自己的健康档案以及专业人员与患者间更公开的讨论，这些因素使得患者的健康素养得到了提高。另一方面，随着人们对素养认识的提高，我们也逐渐发现过去发现不了的存在健康素养问题的患者。最新数据显示了低健康素养对获得医疗服务和健康结果有影响。在美国，只有12%的成年人"精通"健康素养，而53%的人具有"中等"健康素养水平[58]。中等水平的健康素养是通过评估个人是否能够阅读处方上的说明和能否正确按时服用药物来确定的。

健康素养的评估有许多方法[32]，两个金标准是成人功能性健康素养测试（test of functional health literacy in adults、TOFHLA）[59]和成人医学素养快速评估（rapid estimate of adult literacy in medicine，REALM）[60]。不过这些对筛查不实用。因此，Chew开发了一个三题式的健康素养工具，即简要健康素养筛查（brief health literacy screening，BHLS）[61]。每道题都用5级李克特量表（Likert scale）进行评分，总分3～15分（分数越高健康素养越高）。BHLS需要2min完成。

一项对277名COPD患者的研究中，较高的健康素养分数与COPD患者较高的教育程度、较高的收入以及较少的住院次数和急诊就诊次数有相关性[62]。研究还发现，较低的健康素养与较差的HRQL（SGRQ）、更强的学习无助感以及COPD更严重相关。因此，健康素养是学习的基础。与高健康素养患者相比，由健康素养较低的患者组成的小组，需要更多的时间和多种方法来教授知识。

六、数字化呼吸康复教育

科学技术尤其是数字技术在过去二十年中发展迅速，已成为当今社会不可或缺的一部分。这种转变影响了许多形式的就业、交流和娱乐活动，医疗方面也发生了改变。技术革命导致人们在与世界互动和学习的方式上与前几代人有了根本的不同[63]。日常生活中的技术进步改变了人们对学习方式的期望，近30%人群开始采用有应用程序的智能设备和互联网来获取健康状况的信息[64]。呼吸系统疾病患者中，科技素养存在两极分化。有一些年轻的哮喘或囊性纤维化患者是在科技时代成长起来的，而相比之下，COPD患者人群年龄偏大。老一辈人在接受将技术用于医疗在某种程度上存在分歧。

技术革命改变了参加PR的学习者以及学习途径。最新的证据表明，85%的PR完成患者使用手机，70%患者使用电脑或平板电脑，这证明了不同年龄段的人群都有机会接触和使用科技产品，并且获得科技产品已不是障碍[65]。学习者为了获得技术，已逐渐习惯这种学习方式，这为PR学习提供了新机遇。在线平台、智能设备应用、体力活动追踪器和WiFi生理监测设备都为PR学习提供了辅助支持。初步证据表明，与传统的教育活动相比，使用技术来实现自我管理可以在短期内（长达6个月）更好地提高HRQL和PA水平[66]。考虑到慢性呼吸系统疾病患者进行PR可及性方面的问题[67]，特别是地理位置因素，远程康复和技术化教育为患者提供了新型获取途径，能够对更多的人群产生更大的影响[68]。

然而，需要谨慎对待COPD患者的技术促进学习，因为对网站的审查表明，在不正规的网站上，如YouTube和Pinterest所呈现的内容在准确性和学习活动的质量上有很大差异[69, 70]。此外，在上述综述中，技术支持的自我管理组不良事件发生率较高[66]。因此，需要进一步研究探索数字化学习和免费且没有监管的教育资源的影响，以获得最佳的实践体验。最后，医疗服务提供者的报销可能成为北美和许多欧洲国家/地区实施技术促进PR的障碍，而支持这类患者照护的财政资源显著减少[71]。为了避免错误学习和报销问题，未来一个可能的方向是采用混合式学习的方法，即人们先使用在线学习材料，然后进行面对面的互动，以加深他们对在线学习内容的理解[72]。未来技术促进PR不会是全部或一点也没有，实际上，联合方法是最佳的教育模式。

七、总结

在完成本章学习后，请回到表6-1，再次回答每个问题。在阅读的过程中，您的知识、技能和特质发生了怎样的转变？您现在是否为PR教育活动转变做好了准备？或者为了克服可能遇到的障碍，您是否还需要进一步学习。让您对患者的结局、创造力和好奇心充满激情，从而激励您重新定义PR的教育成分，并用科学思维评估您的创新成果。将教育的艺术和科学融合在一起，为PR教育的未来带来影响。将主动学习、学习者需求的评估、学习成果的表达、与患者的互动体验以及学习成果的评估融入PR教育中，以开发PR教育的学习潜力。

自我管理
Self-management

Jean Bourbeau　Tanja W. Effing　著

第 7 章

要 点

◆ 目前指南建议呼吸康复教育应使用自我管理方法获得行为改变，提高患者自我管理疾病的能力并在呼吸康复后维持疗效。

◆ 除了体力活动外，还有许多行为方式需要考虑，例如，提高对药物的依从性，认识到病情加重并采取恰当措施（如执行 COPD 急性加重行动计划），改变营养习惯和呼吸调节技术，以及在日常生活中应用能量节省技术。

◆ 呼吸康复环境和过程为评估和重新调整自我管理策略提供了清晰明了的机会。

◆ 指定的病例管理者可以促进与团队其他医疗专业人员的沟通，以确保正常进度和问题评估，并确定共同目标，建立动力和信心以及问题解决能力。

◆ 重要的是通过加强对患者的评估，量身定制教育和自我管理活动以及评估其对学习和行为改变的影响，采取下一步措施来重新定义呼吸康复中的教育和自我管理方法，以促进未来的呼吸康复。

一、概述

COPD 与其他慢性病一样，需要患者及家属学习如何管理症状及治疗方法，适应因病情所导致的生活方式变化，并学会采取维持健康和 QoL 所必需的技能和行为。在医疗专业人员的支持下，完成这些任务的能力称为自我管理[1]。

对于 COPD 患者，PR 是有循证依据的跨学科综合干预措施，包括患者评估、运动训练、针对疾病特定的教育和社会心理支持[2]。PR 是

COPD 慢性病管理的重要组成部分，当前认为是虽已使用最佳支气管扩张药治疗但仍存在症状的 COPD 患者的标准干预措施。已证明其是缓解呼吸困难、提高运动耐量和改善健康状况的最有效的管理策略[2]。

当前的指南推荐 PR 教育应使用自我管理方法实现行为改变[2]。但是，教育通常是医疗人员以说教方式提供信息[3]。这说明了当前最佳证据和指南推荐与为 COPD 患者提供的治疗之间的巨大差距。自我管理方法应完美整合到 PR

中，以帮助 COPD 患者提高日常自我管理疾病的能力[2]。

在本章中，我们将自我管理干预作为 COPD 管理的一部分来讨论，定义自我管理干预，找出其有效性和安全性的证据，并明确当前最佳证据、指南推荐与包括通过自我管理促进 PR 在内的治疗模式之间的差距。

二、自我管理干预的定义

Bourbeau 等于 2003 年制订了 COPD 自我管理干预的定义，随后 2003 年到 2016 年，大多数定义在此基础上做了细微改动[4]。尽管在此定义中教育仍然是核心，但目前明确的是，COPD 自我管理干预的重点应该是持续的行为改变[5]。因此，应将实现持续行为改变的有效要素纳入自我管理干预中[2, 6, 7]。这在专家组 2016 年发布的 COPD 自我管理干预定义中有所体现[6]。

COPD 自我管理干预虽然是结构化的，但同时也是个体化的，且通常包含多个部分，目的是激励、吸引和支持患者以积极适应其健康行为并训练其更好地管理疾病的技能。

自我管理的最终目标是：①优化和保持身体健康；②减少日常生活中的症状和功能障碍，并改善情绪、社会健康，提高 QoL；③与医疗专业人员、家人、朋友和社区建立有效的联盟。

该过程要求患者和提供自我管理干预的医疗专业人员之间反复进行交流互动。这些以患者为中心的互动着眼于：①确定需求，树立健康信念并增强内在动力；②提出个体化目标；③制订适合的策略（如病情加重管理）以实现这些目标；④评估和重新调整策略。行为改变方法可用于激发患者的动力、信心和能力。采用可读懂的文字表达来提高可理解性。

这个概念定义了何谓 COPD 自我管理干预的界限，从而促进今后干预措施的发展、实施和评估[6]。快速增加的关于 COPD 自我管理干预的证据，将为这一概念的实施提供更多的机会[6]。

三、COPD 患者的自我管理干预

（一）COPD 自我管理干预的有效性

过去二十年，有关 COPD 自我管理干预措施的证据不断累积。1996 年发表了第一个评估自我管理技能和行为改变干预措施有效性的小型对照研究[8]，之后 2003 年发表的 Cochrane 综述总结了 COPD 自我管理干预的有效性[8]。该综述结果是未发现自我管理对住院率和与 HRQL 有影响，但纳入的研究数量有限，仅有 9 项[9]。此后，该综述进行了两次更新[10, 11]并发布了大量的患者数据回顾[12]（表 7-1），都显示出 HRQL 提高和住院率减少[10-12]。另一篇 2017 年发表的 Cochrane 综述，是关于 COPD 自我管理干预措施的（包括 COPD 急性加重行动计划），也与先前综述一致，显示出对 HRQL 和住院率有积极影响[13]（表 7-1）。

现有证据表明，COPD 自我管理干预以小组形式更有效[10, 12, 14]，但并非所有患者都能成为合格的自我管理者。Bourbeau 等[15]发现，在一个进行"使 COPD 患者生活更美好"（living well with COPD，LWWCOPD）项目的 COPD 诊所中，由经验丰富的病例管理者（case manager）来监督患者，高达 60% 的患者能够在急性加重时进行恰当的自我管理。同一小组的研究表明，在 COPD 急性加重时，将交互式电话远程系统添加到自我管理干预措施中，可提高患者自我管理的有效性和对行动计划的依从性（最高可达 70%），进一步降低了住院率[16]，并高于以往临床试验 COPD 自我管理组中被归类为成功自我管理者的 42%[17]和 40%[18]。

对自我管理指导依从需要花费时间，但是尚不清楚患者应该接受多长时间的培训，才能使他

表 7-1　关于 COPD 自我管理干预效果的 Cochrane 和 IPD 系统综述

系统综述	研究例数	SGRQ 总分	分析研究数量	住院次数	分析研究数量
Momminkhof（2002）COPD 自我管理干预 [9]	9	没有影响：WMD-10（95% CI -18.5～-2.0）[a]	2	没有变化：RR 0.80（95% CI 0.43～1.50）	4
Effing（2007）COPD 自我管理干预（更新）[11]	14	改善：WMD-2.58（95% CI -5.14～-0.02）	7	与呼吸有关的住院次数减少：OR 0.64（95% CI 0.47～0.89）	7
Zwerink（2014）COPD 自我管理干预（更新）[10]	23	改善：MD-3.51（95% CI-5.37～-1.65）	10	· 与呼吸有关的住院次数减少：OR 0.57（95% CI 0.43～0.75） · 全因住院次数减少：OR 0.60（95% CI 0.40～0.89）	9 6
Jonkman（2016）COPD 患者自我管理干预的个体资料回顾 [12]	14	改善：SMD 0.08（95% CI 0.00～0.16）	14	· 与呼吸有关的住院次数减少：HR 0.79（95% CI 0.66～0.94） · 全因住院次数减少：HR 0.80（95% CI 0.69～0.90）	14 14
Lenferink（2017）COPD 自我管理干预（AP）[13]	22	改善：MD-2.69 分（95% CI -4.49～-0.90）	10	· 与呼吸有关的住院次数没有变化：OR 0.69（95% CI 0.51～0.94） · 全因住院次数没有变化：OR 0.74（95% CI 0.54～1.03）	14 14

IPD. 病例资料；WMD. 加权平均差；CI. 可信区间；RR. 相对风险；OR. 优势比；AP. 行动计划；MD. 平均差；SMD. 标准化均数差；HR. 风险比

a. 效果明显，但纳入的两个个研究之间存在显著的异质性们正确管理急性加重[15]。大多数研究随访时间是1 年，许多患者在随访期间仅急性加重一次。但是对于 COPD 急性加重的处理，患者通常需经历多次急性加重才能掌握最佳自我管理方法，因为急性加重时才能向患者反馈其解决和决策行为的问题。根据患者资料回顾，干预时间越长效果越好[19]。而在对相同患者数据进行亚组分析时，COPD 自我管理效果中未发现具体患者决定因素[12]。

随着过去 15 年对 COPD 自我管理干预定义的调整[6]，关于 COPD 自我管理的系统综述中纳入标准范围缩小，但是在最近的研究中干预措施的异质性仍很显著[10, 12, 13]。使用概念性定义[6] 有助于进一步减少这种异质性。然而，因为要面对不同严重程度、需求、目标、技能和学习能力的患者，所以，COPD 自我管理干预具有多样性和灵活性特点。个性化的目标和策略是要为患者量身定制，未来的研究需要阐明有效的个体化 COPD 自我管理干预措施的必要基石是什么。

（二）以社区为基础的自我管理和 COPD 急性加重行动计划

与既往发表的 COPD 自我管理的系统综述不同[10, 12, 13]，一项评估基层医疗中心 COPD 患者基于社区进行自我管理的有效性，结果显示无积极效果[7]。无效的原因可能是由于这些患者病情轻、不常发生急性加重，因此进一步改善空间有限（而既往的系统综述主要是针对二级医疗中心患者）[10, 12, 13]。与既往系统综述的一个显著区别是，在基层医疗中心 COPD 患者自我管理干预中，COPD 急性加重行动计划应用较少[7]。

COPD 急性加重行动计划定义了患者在呼吸系统症状加重时应采取的行动，从指导患者联系医疗人员寻求帮助到进行自我治疗，如开始

口服糖皮质激素（和抗生素）[13]。行动计划是COPD 自我管理干预的组成部分[13]，有利于更早开始合适的治疗，减轻急性加重严重程度，加快康复速度，以及减少医疗资源使用[20, 21]。然而，急性加重次数较少的患者使用 COPD 急性加重行动计划似乎不太有用，因为患者只有在急性加重时才能学会使用这些行动计划（并获得反馈）[22]。这可能是基层医疗中心患者运用 COPD 急性加重行动计划中的 COPD 自我管理干预比例较低的一个原因，仅为 33%[7]。不过，近期Steurer-Stey 等[23] 报道的对照研究中，纳入自我管理组（LWWCOPD）的基层医疗中心 COPD 患者中，超过 70% 患者在纳入前一年内曾发生过急性加重。与常规治疗的对照组相比，这些患者在识别急性加重的早期征象和及时使用行动计划方面获得了信心，并改善了急性加重预后[23]。一般来说，基层医疗中心的干预措施往往针对其他自我管理行为，如保持健康的生活方式和药物使用管理[7]，但还需要进一步的研究确定该人群有效的自我管理干预措施，特别是那些病情较轻的COPD 患者[7]。

包含有急性加重行动计划的 COPD 自我管理的有效证据越来越多[13]，但与之相比，无培训和病例管理者支持和指导的 COPD 急性加重行动计划缺乏有效性证据。Howcroft 的一篇关于对QoL 和住院率积极影响的系统综述[20] 中提到的Rice 等进行的研究[24]，行动计划是对患者进行关于 COPD 急性加重的简短教育。COPD 自我管理包括正式的患者培训项目和病例管理支持。目前还没有证据证明只提供 COPD 急性加重行动计划而不进行培训的有效性和安全性。此外，在没有书面行动计划和充分随访的情况下开具抗生素和泼尼松处方，可能会增加中至重度 COPD 患者类固醇和抗生素的使用，而不会减少非计划就医的次数[25]。

（三）COPD 自我管理干预的安全性

2012 年，Fan 的研究引起了人们对 COPD 自我管理干预安全性的关注[26]。该研究由于干预组死亡人数过多，但作者无法给出合理的解释而提前终止[26]。而 Lenferink 等[13] 发表的 Cochrane 综述报告全因死亡率没有增加 [绝对风险差（risk difference，RD）0.00；95%CI 0.02；0.03][13]，探索性分析显示，自我管理组呼吸相关死亡率低，但明显高于常规治疗组（RD0.04；95%CI 0.01～0.07）[13]。尽管不应忽略该亚组分析的结果，但作者指出，应谨慎地解释该发现，原因如下：①难以区分"呼吸系统疾病是导致死亡的一个因素"和"因呼吸系统原因导致的死亡率"，特别是在纳入的任何一项研究中都没有将"呼吸系统死亡率"界定为一个先验结局，这可能导致分类错误[27]；②对呼吸相关死亡率的总体影响以两项研究为主[17, 26]；③对全因死亡率的可靠分析未显示对死亡率有影响[13]。

与 Cochrane 综述的结果相反[13]，最近发表的两项包含 COPD 自我管理干预的研究显示，与常规治疗组相比，干预组的死亡率显著降低[28, 29]。COPD 患者管理欧洲试验（COPD patient management European trial，COMET）[28] 评估了一项基于家庭的多组分疾病管理干预，包括 LWWCOPD 与病例管理、家庭监测和电子健康平台[30]。与常规治疗组相比，疾病管理组的死亡率较低（1.9% vs. 14.2%；$P < 0.001$）。常规治疗组的 12 个月死亡率与其他研究报道的死亡率相当[31-33]，因此疾病管理组的死亡率低于预期[28]。作者指出，应优化急性加重的自我管理，从而尽早、及时地进行治疗，这可以防止更多的并发症发生，甚至是死亡[28]。多种并发症 COPD 患者的综合治疗计划（program of integrated care for patients with COPD and multiple comorbidities，PIC COPD+）试验[29]，

是一项由病例管理者主导的多组分干预措施，纳入了至少两种以上并发症的 COPD 患者，结果也显示，干预组的死亡率与常规治疗组相比更低（21 例 vs. 36 例死亡；HR 0.56%；95%CI 0.32～0.95）。第三项近期研究是评估包含延续性护理和 COPD 自我管理干预的方案，发现 COPD 相关住院率和急诊就诊次数减少了，HRQL 提高了，且两组死亡率无差异（干预组 7 例死亡；常规治疗组 8 例死亡）[34]。这三项研究似乎证实了 COPD 自我管理干预是安全的[28, 29, 34]，其中两项甚至表明干预可降低死亡率[28, 29]。其中，病例管理者的培训和支持是自我管理干预措施不可或缺的一部分[28, 29, 34]。

四、当前最佳证据、指南与实践之间的差距

全面的 PR 项目包括患者评估、运动训练、自我管理教育和社会心理支持[2]。最新的 ATS/ERS 声明"PR 的关键概念和进展"[2]，强调 PR 教育组成应从传统的说教方式转变为促进适应性行为改变（尤其是自我管理）的重要性。概述了以自我管理为基础的行为改变理论，并提供了行为改变干预和自我管理技能的例子。重要的第一步首先是认识到自我管理干预在 PR 方案中的重要性和不可或缺性。

但是 PR 项目必须缩小差距，以确保充分执行、后续评估和维持。过去十年，我们已知 PR 在提高患者运动能力（即患者能做的事情）方面已成功显示出其有效性[35]。但是在积极的适应性健康行为方面，即患者在 PR 后进行更多的 PA（患者正在做什么）一般都是失败的[36]。除了 PA 外，慢性呼吸系统疾病和 COPD 还有很多其他行为需要积极适应，如用药依从性、识别急性加重并采取恰当措施（如使用 COPD 急性加重行动计划）、改变营养习惯以及在日常生活活动中应用呼吸调

整技术和能量节省技术。

在美国、欧洲和加拿大[37-39]关于 PR 的研究主要集中在运动训练部分，有关教育部分的信息通常仅列出教育主题。在美国[37]，研究目的集中在当前国家对 COPD 的运动训练推荐上，并公布了针对运动训练的 PR 项目的非正式非科学调查结果。在欧洲[38]，一项大型调查（包括 40 个国家，430 个中心）显示，各大洲 PR 项目中被调查的所有方面都存在较大差异。调查的主要内容包括实施环境、慢性呼吸系统疾病患者的病例组合、PR 团队组成、完成率、转诊方法和报销类型。最常见的干预措施有教育（94.4%）、功率自行车(92.6%)、呼吸训练(包括缩唇呼吸)（91.6%）和营养支持（84.4%）。还包括日常生活活动训练、自我管理、营养支持、呼吸训练和社会心理支持，但仅仅是总体框架。在加拿大的调查中[39]，对书面行动计划的使用给予了更多关注，有 78% 的项目指出患者进行书面行动计划。70% 的 PR 项目包括随访评估，63% 评估了运动训练，71% 评估了知识和呼吸困难。与所提供的运动训练部分信息相比，所有调查都无法提供除了教育和（或）自我管理干预以外更多的内容，如教育的实施、随访和（或）融入患者日常生活中。PR 项目的绩效指标要么未收集，要么在收集到的资料中只涵盖参与者的满意度、完成率和等待时间。

Blackstock 等[3]发表的一篇关于 PR 教育的研讨会论文认为，为了提高患者的依从性，优化 PR 的获益，PR 项目通过加强对患者的评估，量身定制教育活动并评估教育对学习、自我管理行为改变和临床结局的影响，来重新定义 PR 教育，以推动 PR 未来的发展[3]。为了进行评估，必须提供有关 PR 项目中教育部分内容的详细信息。

五、呼吸康复中强化自我管理模式

优化自我管理行为是 PR 的一部分，而且在 PR 完成后应长期维持。自我管理干预不能替代 PR。作为 PR 的一部分，自我管理干预的具体内容取决于 COPD 的严重程度和并发症（反复急性加重）、是否存在合并症以及患者自我管理疾病的能力（自我效能、读写能力、计算能力）。表 7-2[40]列出 PR 项目的一部分：COPD 自我管理应掌握的具体技能和应采取并保持的健康行为。须针对个体量身定制自我管理干预措施，但并不意味着自我管理干预措施必须是个体干预。小组方案是一个不错的选择，因为患者之间可以互相学习，非常适合 PR，一般由 4～8 名患者组成。

（一）病例管理者

许多 PR 项目的另一个限制是该项目涉及多学科，但不一定是跨学科的。指定病例管理者可以促进与团队中其他医疗专业人员的沟通，以确保正常进度和问题评估，制订共同目标，激励患者、树立信心以及获得解决问题的能力。在复杂的医疗环境中，病例管理者通常是患者的伙伴，指导患者获得知识、技能、工具和信心，使其更加积极地进行自我管理[41]。病例管理者要与医师进行密切合作，要很容易的联系到其他医疗人员和获得医疗数据[5]。应该通过一个连续的过程来评估患者的理解力、态度、自我效能、掌握的技能和所采取的健康行为是否达到了预先设定的目标。PR 的实施环境和持续数月的疗程具有明显的优势，当未达到目标时，可以调整自我管理计划。

为了能够提供自我管理支持，医疗专业人员需要转变自己的角色，即从医学专家转变为教导者[42]。这个过程非常复杂，转换过程中要注意技能、态度及情境因素[43]。为此，医疗专业人员需要在患者学习过程中采用与患者相似的步骤，包括：①对教学知识和技能进行自我评估；②制订个人学习目标；③完成旨在实现这些学习目标的培训；④评估教学能力[3]。专注于组织学习更有

表 7-2　COPD 自我管理技能和健康行为

健康行为	自我管理技能（策略）
无烟生活环境	• 戒烟、维持戒烟状态、避免二手烟
规律用药	• 规律使用处方药并使用正确的吸入技术
设法保持舒适的呼吸模式	根据指示使用 • 缩唇呼吸技术 • 身体前倾姿势
能量节省	• 优先活动安排，计划自己的日程表并自行调整进度
管理压力和焦虑	• 使用放松和呼吸技巧，尝试一次解决一个问题，谈论您的问题，不要犹豫寻求帮助并保持积极的态度
COPD 急性加重的预防和早期治疗	• 每年预防接种流感疫苗，并接种肺炎链球菌疫苗 • 识别并避免可能使症状加重的因素 • 根据指示使用行动计划（识别急性加重症状，并采取行动） • 需要时联系专业人员
保持积极的生活方式	• 坚持体力活动（日常生活活动、步行、爬楼梯等） • 规律运动训练（根据拟定的家庭训练计划）
保持健康饮食	• 保持健康的体重、进食高蛋白食物、少食多餐（5～6 餐／日）
良好的睡眠习惯	• 保持规律生活，避免暴饮暴食和刺激性食物，睡前放松
保证令人满意的性生活	• 使用较少耗能的体位 • 与伴侣分享你的感受 • 不要限制自己的性交，营造浪漫的氛围 • 使用呼吸技术、放松技术和咳嗽技术
参与休闲活动	• 选择您喜欢的休闲活动 • 选择不会使您症状加重的环境 • 运用呼吸技巧有节奏地进行活动 • 直面您的优势和不足

利于增强组织在协作过程中更改工作程序的能力[43]。医疗人员可能没有足够的时间、资源、适当的技能或信心来提供有效的自我管理支持，尤其是在患者的社会心理需求方面[3]。

目前尚无关于 COPD 和其他慢性呼吸系统疾病经验的统一要求，也没有针对病例管理者的专业培训。我们根据最近的一项研究提出了病例管理者的角色和培训建议（表 7-3）[30]。保持健康习惯或遵守医疗建议涉及患者与医疗专业人员之间复杂的互动。即使看起来有明显的获益，患者也不一定有动力或意愿遵循这些建议。因此，提高患者的积极性，使其在必要时采取实际行动，是 COPD 自我管理干预的一个重要组成部分[6]。病例管理者和 PR 团队成员都能从提高积极性沟通培训中获益。

（二）PR 的三种自我管理技能

在此，我们重点介绍的三种自我管理技能，这是 COPD 患者 PR 的重要组成部分（表 7-4），即日常生活中的呼吸控制、急性加重的自我管理及促进／提高运动能力并维持。

表 7-3　病例管理者 / 健康教导员的职能及作为 PR 项目一部分的自我管理的培训要求

病例管理者的职能	• 组织领导团队其他成员开展个人和集体教育活动 • 引导 / 指导患者进行自我管理行为，帮助完成体力活动和其他自我管理目标（坚持用药，急性加重的自我管理），同时改善日常 COPD 管理 • 在整个学习过程中，使用患者工作表来评估 / 记录患者的进度情况，根据患者需求对变化阶段、动机和自我效能进行评估，并随着时间的推移根据患者需要对项目进行调整 • 使用能够增加积极性的沟通策略、设定目标并强化 • 与运动训练人员一起讨论患者目标并分阶段达到目标 • 为运动训练人员提供指导，从而向患者提供一致的信息，评估障碍以便对患者采取协调一致的方法 • 在训练项目中着重技能培训，如患者正确使用吸入装置的能力，合理使用氧气，对发生需要启动或考虑使用行动计划的变化进行讨论
病例管理者的培训 [a]	• 培训是基于一个自我管理项目的，如 "使 COPD 患者生活更美好"，该计划旨在帮助 COPD 患者及其家人应对日常疾病 • 应提供参考和依据，如 "使 COPD 患者生活更美好"，以帮助病例管理者 / 健康指导员与患者联系，并促进改善疾病的自我管理 作为培训的重要组成部分，应提供提高积极性沟通技巧的基本培训，包括 　– 通过开放性提问和激发积极性，使患者参与更多的体力活动和其他行为 　– 通过反思式倾听来管理和克服患者不配合 　– 通过提供、分享和询问患者的反馈来提供信息

a. 培训对象应是呼吸康复团队的其他成员

表 7-4　自我管理应用于呼吸康复的重要部分 [a]

自我管理流程	根据个体化特点提出建议		
	呼吸困难	COPD 急性加重	体力活动
目标选择	日常保持舒适呼吸	急性加重时尽早治疗	保持规律的体力活动
监测（信息收集和解释）	**患者评估** • 呼吸强度 • 诱因（坚持服药、接触史、活动）	**患者评估** • 变化、严重性和持续性 • 早期预警信号 • 诱因（坚持服药、接触史、活动）	**患者评估** • 急性加重对运动依从性的不利影响 • 明确影响运动的障碍（地点、花费、时间、日程等）
决策制订和行动（根据对患者的教育和书面行动计划）	**行动举例** • 节奏和休息 • 使用呼吸技术，如缩唇呼吸 • 使用支气管扩张药	**行动举例** • 使用急救药物 • 如果痰液量和颜色发生变化，使用抗生素 • 如果呼吸困难持续加重，使用泼尼松	**患者急性加重时行动举例** • 急性加重缓解后恢复训练 • 提供促进康复的课程 • 克服运动障碍的行动实例 　– 帮助患者制订策略，以克服影响或使影响最小化 　– 小组讨论和分享成功经验
针对行为的自我效能量表	患者将通过成功的经验、自我能力加强、病友支持以及成功的结局获得自我效能。如：自信：#7/10；非常自信：#9/10		

a. 随着时间的推移，患者在调整和进行相应的自助行为方面将更加正确且更能胜任

1. 日常生活中的呼吸控制

自我管理过程中，要求患者能识别日常生活中出现的呼吸困难，并以保持舒适呼吸为目标。表 7-3 列出了患者的目标选择、自我监测、必须做出的决定以及在日常生活特定情况下应采取的行动。医疗专业人员要让患者以自己的语言习惯来描述自己的呼吸情况，然后用这些语言来评估和指导自我管理。Michaels 等在文章中对患者自然语言的重要性以及医疗专业人员在评估呼吸强度和帮助指导自我管理方面的积极作用进行了详尽的回顾[44]。

2. 急性加重的自我管理

尽管可以优化干预措施以预防或减少急性加重的频率，但对许多患者而言，这仍然是一项重大的健康挑战。每个患者都应该有一个书面的行动计划，至少要能够认识到何时是稳定期以及如何做才能维持稳定。换句话说，患者应该做什么来保持"好日子"。同样，患者在遇到"糟糕的日子"时也必须能够识别，做出决定并采取行动。患者需要认识到问题，如症状的加重超过了日常的变化；识别症状的类型和严重程度，以及可能的诱因；做出决定并立即采取行动（表 7-3）。书面的行动计划不等于自行开具抗生素和（或）泼尼松的处方。某些患者可自行开具抗生素和（或）泼尼松处方，但有些患者不会和（或）不应该有这样的处方。对于某些患者，在症状加重的情况下，行动计划是联系他们的病例管理者或医师。每个患者都必须能够识别出疾病加重，等待或采取措施，如去门诊诊所或急诊室。但是，如果患者有足够的知识且能够做出正确的决定，及早发现和治疗，则可以避免急诊就诊。合并症的症状可能与 COPD 症状重叠，导致错误行动并延迟合理治疗。例如呼吸困难的加重可能是 COPD 急性加重[45]，也可能与心血管疾病突然加重有关，如心力衰竭或心律失常[46]。为了安全起见，针对现有的合并症如缺血性心脏病、心力衰竭、焦虑、抑郁和糖尿病等调整 COPD 自我管理行动计划是明智的[22,47]。

3. 促进 / 提高运动能力并维持

在过去十年对维持训练和 PA 进行了新的研究。维持阶段包括运动训练依从性行为，是指患者自由选择的过程，他们可以自行选择一项训练项目，也可以与医疗专业人员共同进行训练。我们从随访 PR 后患者的研究中了解到，"花费在耐力训练的时长"在 PR 项目完成后总体上有所下降[48,49]。Soicher 等研究旨在确定 PR 后耐力训练模式，并分析维持训练和难以维持耐力训练的患者特征。作者确定有三种不同的轨迹（图 7-1）：高起点并保持高活动水平个体、低起点并保持低活动水平个体，以及高起点但活动水平下降个体。低活动水平组的特征是疾病更加严重，呼吸功能受累和功能状态受损更重。高活动水平 / 活动水平下降组的疾病严重程度和呼吸功能受累较轻，但对运动的外部条件受限更大（表 7-4）。通过识别存在运动障碍的患者个体，并在康复项目期间和完成后采取恰当的自我管理干预措施，可促进其更好地长期参与运动训练和 PA。

自我管理干预更好地帮助患者掌握和实践必要的技能，以控制其疾病日常症状，并采取健康行为，如坚持 PA[2]。前提是，如果患者得到有效的自我管理支持，就能提高他们采取健康行为的能力，从而避免与慢性病相关的不良后果。但是，并不是所有研究结论都是 COPD 患者的 PA 得到改善[50]。PA 得到改善的研究是基于行为改变的理论模型。最近的一项研究，PHYSACTO[51]，采用多因素干预措施，包括药物治疗、运动训练和自我管理行为改变，正式评估了这些干预措施如何带来不同获益。该研究表明，运动耐量的提高需要肺功能、肌肉功能或两者都有生理上的改善，这一点可以通过不管是否进行运动训练，包括支气管扩张药在内的治疗证

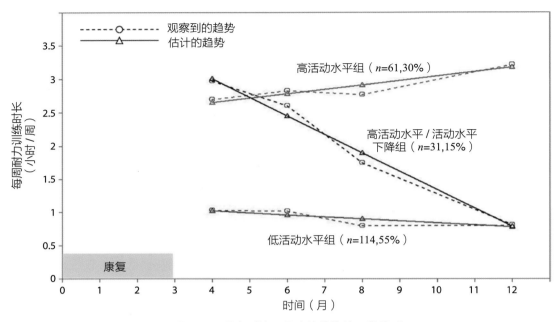

▲ 图 7-1　观察到的和估计的趋势的三类模型

高活动水平组、高活动水平 / 活动水平下降组和低活动水平组的每周耐力训练时长与时间的关系。灰色方框表示 3 个月的呼吸康复项目 [引自 Soicher JE et al. *Eur Respir J*. 2012;39(2):272–8.]

实。支气管扩张和运动训练双管齐下，对日常生活中运动能力、PA 水平和呼吸困难症状的改善最有效。自我管理行为调整似乎在改善客观评估的 PA 方面发挥了重要作用，即使在运动能力没有改善的情况下也是如此。这项研究的优势之一是病例管理者将培训标准化，并进行持续的监督和反馈[52]。该研究表明，自我管理行为改变干预能够随着实际行为，即 PA 的改善而改变居间变量，如积极性和自信心（参与 PA）。但是，长期影响还需要并且值得进一步研究。

六、总结和临床意义

PR 指南推荐使用自我管理方法来支持行为改变，并提高患者日常自我管理疾病的能力[2]。关于 COPD 自我管理干预的证据很多，大多数系统综述结论集中在 HRQL 的提高和住院次数的减少[10-12]。长时间的干预效果更好[19]，在结果显示有效的研究中，受过良好培训的病例管理者的作

用很重要[28, 29, 34]。

行为改变理论现已被认为是自我管理干预的基础。除了 PA 外，仍缺乏有效的方法在 PR 项目完成后来维持获益，还有许多其他行为对慢性呼吸系统疾病患者有积极作用。但是，我们必须缩小差距，以确保在临床实践中充分实施循证干预、随访评估和维持。医疗专业人员需要转变自己的角色：从医学专家转变为教导者[42]。这个过程非常复杂，转换过程中要注意技能、态度及情境因素[43]。因此，正确的"培训者培训"对于实现医疗人员关键性的行为改变至关重要。

目前仍然存在许多挑战，其中最重要的是克服干预措施的设计与医疗专业人员实际提供的干预措施之间的差距。在实践和大多数行为研究中，这种差距未被重视，且往往被低估。我们需要更加重视病例管理者和质量保证在临床实践和研究中的作用。精心设计的临床研究有助于指导 PR 中自我管理干预的最佳实施。

双重疗法：呼吸康复中的药物管理

Dual therapy: Pharmacologic management in pulmonary rehabilitation

J. Michael Nicholson   Richard Casaburi   著

第 8 章

要　点

◆ 支气管扩张药（短效和长效）是治疗的主要手段，因为它能够扩张支气管，减少呼气流量、静态过度充气和呼吸功。

◆ 辅助供氧可以延长静息时低氧血症患者的寿命，其对短时运动和夜间低氧血症的作用仍在研究中。

◆ 尽管用氦气代替氮气来降低气体密度会降低呼吸功，并因此增加运动耐量，但其实际应用有限。

◆ 促合成代谢药物联合运动训练可促进肌肉功能。但直到目前因不良反应，其用途受限。生长激素补充剂和类固醇衍生物的作用尚无定论。

◆ 没有发现营养补充剂对呼吸康复有更多的益处。

一、概述

已证实 PR 对大多数 COPD 患者有多种获益。对轻至极重度气流受限，有症状的患者，PR 能够减轻呼吸困难，同时提高运动能力和改善 QoL。对于稳定期或因 AECOPD 住院的患者，可以进行各种形式的运动训练。PR 与后续住院率下降有关[1]。遗憾的是，大多数患者从 PR 中的获益往往会随着时间的推移而减弱[2]，这可能是由于依从性不佳以及疾病进展造成的，即使在有 PR 维持项目的情况下也是如此[3]。据报道，运动训练所取得的生理获益之间存在着剂量 – 反应关系，强度越大的训练，运动耐量改善越明显[4, 5]。这是有相关性的，运动耐量差是 COPD 死亡率的已知预测因素[6, 7]。一些重度 COPD 患者可以根据其最大运动耐量的较高百分比进行训练[8]，训练强度会影响其对训练的反应[9]。

COPD 患者运动受限的主要原因是通气功能下降，而同龄健康受试者主要原因是外周肌肉力量受限[10]。严重气道阻塞患者由于呼气气流受限，使其静态呼气末肺容积（static end expiratory lung volume，EELV）升高。随着运动时通气量的增加，EELV 进一步增加，表现为动态过度充气（dynamic hyperinflation，DH）[11]。随着每分通气量的增加，

EELV 的升高增加了吸气末肺容积，从而使补吸气量（inspiratory reserve volume，IRV）降低到临界值，在这个临界值上，严重的呼吸困难限制了功能。这种情况经常发生在重症患者身上，但并不完全如此 [12, 13]。无效的气体交换，伴随死腔与潮气量比值高，降低了通气效率，增加了运动时的通气需求，从而放大了呼吸困难的感觉 [14]。这些受限导致了重度 COPD 患者日常生活活动次极量运动强度时出现呼吸困难 [15]。

　　高强度和低强度的耐力训练都可减少健康人 [16] 和 COPD 患者的通气需求（图 8-1）[5]。辅助治疗也能够加强运动训练，但获益往往不大，评价性研究需要大样本量才能充分证明其有进一步的改善。相反，在没有辅助治疗的情况下进行运动康复，即使是在样本量不大的研究中，也不断得出获益结果。一直以来，很难得出与运动训练有关的 PA 改善，因为 PA 所需行为改变不仅仅是通过运动训练来解决的。因此，运动耐量作为主要结局指标用来评估 COPD 运动训练 [17]。测试方法包括场地测试，如 6MWT、ISWT、ESWT，以及使用递增或恒定功率运动来确定运动耐量时间（exercise endurance time，EET）的实验室测试。

　　在本章中，我们将讨论缓解慢性呼吸系统疾病患者呼吸困难和提高运动耐量的方法。我们讨论了许多可以辅助运动训练的补充药物。尽管大多数文献是基于对 COPD 患者的研究，但越来越明确的是，其中一些方法也可用于其他有呼吸困难和运动受限的呼吸系统疾病患者。

二、支气管扩张药

　　单纯的运动训练不能改善肺功能 [18]。但短效和长效支气管扩张药均可改善气流，减少静态过

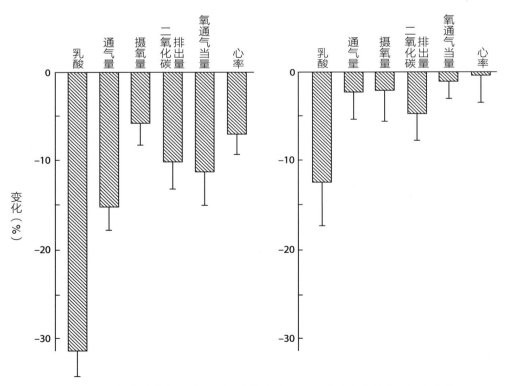

▲ 图 8-1　恒定功率的两种运动训练策略对 COPD 患者产生的生理反应变化

左侧条状图为高强度运动训练组（*n*=11）；右侧条状图为低强度运动训练组（*n*=8）

注意各组患者在训练计划中的总做功是相同的。百分比变化是根据训练研究结束时反应的平均变化计算的。竖线代表 1 个 SEM。两种训练方案都观察到血乳酸、通气量、摄氧量、二氧化碳排出量、氧通气当量和心率的下降，但高强度运动训练组的下降幅度明显更大 [经 American Thoracic Society 许可转载，引自 Casaburi R et al. *Am Rev Respir Dis.* 1991;143(1):9–18.]

度充气和呼吸功。这是通过较低的 EELV 来实现的，在设定的运动水平达到临界呼吸困难阈值之前，可以获得更大的耐力[18]。

在单剂量交叉研究中，将沙丁胺醇和异丙托溴铵等短效支气管扩张药与安慰剂进行了比较。与安慰剂相比，两者都显著提高了第 1 秒用力呼气容积（forced expiratory volume in 1 second，FEV_1）和用力肺活量（forced vital capacity，FVC），还可以少量增加运动耐量时间（分别为 29s 和 27s）[19]。将吸入短效异丙托溴铵后的通气功能结果重建数据[29]，发现深吸气量（inspiratory capacity，IC）和通气量之间的关系发生了向上平行的转变，改变了截距，但没有改变斜率[30]。一项评价沙丁胺醇雾化效果的研究观察到运动能力的提高与 IC 的增加有关[20]。一项单独的研究表明，与安慰剂相比，使用 1 周异丙托溴铵能显著提高 FEV_1，并增加功率自行车运动至力竭的时间，但对 Borg 呼吸困难评分没有显著影响[21]。

当联合使用短效支气管扩张药（如沙丁胺醇＋异丙托溴铵）时，Cukier 等[22]发现与安慰剂相比，6MWD 有小幅但有统计学差异的提高，增加了 21m（6%）。Peters 等的一项类似研究报道，采用恒定负荷（constant work-rate，CWR）的功率自行车，测量的耐力时间提高了 102s（增加 31%）[23]，不过这种提高未能达到统计学意义。

噻托溴铵属于长效毒蕈碱能受体拮抗药（long-acting muscarinic antagonist，LAMA），已证明单独使用可以改善肺功能、降低急性加重频率、提高生活质量[24]。持续的支气管扩张可减少静息（静态）过度充气[25, 26]。在用力时，噻托溴铵通过在较低的肺容积下开始通气和 EELV 之间的动态过度充气关系来增加运动耐量时间[27]。在一项为期 6 周的研究中，分别于基线、21 天和 42 天时进行评估，在使用噻托溴铵后 2h 和 8h 进行 CWR 功率自行车测试，强度是增量运动测试

中达到峰值功率的 75%[28]。在所有运动测试中，静止时和运动时的肺过度充气都有所减少，伴随着劳力性呼吸困难的减轻和症状限制的运动耐量的改善。

长效 β 受体激动药（long-acting beta agonists，LABA），如沙美特罗，可使支气管持续扩张，减少静态过度充气[31]。它们还显示出对运动耐量的显著改善。在一项研究中，这种改善在治疗 2 周后比安慰剂增加 96s（58%）。CWR 功率自行车测试的改善与静息和运动时 IC 的增加相关，这支持运动耐量受过度充气影响的观点。Liesker 等用另一种 LABA（福莫特罗）与安慰剂相比，治疗 1 周后，渐进式功率自行车测试中 TTE 延长[21]。

与安慰剂相比，沙美特罗通过增量和穿梭步行测试测量的步行性能增加；与单独运动训练组相比，沙美特罗联合运动训练组 6 周后 FEV_1 小幅增加、6MWD 显著增加[32, 33]。噻托溴铵与安慰剂的随机试验中，所有受试者都进行了下肢运动训练，显示出支气管扩张药联合运动康复的益处[34]。尽管两组都改善了 CWR 运动耐量，使用噻托溴铵的受试者在 8 周的监督下运动训练后，运动耐量、呼吸困难和健康状态方面均有更大的获益（图 8-2），这些改善持续了 3 个月。但相反的是，Ambrosino 等研究，比较加用噻托溴铵或安慰剂，在 8 周的 PR 后，呼吸困难有显著改善，但 6MWD 却没有增加[35]。

已证实多种新型吸入 LABA 和 LAMA 复合支气管扩张药（如芜地溴铵＋维兰特罗或格隆溴铵＋茚达特罗）[36]可以改善运动耐量。增加支气管扩张药时是否存在上限效应还需要确定，因为现有的研究尚不能检测两种支气管扩张药方案之间的差异[36]。

ESWT 能够量化运动能力的变化[37]，多年来持续时间一直被用作 PR 的结局评估指标[38]。与功率自行车测试相比，场地步行测试更能反映患

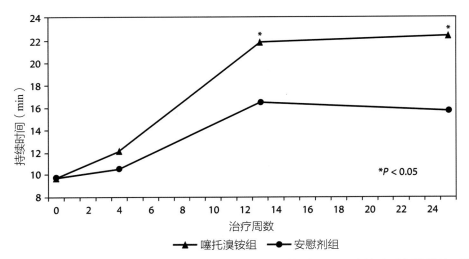

▲ 图 8-2　噻托溴铵组（*n*=55）和安慰剂组（*n*=53）在基线（初始时间点）和所有治疗后门诊就诊时跑步持续时间的变化

第二个时间点是在噻托溴铵与安慰剂治疗 5 周后。第三个时间点是在完成了 8 周的运动训练项目。运动训练项目完成后 12 周，组间的这种差异仍然存在（第四个时间点）[经 Elsevier 许可转载，引自 Casaburi R et al.*Chest.* 2005；127(3):809–17.]

者每天进行的活动[39]。Pepin 等认为，在评估吸入支气管扩张药后的运动耐量变化时，ESWT 可能比功率自行车测试更可取，因为步行（与功率自行车相比）使用的肌肉更多，对肺功能的改善更敏感[40]。对于 ESWT 来说，MCID 时间是 56～61s，距离是 70～82m[41]。

　　一项比较中至极重度 COPD 患者每日使用噻托溴铵＋奥达特罗与安慰剂的研究中，使用了 CWR 功率自行车测试和往返步行测试[38]。在第 6 周时，与安慰剂相比，功率自行车运动持续时间有明显增加，12 周时仍有增加（图 8-3）[38]。ESWT 增加的训练时间大于预期的有临床意义的训练时间，但未达到统计学意义[42]。

　　在一项为期 12 周的双长效支气管扩张药加运动训练和自我管理行为调整的随机试验中，Troosters 等[43] 报告了在行为调整干预基础上，无论是否有运动训练的情况下，支气管扩张药治疗对运动耐量的影响。本研究支持了一项早期研究的结果，即在 CWR 功率自行车测试中，同一种支气管扩张药联合使用增加了 EET 并改善了 ESWT[38]。作者认为，在运动疗法中加入支气管

扩张药联合治疗时，EET 的额外增加反映了肺功能和外周肌肉功能的改善。

　　综上所述，许多研究已经证实了吸入支气管扩张药对肺功能和运动耐量的显著益处。这些方法仍然是 COPD 患者的主要治疗手段。

三、辅助供氧和氦氧混合气体

　　因为本书第 44 章对此进行了相当详细的论述，此处仅简要讨论辅助氧疗和氦氧混合气的作用。

（一）辅助供氧

　　对于那些静息时有低氧血症的 COPD 患者，已证明长期氧疗（long-term oxygen therapy, LTOT）可以延长寿命[44, 45]。即使在没有静息时低氧血症的情况下，辅助供氧也能改善运动耐量。在一项运动训练的随机试验中，辅助供氧训练组的平均训练效率超过了空气训练组[46]，而且辅助供氧训练组的训练后持续时间增加更多。

　　辅助供氧可以降低呼吸频率，从而降低通气量。它能延缓动态过度充气并提高运动耐量[47]

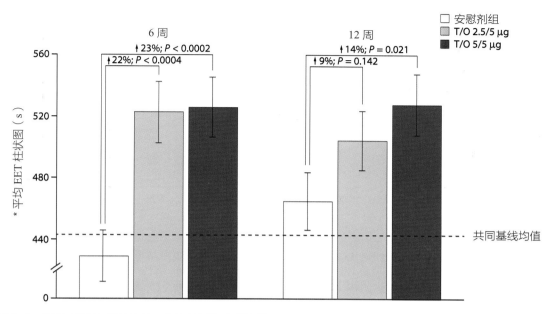

▲ 图 8-3 两种剂量的噻托溴铵 / 奥达特罗与安慰剂使用 6 周和 12 周对恒定负荷的功率自行车平均运动持续时间影响的柱状图

常见平均基线 EET：443.0s。6 周时，与安慰剂组相比 T/O 5/5μg 组增加了 22.9%，T/O 2.5/5μg 组增加了 22.1%。12 周时（主要终点），EET 安慰剂组为 463.6s（18.8），T/O 2.5/5μg 组为 503.6s（19.6），T/O 5/5 μg 组为 527.5s（20.2）。与安慰剂组相比，T/O 5/5μg 组的持续时间增加幅度更大（增加 13.8%，P=0.02），具有统计学意义。EET. 运动耐力时间；O. 奥达特罗；SE. 标准误差；T. 噻托溴铵（经 SAGE 许可转载，引自 Maltais F et al. *Ther Adv Respir Dis.* 2018;12:1–13.）

（图 8-4），可能是通过抑制颈动脉体化学感受器[48]实现的。对急性辅助氧气的随机对照试验的系统综述得出结论，与呼吸环境空气相比，氧气可增加 CWR 和增量运动耐量[49]。LTOT 也被认为可以延缓肺动脉高压的进展[50]。

（二）氦氧混合气

用氦氧混合气代替氮气可以减少通过气道的湍流[50]；氦氧混合气可以改善运动表现（通过 6MWD 评估）[51]。由于氦氧混合气降低了呼吸功，因此可以缓解呼吸困难[52]，所以可以作为 COPD 患者运动训练的辅助手段[53]。然而，用氦氧混合气代替氮气需要替换总呼吸量，而这是烦琐和昂贵的。

总之，辅助氧疗对静息时低氧血症者有重要影响，对有暂时性运动性低氧血症和无运动性低氧血症患者来说可提高运动能力。尽管出现较新的辅助氧疗方式（如经鼻高流量氧疗），可能会

增强 PR 的效果，但这些对运动训练的影响及其在家庭活动中的应用尚不明确。尽管人们对氦氧混合气作为运动训练的辅助手段很感兴趣，但由于所需设备笨重且昂贵，实际应用时仍存在问题。

四、促合成代谢类药物

营养不良和缺少活动，这两种情况在重度 COPD 患者中普遍存在，与外周肌肉和呼吸肌功能下降有关，可影响呼吸力学、运动能力和 QoL[54, 55]。对于某些患者，腿部疲劳是运动受限的主要原因，而对于其他许多患者，它是导致功能下降的原因。因此，与增加气流或减少呼吸功的方法相关的功能改善有限也就不足为奇了[56]。

目前合成代谢激活和分解代谢抑制已成为人们关注的焦点。COPD 患者的骨骼肌功能障碍常包括氧化酶的减少[57]、Ⅰ 型纤维的减少、混合

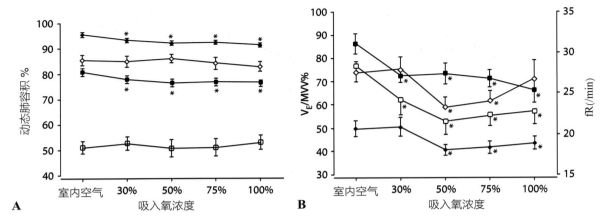

▲ 图 8-4　A. 氧气对动态肺容积的影响。所有数值（平均值 ±SEM）都是在室内空气测试结束时测得（等时线）。■. COPD 患者的呼气末肺容积（end-expiratory lung volume，EELV）；◆. COPD 患者的 EILV；◇. 健康受试者的 EILV；□. 健康受试者的 EELV；TLC. 肺总量；*. 与室内空气相比，$P < 0.05$。B. 氧气对运动中呼吸模式的影响。V_E/MVV. 每分通气量 / 最大通气量（封闭符号）；fR. 呼吸频率（开放符号）；■和◆. COPD 患者；□和◇. 对照，健康受试者。*. 与室内空气相比，$P < 0.05$（经 European Respiratory Society 许可转载，引自 Somfay A et al. *Eur Respir J*. 2001;18:77–84.）

纤维的增加以及减少肌肉毛细血管化（见第 10 章）[58]。特别是 BMI＜20kg/m² 的患者，其细胞凋亡增加已受到关注。这种变化与患者的运动耐量减低有关，即使气流受限可能是相似的[59]。而严格的耐力训练能够改善骨骼肌的氧化能力[60]。

具有增强肌肉结构和功能潜力的辅助药物包括睾酮疗法，该疗法仅限于可以减少脂肪数量、增加去脂体重的男性患者[61]。在健康志愿者中，睾酮补充治疗与抗阻训练一样，可以促进肌纤维肥大[62]。

睾酮水平随年龄增长而下降。据报道，男性 COPD 患者，尤其是那些接受过全身糖皮质激素治疗患者，睾酮水平较低[63]。在一项随机的、安慰剂对照的、为期 10 周 COPD 患者的试验中，对睾酮基线值低于正常的男性肌肉注射睾酮补充剂[64]。睾丸激素替代治疗增加了瘦体重和力量。与单纯的力量训练相比，那些同时进行肌肉注射睾酮补充剂的患者，瘦体重增加较多（3.3kg）（图 8-5A），力量也有所改善（图 8-5B）。活检结果证实肌肉质量增加和胰岛素样生长因子（insulin-like growth factor，IGF）含量增加有关。后者可

因营养消耗、皮质类固醇的使用和其他影响 IGF 表达的细胞因子而减少[65]。

雄性激素治疗存在一些不良反应，包括前列腺增生、红细胞增多症、痤疮、男性乳房发育症、肝毒性和高脂血症等[66]，因而使其临床使用受到限制。睾酮口服后会迅速失活[67]，而且有证据表明部分患者出现肝功能障碍[68]，因此限制了睾酮的使用，只能用肌肉注射制剂或透皮吸收的软膏和霜剂。

生长激素（growth hormone，GH）是睾酮的一种替代物，特别是女性患者。Burdet 及其同事报道了在消瘦的 COPD 患者中使用 GH 作为运动训练的辅助手段[69]。在为期 3 周的强化 PR 过程中，给患者每天注射 GH。他们观察到瘦体重增加，但这与肌肉力量或运动耐量的增加无关。基于前面提到的观察结果加上常见的高血糖不良反应，这种方法还没有被临床使用。

生长激素释放肽，是第一个被识别的 GH 促分泌素[70]，是一种既能分泌 GH 又能增加食欲的肽。在一项对消瘦的 COPD 患者进行的为期 3 周的试验中，证明了它能增加步行距离、瘦体重和

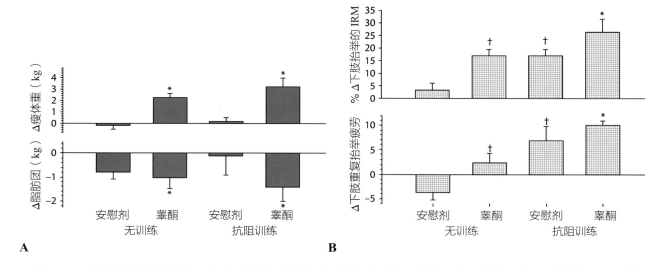

▲ 图 8-5 四个研究组进行为期 10 周的干预后，区域和全身成分的变化（双能 X 线吸收仪测定）：安慰剂 + 无训练组（*n*=12），睾酮 + 无训练组（*n*=12），安慰剂 + 抗阻训练组（*n*=12）；睾酮 + 抗阻训练组（*n*=11）

A. 睾酮补充剂的两组，总瘦体重增加，总脂质质量减少。进行下肢抗阻训练，但无睾酮补充剂的组别中，瘦体重仅在下肢增加（未显示）。B. 下肢抬举的 1RM（下肢伸展力量测定）和下肢抬举重复次数的变化百分比。可耐受的运动重量相当于干预前 1RM 的 80%（下肢伸肌疲劳测定）。睾酮补充剂和抗阻训练增加了下肢力量和引起疲劳的可重复次数；两者联合干预产生的效果大于任何一项单独干预。*. 对干预的反应与非训练组有明显差异。†. 对干预的反应与安慰剂 + 无训练组有明显差异 [经 American Thoracic Society 许可转载，引自 Casaburi R et al. *Am J Respir Crit Care Med.* 2004;170(8):870-8.]

外周肌肉力量[71]。其作用机制包括抑制过度紧张的交感神经活动，以及通过不依赖 GH 的机制刺激食欲而使体重增加和达到正能量平衡。在一项小型、随机、双盲安慰剂对照试验中，在进行 PR 的同时给予生长激素释放肽，3 周后 6MWD 有小幅但无统计学意义的增加，效果维持了 7 周[72]。生长激素释放肽治疗的耐受性良好，不良反应很小。

五、营养补充剂

肌酸是再合成三磷酸腺苷（adenosine triphosphate，ATP）所需的一种有机化合物[73]。它提供了肌肉内高能磷酸的储备。COPD 患者肌肉内磷酸肌酸水平非常低[74]。第一个关于肌酸效果的小型双盲安慰剂对照试验，共包括 38 名患者[75]。在 8 周的 PR 项目中，开始 2 周大剂量口服肌酸（每次 5g，每日 3 次），然后每日 5g。采用 ISWT 和 ESWT 评估运动能力。虽然肌酸组和

安慰剂组的总体运动能力变化没有差异，但发现安慰剂组和肌酸组的肌肉反应有显著差异。与安慰剂组相比，去脂肪质量（fat-free mass，FFM）、伸膝肌力、肌肉耐力和 SGRQ 评估的 HRQL 都有显著改善。第二项规模较大的研究招募了 100 名中至重度 COPD 患者，他们进行肌酸负荷与安慰剂对比，然后进行 7 周的 PR，期间肌酸组口服肌酸，每日 3.76g[76]。这是一项阴性的研究，尽管肌酸组的肌肉质量增加，但组间在运动能力、肌肉力量或 QoL 方面没有显著差异。肌酸补充确实能提升细胞肌酸水平，但显然不影响对 PR 的反应。

其他营养支持，如碳水化合物的补充，也进行了相关研究。85 名患者随机分组，饮用 570 kcal 补充剂或饮用安慰剂补充剂，每日三次。该补充剂是一种低容量但富含营养素的液体，含有 60% 的糖类、20% 的脂肪和 20% 的蛋白质。结果显示，运动耐量和肌肉力量没有组间差异。营

养补充剂组脂肪含量增加[77]。

一些基本的营养物质，如多不饱和脂肪酸（polyunsaturated fatty acids，PUFAs），调节转录因子核因子（nuclear factor-kappa beta，NF-κβ）的表达，NF-κβ 是一种转录因子，可以调节促炎细胞因子如一氧化氮的表达。COPD 患者的骨骼肌活检中一氧化氮含量增加[78]，这与骨骼肌纤维的凋亡有关[79]，在 BMI 较低的患者中明显增加[59]。一项双盲安慰剂对照试验中，Broekhuizen 等随机分组 COPD 患者，在为期 8 周的 PR 项目中每日口服 9gPUFAs 或安慰剂[80]。两组在 FFM、体重及肌肉力量方面都有类似的增加，但 PUFAs 组在峰值运动能力和 CWR 运动耐量方面有较大的改善。虽然这是第一个证明 PUFAs 获益的 RCT，但对照组和试验组中的一半受试者也因为近期体重减轻而同时接受了营养补充。因此目前仍不清楚 PUFAs 是否可以作为 PR 的辅助手段。

乳清蛋白是一种用于刺激肌肉合成的非处方制剂。由于氧化应激与 COPD 患者股四头肌耐力下降有关[81]，而且乳清蛋白中含有抗氧化剂谷胱甘肽，因此人们对使用乳清蛋白刺激肌肉合成感兴趣[82]。患者在最初 8 周进行日常 PA，增加乳清蛋白，然后在研究的剩余 8 周进行运动训练。干预组并没有发现系统性炎症和氧化应激标志物减少[83]。在另一项研究中，观察到那些接受乳清蛋白的患者在进行低强度的居家运动训练后，对系统性炎症有较大的抑制作用。但是，乳清蛋白是被添加到其他抗氧化剂补充剂的组合中[84]。因此，乳清补充剂作为 PR 的辅助手段的影响仍不清楚。

六、其他药物

一项对 4930 名需肺移植的严重 COPD 患者的回顾性分析中，30.4% 患有肺动脉高压（pulmonary hypertension，PH）；与非 PH 患者相比，有 PH 的患者 6MWD 降低[85]。在对 362 名极重度 COPD 患者（$FEV_1 \leq 20\%$ 预计值）进行的横断面分析中，较高的肺动脉压力与运动耐量降低有关[86]。

西地那非是一种强效的磷酸二酯酶 -5 抑制药，通过延缓肺血管中环鸟苷酸的降解而作用于一氧化氮信号通路，从而增强一氧化氮的血管扩张活性[87]。在治疗非 COPD 人群的肺动脉高压时，西地那非可降低平均肺动脉压力，并能够增加 6MWD，这种获益在 1 年后仍然存在[88]。一项关于肺动脉压升高的重度 COPD 患者的随机双盲试验中，在 PR 期间，按处方应用西地那非 12 周[89]。安慰剂组和西地那非组在 CWR 功率自行车持续时间、运动峰值功率、6MWD 和 QoL 方面均没有观察到差异[90]。

血管紧张素转化酶（angiotensin-converting enzyme，ACE）是肾素 – 血管紧张素系统（renin-angiotensin system，RAS）的一个组成部分，在血管紧张素 II 的合成和血管活性分子（如缓激肽）的降解中起关键作用。已证明阻断 RAS 可以增加骨骼肌功能[91]。缓激肽可防止氧化损伤[92] 并促进血管生成[93]。老年人服用 ACE 抑制剂（ACE inhibitor，ACEi）与 6MWD 的增加有关[94]。ACEi 可增加 COPD 患者股四头肌力量[95]，并提高增量运动测试中的峰值功率[96]。

对 78 名稳定期 COPD 患者进行的一项双盲、安慰剂对照、平行随机临床试验中，在标准化 PR 项目的基础上，对没有临床需要但加用 ACEi 的效果进行了评估[97]。ACEi 组血压降低、峰值功率降低，但步行距离和 QoL 没有变化，因此尚不能说明 ACEi 将是一个有希望的治疗机会。

七、总结

PR 对 COPD 患者有效。减少通气需求或增加通气量的辅助药物治疗可以增加运动训练的获益。虽然支气管扩张药和辅助供氧（在有适应证的情况下）是 COPD 管理的支柱，但也要重视其他有可能改善运动能力和提高 QoL 的辅助药物。

虽然已经可以获得如促合成代谢类药物和营养补充剂等辅助药物，但随着我们对限制 COPD 功能的生理和细胞机制了解的增加，可能还会出现其他辅助药物。

第二篇
评估与管理

Evaluation and Management

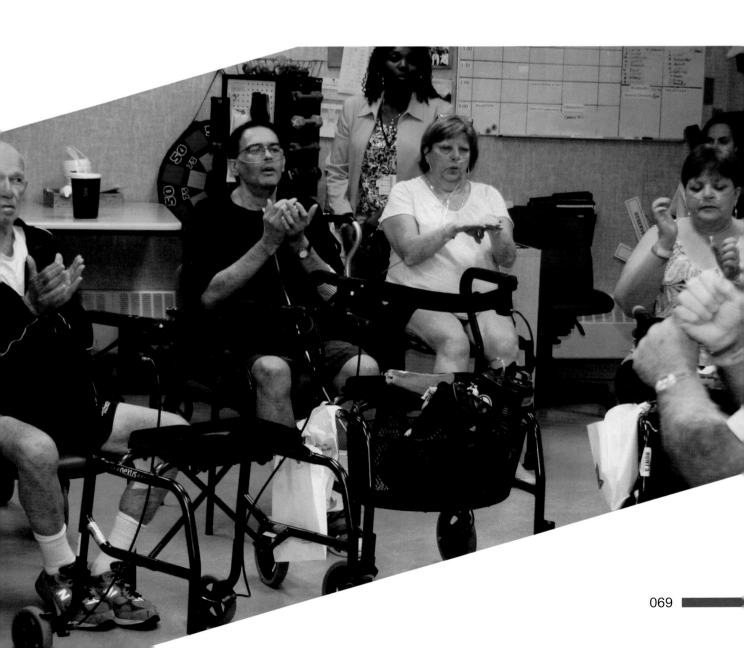

第 9 章

康复中的呼吸肌功能
Respiratory muscle function in rehabilitation

Thierry Troosters   Michael I. Polkey   Rik Gosselink   著

要 点
- 呼吸肌无力会导致呼吸困难等呼吸系统疾病症状。
- 呼吸肌无力与临床症状无强相关性。
- 患者只有在呼吸肌无力的严重阶段才会出现症状。
- 临床上，可经口或鼻无创测量呼吸肌最大压力。
- 呼吸肌耐力测试是评估呼吸肌功能障碍的有用补充，尤其是在患者随访过程中。
- 呼吸肌训练是解决特定患者呼吸肌无力的特异性治疗。

一、概述

呼吸肌无力是一种重要的临床特征。严重吸气肌无力时，会引起呼吸困难、运动耐量下降及端坐呼吸；这些表现也出现在其他心肺功能障碍时，当水没过脐以上或前屈时出现呼吸困难，尤为提示是吸气肌无力。呼气肌无力很少单独出现，咳嗽效力减弱是其最显著特征，长时间说话困难也提示呼气肌无力[1]。此外，已证明呼吸肌肌力下降是神经肌肉疾病低生存率的重要预测因素[2]，也与COPD[3]、囊性纤维化[4]和充血性心力衰竭[5]的生存率下降相关。在疾病晚期，动态肺容量减少是呼吸肌无力的功能结局。

呼吸肌功能测定对于诊断（呼吸）肌肉疾病或呼吸肌功能障碍是非常重要的，这也有助于评估慢性疾病及其治疗[6-8]对呼吸肌的影响。

本章旨在为临床工作者提供呼吸肌测试的一些视角，并提供详细且优质的综述[9]以及最新ERS声明[10]供感兴趣的读者查阅。另外，还重点介绍了呼吸肌训练的适应证、临床常用技术的实践、分析以及患者的选择。

二、适应证

一个完整的诊断过程应该包括呼吸肌功能测定这一部分。呼吸肌力量或耐力的测定绝不应该被过度解读。在不知晓临床状况的情况下，相对较低的吸气肌或呼气肌力量并不能为明确临床判断提供充分证据。临床上遇到以下两种情况需详细评估呼吸肌功能：①存在呼吸肌无力的临床症状或体征（表9-1）；②患者出现呼吸肌无力时，

表9-1　提示需评估呼吸肌的临床表现

提示应详细评估呼吸肌的临床表现
• 无法解释的肺活量下降 • 在清醒或睡眠期间出现二氧化碳潴留，特别是在没有严重气流阻塞的情况下 • 无法解释的呼吸困难 • 端坐呼吸（仰卧位时呼吸困难）、沐浴或游泳时出现呼吸困难 • 讲话时只能用短句 • 气促 • 胸壁和腹部矛盾运动 • 咳嗽有效性下降（伴反复感染） • 全身肌肉无力

建议筛查、预防和随访时进行呼吸肌评估。

（一）呼吸肌无力的临床征象

表9-1列出了提示呼吸肌无力的临床症状和体征。值得注意的是，呼吸肌无力往往在这些症状出现之前就已经存在。这是由于完成大多数呼吸任务时仅需要相对较低的呼吸肌力量。例如，Wanke 等研究 25 名 30 岁健康男性受试者时发现，最大的食管压（oesophageal pressure，P_{es}）为106cmH$_2$O，而极量运动期间测得 P_{es} 为46cmH$_2$O，仅为最大压力的 43%，此时通气值为 141L/min，输出功率为296W[11]。因此，Johnson 等[12]报道的数据并不令人惊讶。他们发现，只有在剧烈和长时间运动后才会检测到膈肌疲劳，即便如此，膈肌疲劳也不会减少通气功率输出。然而，当膈肌疲劳时，会影响全身的耐力[13]。由此可以得出结论，对于健康的久坐受试者而言，呼吸肌通常不是运动能力受限的原因，关于单侧和双侧膈肌麻痹患者的观察数据也支持了这一推测[14, 15]。

临床症状与呼吸肌肌力或耐力的测量值呈不相关或非线性相关。当呼吸肌无力严重时会出现临床症状。神经肌肉疾病患者，如肌萎缩性侧索硬化症，嗅鼻压（sniff pressures）降低至正常预计值40%[1]，杜氏肌营养不良嗅鼻压低于

22cmH$_2$O 时[16]，才会出现严重的日间高碳酸血症。其他研究者发现吸气肌力量与高碳酸血症之间存在中度相关性，但敏感性和特异性普遍较差[17, 18]。原因是只有在呼吸泵负荷与其容量之间存在不平衡时才出现症状，一方面，呼吸泵的容量由呼吸肌肌力、耐力、中枢神经驱动力及做功时提供给肌肉的底物（营养和氧气）决定[20]。呼吸肌异常高负荷在过度通气、肺和胸壁的顺应性降低（间质性肺疾病、胸廓畸形或肥胖）、气流阻塞或过度充气时加重，会出现一系列不同程度的可观察到的反映呼吸肌功能下降的症状。

当呼吸肌肌力中至重度下降时，临床症状可能并不一致，这提示需及时进行呼吸肌评估来帮助诊断。呼吸困难是呼吸肌无力主要的但非特异性的症状。呼吸困难一般首先出现在呼吸肌需求增加的情况下，通常在运动时。但全身神经系统症状患者，由于运动肌肉无力不会进行高强度运动。

另一种增加呼吸功的情况是浸入水中。Reid 等发现浸入水中会使腹压升高[19]。最后，体位改变以及由此而来的重力和姿势改变，可能会影响呼吸功，或在呼吸肌功能受损的患者中引起呼吸困难等症状。最典型的例子是当双侧膈肌麻痹患者处于卧位时，可以观察到突然的呼吸困难。在充血性心力衰竭中常出现端坐呼吸，尽管端坐呼吸更常由肺水肿引起，但也与膈肌负荷增加有关[20]。

当肌无力变得更严重时，休息时也会出现症状；呼吸困难、高碳酸血症和（或）言语问题使患者出现功能障碍。在严重的呼气肌无力情况下，咳嗽效率减低会导致更严重的功能障碍。

（二）需要评估呼吸肌肌力的病理情况

理论上，呼吸泵有失衡风险的任何情况下都需要进行呼吸肌功能的评估。在一些病例中，测定不是实现诊断所必需的，但当呼吸肌功能与以

前的测量值相比降低时，应考虑预防措施。措施包括间歇地减少呼吸泵负荷（如无创机械通气）或通过吸气肌训练（inspiratory muscle training，IMT）改善呼吸肌功能。表 9-2 列出了即使在没有症状时，也需要重复测量呼吸肌力量的情况。

表 9-2　需重复测量呼吸肌力量的情况

需重复测量呼吸肌功能的情况
• 已知会影响呼吸肌力量的疾病 • 胸外科术后呼吸困难（尤其是影像学提示膈神经损伤） • 呼吸系统疾病患者出现的肌肉相关症状（如 CTD-ILD、皮肌炎） • 长期大剂量皮质类固醇激素治疗的患者有全身肌无力的风险 • 进行吸气肌训练的患者 • 脱机或从机械通气中恢复的患者

对于临床医师来说，及时发现采取预防措施非常重要，而不是等到症状出现。不幸的是，还没有关于何时开始呼吸肌训练或无创机械通气的循证指南。因此，建议根据临床判断尽早作出决定。

三、呼吸肌评估及理论思考

现在的临床实践中，呼吸肌力量的测定已不是新鲜事物，常在肺功能实验室中进行[21]。但是，在本节中描述的方法比大多数骨骼肌力量的测定更复杂。

在临床实践中，呼吸肌力量的无创评估是通过吸气或呼气时所产生的气道压力间接测量的。呼吸肌力量可表示为千帕（kPa）或 cmH_2O。压力是由所有被募集（吸气或呼气）的肌肉所产生，因此不是特定某块肌肉。此外，由于需要最大自主用力，任何疾病引起皮质和肌纤维功能障碍时都可能导致呼吸肌力量的下降。测量的压力还取决于胸腔的几何形状。例如，膈肌产生的压力取决于其在体内的三维形状（Laplace 定律），与胸腔

的相对距离以及长度的力学属性[22]。在病情稳定的肺气肿患者中，一般认为膈肌被很好地"训练"了[23]，但增厚的膈肌仍不能产生正常压力。这种情况出现的部分原因是由于膈肌纤维缩短降低了肌肉的收缩能力（但增加了抗疲劳能力），但也因为过度充气导致到胸腔内的压力传递受损。然而，还应该注意的是，在 COPD 患者中也观察到固有呼吸肌（intrinsic respiratory muscle）异常[24, 25]。

影响吸气和呼气压力测量结果的另一个变量是相对肺容积。和所有的骨骼肌一样，呼吸肌有明确的长度 - 张力关系。如果膈肌缩短低于其最适初长度（L_0，肌肉产生最大张力的长度），它可以产生较少的张力。这在急性过度充气时产生了明显的影响。长度 - 张力关系对测定吸气和呼气肌力量的技术有重要影响。因此，测定时，肺容积的测量是至关重要的且应适当标准化。

最后一个影响压力测量的因素是最大吸气或呼气动作时肺和胸壁的弹性回缩力，如图 9-1 所示。在功能残气位时，这两个部分的净结果为零。此时，在吸气或呼气时测量的压力与弹性回缩无关。较低肺容量时，最大的吸气压力是吸气肌产生的压力和胸腔产生的压力（此时胸腔的压力大于肺的回缩力）之和。相反地，当在肺总量（total lung volume，TLC）位测量最大呼气压力时，所获得的压力是由肺弹性回缩力、胸壁回缩力和呼气肌产生的呼气压所共同产生的结果。然而，通常在临床实践中，最大口腔压的测量首选从肺容量的最大值 [即，TLC 位时最大呼气压力（maximal expiratory pressure，MEP）] 和残气位时最大吸气压（maximal inspiratory pressure，MIP），因为在这些肺容量时，可以降低患者的变异性[9]。

综合所有这些因素，患者或健康受试者中测得的呼吸压力并不能完全代表呼吸肌力量。它们是肌肉产生张力的净结果，而肌肉的张力取决于

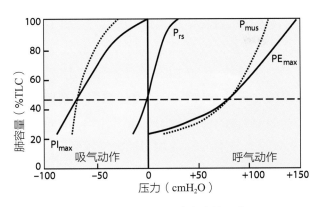

▲ 图 9-1　呼吸系统产生的压力
（胸壁和肺顺应性的结果，P_{rs}）和由吸气和呼气肌产生的压力（P_{mus}，虚线）的理论总结，伴随 P_{mus} 线的实线表示在静态吸气或呼气动作时，经口可以测得的压力。因此，例如，PE_{max} 表示肺总容量（TLC）位经口腔测得的最大呼气压力，也等于 P_{mus} 加上这个肺容积下肺和胸壁弹性回缩所产生的正压之和

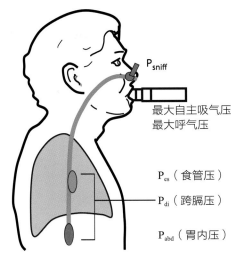

▲ 图 9-2　经鼻腔（吸气肌）、口腔、食管和胃的呼吸肌力量测定

在何种动作下测得的肺容量。此外，压力取决于胸廓和肺的力学。弹性回缩力也取决于肺容量，但也可能因疾病而发生改变（如肺纤维化、肺气肿）。同时，产生的压力能很好地反映呼吸泵的储备，因为需要压力差来驱动通气。

（一）呼吸肌力量测定

呼吸肌功能通常是通过自主激活、电或磁刺激所产生的压力来测定的。通常可以在鼻腔、口腔、食管或跨膈（膈上测得食管压和膈下测得胃的压力）测定压力。图 9-2 描述不同位置压力测量的示意图。

（二）常规临床检查技术

1. 最大口腔自主呼吸压力测定

（1）技术：最大自主吸气压（PI_{max}）和最大呼气压（PE_{max}）（或 MIP 和 MEP）是最常用的无创呼吸肌力量测定方法。这种无创技术由 Black 和 Hyatt 在 20 世纪 60 年代末报道[21]，之后被广泛应用于患者、各个年龄段的健康对照者和运动员。在准静态的短的（几秒钟）最大吸气（Müller 动作）或呼气（Valsalva 动作）期间，记录口腔的压力。PI_{max} 在 RV 位进行，PE_{max} 在 TLC 位进行。

从理论上讲，在功能残气量位（FRC）测量更合适，压力能更好地反映呼吸肌产生的张力（P_{mus}）。但是，患者发现动作在 RV 和 TLC 位更容易且直接。这些测定禁忌证很少（表 9-3），原因概括为避免测定时出现胸腔或腹部压力波动较大的病理情况。

虽然这项技术看起来很简单，而且在肺功能实验室很容易获得测定需要的硬件和软件，但仍存在一些技术缺陷，使测得的结果与其他大多数肺功能测量结果相比更不稳定。表 9-4 总结了该方法的关键点。

只能通过分析压力/时间曲线来获得质量控制。在吸气或呼气动作一开始获得峰值压力。该压力至少保持 1s，即为 PI_{max} 或 PE_{max}。推荐在坐位下测定。虽然体位对健康受试者的测定结果无显著影响[26]，但在 COPD 患者中，体位的改变可能对测定结果有显著影响。例如，前倾可能导致测定的吸气压较高[27]，而在卧位时较低[28]。

为了避免面颊肌群和口腔肌肉产生压力，设备中应该有一个小孔。Black[21] 描述的裂缝长 15mm，内径 2mm。在通过小孔时，声门打开超过 1s 产生的压力，测定的压力反映呼吸肌产生

表 9-3 最大呼吸肌力量测定的相对和绝对禁忌证

呼吸肌力量测定的（相对）禁忌证
• 不稳定的心脏疾病 • 未控制的高血压 • 腹股沟疝 • 主动脉瘤 • 近期发生气胸 • 近期行腹 / 胸部手术（未固定） • 疼痛限制而无法最大用力 • 任何骨量显著减少的疾病（多发性骨髓瘤或骨转移，非常严重的骨质疏松症）

表 9-4 PI_{max} 和 PE_{max} 标准化测定的关键点

标准化要求
• 有无小孔 • 咬嘴（软质或硬质） • 进行吸气或呼气动作时的肺容量 • 动作前进行平稳的深吸气或呼气 • 体位（坐位 / 站位） • 鼻夹（尤其是 PI_{max} 测定时） • 重复次数 • 压力保持时间（建议 1s）

的压力。当没有小孔时，测定的压力可能会错误地反映面颊肌群和口腔肌肉所产生的压力。最后一个需注意的技术是关于咬嘴的。据报道，软质咬嘴（通常用于肺功能测试）的压力低于用硬质咬嘴密封时的压力。特别对于呼气压，软质咬嘴可能由于口腔压力增加而出现额外漏气，因此压力偏低；尽管如此，仍然经常使用它们，因为是肺功能检测时使用的标准咬嘴。

测试应由经验丰富的技术人员操作。由于患者对 Valsalva 或 Müller 动作不熟悉，故应仔细解释。至少进行五次尝试才能够认为测试可靠，并且最好的结果通常测定 5 到 6 次最大呼气压（PE_{max}）和 9 次尝试最大吸气压（PI_{max}）。三次最佳测试的可重复性应在 10% 以内 [请参阅在线补充材料 [10]]。增加测试次数既费时又乏味。在努

力程度不足的情况下，建议经鼻吸气产生压力动作以提供更多的信息。

(2) 设备：最近 ERS 工作组建议使用具有呼吸肌肉评估准确性的压力传感器，精确度为 $0.5cmH_2O$（0.049kPa），压力范围为 ±$300cmH_2O$（29.4kPa）。健康受试者测得的呼气压更高。在一组纳入 85 名年龄大于 50 岁的健康受试者队列中，测得的最大吸气和呼气压力分别为 –$180cmH_2O$ 和 $308cmH_2O$。

建议记录压力信号随时间变化的情况，以便技术人员进行检查。应定期进行压力计校正，可使用水压计完成。

(3) 解读和正常值：PE_{max} 的绝对值大概是 PI_{max} 的两倍。当以一个硬质咬嘴进行 Black 和 Hyatt 技术，且两个数值都以自然单位表示时，PE_{max} 很少低于 PI_{max}，如图 9-3 所示。然而在某些疾病中 [如 C3-5 以下的脊髓损伤、多发性硬化（multiple sclerosis，MS）]，PE_{max} 下降高于 PI_{max}，且 PE_{max} 的自然单位低于 PI_{max}（图 9-3）。

许多研究者均报道了最大吸气压和呼气压的正常值，但报道的差异显著 [10]。在很大程度上是由于使用方法的不同（肺容量、咬嘴、重复次数）。建议对一组健康受试者进行测试，从而选择最适当的参考值。此外，需要注意的是，在所有最大吸气压和呼气压参考值的模型中，即使考虑了年龄、性别和人体测量值，可释方差很小，反映了较大的个体间差异。

2. 经鼻吸气压力测定（P_{sniff}）

(1) 技术：吸气动作时经鼻测量最大吸气压是一种测量吸气肌功能的较新技术 [29]。用力吸气时，在堵塞的鼻腔中测量压力。未堵塞的鼻腔作为可变阻力，使气流不能超过 30L/min，并且经鼻测量的压力反映了吸气时在食管中测定的压力 [29]。因为它与 PI_{max} 动作比较有更多的气流，吸气的动作不是静态的。一般来说，经鼻吸气压力与 PI_{max}

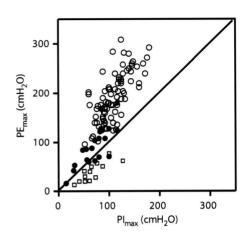

▲ 图 9-3　85 名健康受试者（○）、我中心的 21 名 MS 患者（●）[62] 和 13 名脊髓损伤（spinal cord injury, SCI）患者（□）[63] 的最大吸气和呼气压

可观察到，健康受试者，PE_{max} 均超过 PI_{max}。在 MS 患者中，PI_{max} 可大于 PE_{max}，在 SCI 患者中，PI_{max} 通常大于 PE_{max}

相等（甚至稍高）[30]。这项技术在儿童呼吸肌无力 [31, 32] 和神经肌肉疾病患者 [33-35] 的诊断和随访中非常有用。在低 PI_{max} 患者中，测试经鼻吸气压力能够帮助诊断，部分患者因此被界定为呼吸肌力正常 [36]。因此，经鼻吸气压力和"经典"的 PI_{max} 测定可以互补，以识别吸气肌无力 [35]。经鼻吸气压力的正常值目前已有报道 [10]。值得注意的是，严重上呼吸道疾病患者经鼻吸气压力测定可能存在问题。此外，呼吸系统疾病患者达到气道内压力平衡需要更长时间，P_{sniff} 可能偏低。

（2）设备：基本上，该设备由与评估 PI_{max} 相同的压力传感器组成。用带管的多孔塞堵塞鼻孔，管与压力传感器相连，记录压力-时间曲线，以便检测和质量控制。在有正常呼吸间隔的几次最大吸气后，测定峰值压力。吸气 5 到 10 次后，通常会达到一个平台。目前，市场上已经可以购买相关设备和配套软件。

3. 经食管或胃测量

在少见的临床病例中，测量食管或胃区的压力有助于解答特定的研究问题。食管内的压力（P_{es}）反映胸腔内压（P_{pl}），胃内压反映腹内压（P_{abd}）。这两种压力之差就是跨膈压，专用于评估膈肌功能。

气囊导管放置到位才能测得这些压力。通常在鼻黏膜和咽部局部麻醉，然后经鼻插入气囊导管。虽然许多患者对这项操作感到不适，但其结果是对在正常呼吸、运动、静态动作或吸气时，呼吸肌所产生压力的最好估计。当气囊放在胃内时，也可以在咳嗽时记录胃内压。因此，记录了"咳嗽"压（P_{cough}）[37]。在健康受试者中，P_{cough} 高于 PE_{max}，男性正常值下限为 $132cmH_2O$，女性为 $97cmH_2O$。研究发现咳嗽压是呼气肌力量下降诊断的有用补充。许多 PE_{max} 低的患者，P_{cough} 是正常的。相反，极少数 PE_{max} 正常的患者 P_{cough} 低 [37]。

4. 呼吸肌功能的非自主测试

测量口腔、鼻腔的最大自主吸气或呼气压力，甚至使用球囊导管来测量食管或胃内压力，都会受到患者参与测试的动机影响。由于患者缺乏动力、焦虑、疼痛或不适、非最大中枢激活、精神状态差或对动作理解障碍等原因，有时无法确定最大用力。

为了克服非最大（自主）激活的问题，可以通过电或磁刺激膈神经来研究膈肌的功能。膈肌仅受膈神经支配（左和右）。该神经在颈部浅表分布，较易受到刺激。此外，可以通过肋膈肌电图来研究膈神经潜伏期，从而检测膈神经病变 [38, 39]。膈神经收缩刺激后产生的压力可经膈肌或口腔测得。虽然这项技术在临床常规检查中并不常用，但在一些特定情况下可提供有用且独特的信息 [40]。

（三）呼吸肌耐力

虽然最大吸气肌和呼气肌的力量反映了呼吸肌功能，但呼吸肌（特别是吸气肌）还应该能够完成耐力任务。因此，呼吸肌耐力的评估可以让临床医师进一步了解呼吸泵的功能，并可在早期发现问题。笔者认为，当吸气肌力量下降间断出现且临床结果尚不明确时，测量吸气肌耐力尤其有用。另外，耐力评估对于达到特定吸气肌训练方案的效果是敏感的[8]。目前还没有推荐的评估呼吸肌耐力的首选方案。表 9-5 列举了耐力测试的常用技术（多用于研究）。这种评估不能用于诊断，只能用于监测吸气肌训练方案的进度。

在笔者所在的一家医院（KUL），使用恒定负荷（通常是基线 PI_{max} 的 55%）的锥形流阻性呼吸装置对进行吸气肌训练的患者评估呼吸肌耐力。该测试用于 IMT 患者的随访。

四、典型康复方案中的呼吸肌功能评估

（一）COPD

有相当数量的 COPD 患者存在呼吸肌力量下降[8]。呼吸肌产生的最大压力降低与几个因素有关，包括部分患者使用糖皮质激素治疗（尽管这也反映了疾病严重程度）、营养不良、炎症或合并心力衰竭。呼吸泵功能下降的临床特征有运动能力受限、HRQL 下降和呼吸困难[43]。

虽然呼吸肌通过丢失肌小节来适应慢性过度

充气，但运动中可能出现严重且急性的动态过度充气会使收缩能力受损[44]。因此，必须区分 COPD 患者呼吸泵衰竭是由动态过度充气引起还是固有呼吸肌无力所致。后者在严重营养不良、接受高剂量糖皮质激素或机械通气的 COPD 患者中更为常见[45]。

动态过度充气可以通过优化的支气管扩张药方案[8]、部分患者可使用内镜下肺减容术（lung volume reduction，LVR）或 LVR 手术来解决。还可通过运动训练或辅助供氧（见本手册其他部分）进一步降低特定负荷下的通气需求。COPD 的固有呼吸肌无力能够通过特定 IMT 进行治疗，这类方案通常可以使 PI_{max} 值增加和（或）耐力增强。

目前尚不确定 IMT 是否能带来除 PR 常见获益之外的更大临床获益。就临床疗效而言，在严重呼吸困难患者的治疗方案中添加合适的 IMT 可以明显改善呼吸困难症状[46]。IMT 除了对呼吸肌功能和呼吸困难症状有直接影响外，是否还有其他生理影响仍有争议，本章的作者也对此持不同意见（见评论[47]）。事实上，最近三项较大研究

表 9-5　吸气肌耐力测试汇总详细描述见参考文献 [10]

设　备	评估类型	技　术
流量传感器（部分重复呼吸以维持 $PaCO_2$）	自主呼吸增强	• 最大持续通气时间是指患者在最大自主通气 70%～90% 的情况下可持续呼吸的时间[41]。该测试是吸气肌和呼气肌的耐力测试，但对气道阻塞的变化较为敏感，需仔细控制和调节呼出 CO_2
阈值负荷装置	增量测试	• 打开吸气阀之前，吸气肌所产生的阈值负荷每分钟逐渐增加（PI_{max} 的 5%～10%）
	恒定负荷测试	• 患者呼吸时的阈值负荷必须保持恒定，记录达到力竭的时间
锥形流阻性呼吸	增量负荷测试	• 当患者深吸气时，气道压力是通过施加一种适应性（锥形逐渐减小）的阻力来获得的[10]。因此呼吸功每分钟都会增加
	恒定功率测试	• 通过测定流量、压力和容量，设定恒定功率，向患者反馈他们的表现。记录力竭的时间。该功率干预时间设置为 3～7min[42]

表明，IMT 与传统康复相比在功能改善方面并未明显增加[8, 48, 49]。不过这些研究在方法学、患者选择和（或）所采用的训练方案方面仍存在争议。总体研究表明，不应对所有开始 PR 的患者都应用 IMT。IMT 有明确的生理学原理，且几乎没有不良反应，但是该训练仍有争论，因此需要进一步研究确定对该训练有反应的特征。为了明确起见，我们不建议将 IMT 作为 COPD 患者的唯一干预手段，PR 项目最好是包括全身运动在内的综合干预。由于 IMT 并不昂贵，因此在特定的患者（存在严重吸气肌无力）中建议增加 IMT，这类患者在接受最佳药物治疗的同时，呼吸肌功能（力量和耐力）均明显下降且存在严重呼吸困难，而呼吸困难症状在运动训练后没有得到改善甚至限制其参加运动训练。

当使用 IMT 时，训练项目应遵循骨骼肌训练的一般原则：渐进式超负荷原则、针对性原则和可逆性原则。这意味着在整个方案中，训练负荷需逐步增加，效果也是特异的；例如，在训练量方面，当训练停止时，效应会慢慢消失。针对吸气肌的最常用的设备是阈值负荷装置。最近，一种锥形流阻性负荷装置被引入市场。该设备的优点是能够记录训练过程的流量、容量和压力，并且它允许 IMT 比阈值训练有更大的训练量[50]。最近几年训练方案也有了进一步发展，训练时间更短，在高强度时吸气用力更少。例如，每天两次在最高可耐受负荷下进行 30 次吸气[50]，或每周 3 次在恒定阈值负荷下呼吸 2min，进行 7 个循环[51]。

（二）神经肌肉疾病

呼吸肌力量测定对于神经肌肉疾病患者的康复和方案制订均十分有用。当神经肌肉疾病进展时可累及呼吸肌。神经肌肉疾病中呼吸肌受累的详细综述将在其他章节阐述[52]。吸气肌力量下降不能完全解释肺泡通气不足，其他因素如肺和胸廓的顺应性或呼吸模式也能引起这种情况。大多数神经肌肉疾病患者，当 PI_{max} 降低到正常预计值的 30%～40% 时，会出现睡眠呼吸功能障碍和夜间低通气[16, 53]。在重度疾病患者中，肺活量能更好地反映呼吸泵的功能。但在轻至中度疾病中，肺功能的改变相对不明显。

严重神经肌肉疾病患者会出现肺和胸廓的顺应性下降（由于微型肺不张或脊柱侧弯），进一步损害了已经代偿的呼吸肌肉泵功能。当患者出现肺泡低通气和高碳酸血症时，需进行无创机械通气，并与患者及其家属进行讨论。在一些神经肌肉疾病中，曾尝试训练呼吸肌。在 MS 中，小样本研究或病例报道显示，对于杜氏肌营养不良和贝氏肌营养不良患者，IMT[54-57] 和呼气肌训练[58] 是可行的并可用于增加吸气和（或）呼气肌力量。然而，最近的 Meta 分析结论为，到目前为止没有足够的证据表明包括肌萎缩性脊髓侧索硬化症[60] 在内的神经肌肉疾病[59] 均推荐进行 IMT。对于轻度疾病，应逐个病例进行判断，并考虑其偏好、可行性和依从性。对于已经存在呼吸衰竭的神经肌肉疾病患者，尚没有证据支持呼吸肌训练有效。使用被动技术活动胸廓和使用机械通气进行容量补充可能有助于改善肺和胸廓的顺应性，因此减少了这些严重受损患者的呼吸功，当然，从痰液清除的角度来看很有价值。

对于脊髓损伤患者，受神经支配肌肉是基本正常的，已证实呼吸肌训练可以改善呼吸肌力量和耐力[61]。然而，转换为功能获益尚不清楚。尽管可以使用其他物理治疗技术帮助这类患者清除呼吸道分泌物，但要强调的是，呼吸肌训练（吸气肌和呼气肌）能通过更有效的增加容量（IMT）或增加咳嗽压（IMT 和呼气肌训练）来实现有效分泌物清除[61]。

五、总结

呼吸肌功能障碍是转诊行 PR 的常见原因，应对呼吸肌无力患者进行治疗性干预（如 IMT），首先需要对此类患者客观评估。使用无创技术是可行的，而为了研究目的也可使用有创技术。如果慢性呼吸系统疾病患者诊断有呼吸肌无力，可选择进行吸气肌功能训练。这种训练通常可减轻由吸气肌无力造成的呼吸困难。神经肌肉疾病患者，关于 IMT 的应用仍有许多不确定性。目前尚无证据支持在神经肌肉疾病患者中广泛应用 IMT。

外周肌肉

Peripheral muscles

Luis Puente-maestu François Maltais André Nyberg Didier Saey 著

第 10 章

要　点

- 骨骼肌功能障碍是慢性呼吸系统疾病最常见的全身性反应，是疾病发病率和死亡率的重要影响因素。
- 甚至在疾病早期阶段就发生骨骼肌功能障碍，且会随着病情加重而加重。骨骼肌功能障碍的主要原因是废用和主要结构基础 I 型肌肉纤维的萎缩。
- 有多种测量肌肉质量的方法，其中与临床最相关的是生物电阻抗分析、双能 X 线吸收法及通过影像技术测量肌肉横截面积和厚度。
- 通过推（或拉）测力计测定肌肉自主等长收缩，是临床上简单且可靠的方法。
- 肌肉耐力测试可行性高，可靠性好。
- 运动耐力训练是改善肢体肌肉力量和耐力的最佳途径。单独进行力量训练或与全身有氧运动结合，有助于提高肢体肌肉力量和耐力。
- 促合成代谢药物在一定程度上可以改善肌肉功能。其他药物疗法的临床意义尚不明确。

一、概述

横纹肌收缩的基本功能单元是肌小节。肌小节是肌纤维上的一系列可视条带，在显微镜下呈条纹状。所有的横纹肌都附着于骨骼，使身体的不同结构得以产生活动，因此横纹肌通常被称为骨骼肌。肢体肌肉参与移动和操纵物体，这对于自主性和个人生活质量至关重要。从呼吸病学角度看，这些肌肉通常被视为"外周的"肌肉。具有改变胸腔内压以允许通气的一组胸部肌群，被称为通气肌或呼吸肌。在不同情况下，许多咽、舌、上肢、腹部和颈部肌群也参与了通气。但是，在考虑呼吸系统疾病的骨骼肌功能障碍时，通常不会把这些肌肉视为呼吸肌。

骨骼肌功能障碍以肌肉力量和（或）耐力受损为特征，是慢性呼吸系统疾病的全身表现，这些疾病包括 COPD[1, 2]、特发性肺纤维化（idiopathic pulmonary fibrosis，IPF）[3]、囊性纤维化（cystic fibrosis，CF）[4] 和原发性肺动脉高压（primary pulmonary artery hypertension，PAH）[5, 6]。

过去二十年，关于肌肉功能障碍的生物学机制研究已取得重大进展，尤其是在 COPD 方面。开展这方面研究的主要原因有三个。首先，骨骼肌功能障碍是慢性呼吸系统疾病最常见的全身反应。其次，无论患者呼吸系统功能受损情况如何，肌肉功能障碍和下肢肌肉萎缩已被证明是疾病发病率和死亡率增高的重要原因，并对患者的运动能力产生不良影响，进而降低患者的生活质量[1-6]。最后，骨骼肌功能障碍可以通过运动训练等较为简单的干预措施来改善，从而为慢性呼吸系统疾病患者提供改善症状与功能改善的机会，而这些患者对于呼吸系统疾病的药物选择往往是有限的。

二、流行病学和自然病程

COPD 是在骨骼肌功能方面研究较为详尽的呼吸系统疾病。许多 COPD 患者存在明显下肢肌肉萎缩，但肌肉萎缩并不总是与股四头肌肌力下降相关，其患病率随年龄和疾病严重程度的增加而升高[2, 7]。约 15% 的 COPD 患者出现明显的肌肉减少症[8]。

据报道，在 COPD 早期阶段，有多达 1/3 的患者表现出股四头肌最大自主等长收缩力量下降[9]。此外，肺功能正常的吸烟者，其股四头肌肌力低于不吸烟者[9]。这表明，肌肉功能障碍可见于 COPD，甚至早在 COPD 潜伏期就已经出现，这可能是因吸烟对易感人群造成的直接影响，抑或更像是因日常活动减少而造成的肌力下降[10]。在疾病过程中，股四头肌肌力下降的发生率在 COPD 晚期可达 40%～50%[2, 7, 9]，男性和女性的发生率相似[9]。外周肌无力在肌群中分布不均。尽管肌无力也发生在上肢，但其保留的肌肉质量和力量往往比下肢要更好[4, 11]。此外，上肢远端肌肉力量的保留通常比近端肌肉更好[4, 11]。

关于外周肌肉耐力降低发生率的情况尚不明

确。一般来说，COPD 患者股四头肌耐力比对照组低约 40%[12]。在 CF 和 IPF 患者中也发现了股四头肌耐力下降，并且在 PAH 患者中已发现与耐力相关的 I 型肌纤维出现了萎缩[5, 6]。上肢肌肉耐力下降并不像在股四头肌中那样常见[2]。

COPD 患者急性加重，尤其是需要住院的，对骨骼肌肉功能有着广泛的影响，这似乎是 COPD 肌肉退化自然病程的特征表现[13]。实际上，肌肉功能障碍也是患者频繁急性加重的特征表现[13]。

COPD 患者的最大吸气压降低[14]，然而这究竟是由于呼吸肌功能障碍，还是由于呼吸系统的构造缺陷及复杂适应过程所致，仍存在争议[7]。一些研究表明，在相似的肺容量下，重度 COPD 患者的跨膈压比健康患者要高[15]。相反，也有报道称一些 COPD 患者的最大吸气压和最大呼气压降低，这不仅归因于膈肌长度减少[16]。膈肌肌肉类型向慢速收缩抗疲劳型纤维转变是上述现象的部分原因[2, 7]，此转变可提高耐力，但使每根肌纤维产生的力量变小。不过，还有其他一些因素可能会对膈肌功能造成不利影响，包括营养不良[17]、容易出现运动诱发肌纤维损伤[18]和氧化应激[1]。值得注意的是，这些被氧化的膈肌蛋白包括参与产生能量以及收缩功能的蛋白[2, 7]。目前仍缺乏单纯因 COPD 而非因恶病质或长期机械通气等其他疾病所致膈肌萎缩的宏观证据。许多尸检研究显示，COPD 患者的膈肌厚度改变并不一致[19]。膈肌超声显示，健康受试者与稳定期 COPD 患者（多存在重度或极重度气流阻塞）相比，二者吸气时膈肌厚度或膈肌增厚程度无差异[20]。与外周肌肉一样，病情加重可导致呼吸肌功能下降，这是因为过度做功造成的膈肌损伤[18]和机械通气后的肌肉萎缩造成的[1, 7]。

与 COPD 相比，CF 患者外周肌肉功能障碍的患病率研究不够充分。14%～38% 的 CF 患者去脂体重（fat-free mass，FFM）较低[4]。许多小样本研究分析了股四头肌自主等长收缩，结果显示其收缩能力下降，而另一些研究则显示无下降[4]。迄今样本量最大的研究发现 56% 的成人CF 患者股四头肌无力[21]。与 COPD 患者一样，CF 也有间歇的症状发作，称为急性加重。而与COPD 相同，急性加重会引起废用或全身性炎症反应而使外周肌肉功能障碍加重，而也有少数关于急性加重对股四头肌自主收缩力影响的研究得出了不一致的结论[4]。关于 IPF[3] 和 PAH[5, 6] 的肌肉功能障碍患病率及自然病程的结论非常少。

三、病因

慢性呼吸系统疾病患者的肌肉功能障碍原因涉及多种因素和生物学机制（表 10-1）[1-5]。

（一）废用

慢性呼吸系统疾病患者在疾病早期因呼吸困难或恐惧，就倾向于减少日常体力活动，因而导致恶性循环（图 10-1）。体力活动减少会损害骨

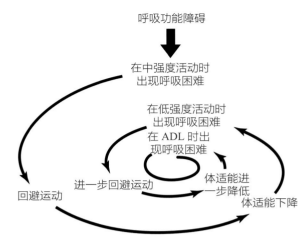

▲ 图 10-1　呼吸困难导致体适能下降的失能螺旋

骼肌肉功能，进而使患者在低水平活动时也出现症状。健康人群不活动会引起氧化型 Ⅰ 型和 Ⅱa 型肌纤维萎缩，而在 COPD[2, 22]、PAH[5, 6] 和其他慢性疾病中也会出现这种情况。

三项观察结果均表明，慢性呼吸系统疾病患者骨骼肌功能障碍的主要原因是退化。首先，大量研究资料表明，COPD 中 Ⅰ 型肌纤维萎缩在呼吸肌（呼吸功增加）或上肢肌肉中很少见，而在股四头肌和胫前肌中很常见[1, 2, 22]。下肢肌肉似乎比上肢肌肉更容易出现功能障碍，这可能是因为下肢肌肉体积更大以及代谢需求更高，因此在运动时更容易引发呼吸困难。其次，日常活动减少的慢性心肺疾病患者大多存在肌肉功能障碍（或萎缩）。最后，已有研究证明运动训练可以改善所有这些慢性疾病患者的肌肉功能。

（二）氧化应激增强

氧化应激也会导致 COPD 患者骨骼肌功能障碍。COPD 患者呼吸肌和外周肌肉都存在活性氧和含氮物质过量，原因尚不完全明确[22]。

（三）药物

皮质类固醇激素可用于治疗 COPD 患者急性加重，也可用于间质性肺疾病。虽然明确的类固醇性肌病并不常见，但即使使用相对低剂量的皮

表 10-1　肌肉功能障碍的原因

病　因	可预防	可治疗
废用	是	是
氧化应激	否	？
药物	是	否
低氧血症	否	是
高碳酸血症	否	否
营养	是	部分是
基因改变	否	否
维生素 D 缺乏	是	是
合成代谢激素缺乏	？	？
烟草	是	？

质类固醇激素也可能对肌肉产生影响[23]。由于皮质类固醇激素主要用于治疗疾病急性加重，因此很难区分是皮质类固醇激素还是因为反复急性加重造成对肌肉的影响。

（四）缺氧

慢性缺氧对骨骼肌功能有不良影响。缺氧会增加氧化应激，这进一步加重肌肉功能损害[2, 22]。

（五）高碳酸血症

短期的高碳酸血症会导致骨骼肌无力，但不改变易疲劳性。急性高碳酸血症性呼吸衰竭患者会出现能量代谢紊乱，ATP 和磷酸肌酸浓度明显降低。急性高碳酸血症还会导致患者在急性呼吸衰竭时或运动中出现细胞内酸中毒[2]。但是，慢性高碳酸血症的影响尚不清楚。

（六）营养

营养不良在 COPD 患者中很常见[17]。体重分为脂肪质量和 FFM。尽管患者体重在正常范围内（因为脂肪质量部分增加），但仍会出现 FFM 降低的营养缺乏。约 10% 的 COPD 患者符合这些标准[17]。营养不良会导致肌肉量减少和纤维萎缩，其中 I 型肌纤维比 II 型肌纤维受到的影响更大[17]。

（七）其他因素

研究指出烟草和某些代谢紊乱（包括维生素 D 和睾丸激素缺乏）是部分 COPD 患者肌肉功能障碍的潜在原因[2]。

四、结构和生物学改变

（一）肌肉纤维改变和萎缩

晚期 COPD 的共同特征是股四头肌和胫前肌的肌纤维分布类型从 I 型和 IIa 型纤维向 IIx 型纤维的转变[1, 2, 22]，这也同样发生在 PAH 患者中[5, 6]。在三角肌等上肢肌肉中[2]，尽管肌肉质量和力量减少了[4, 11]，但没有观察到这种肌纤维类型分布的改变。在其他疾病中也发现了类似的差异分布[4, 24]。

（二）毛细血管变化

COPD 患者肢体肌肉的毛细血管密度和每条肌纤维的毛细血管数目减少[2]；但是，因为这些肌纤维的平均直径减小了[2]，因此尚不清楚是否影响弥散距离。在一项小型研究中，PAH 患者 I 型肌纤维没有显著降低，但 II 型肌纤维有显著降低[6]。

（三）线粒体功能

COPD 患者运动肌肉的氧化能力降低[2, 25]，已通过以下方法证实，包括：电子显微镜直接测量线粒体密度、明确三羧酸循环酶的线粒体酶活性、测量线粒体 DNA 与核 DNA 比值，以及测量孤立线粒体呼吸和渗透性肌纤维[2, 22]。但是，从这些观察结果来看，很难判断是否存在线粒体功能障碍，仅 I 型肌纤维萎缩还是两者兼有，仍存在一些其他争议[2, 22]。一项小型研究还发现 PAH 患者的三羧酸酶降低，但不具有统计学意义[6]。

在相同的功率下进行运动后不久，COPD 患者与年龄相匹配的对照组相比，小腿和大腿细胞内 PCr/Pi 和 pH 值降至更低水平[22]。但是，低能量状态并不一定意味着氧化能力的内在损害，因为它可能是由于氧气供应减少导致的，也可能是由于运动强度相对于受试肌肉最大负荷的比值不同而造成的假象。然而，在 COPD 患者中发现氧化能力与近红外光谱下组织氧化恢复速度相关，建立了生物学与生物能学之间的联系[25]。与患有原发性纤毛运动障碍的青少年相比，轻度青少年 CF 患者静息 ATP 浓度更低，运动结束时 pH 值更高。然而，这两组患者运动后的磷酸肌酸恢复均比健康对照组更慢。这些发现凸显了 CF 固有的一些代谢异常，也可能反映了呼吸系统疾病对外周肌肉氧化代谢的非特异性影响[4]。

（四）肌肉生物合成

与观察到的 I 型肌纤维萎缩一致，过氧化物酶体增殖物受体共激活因子 -1（peroxisome proliferator-activated receptor coactivator-1, PGC1）、过氧化物酶体增殖因子激活受体（peroxisome proliferator-activated receptors，PPAR）和线粒体转录因子 A（mitochondrial transcription factor A, Tfam）等关键的线粒体转录因子和共激活因子的 mRNA 和（或）蛋白表达均有下降。然而，PGC-1α 对运动的急性反应是正常甚至增强的，因为它是过氧化物歧化酶和线粒体 DNA 合成的反应，这表明短期线粒体对运动的生物能反应是适当的[2, 22]。与这些观察一致，在伴随肌肉无力和肌肉萎缩的 COPD 患者股四头肌中，miR-1 和 miR-206 的表达增加[26]，二者都是在骨骼肌发育和分化中起关键作用的 microRNA。而在其他试验中，身体成分得以保持的 COPD 患者股四头肌中 miR-1 水平较低[26]。上述研究表明，肌肉萎缩时对肌肉生物合成的刺激增加。

（五）活性氧产生过量

COPD 患者运动中活性氧产生增加的两个来源有：黄嘌呤氧化酶和线粒体的电子传输链[22]。运动过程中肌纤维的低能量状态可增加黄嘌呤氧化酶的产生。此外，COPD 患者线粒体所产生的活性氧比健康对照者多约三倍[22]。已知糖酵解 II x 型纤维比氧化性 I 型肌纤维产生的活性氧更多[22]，但尚不清楚测得的产量是否能用 II 型肌纤维比例变化来解释[22]。而且，与健康对照组相比，没有发生 I 型肌纤维萎缩的呼吸肌也会产生更多的活性氧，并承受更多的氧化应激[22]。氧化应激可能损害收缩蛋白等蛋白质的功能，也可直接增强肌浆网的钙通道活性，增加钙的流出并阻碍收缩后钙的再摄取[22]。在 PAH 患者中也发现了肌浆网对钙再摄取受损[5]。

（六）凋亡

重度 COPD 患者，即使体重正常，其股四头肌的细胞凋亡水平也高于对照组[2, 22]。一些证据表明，细胞质中过多钙蓄积，结合运动中低能量状态和渗透性转换孔（虽然不易形成或开放，但在开放时可能引发线粒体水肿），可能是细胞凋亡增加的机制；然而，在 COPD 患者的股四头肌中半胱氨酸天冬氨酸蛋白酶 3 的水平较低[7]。这个发现令人费解，因为半胱氨酸天冬氨酸蛋白酶 3 是死亡受体途径诱导凋亡和应激诱导凋亡（线粒体渗透性瞬时孔）的基础。因此，在凋亡过程中，不依赖半胱氨酸天冬氨酸蛋白酶的机制如线粒体细胞凋亡诱导因子（apoptosis-inducing factor，AIF）可能起一定作用[2, 22]。

（七）肌肉代谢改变

据报道，COPD 患者股四头肌中葡萄糖转运蛋白 GLUT1、GLUT4 降低了 28%[27]，这可能是 I 型肌纤维萎缩的另一个特征，因为 II x 型肌纤维在表型上对胰岛素不敏感[28]。最近发现有肌肉疲劳的 COPD 患者组蛋白脱乙酰酶 HDAC3、HDAC4 和乙酰化酶 -1 的表达减少[7]。这些变化也可能与葡萄糖利用减少和脂质氧化增强相关，这种脂质代谢改变通常会导致肌肉力量下降并可能增加胰岛素抵抗[29]。

（八）蛋白水解增加

研究发现 COPD 患者的膈肌和外周肌肉中，一些蛋白质水解的标志物表达上调。此外，在呼吸肌和下肢肌肉中均发现了泛素 - 蛋白酶途径和肌肉抑制素水平上调[7]。氧化应激是导致肌肉蛋白水解增加的主要诱因，并且可能是 COPD 中蛋白水解增加的原因。

五、肢体肌肉质量评估

（一）皮肤皱褶人体测量法评估肌肉质量

评估通过测量数据，如四肢的高度、长度和周长，以及皮肤皱褶的几种测量方法，以评估脂肪质量。体重减去脂肪质量，就可以估算出 FFM。与其他方法相比，这种方法常高估了 FFM[1]。

（二）生物电阻抗分析

生物电阻抗分析技术因简单和设备便携而普遍应用，通过测定电阻抗或电流通过人体组织的阻力，进而估算人体总水分（total body water，TBW），并据此估算 FFM 和体内脂肪。如果使用在感兴趣的人群（如 COPD 患者）中得到验证的特定方程，而不是使用从健康人群获得的方程，来计算 FFM，其准确性会大大增加[1]。

（三）双能 X 线吸收法

双能 X 线吸收法（dual-energy x-ray absorptiometry，DXA，之前是 DEXA）是一种测量组织密度的方法（图 10-2）。两束能量水平不同的 X 线对准患者的身体目标部位。可以通过不同组织对不同束射线的吸收情况来测定软组织和骨密度。它可以估测人体不同部位肌肉、脂肪和骨骼的质量（图 10-2）。这项技术可以区分躯干和肢体肌肉质量。DXA 可行性高，患者接受的辐射非常低（0.02mSv），而且价格也不是很昂贵[1]。

（四）氧化氘稀释法

这是一种安全、无放射性且非常准确的测量 TBW 的方法，并由此可测定 FFM。用尽可能最低剂量的氧化氘（D_2O）（文献报道的最低剂量

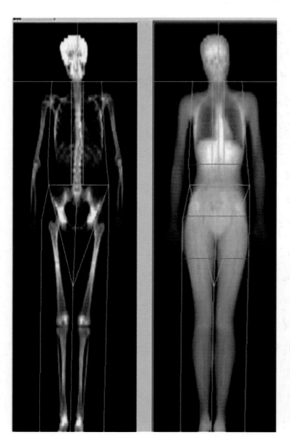

体重 = 45kg　身高 =1.67m　BMI=16.1kg/m²

BMI (kg/m²)

13		18.5		25		30		35
	低体重		正常体重		超重		肥胖	
35		50		68		82		98

体重（kg）

部位	脂肪（预计）	总质量（预计）	脂肪（实测）	总质量（实测）	局部脂肪（实测）	FFM（实测）
左上肢	8.1	2.2	7.6	2.164	0.169	1.896
左下肢	21.7	8.2	20.6	7.695	1.673	6.021
左侧躯干	15.1	10.6	14.6	10.236	1.547	8.689
左半身	16.6	22.5	15.8	21.347	3.543	17.804
右上肢	8.2	2.3	7.6	2.065	0.169	1.896
右下肢	21.7	8.2	20.5	7.845	1.703	6.14
右侧躯干	15.1	10	14.6	9.667	1.463	8.204
右半身	16.5	23	15.6	21.703	3.583	18.12
双上肢	8.2	4.5	7.6	4.229	0.345	3.884
双下肢	21.7	16.4	20.6	15.537	3.376	12.161
躯干	15.1	20.6	14.6	19.902	3.01	16.892
Android 区	10.8	25	10.6	2.432	0.263	2.169
Gyroid 区	28	7	27.1	6.822	1.91	4.912
全身	16.6	45.7	15.7	43.45	7.725	35.725

▲ 图 10-2　DEXA 典型报告

为 1g），D_2O 与自来水中 D_2O 自然状态浓度（大致 $140\sim150ppm$）比值的增加取决于 TBW 的量。通过气相色谱法或近红外光谱法，检测体液样本（如血清、尿液、肺泡灌洗液，最常用的是唾液）中 D_2O 基线浓度和给药后浓度。该技术是测量 FFM 的金标准，但只有少数几个中心可以进行，因此其主要用途是验证其他方法 [1]。

（五）相关肌肉的横截面积或厚度

这些测量值是肌肉质量的替代指标，已用于一些用来建立与临床有关变量相关性的研究中。一种简单、便宜但不精确的方法是测量大腿、小腿或手臂的周长。更精确的方法是通过计算机断层扫描或磁共振成像来测定特定点的横截面积，或者通过超声来测量肌肉厚度，尤其是膈肌以及其他外周肌肉的厚度 [1]。

六、肢体肌肉力量评估

（一）徒手肌力测定

这种对肌肉力量的半定量评估具有较大的主观性，因此不建议用来评估慢性呼吸系统疾病患者 [1, 2, 30]。

（二）举重物

举重物是评估患者在不产生代偿运动的前提下，全范围运动中一次可以搬举的最大重量（即一次重复测量）。所得结果取决于患者技巧、检测机器和起始姿势，所以应始终在相同设置下对患者进行测试。

（三）最大自主等长收缩

最大自主收缩（maximal voluntary contraction，MVC）通过手持测力计来测量，价格便宜。主要局限性在于操作者之间的一致性差。但是，该技术的可信度会随着经验的提升而增加，并且由同一手法娴熟的测量者，运用标准化技术进行

重复测量是可行的 [31]。测量等长张力更可靠的一种方法是拉（或顶向）测力计，这个测力计通常绑在脚踝上（图 10-3）。如果测量时采用标准化姿势（通常是坐位屈髋屈膝 90°），并提供有力的口头鼓励，以此种方式评估 MVC 可以提供可靠且可重复的测量结果。通常选取三次较好的测量值中最佳的一次作为肌肉等长 MVC 的测量值 [1, 2, 30]。

（四）肌力矩

以牛·米（Nm）为计量单位的肌肉力矩可以通过专门构建的计算机测力器（如 Cybex 或 Biodex）测得。在这种情况下，以固定的关节角速度估算峰值力矩。量化力矩的好处在于它可以解释肢体的杠杆以及肌肉在对应骨骼上作用的角度。这些系统提供了一系列参数，例如肢体全范围运动所做的功（比力矩或力量更准确的测量），收缩过程中耗用的功率，力矩加速功率（前 1/8s 的功率）。这种设备的缺点是价格高昂、需要有

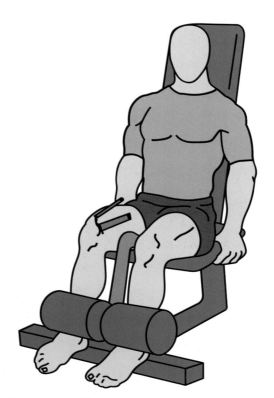

▲ 图 10-3　通过伸膝时和测力计对抗来测定肌肉的最大等长收缩力量的示意图

资质的操作人员、并且对于它们所测量的更多变量没有良好的参考值[1, 2, 30]。

（五）非自主力量

评估肌肉力量的主动技术的局限性之一就是依赖于患者的配合。为避免这一缺陷，可以通过电或电磁刺激周围神经来产生标准化的非自主肌肉收缩。尽管所用电极的特点以及电极与周围神经的距离都是发生变异的原因，但与最大自主等长收缩相比，日变异率似乎更少。这项技术本质上是一种科研工具[1, 2, 30]。

七、肌肉耐力评估

与肌肉力量评估相反，肌肉耐力测定尚未在临床实践中广泛采用。这可能是由于缺少肢体肌肉耐力与 COPD 重要临床结局（如使用医疗服务或生存率等）的相关性研究，而肢体肌肉力量却有相关研究[2]。另一方面是其测量方案多种多样，这使得选取需要使用的技术变得更为复杂。然而，肢体肌肉耐力是肌肉有氧运动能力更好的替代指标[32, 33]，与肌力相比，其与日常活动表现的相关性可能更大。而且，根据肌肉力量并不能准确预测耐力[34]，表明这两方面的肌肉功能都应该专门评估。COPD 患者股四头肌自主与非自主耐力都有下降[32, 34-37]。各项研究显示的肌肉耐力下降程度有较大差异，下降幅度为对照组的 30%～75% 不等，可能反映了不同研究中使用研究方法的多样以及研究人群的差异。肌肉耐力的定义是肌肉能维持或重复一项特定任务的能力[38]，而疲劳与耐力紧密相关，表示在特定任务下肌肉产生力量的下降。由于耐力与疲劳反映了相似的生理概念，因此二者同时评估[39, 40]。

肢体肌肉耐力可以通过自主与非自主性技术来测量，这些技术可以采用静态（等长）或动态（等速、等张）的策略，也可以使用持续收缩

或重复收缩的方法[41, 42]。方案的标准化对于测量的效度及可重复性至关重要。在测试过程中，应该控制运动的速度和测试姿势等变量。受试者熟悉设备和（或）检测方案，以及热身，尤其是在一天当中的首次测量之前热身[38, 43]，是十分必要的。已有报道学习效应的影响，因此为了使测量结果更加可靠，建议进行两次测量[44]。无论决定使用视觉还是口头反馈，在后续的测试中都应使用相同的策略。

（一）非自主耐力测量

在 COPD 患者中使用非自主技术评估肢体肌肉耐力，主要是通过磁刺激来使放松的肌肉进行重复等长收缩。典型的方案是，在 30Hz 的频率下，以 20%～30% 的 MVC 刺激强度，占空比 0.4（打开 2s，关闭 3s），直到肌肉力量降低 70%～80%[37, 45, 46]。然后，将达到预设 MVC 下降所需的时间作为肌肉耐力的替代指标，下降至目标力所需时间更短，则意味着相关肌肉的耐力更低[37]。另一种方法是，在完成步行或功率车等特定任务的前、后测量肌肉颤动[37, 47, 48]。通过这种方法，进行特定任务期间发生颤动的情况用于确定肌肉的疲劳程度[49]。肢体肌肉耐力非自主评估的局限在于，其很难应用于股四头肌之外的其他肌肉[41]。与对肌肉耐力的自主评估相比，非自主评估对技术的要求更高。因此，对肌肉耐力的非自主评估通常限于临床科研领域。最后，它们在 COPD 患者中的信度尚待证实。

（二）静态测量：等长肌肉耐力测试

用持续收缩来评估肢体肌肉耐力，在此期间，患者需保持张力，该张力代表其 MVC 的预定强度，直到疲劳为止[32]。COPD 患者，单项试验足以获得有效的评估，评估强度相当于个体 MVC 的 50%～80%[32, 50-52]。在操作过程中，使用拉力计[41]或手持测力计对抗肌肉收缩[52]。

（三）动态测量：等速和等张肌肉耐力测试

等速耐力和疲劳评估方案在最大收缩期间以固定角速度，并在全关节活动范围内进行。通常使用等速肢体肌肉耐力评估 COPD 患者的股四头肌耐力[41]，也可用于其他肌肉群，如肱三头肌[53] 及前三角肌和后三角肌[53, 54]。COPD 研究中使用了较大范围的角速度，从 60°/s 到 300°/s，同时执行 25～30 次最大收缩[53-57]。等速肌肉耐力的测试结果可以用测试过程中产生的总功，或疲劳指数（指的是最后 10 次重复收缩与前 10 次重复收缩所作功的比值）[55, 58]，或随着时间推移肌肉做功的下降来表示[55, 57, 59]。据报道，股四头肌整体做功在 90°/s 和 180°/s 时测量与重测的信度较高，而其做功疲劳指数只有在 90°/s 时才可靠[44, 45]。因此，推荐使用 90°/s 的角速度来评估 COPD 患者的等速肌肉耐力和疲劳。

评估肢体肌肉耐力的另一种常用策略是测试时外部负荷恒定，即等张测试。COPD 患者在重复收缩时，使用的外部负荷为个体 MVC 的 10%～50%[34, 60-62]，直到力竭。使用这种方法，通过运动至力竭时的时间或重复收缩次数来量化肢体肌肉耐力[41, 62]。应控制运动的范围及速度来尽量减少测试的变量，如使用节拍器[42]。肌肉等张测试相对于等长和等速测试的优势在于，它可以使用更为廉价的设备来进行测试，如弹力带[62]，运动平台 / 长凳[34, 60, 61] 或者滑轮系统[63]。肢体肌肉等张耐力测试针对的是股四头肌，但其他肌群，包括腘绳肌、肩部、胸部、二头肌和上背部肌群，也进行了测试[41, 62, 63]。

选取哪种方法取决于评估者所提出的问题，当然也取决于评估工具的可用性。所有自主肌肉耐力测试方法都是高度可行的，并且具有良好的可靠性[44]。

（四）评估肢体肌肉耐力的替代方法

在进行动态或静态评估时，监测表面肌电图（monitoring surface electromyography，EMG）是量化 COPD 患者肌肉疲劳的另一种方法[32, 34]。然而，肌电图测量肌肉疲劳的可行性与临床适用性也令人质疑，因为该设备需要专门的知识，而且该过程比标准方法耗时更长。与静态和动态测试方案相比，并不确定肌电图是否能提供更多的信息[64]。

八、干预对 COPD 患者肢体肌肉功能的影响

（一）运动训练

PR 是一种多学科综合性的方法，用以改善 COPD 患者的自我管理、最大限度减轻症状负担、优化功能状态并增加患者在 ADL 中的参与度[65]。尽管 PR 的内容可能因医疗体系、资源、人员或环境等因素而异，但个体化定制的运动训练是 PR 的基石[65, 66]。PR 中的运动训练是改善肢体肌肉力量和耐力的最佳方法[65]。COPD 患者的"传统"锻炼方式包括有氧 / 耐力训练和力量 / 抗阻训练，以及这两种训练方式的组合[2, 65, 67]。连续或间歇有氧训练可提高肌肉的氧化能力[68]，而特定的抗阻训练比全身有氧训练有更大的潜力来改善肌肉质量、力量和功能[69, 70]。

（二）呼吸康复中的耐力 / 有氧训练

COPD 患者最常见的运动方式是有氧训练。这种训练方式最主要的目的是提高有氧运动能力，因为有氧运动是许多日常任务的一部分，并且可以改善身体与健康状态。用于指导健康受试者进行有氧训练的一般指导原则也同样适用于呼吸功能受损的患者。训练的频率，持续时间和强度都非常重要。尽管 COPD 患者训练的最佳强度仍有争议，但与低强度（低于 50% 最大功率）训练相比，高强度（高于 60% 最大功率）训练可获得更大的生理和肌肉训练反应，而且次最大运

动耐量有更大的改善[71, 72]。通常建议有氧训练每周三次，每次 20～30min，训练 8～12 周。但是，与低强度运动方案相比，高强度训练方案所获得的额外的生理学获益并不一定使其生活质量得到额外提高[72]，另外并非所有患者都可以实现高强度的训练目标[73]。因此，训练强度应该根据个体需求而定。在功能障碍最严重的患者中，采用间歇训练，将 2～3min 的高强度运动与低强度运动结合，或者甚至与休息时间相结合，或许可以使得患者达到足够的训练刺激[74, 75]。在最近的 ATS/ERS 声明中总结了连续和间歇耐力训练的最佳特点[65]。

对有氧运动的主要生理反应包括心血管和肢体肌肉系统的结构变化；这说明运输和利用氧气的能力以及运动能力的改善。采用间歇或恒定负荷方式进行有氧运动，都会增加所有类型肌纤维的横截面积[68, 76–78]，并减少股四头肌中Ⅱx 型肌纤维的比例[68, 77, 78]。COPD 患者进行有氧训练方案之后也观察到了代谢的适应性变化，如股四头肌氧化能力的提高，以及运动诱导乳酸生成的减少[2, 68, 77]。在功能上，也发现 COPD 患者在有氧训练后肌肉力量和耐力一致改善[67, 69, 70, 79–85]。PR 后可以观察到所有这些正面的适应性改变，这些改变有助于提高运动耐力，减少呼吸困难和腿部疲劳感，并改善 HRQL[65, 66, 86]。

（三）肌肉抗阻训练

抗阻训练应包括 2～4 组训练，每组 6～12 次重复，强度为 1RM 的 50%～85%，每周进行 2～3 天[65, 87]。但是，考虑到肢体肌肉功能障碍在不同患者之间的差异，而且功能障碍不仅包括肌肉无力，也包括肌肉耐力下降和（或）肌肉易疲劳性增高，因此，针对患者特定需求制订肌肉训练方案是非常重要的。使用相对大的重量（1RM 的 60%～70%）和低重复次数（通常重复 8～15

次）的抗阻训练方案，预计会对肌肉质量和力量产生更大的作用[88, 89]。相比之下，通过使用低重量（1RM 的 45%～65%）和高重复（通常重复 15～25 次）的训练策略，可以最大限度地改善肌肉耐力和对肌肉疲劳的抵抗力。美国运动医学院（American College of Sports Medicine，ACSM）已对特定的力量训练方案的特点进行了系统综述[90]。

关于抗阻训练对 COPD 患者固有肌肉变化影响的研究很少[91]。对于全身肌肉质量正常的中度 COPD 患者，抗阻训练可增强肌肉 IGF–1、肌肉 IGF 系统及肌源性调节因子其他成分的表达[92]。COPD 患者经过抗阻训练后，大腿中段肌肉横截面积增加，卫星细胞（可维持肌肉质量并有助于肌纤维再生）的炎症反应和刺激减弱[93]。

从三个系统综述[88, 94, 95]研究结果汇总来看，使用自由重量或运动器材对 COPD 患者进行严格抗阻训练是可行的。据报道，患者依从性很高，很少有与干预措施相关的不良事件。抗阻训练的耐受性优于有氧训练，因为它可以减少运动引起的呼吸困难，使得更多的患者达到目标运动强度，从而优化训练效果。

在功能上，单独进行抗阻运动或与全身有氧运动相结合，都有助于改善 COPD 患者的肌肉力量与耐力[69, 70, 80, 88, 94–98]，而且与仅进行有氧训练或将抗阻训练加入有氧训练方案相比，进行抗阻训练可以对肌肉力量产生更大的作用[65, 85, 95, 98]。值得注意的是，与有氧训练相比，抗阻训练所引起的肌肉功能改善可以使一些日常活动表现更好[88]，并使 HRQL 得到更大改善[70, 99]。

肢体肌肉功能可能因病情加重以及住院而受损，可以在病情加重期间进行一些预防或抑制肌肉功能受损的干预措施[49, 66, 91]。住院期间开始抗阻训练或许可以防止肢体肌肉功能进一步退化。一项研究表明，在住院期间开始运动训练干预，可以增加患者出院时的股四头肌力量和 6MWD[91]。这与肌肉中更好的合成代谢 / 分解代谢平衡有关[91]。而且，出院 1 个月后，在病情加重期间接受训练的那一组患者，功能状态和肌肉力量保持得更好[91]。尽管抗阻训练对 COPD 患者肌肉质量和力量的短期效果是公认的，但单独进行抗阻训练的长期效果和与居家维持训练的可持续性仍有待明确[100]。

（四）神经肌肉电刺激训练

在过去十年，神经肌肉电刺激（neuromuscular electrical stimulation，NMES）作为一种新的康复方法引起了临床工作者的兴趣。对于晚期 COPD 患者，NMES 由于对通气需求和呼吸困难的影响小，所以是提高患者体适能的有前景的替代手段。尽管有必要明确最佳刺激参数（频率、强度和刺激的持续时间），但经皮 NMES 更适用于体适能严重下降或卧床 COPD 患者[101-103]。COPD 患者接受 NMES 治疗后，可以观察到大腿中部肌肉和 Ⅱ 型肌纤维横截面积增加、Ⅰ 型肌纤维横截面积减少、支持 Ⅰ 型肌纤维的纤维类型分布改变、肌肉氧化应激的减少以及更好的合成代谢 / 分解代谢平衡[103-105]。从功能的角度看，在 COPD 患者接受 NMES 治疗后最一致的发现是，与对照组相比，其股四头肌力量和耐力提高了 20%～30%[103, 106-108]。近期发现，NMES 治疗后患者步行距离的增幅与肌肉力量的增强和承受更高强度刺激的能力有关。似乎还存在某个 NMES 强度阈值，低于该阈值则获益的可能性降低[103]。

（五）药物干预以改善肌肉功能

已测试了几种促合成代谢药物来改善 COPD 患者的肌肉质量和功能。这些药物已被单独使用或与运动训练和（或）营养补充剂结合使用。它们可能会改善肌肉功能的多个方面，有时会提高运动能力[2]。但是，反映的幅度通常很小，且临床相关性并不确定。这些药物还存在不良作用，如致癌作用和雄性化作用，尤其是睾酮及其类似物，因此目前不建议将这些治疗手段应用于临床。

补充睾酮及其类似物能够改善肌肉力量和质量[109, 110]，但这并不一定转化为功能获益。在一项设计良好的队列研究中，对 47 名睾丸激素水平低的男性 COPD 患者补充睾酮或安慰剂，并进行有抗阻训练或无抗阻训练[111]。每周一次单独注射庚酸睾酮连续 10 周，可改善下肢肌肉力量和质量，其改善程度与单独进行抗阻训练相似。值得注意的是，在同时接受睾酮补充和抗阻训练的患者中，肌肉力量和质量的获益增加，这表明这两种干预措施有协同作用。在另一项研究中，与常规治疗相比，包括睾酮、营养补充剂以及耐力和力量训练等在内的多组分干预能有效改善运动表现和健康状况[112]。这项研究的难点在于，不能很有把握地将改善的程度仅仅归因于睾酮。

生长激素及其类似物[113, 114]、醋酸甲地孕酮[115]、肌酸[116]、左旋肉碱[117]、抗氧化剂[118, 119]、维生素 D[120]单独使用或与运动训练和生长素释放肽[121]结合使用均已在 COPD 患者中进行了研究。这些疗法的作用仍不确切，因为在大多数情况下，这些疗法的的作用不大，并且临床意义也不明确。因此，这些药物都不大可能纳入 COPD 患者的治疗方案，用以改善患者肢体肌肉功能障碍。

随着我们对 COPD[2] 和其他慢性疾病中肢体肌肉功能障碍产生相关分子机制理解的深入，可能会发现一些新的分子，这些分子靶向与肌肉质量或功能相关的特定分子通道，并提供比现有合成代谢药物更好的治疗效果。近期一项初步研究就是一个有前景的例证，该研究对 COPD 患者中的 bimagrumab（一种人类单克隆抗体，阻断负调节肌肉质量的激活素 Ⅱ 受体及其下游通路）进行了评估[122]。研究发现该单克隆抗体可促进肌肉生长，但这并未转化为对肌肉功能有意义的改善。在这项研究中，合成代谢药物刺激是单独使用的，没有任何运动干预。现有文献支持以下观点：COPD 的合成代谢药物疗法的未来在于将它们与运动训练紧密结合，以最大化获益，并使其转化为临床和功能水平上的获益[111]。

九、总结

骨骼肌功能障碍是慢性呼吸系统疾病患者的全身表现，以肌肉力量和（或）耐力受损为特征。它表现为 Ⅰ 型肌纤维萎缩，以及耐力和力量的下降。在一些情况下，患者表现为明显的肌肉减少症。通常情况下，下肢骨骼肌功能障碍比上肢更明显，并且呼吸肌通常不受影响。病情加重和住院是肌肉退化自然病程的转折点，因为它们对骨骼肌功能有普遍影响。实际上，肌肉功能障碍也是患者病情频繁加重的特征。肌肉功能障碍的主要机制是废用，但也涉及其他一些因素和生物学机制，包括氧化应激增强、药物、缺氧、高碳酸血症、营养、烟草以及激素缺乏。

临床上有多种评估肌肉功能障碍的方法。首先，我们可以通过人体测量法、更精确的生物电阻抗法或成熟的双能 X 线吸收法测量 FFM。还可以通过计算机断层扫描或磁共振成像测量可测肌肉的横截面积，也可以通过超声测量肌肉（特别是膈肌）厚度，间接获取 FFM。另外，我们可以通过不同的自主或非自主方法来评估肌肉静态和动态的力量与耐力。

慢性呼吸系统疾病患者的肌肉功能障碍是可治疗的。最有效的方法是耐力训练，特别是联合营养咨询或营养补充的 PR 项目。部分患者能够从力量训练和电刺激等其他训练方式获益。药物干预如合成代谢药物联合 PR，其附加效果尚不确定。关于分子靶向通道的新方法正在研发之中，但尚处于研究的早期阶段。

慢性呼吸系统疾病患者的焦虑和抑郁

Anxiety and depression in patients with chronic respiratory disease

Abebaw Mengistu Yohannes　著

第 11 章

要　点

◆ 超过 40% 的 COPD 患者存在抑郁和焦虑症状，需要进行医疗干预。

◆ 抑郁和焦虑与生活质量下降、疾病负担增加、医疗使用加重和过早死亡均有关。

◆ 呼吸康复至少在短期内是一种有希望减轻抑郁和焦虑症状的干预措施，但长期疗效需要进一步研究。

◆ 认知行为疗法可有效治疗 COPD 患者的抑郁和焦虑症状，但长期获益尚不清楚。

◆ 慢性呼吸系统疾病的抑郁和焦虑的治疗应采取综合治疗的方法，包括非药物治疗和药物治疗。

◆ 应将协作医疗模式（collaborative care model，CoCM）纳入以患者为中心的慢性呼吸系统疾病综合管理的一部分。

一、概述

慢性呼吸系统疾病很常见且表型多样。慢性阻塞性疾病包括 COPD、支气管哮喘、支气管扩张和囊性纤维化；限制性疾病包括胸廓受限、神经肌肉疾病和肺实质疾病，如 IPF 和结节病[1]。慢性呼吸系统疾病常见的临床特点有咳嗽、劳力性呼吸困难、过度疲劳和非预期的频繁急性加重，导致需要急诊或住院治疗。此外，每天应对疾病的沮丧和无力，以及挥之不去的呼吸困难症状，可能会增加个体并发精神症状的风险，例如，焦虑症和抑郁症。这些症状通常与活动受限

的增加、持续的紧张的环境、社会交往的减少以及自己喜爱的娱乐活动的丧失有关。

关于治疗慢性呼吸系统疾病患者的抑郁和焦虑情绪的干预措施的证据越来越多。本章节我们重点介绍应用于 COPD 患者中的焦虑抑郁的发现和治疗策略，通常也适用于其他慢性呼吸系统疾病患者。焦虑或抑郁症状的存在导致身体受损、社会交往受限、对照护者依赖、生活质量下降以及造成巨大的社会经济负担，包括较高的医疗使用和工作缺勤[2,3]。

目前的文献表明，20% 的成年人存在抑郁和焦虑，并且仍然是美国疾病负担的主要原因之

一[4]。2013 年，美国在所有年龄段的精神健康问题患者身上花费的医疗费用约为每年 890 亿美元[4]。一项系统综述研究表明，超过 40% 的 COPD 患者患有抑郁症，严重影响了他们的日常生活[5]。若精神健康问题未被发现或未得到治疗，会逐渐侵蚀个人抗病的能力，造成自卑，降低对医疗的依从性，社会交往减少，孤独感增加，对照护者依赖以及干扰日常活动[2, 3, 5]。抑郁症与 COPD 患者的医疗使用增加和死亡率过高有关[6, 7, 9, 10]。

本节未包括部分严重精神疾病，如精神分裂症。此类疾病需要大量的精神病学和心理健康的投入（如心理学、社会工作）来进行管理。

本节的内容主要包括：首先，概述 COPD 患者合并抑郁和焦虑的病理生理学和影响，以及这些症状与相关临床标志物的联系。其次，探讨抑郁和焦虑干预的障碍。再次，评估了如 PR、心理治疗、抗抑郁药物治疗和联合治疗等干预措施的有效性。最后，本节以简洁的临床建议来改善这一患者群体的医疗管理。

二、抑郁

抑郁是一种严重的、普遍存在的影响日常活动的症状，表现为情绪低落、过度疲劳和对爱好失去兴趣[11]。这些症状在慢性呼吸系统疾病患者中不易识别，因为抑郁多与持续的呼吸困难和因严重呼吸障碍导致的运动耐量下降合并存在。未被发现的抑郁症状会逐渐削弱个人应对疾病的能力，并进一步影响他们与家人和朋友的社会关系。

抑郁症和 COPD 之间的病因学关系尚不完全清楚。引起抑郁症的危险因素是多方面的，包括遗传易感性、社会因素（如社会经济状况不佳）、行为因素（如吸烟和过度饮酒）、生物化学功能障碍（如神经递质失衡）、系统性炎症（如白细胞介素 –6）、高压事件和失去爱人（如亲人、朋友）[2, 3, 5–8]。因此，抑郁症的诊断需要医生或其

他具有精神卫生专业知识的医疗专业人员对患者进行全面的临床评估。临床确诊抑郁症必须是在过去 2 周内出现 5 种或以上的特定症状。必须出现以下两种主要症状之一：快感缺乏（对以前喜欢的活动缺乏兴趣）；情绪低落。除了主要症状外，伴有以下 3 种或以上症状：失眠、过度内疚、自我价值感缺失、精力不足、注意力不集中或思考能力下降、自杀倾向或体重变化（增加或者减轻）[11]。

有许多抑郁筛查工具常用于 COPD 患者，包括用于诊断抑郁症的患者健康问卷（patient health questionnaire，PHQ-9）[12] 和用于筛查抑郁症的 PHQ-2[13]，医院焦虑抑郁量表（hospital anxiety depression scale–depression，HAD-D）[14]、贝克抑郁量表（Beck depression inventory，BDI）[15]、流调中心用抑郁量表（center for epidemiologic studies depression scale，CES-D）[16]、简明抑郁程度评价卡（brief assessment depression rating cards，BASDEC）[17]、抑郁焦虑压力量表 – 抑郁[18]。表 11-1 汇总了这些筛查工具的心理测量特征。常用的评估包括慢性呼吸系统疾病在内的慢性疾病患者的抑郁严重程度的临床工具有：蒙哥马利 – 艾森贝格抑郁量表（Montgomery Asberg rating scale，MADRS），包含 10 项，每项得分为 0～6 分，最高分 60 分[19]。MADRS 将抑郁分为四类：正常（0～6）、轻度（7～18）、中度（19～34）和重度 >35。汉密尔顿抑郁量表（Hamilton depression rating scale，HDRS）用于评估抑郁的严重程度和干预后抑郁症状的变化[20]。共有 17 个项目，每项得分 0～4 分，最高分 68 分。0～7 分正常，>20 分为中度严重，需要医疗干预，如抗抑郁药物治疗或认知行为疗法[20]。

（一）抑郁症的患病率和相关性

COPD 患者并存抑郁的患病率为 40%[5]，且

表 11-1　评估 COPD 患者抑郁的筛查工具

量　表	项目数（得分范围）	得分选项	时间（min）	方　法	时间（d）	Cuttoff 值	MCID	是否对 PR 或 CBT 反应
HADS–D[12]	7（0–21）	0–3	2–5	自评	7	HAD ≥ 8	1.5	是
PHQ–9[13]	9（0–27）	0–3		自评或他评	14	PHQ–9 ≥ 10	5	是
PHQ–2[14]	2（0–2）	2	1	自评或他评	1	PHQ–2=2	N/E	N/E
CES–D[15]	20（0–60）	0–3	5–10	自评或他评	7	CES–D ≥ 16	N/E	N/E
BDI[16]	21（0–63）	0–3	5	自评或他评	21	BDI ≥ 19	5	是
BASDEC[17]	19（0–21）	是或否（1，0）不知道（0.5）	4	使用卡片他评	14	BASDEC ≥ 7	2	是
DASS–D[18]	20（0–60）	0–3	5–10	自评或他评	7	DASS–D ≥ 9	5.4	是

BASDEC. 简明抑郁程度评价卡；BDI. 贝克抑郁量表；CES–D. 流调中心用抑郁量表；HADS–D. 医院焦虑抑郁量表；DASS–D. 抑郁焦虑压力量表 – 抑郁；MCID. 最小临床重要差异；PHQ–9.
患者健康问卷 –9；N/E. 未查

常合并其他形式的精神病症，包括焦虑症和惊恐[21]。患有 COPD 的人自杀风险几乎翻倍，并降低了生存率[22]。COPD 患者出现抑郁症状风险比年龄相当的健康对照组高 69%[23]。此外，未经治疗的抑郁症患者医疗和康复依从性差、住院次数增加、住院时间长、预后不良和过早死亡[5, 21, 22]。最近的一项纵向研究报告表明，1/4 的 COPD 患者有长期的抑郁症状，需要医疗干预。在随访中发现，有 7% 的患者新出现了抑郁症。根据 6MWD 的测试显示，持续性或新发抑郁症患者病情加重出现更多，运动能力降低更多[24]。

抑郁与 COPD 患者 30 天和 90 天的再住院率升高有关[6, 7]。影响 COPD 急性加重患者再入院的因素有很多，包括社会经济地位差、受教育程度低、自尊心弱、机体功能障碍、焦虑、缺乏社会支持和生活质量低。COPD 合并抑郁的患者再入院的可能性是没有抑郁患者的 3 倍，医疗依从性差，包括未能完成 PR 项目[25, 26]。男性 COPD 患者中，COPD 增加抑郁风险和抑郁增加 83% 的死亡风险存在双向关系[23]。

（二）抑郁症的病理生理

迄今为止，尚无明确的机制描述抑郁症与 COPD 之间的关系。COPD 患者抑郁症状的病程是不可预测的，并且对治疗方式（如抗抑郁药）的反应不一致，这在一定程度上解释了为什么缺乏确切的机制[27]。然而，来自现有的观察研究和 RCT 表明，抑郁症的发生可能与生理的限制（如肺功能严重受损），身体功能障碍增加（如与劳力程度不成比例的严重呼吸困难），社会交往减少（如严重呼吸功能障碍而足不出户），行为因素（如主动吸烟和（或）不活动的生活方式），社会经济地位较低相关联[5, 23-26]。吸烟和抑郁之间也存在双向关系。伴随抑郁症状的 COPD 患者很可能通过吸烟来得以放松，把吸烟当成了习惯，同时吸烟是失去希望的表现，所有这些都易导致进一步的呼吸障碍。相反地，吸烟直接激活烟碱乙酰胆碱受体，触发肺部局部炎症反应，从而在循环中连续激活与 COPD 患者抑郁相关的炎症标志物（如白细胞介素 –6）[28, 29]。

其他的文献表明抑郁症可能是由生物化学功能障碍引起的。例如，血清素（5- 羟色胺，5-hydoxytryptamine，5HT）是一种强大的神经递质，其在中枢神经系统中的水平与情绪障碍密切相关[30]。已证实 5HT 的水平下降与吸烟相关的疾病和抑郁症有关[31-32]。血浆中 5HT 的水平与 COPD 患者抑郁严重程度之间存在正相关关系，这表明 5HT 是检测 COPD 患者抑郁的潜在生物标志物[33, 34]。其他研究还指出单胺类缺乏假说（monoamine deficiency hypothesis，MDH）和下丘脑 – 垂体轴（hypothalamic–pituitary axis，HPA）失调是抑郁症的潜在基础[35]，尽管这种相关性尚未被证实是 COPD 患者抑郁症的基础。

三、焦虑

焦虑是一种对危险或紧张情况的预期性忧虑，与过度烦躁的情绪或紧张的躯体症状相关。焦虑症在 COPD 患者中很常见。焦虑症状包括躁动不安、注意力不集中、肌肉紧张、疲劳、易怒和睡眠障碍。焦虑与 COPD 功能障碍加重、恐慌发作、急性加重、频繁住院、PR 反应差、完成率低以及 QoL 下降有关[36-38]。目前尚不清楚为什么合并焦虑的 COPD 患者可能有更大的加重风险。

焦虑可能伴有恐慌，其特征是躯体症状的突然发作，包括呼吸困难、胸痛和颤抖的感觉，以及包括强烈的恐惧和冷漠的心理症状。伴随焦虑症状的 COPD 患者可能通过口呼吸和过度通气进行代偿[36]，这会使血液中的二氧化碳分压降低，导致脑血管收缩，并进一步引起焦虑[39]。

焦虑、恐慌以及各种恐惧在广泛性焦虑障碍

（generalized anxiety disorder，GAD）的表现特征上可能是截然不同的。诊断 GAD 需要对患者进行全面的身体和临床评估。临床诊断包括对事件或活动的过度焦虑和担忧（预期焦虑），而影响工作或学习表现，而患者大多数时间处于这种状态，并且持续至少 6 个月。焦虑和忧虑症状必须与以下 6 种症状中的 3 种或以上有关：不安、易疲劳、注意力不集中、易怒、肌肉紧张和睡眠障碍，并且部分症状至少在过去 6 个月内一直存在[11]。

（一）焦虑的患病率和相关性

COPD 患者焦虑的患病率在门诊患者为 13%～46%，在住院患者为 10%～55%[37]。COPD 患者中，焦虑综合征的患病率差异很大，GAD 患病率为 6%～33%，恐慌症的患病率为 0%～41%（有或无广场恐惧症），特定恐惧症的患病率为 10%～27%，社交恐惧症的患病率为 5%～11%[37]。

患病率异质性是因为结果测量和研究设计不同。许多自我报告的焦虑量表可用于评估和筛查 COPD 患者，包括医院焦虑量表（hospital anxiety depression，HADS-A）[14]、抑郁焦虑压力量表 - 焦虑（depression anxiety stress scales-anxiety，

DASS-A）[20]、广泛性焦虑障碍量表（generalized anxiety disorder，GAD-7）和 GAD-2[40, 41]、贝克焦虑量表（Beck anxiety inventory，BAI）[42] 和呼吸系统疾病焦虑量表（anxiety inventory respiratory disease scale，AIR）[43]。相关的工具、心理测量特征见表 11-2。

Cuttoff 值的范围也不一致。例如，使用 HADS-A 对 COPD 患者的焦虑患病率进行研究，使用的 Cuttoff 值为 8～11[44, 45]，这可能限制了对更广泛 COPD 人群调查结果的普遍性。GAD-7、HADS-A 和 AIR 问卷的心理测量特征显示，这些量表作为筛查工具作用中等，这表明针对 COPD 患者群体，我们需要改进评价措施[46]。

（二）女性 COPD 患者与焦虑症的关系

许多研究报告表明，女性 COPD 患者的焦虑发生率高于普通人群，甚至高于男性 COPD 患者[47, 48]。Gudmundsson 等进行的一项多中心研究，共纳入 416 名患者，结果发现有 47% 的女性患有焦虑（HADS-A 总分 ≥ 8），而男性只有 34%[47]。据推测，女性可能更容易受到 COPD 对健康状况的负面影响，呼吸困难更严重，因此更容易出现

表 11-2　评估 COPD 患者焦虑的筛查工具

量　表	项目数（得分范围）	得分选项	时间（min）	方　法	时间（d）	Cuttoff 值	MCID	是否对 PR 或 CBT 反应
HADS-A[14]	7（0-21）	0-3	2-5	自评	7	HAD ≥ 8	1.5	是
GAD-7[40]	7（0-7）	0-3		自评		GAD > 5		是
GAD-2[41]	2（0-2）	2	1	自评	1	GAD-2=2	N/E	N/E
DASS-A[18]	20（0-60）	0-3	5-10	自评或他评	7	DASS-A ≥ 7	3.64	是
BAI[42]	21（0-63）	0-3	5	自评或他评	21	BAI ≥ 19	5	是
AIR[43]	10（0-30）	0-3	4	自评或他评	14	AIR ≥ 8	4.9	是

AIR. 呼吸系统疾病焦虑量表；BAI. 贝克焦虑量表；DASS-A. 抑郁焦虑压力量表 - 焦虑；HADS-A. 抑郁焦虑压力量表 - 焦虑；MCID. 最小临床重要差异；GAD. 广泛性焦虑障碍量表；N/E. 未查

焦虑和抑郁[49]。增加 COPD 女性患者焦虑风险的因素包括婚姻关系差、疾病应对策略不良、对呼吸症状的过度担心以及社会支持水平低[50, 51]。她们还可能出现自我效能差、功能受限严重和不良的健康行为，这会导致疾病管理差、疾病加重的风险增加[49-52]。

（三）焦虑症的病理生理

焦虑症在 COPD 患者中如何发展的确切机制尚不清楚。焦虑很可能反映了生理、心理和社会因素的综合作用。最近的影像学研究发现，呼吸困难所影响的大脑区域，同样可以被恐惧和焦虑的情绪激活[53, 54]，这个研究支持了焦虑、呼吸困难症和增加呼吸感觉的神经机制之间存在共同病因的观点[55]。焦虑和 COPD 会造成呼吸困难的恶性循环。呼吸困难的感觉可以引起恐慌和强烈的恐惧想法，这会使个体感到更焦虑，甚至无法呼吸[56]。

COPD 功能障碍为慢性的，进行性加重的本质会增加患者的焦虑感。急性加重和住院治疗增加患者及其家人的压力和焦虑。此外，没有朋友以及长期抑郁也会导致焦虑加剧，尤其是当与吸烟等社会行为因素交织在一起时[55, 57]。

四、COPD 患者抑郁和焦虑管理的困难

抑郁症、焦虑症和 COPD 之间重叠的生理和呼吸相关症状给诊断带来了挑战[2-5]。这些症状包括快感缺乏、睡眠问题、压力、绝望和疲劳。由于患者表达自己的症状有困难、对其症状的认识空白以及同时存在认知障碍，因此使得 COPD 患者的焦虑症诊断变得更加复杂[2-5, 57]。此外，耻辱感和害怕被家庭成员或社会排斥可能会阻碍患者寻求焦虑和抑郁的治疗[2-5, 56, 57]。并且，过劳的医疗专业人员并不常规使用有效的筛查工具对患者焦虑和抑郁进行评估[58]。另外，获得心理健康治疗的机会有限可能会延长功能障碍的长期

性[58]。一项研究显示 3/4 的 COPD 患者拒绝接受抗抑郁药物治疗，原因是担心成瘾、难以停药以及不良反应[26, 59]。这些众多的抑郁和焦虑管理障碍凸显了个体化医疗的需求，例如与患者互动的病例管理者，解释 COPD 和伴随的焦虑症的情况，并促进医疗依从性，这是 CoCM 的一部分。这增加了患者的参与度，从而给患者带来更好的医疗体验、满意度以及改善患者的预后。

五、COPD 患者抑郁和焦虑的治疗

由于相当大比例的 COPD 患者同时存在抑郁和焦虑，因此需要综合心理、生理和社会因素的多模式治疗策略。

（一）呼吸康复

PR 是慢性呼吸系统疾病患者康复的基础。PR 的定义是"在全面评估的基础上进行综合干预，然后量身定制治疗方案，包括但不限于运动训练、教育和行为改变，旨在改善慢性呼吸系统疾病患者的身体和心理状况，并促进长期的健康行为"[60]。PR 能够改善肢体肌肉功能、运动能力、生活质量和自我效能，并减少慢性呼吸系统疾病患者的焦虑和抑郁症状以及医疗使用[60]。

一项纳入 557 名临床症状严重的 COPD 患者的前瞻性非对照研究中，参与者参加了为期 8 周的 PR 项目，结果表明，PR 减轻了抑郁、焦虑、压力和呼吸困难，并提高了运动能力和 QoL[18]。心理健康的改善与呼吸困难的减轻有关。但这项研究没有评估 PR 在减轻焦虑和抑郁症状方面的长期效果。

在一项系统综述中[61]，共 3 个 RCT，纳入 269 名 COPD 患者，结果显示：与常规治疗组相比（有或无教育），PR 降低了短期抑郁和焦虑，也改善了 HRQL。Emery 等证明，与教育和压力管理相比，10 周的运动、教育和压力管理干预对

降低 COPD 患者的抑郁和焦虑感有效[62]。然而，这三个试验显示出的疗效差别很大。此外，PR 维持项目的有效性以及长期获益的确定性仍是未知的。针对医疗使用指标的更大、更同质的研究将有助于优化 PR 干预。

呼吸康复的退出率

尽管 PR 的获益被证实，但仍有 25%～43% 参与者退出[43, 63-65]。导致患者退出的因素有身体功能障碍、心理疾病和社会因素（表 11-3）。与完成者相比，未完成者的运动能力较低（通过 ISWT 测量），呼吸困难和焦虑症状较明显[43]。Logistic 回归显示，焦虑症状严重与从 PR 中退出有关。有趣的是，基线时存在焦虑症状的 COPD 患者只有 1/3 对 PR 有反应，这意味着长期存在焦虑与退出有关。对于有焦虑的患者，PR 和心理治疗相结合将会有所帮助。此外，医疗专业人员应鼓励参与者了解 PR 的积极方面，例如参与 PR 项目是改善的机会，PR 是安全的，是多学科

表 11-3 慢性呼吸系统疾病患者退出 PR 的原因[43, 63-65]

生理和心理因素
• 肺功能损害的严重程度
• 急性加重
• 严重的呼吸困难
• 焦虑
• 抑郁
• 自我效能差
• 压力事件
• 身体功能障碍加重

社会心理和人口统计学因素
• 缺乏交通工具
• 到达 PR 距离
• 女性
• 年龄小
• 教育程度低
• 吸烟
• 独自生活
• 缺乏进步和社会因素

参与的。另外，抑郁或焦虑的 COPD 患者往往缺乏坚持运动和其他活动的动力和精力。因此，建议精神病学家或心理学家在 PR 中成为支持患者的角色是值得努力的，另外还要考虑 PR 训练的地点，需要靠近社区体育馆和（或）公共交通，并要考虑是否有志愿者支持[63, 65]。

（二）行为疗法

行为疗法是描述治疗精神健康问题（如抑郁、焦虑、恐慌和恐惧）的各种疗法的综合术语。行为疗法包括认知行为疗法（cognitive behavioural therapy，CBT）、咨询、冥想和瑜伽，以及放松练习和自我管理。CBT 专门针对导致患者过度担忧、焦虑和抑郁情绪的思维过程和信念。多项研究表明，CBT 可有效治疗 COPD 患者的焦虑和抑郁症状[66-68]。

一项为期 8 周的 RCT，Kunik 团队比较了 CBT 与教育对 COPD 患者焦虑、抑郁和 QoL 的影响[66]。每周 1h 的小组 CBT 课程采用一种专注于焦虑和抑郁的形式，旨在提高患者的应对技巧。具体技巧包括放松、减少回避焦虑、调整思想、解决问题和管理睡眠，以及复习技能。每周的小组教育包括 45min 的讲座和 15min 的讨论。教育内容包括呼吸策略和气道管理、肺部疾病的病理生理学、药物使用（包括氧疗）、脱离环境刺激物、营养、运动、戒烟和临终计划。在 8 周和 12 个月的随访中，这两种干预都减少了焦虑和抑郁。此外，基线存在抑郁和焦虑的 COPD 患者 1/3 未能完成 8 周的 CBT 或教育课程。

Hynnien 等将伴有高度焦虑和抑郁症状的 COPD 患者，分为两组，CBT 治疗组，每周 2h，共 7 周，人数为 25 人，常规治疗组，26 人。CBT 干预措施包括心理教育、放松、认知疗法（例如，识别和挑战抑郁的思维方式或焦虑相关的思想，以支持更多的功能性思维方式）、行为

激活技术（例如，识别消极行为，并以愉悦的活动替代它，从而增强掌握的感觉），恐惧暴露（例如，通过对引起焦虑的情况和活动进行分级暴露来替代回避，从而提高耐受力并减少焦虑）以及睡眠管理技能。与对照组相比，CBT 导致抑郁症和焦虑症均有显著改善，随访 8 个月后得以保持。与对照组相比，CBT 组抑郁和焦虑均有显著改善，且随访 8 个月后改善仍能够保持。

Heslop-Marshall 与同事做了一项研究，对有焦虑症状的 COPD 患者，比较由呼吸专业护士提供的简单 CBT（4 节干预课程）或采用自我帮助手册。4 节简单的 CBT 课程可有效缓解临床上有意义的焦虑症状，并在 1 年内持续获益[68]。此外，他们还证明了，在经济方面，CBT 减少了急诊和住院治疗所带来的经济负担[68]。但是，在长期随访中，CBT 组受试者的抑郁症状并未减轻。

一项 Cochrane 综述，回顾了在门诊进行的 3 项 RCT 研究，对男性为主的 COPD 患者比较了 CBT 与常规治疗[69]。结果表明 CBT 在改善 COPD 患者焦虑方面的证据质量不高。但是，最近的一项 Cochrane 系统综述，包括了 13 项 RCT 研究，共 1500 名患者，是关于 CBT 在慢性呼吸系统疾病患者中的疗效[70]，结论是使用 CBT 的心理治疗可能对减轻抑郁症状有效[70]。但作者也强调了由于研究的异质性，所以效应量较小，证据质量较低。

（三）药物治疗

抗抑郁药物对治疗慢性疾病患者的临床抑郁症是有效的[71]，国际指南推荐使用抗抑郁药物治疗重度抑郁症，特别是患有慢性疾病的老年人。英国国家卫生和临床技术优化研究所（National Institute for Health and Care Excellence，NICE）指南推荐使用选择性 5-HT 再摄取抑制剂作为三环抗抑郁药的一线治疗药物，因为它们在抑郁症治疗中的安全性较高[72]。然而，Yohannes 和

Alexopoulos 的系统综述显示，抗抑郁药在治疗 COPD 患者的重度抑郁症中并没有决定性作用[73]。无法证明疗效的部分原因是样本量小且缺乏对照研究设计。而且，由于暂时的副作用，包括口干、视物模糊、恶心和呕吐、焦虑、头晕、过度疲劳和镇静，有大量 COPD 患者未完成药物治疗干预[73]。此外，一些患者没有认识到抗抑郁药物治疗的价值，缺乏相关知识，并担心受到歧视。在其他情绪障碍的研究中，类似的观察结果也表明了，疾病误解和患者教育不充分是阻碍受试者参与和成功完成临床试验的障碍。因此，简单地提供抗抑郁药并不是解决问题的办法，而协作医疗方式将有可能克服这些障碍。这种方式包括病例管理者向患者解释为什么合并抑郁症需要治疗，解决患者的担忧，并在干预期间和干预后为患者提供支持。1995 年发表的一项前瞻性研究表明，"多方面干预措施，包括由基层医疗医生和咨询精神科医生进行的抑郁症协作管理，深入的患者教育以及对持续服用抗抑郁药的监测，可以改善重度和轻度抑郁症患者抗抑郁治疗的依从性"[74]。

（四）协作式医疗

抑郁症治疗的协作式医疗模式（collaborative care model，CoCM）包括规划，跨学科医疗团队的参与，以及提供以患者为中心的干预措施所需的基础设施和医疗资源。基于精神疾病治疗的挑战和障碍，"改善情绪促进协同治疗"（improving mood promoting access to collaborative treatment，IMPACT）试验是一项针对晚期抑郁症的随机对照试验[75]。参与治疗的患者可以获得基层医疗医生、抑郁症病例管理者和精神病医生长达 12 个月的治疗。病例管理者提供教育、治疗管理，并对患者基层医疗医生开具的抗抑郁药物和对抑郁症进行简单的心理治疗均给予支持帮助[76]。与常规治疗组相比，干预组在减轻抑郁症状、对照

料的满意度、功能活动和 QoL 方面有更大改善。CoCM 的多样化内容通常包括对患者照料、结构化管理、规律的患者随访和专业化沟通的多样化[74-76]。CoCM 克服了重要的挑战，并提供了询问患者关于其行为和行动的机会，通常由病例管理者或医疗专业人员来支持和鼓励患者坚持其处方药物和康复项目。CoCM 在治疗合并焦虑和抑郁的其他慢性疾病的老年患者具有成本效益[77-79]。因此，未来的研究应该重复验证 CoCM 在合并抑郁和（或）焦虑的 COPD 患者中的作用。与此同时，加入 CoCM 似乎是治疗合并重度抑郁和焦虑的慢性呼吸系统疾病患者的最佳策略，如病案分析 11-1 所示。

病案分析 11-1

Patrick 先生，79 岁，COPD 病史 30 年，FEV_1 占预计值的 40%。在过去 12 个月中，他曾 6 次住院，3 次急诊就医。既往史有严重抑郁、焦虑、恐慌、慢性心力衰竭和骨关节炎。他反复经历急性抑郁发作，持续 2 周，包括精神不振，感觉绝望，有自杀想法但没有尝试自杀。吸烟史 25 年，每日两包，独自生活，偶尔在社交聚会时饮酒。门诊就诊时，Patrick 先生表示其情绪低落、对愉快的活动失去兴趣、感到疲劳、绝望、对生活感到厌倦。Patrick 先生很焦虑，他担心自己严重的呼吸困难和过度疲乏。

可能导致 Patrick 先生死亡的因素包括治疗不当、反复出现的抑郁症状和持续吸烟。通过详细的体格检查、心理评估和精神科会诊得到准确的诊断和适当的、全面的治疗计划。考虑到他严重的呼吸功能障碍和抑郁，理想的 CoCM 应包括 CBT（包括行为疗法和戒烟）、通过药物治疗（抗抑郁药物）来稳定他的情绪，自我管理（如 PA 和步行训练）和个体化干预和问题解决疗法（如如何管理压力事件的负面影响）[75, 76, 80, 81]。精神病学家、病例管理者、胸科医生和基层医疗医生之间的密切合作将优化 Patrick 先生使用 CoCM 在 COPD 和抑郁症治疗中获益。

六、临床建议

- 包括严重 COPD 在内的慢性呼吸系统疾病会导致患者功能障碍，频繁急性发作，需要住院和急诊就医。因此患者会出现抑郁和焦虑的痛苦症状以及对照护者的依赖。这些加速了患者健康状况的恶化，并加重了呼吸系统症状，增加了医疗卫生系统的疾病负担。

- 采用有效的抑郁和焦虑筛查工具对慢性呼吸系统疾病患者进行定期筛查非常有用，特别是在发生诸如失去亲人或住院等压力事件之后。筛查是检测和治疗慢性呼吸系统疾病患者焦虑和抑郁的最有效策略。

- PR 和 CBT 至少在短期内有助于改善 COPD 患者的呼吸困难、焦虑和抑郁。因此，应作为合并轻至中度焦虑和（或）抑郁的慢性呼吸系统疾病患者的首选治疗方法。

- COPD 患者出现中至重度抑郁时，管理策略包括积极咨询精神病学团队以确定诊断和指导治疗，由病例管理者接受精神健康培训，以解决治疗相关问题，识别阻碍因素和促进因素，协调多种治疗策略，并通过长期随访认识到患者和家人的需求。

七、总结

慢性呼吸系统疾病患者常并发焦虑和抑郁，因为相似的因素与慢性呼吸系统疾病密切相关联，如社会经济地位低、心理和行为因素（如抽烟）。对于 COPD 患者，未治疗的抑郁和焦虑尤其令人痛苦。一种多模式的治疗方法（如 CoCM）可以中断抑郁症和焦虑症与额外的医疗负担之间的关联，似乎是最合适的方法，但还需要进一步的大样本 RCT 研究以确认。

第12章

呼吸困难

Dyspnoea

Pierantonio Laveneziana　　Donald A. Mahler　著

> **要　点**
> - 呼吸困难是一种主观的呼吸不适体验，由性质不同的感觉组成，强度各有不同。
> - 呼吸困难的机制是复杂和多因素的：这种症状没有特定的中枢或外周来源。
> - 有效管理劳力性呼吸困难仍然是医疗人员面临的一个重大挑战，试图改变慢性疾病的现代治疗策略仅有部分成功。
> - 呼吸康复是在呼吸困难、运动能力、健康相关生活质量和医疗使用方面带来实质性获益的主要干预措施之一。

一、概述

呼吸困难是一种复杂、多方面和高度个体化的感觉体验，其来源和机制尚不完全清楚。活动相关呼吸困难通常是心肺疾病患者寻求治疗的最早和最麻烦的主诉。随着疾病的进展，这种症状会持续恶化，导致患者避免活动，从而导致骨骼肌失能和生活质量下降。据估计，多达 1/4 普通人群和一半的重病患者受到呼吸困难的影响。已证实呼吸困难是比 FEV_1 更有效的 COPD 患者死亡率预测指标。对于转诊行运动测试的心脏病患者，呼吸困难是比心绞痛更有效的死亡率预测指标。对于居家老年人，呼吸困难与功能状况下降和心理健康状况恶化有关。另外呼吸困难也是久坐不动的成年人和 COPD 患者难以坚持运动锻炼

的一个因素。劳力性呼吸困难的有效管理仍然是医疗人员面临的主要挑战，而现代治疗策略的基础是尝试改变运动中呼吸困难的慢性生理机制，研究呼吸困难对呼吸系统疾病的影响，PR 中呼吸困难的评估，阐明 PR 对缓解呼吸困难的作用以及 PR 缓解呼吸困难的机制。

二、什么是呼吸困难？

呼吸是脑干延髓向呼吸肌发送电信号以控制呼吸频率和潮气量的一种无意识活动。这个不需要任何思考的自动过程通常每分钟发生 12～14 次。然而，呼吸也处于自主控制之下，因为大脑皮质可以指示人们"屏住呼吸"或快速深呼吸。

"呼吸困难（dyspnoea）"这个词来源于困难的（diffcult）和呼吸（pnoea）。这是一个医学词

汇，用来指一个人主诉"我觉得呼吸急促"。ATS 和 ERS 定义呼吸困难是一种"包括不同强度、不同性质的呼吸不适感的主观体验"[1, 2]。呼吸困难的三大特征是工作／劳力性呼吸困难、胸闷和吸气不足[1, 2]。简单地讲，呼吸困难提示呼吸系统和大脑之间的相互作用没有正常工作。

神经生物学模型或许可用来解释呼吸困难的感受[3]。简言之，刺激呼吸肌中的化学感受器、机械感受器和受体，导致传入冲动发送到脑干呼吸中枢，呼吸中枢评估呼吸系统的血气、酸碱和机械状态，自动调整呼吸[3]。两种常见的刺激：一是低氧血症，它激活颈动脉体（外周化学感受器）；二是肺过度充气，无论是静态还是动态都能激活肺和呼吸肌受体中的机械感受器。感受器呼吸输入的整合和处理发生在中枢神经系统（图12-1）。神经影像显示，前岛叶皮质、前扣带回、杏仁核、背外侧前额叶皮质和小脑在受到刺激时都被激活[4]。这一模型有助于理解 PR 是如何通过不同的机制有效缓解呼吸困难的[5]。

不同通路处理不同的呼吸感觉。为了了解呼吸困难的强度或感觉范围，来自呼吸肌受体的不同信息被传递到延髓，然后投射到下丘脑，从那里投射到初级和次级体感皮层[6, 7]，这被称为"分散处理"。对于不愉快的意识或来自情绪领域的呼吸困难，气道和肺受体激活的不同信息通过迷走神经传递到延髓，然后处理到杏仁核和丘脑内侧背区。这些投射上升到岛叶和扣带回，这是边缘系统的一部分，这被称为"情感处理"。然后，直接的脉冲通过膈神经和胸神经分别发送到控制呼吸频率和潮气量的膈肌和肋间肌。

呼吸困难的感觉是由于"呼吸需求"和"呼吸能力"之间的不平衡所导致，这被称为"神经机械分离"[1-3]。当然，呼吸系统疾病患者表现出许多不同的呼吸困难反应。"高感知者"自诉的评分高于基于客观数据的预期评分。而"低感知者"

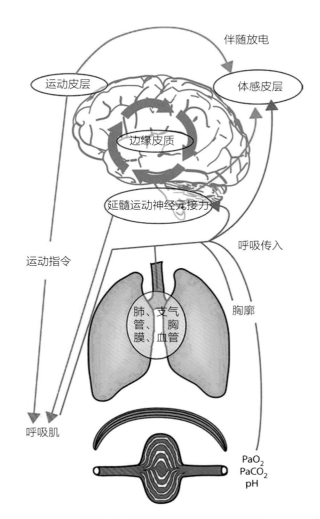

▲ 图 12-1 呼吸困难产生的综合机制

呼吸指令来自运动皮层和延髓的输入。这些指令在脊椎层面整合，并传送至呼吸系统的肌肉效应器。随后呼吸肌的激活将产生传入输入，并反馈给呼吸控制中心和体感皮层。将伴随放电与随后的传入反馈进行比较可能会出现失配，当由边缘皮质（也会受到记忆和环境的影响和调节）将负性情感感觉归因于这种不匹配时，就会出现呼吸困难 [经许可转载，引自 Laviolette L，Laveneziana P. *Eur Respir J.* 2014;43(6)：1750-62.]

尽管有严重的生理损伤，却几乎没有呼吸不适[8]。焦虑、恐慌和抑郁等心理因素也会影响呼吸困难的感觉[9, 10]。

呼吸系统受感觉神经元到中枢网络系统的兴奋性和抑制性神经肽持续调节[3]。内源性阿片样肽是一种抑制性神经肽，影响呼吸节律、调控呼吸困难的感觉。在临床研究中，与生理盐水相比，使用纳洛酮阻断阿片受体信号时，哮喘患者和 COPD 患者在不同的有害呼吸刺激（支气管收缩、运动和阻力负荷呼吸）下呼吸困难评分更高[11-13]。尽管尚未被证实，但其他的抑制性和（或）兴奋性神经肽也可能调控呼吸困难的感觉[14]。

三、呼吸困难对呼吸系统疾病患者的影响

大约 30% 的 65 岁及以上健康个体，在平地步行或爬坡时自诉呼吸困难[14]。老年人 30% 出现呼吸困难是多因素引起的，包括可能存在未诊断的心脏或呼吸系统疾病、体力活动减少、体适能降低以及 BMI 增加。对于没有已知心肺疾病的老年人，出现呼吸困难是死亡的一个强预测因素[15]，另外呼吸困难也是无论 FEV_1 水平高低的 COPD 患者[16]，和因疑似急性冠状动脉综合征而入院的胸痛患者[17] 死亡的预测因素。

在对来自欧洲 17 个国家的 2285 名 COPD 患者（$FEV_1 < 50\%$ 预计值）进行的电话访谈中，受访者表示早上呼吸困难最为严重[18]。将近一半的患者表示，"在早上醒来和（或）晚些时候"，包括起床、洗脸和穿衣时，呼吸困难是最严重的[18]。引起呼吸困难的日常活动包括上下楼梯（83%）、做繁重的家务（57%）、购物（43%）和进行体育运动或者其他兴趣爱好（36%）[18]。31% 的患者注意到他们的呼吸困难每天都发生变化，而 39% 的患者表示他们的呼吸困难每周有变化[18]。但有趣的是，超过一半的患者自诉，尽管呼吸困难加重，他们也没有改变自己的治疗方法[18]。

女性 COPD 患者比男性更多表述呼吸困难[19, 20]。例如，尽管肺功能相似且烟龄更短，但女性 COPD 患者主诉呼吸困难程度更严重[19]。De Torres 和同事[21] 比较了女性和男性各 53 名 COPD 患者，两组 FEV_1 占预计值百分比相同，采用 MRC 量表，女性报告的呼吸困难更严重，尽管她们吸烟较少。Di Marco 等[19] 研究发现，呼吸困难

与抑郁症的关系在女性中比在男性中更为密切。TORCH 的研究中观察到，与男性相比，女性更严重的呼吸困难也可能与女性 COPD 加重率比男性高出 25% 有关[22]。

呼吸困难是哮喘[23, 24]、COPD[25, 26]、间质性肺疾病[27, 28]、肺动脉高压[29, 31]、慢性心力衰竭[32] 和呼吸肌无力[33, 34] 患者的常见主诉。通常，只有当呼吸困难影响了他们日常活动（包括工作）时，患者才会求医。对于主诉呼吸困难，医疗专业人员往往关注该问题如何影响个体进行日常和娱乐活动的能力（症状影响）。而这种方法得到了各种指南和策略的支持，均强调评估呼吸困难与日常活动的关系，从而对患者进行分类[35-37]。

肥胖与呼吸困难患病率的增加有关[38, 39]。Zutler 等[39] 指出，肥胖患者发生劳力性呼吸困难的风险要高 3.6 倍，这与年龄、性别、种族和气流阻塞严重程度无关。肥胖患者出现呼吸困难反映了用力过程中代谢和呼吸需求增加所需的神经呼吸驱动[40, 41]。

四、呼吸困难的描述

虽然人们可能很难解释他们的"呼吸困难"是什么感觉，但不同心肺疾病患者通常选择有关呼吸困难感觉的描述词。表 12-1 概述了呼吸困难的主要描述[1, 2, 42]。例如，与呼吸有关的"劳力性"（work and effort）在心肺疾病中很常见，这反映了无论基础病是什么，呼吸肌在感知呼吸不适方面的作用。另一个描述是"胸部发紧感"（chest tightness），这似乎是哮喘患者特有的[42, 43]。第三个描述是"吸气不足感"（unsatisfied inspiration），在运动测试结束时最常见[25, 26, 44]。与二氧化碳浓度高有关的"空气渴求感"与"吸气不足"类似[1, 2]。

呼吸困难还有其他描述，来反映特定的情况。如，"我的呼吸很浅"对那些患有间质性肺疾

表 12-1　呼吸困难的描述

呼吸困难的描述

劳力性
- "劳力性呼吸困难"常由各种心肺疾病患者选择
- 这种性质反映了呼吸肌在呼吸困难感知中的作用
- "劳力性"的描述很可能源于呼吸肌传入和（或）感知皮质运动指令

胸部发紧感
- 由于气道收缩，通常发生在前胸上部
- 约 50% 门诊哮喘患者表述
- 其他心肺疾病患者一般不这样表述

吸气不足感
- 主要由呼吸系统疾病患者在运动结束时选择
- 可能与二氧化碳引起的呼吸驱动增加所产生的"空气渴求感"相重叠

病来说是特有的[43]。"我的呼吸很可怕"和"我的呼吸很糟糕"这样的形容词在焦虑评分高的患者中出现的频率要高于焦虑评分低的[43]。嘱患者从列表中选择呼吸困难的具体描述词，然后在 PR 前后进行评分，这有助于患者认识到训练项目的获益。

五、呼吸康复中呼吸困难的评估

根据心理物理学的原理 - 刺激和反应之间关系的研究，开发了评估呼吸困难的方法[45]。常用的有两种[46]：

- 鉴别：区分呼吸困难轻和呼吸困难重的患者。
- 评估：评估干预措施对呼吸困难的影响。

为了判断 PR 缓解呼吸困难的效果，推荐以日常生活活动或运动作为假定刺激的评估工具（表 12-2）[46, 47]。

基于日常生活活动的三个主要多维度评估工具包括基线和变化期呼吸困难指数（baseline and transition dyspnoea indexes，BDI/TDI）[48]、慢性呼吸系统疾病问卷（chronic respiratory questionnaire，CRQ）的呼吸困难组成[49]和圣地亚哥大学（University of San Diego，UCSD）呼吸困难问卷[50]。BDI/TDI 和 CRQ- 呼吸困难最初是让测试者（一名医疗专业人员）询问患者，然后根据患者的回答选择等级。这个方法旨在模拟医学的临床实践。随后，建立了 BDI/TDI 和 CRQ- 呼吸困难的自我管理版本，以便患者对所有条目都有直接反馈[51, 52]。UCSD 呼吸困难问卷，患者在多个条目的 Likert 量表选择分数，共完成 24 个条目[50]。

当运动是评估呼吸困难的刺激因素时，研究者通常会指导患者对强度范围进行评分。最常用的评估运动期间呼吸困难的是由 Borg 开发的 0～10 级量表（categoryratio，CR-10）[53]、视觉模拟量表（visual analogue scale，VAS）[54]和数字评分量表[55]。CR-10 量表的优点是可用于个体或群体之间的直接比较，而 VAS 不适合这一点[47]。此外，VAS 和数字评分量表有一个"上限效应"，而 CR-10 由于可以选择大于 10 的数值，更开放[53]。最后，CR-10 量表上的数字和相应的描述词可以作为"呼吸困难目标"，用于监测患者的运动训练强度[56]。

六、呼吸康复对缓解呼吸困难的作用

PR 对呼吸困难、运动能力、HRQL 和医疗使用方面都有显著获益[57, 58]。

PR 往往比如支气管扩张药等其他医学疗法获益更大，但在传统的生理功能障碍测量方法（如 FEV_1）却并没有明显改善。这种明显的悖论可以解释为这样一个事实，即这种干预措施解决了慢性呼吸系统疾病的全身影响，包括外周肌肉功能障碍，缺乏体力活动导致的体适能下降、焦虑和抑郁，以及改变不良行为，如久坐不动的生活方式和对处方疗法的依从性差[57, 58]。

过去，通常给稳定的中至重度 COPD 患者提

表 12-2　呼吸康复中常用评估呼吸困难的量表

	完成时间	等 级	MCID
刺激变量 - 日常生活活动			
变化期呼吸困难指数（基于基线变化）[35]	3min	−9～+9	1.0
慢性呼吸系统疾病问卷呼吸困难部分[36]	10～20min（首次） 5～10min（随访）	1～5	0.5
加州大学圣地亚哥呼吸急促问卷[37]	10～15min	0～120	5.0
刺激变量 - 运动[a]			
0～10 类别比例量表[40]		0～10[b]	1.0
数值评分表[41]		0～10	NA
视觉模拟量表[42]（垂直或水平线 100mm）		0～100	10～20

MCID. 最小临床重要差异；NA. 不可获得

a. 包括功率车、跑台、6MWT 和 SWT。患者通常在运动测试的每一分钟都需要评分；b. 包括总共 12 个数字；如果患者呼吸困难超过"非常、非常严重（几乎最大）"，可以选择一个大于 10 的数字

供 PR，常在门诊环境中进行。然而，越来越多的科学证据挑战了这一有限的应用，并支持 PR 应用在非传统环境中。例如，PR 在减轻轻至中度气流阻塞患者呼吸困难方面也存在获益，程度与那些病情较严重的患者相似。部分原因是这类患者同样存在下肢肌肉无力和日常 PA 水平低[59-61]。居家 PR，若细致设计，在减轻呼吸困难方面能够达到与传统的医疗中心康复项目相似的获益[62]。

尽管 PR 对呼吸困难、运动表现和 HRQL 方面有显著获益，但在正式干预后的数月至数年内，这些获益往往会减少。这与以下几个因素相关，包括疾病进展（间断急性加重）、PR 干预的急性特质和不理想的行为改变。因此需要进行更多的研究以确定对 PR 方法的哪些调整会带来更长期的获益，包括延长项目时间、维持项目和成功行为改变。

众所周知，PR 相关的运动训练能够缓解呼吸困难、改善 ADLs，提高运动能力和耐量[63]。

评估 ADLs 呼吸困难和疲劳程度的自我管理问卷，如肺功能状态和呼吸困难问卷（pulmonary functional status and dyspnoea questionnaire，PFSDQ）[64] 和改良版（PFSDQ-M）[65] 在 COPD 患者进行 3 个月的高强度运动训练后有所改善。Maltais 等[67] 的一项 RCT 也表明，在最初的 4 周教育项目之后，进行为期 8 周的综合自我监督的居家运动训练项目后，患者呼吸困难的改善（采用 CRQ 呼吸困难评分评估），与门诊的医院运动训练项目的结果相当。

七、有效反应者与无反应者的比较

尽管大多数数据表明 PR 在缓解呼吸困难和改善 ADLs、健康状况和生活质量方面具有普遍获益，但并非所有人运动耐量和生活质量方面都会改善，约 70% 的 COPD 患者会获益[68-70]。但是很难理解剩下的 30% 的 COPD 患者从 PR/ 运动训练中获益较少或根本没有获益的情况[71]。在给出患者对 PR 无反应之前，首先要考虑的问题

是无反应的定义。这不是一个小问题，因为有些患者可能在疾病的某些方面有所改善（如生活质量或症状），而其他方面却没有明显改善（如运动耐量）。有证据表明，接受运动训练的 COPD 患者，无论是否表现出运动耐量的改善，呼吸困难程度减轻都相当小[72]。这种情况我们能否得出患者对康复没有反应的结论？另一个需要考虑的问题是我们用来量化 PR 有效性的测试方法的反应性。例如，一些患者可能在恒定负荷耐力功率车测试时显示出运动耐量的提高，但 6MWT 却没有改善[73]。因此，从上述这些观察中可以看出，在得出患者不受益于 PR 之前，应当谨慎。尽管如此，我们也承认，COPD 患者对 PR 的反应程度确实区别很大，部分患者几乎没有或根本没有任何获益。在健康的个体中也有类似的观察，这种现象有遗传因素影响[74-76]。因此，训练反应的高度个体变异性并不是 COPD 特有的。同样有趣的是，COPD 患者的骨骼肌对运动训练的反应性质可能与健康受试者有所不同[77]。对运动训练缺乏反应可能与患者无法耐受足够强度和（或）训练持续时间，也可能同时与对运动训练干预依从性差有关。例如，高强度或持续较长时间的 PR 项目，要比强度低或时间短的反应更好[78, 79]。运动训练后出现明显肌肉收缩疲劳的患者也表现出更明显的训练效果[80]。而肌肉萎缩明显的 COPD 患者（"恶病质"患者）更容易受到肌肉的氧化应激和炎症反应的影响[81-84]。这个问题很重要，因为 35% 的符合 PR 标准的重度 COPD 患者会出现肌肉萎缩[85]，而门诊的中度气流阻塞患者中 20% 也会出现肌肉萎缩[86]，并且能预示死亡率增加[87, 88]。这些问题可能对 COPD 患者运动训练的呼吸困难反应有重要影响。很明显，从临床角度来看，预测 COPD 患者呼吸困难对运动训练反应的有效性和程度仍然是一项挑战。而运动受限的机制似乎也影响 PR 的运动训练的效果[89]。对运动训练"有反应的"COPD 患者的典型临床表现是，其运动耐量低主要与骨骼肌无力（即"疲劳"）有关，而与通气受限 / 限制无关[71, 89]。因此这一点的推论是，"非疲劳者"应比"疲劳者"从康复中获益更少。然而，这并不是完全正确的，因为一项研究表明，即使在"非疲劳者"康复后，耐受时间也有所改善[80]。这种情况非常复杂，包括多种其他因素，如劳力性呼吸困难、通气受限 / 限制、动态肺过度充气和缺乏动力。

八、呼吸康复缓解呼吸困难的机制

有证据表明 PR 后呼吸困难的缓解是运动训练和教育、心理调节等共同作用的结果[53, 63, 90-94]，而一些研究显示，呼吸困难的明显缓解有助于改善 COPD 患者的健康状况[91-94]。

症状改善的原因是多因素的，目前并没有完全被了解[63, 95]。PR 后呼吸困难缓解的机制包括以下几个方面。

1. 中枢运动驱动力降低与代谢性酸中毒[78]好转有关，同时运动训练后肌肉氧化能力提高[96]。外周肌肉代谢环境的改变影响交感神经的激活，进而降低中枢驱动力和通气[97]。运动期间，无论气流受限的程度标准时间内非最大通气量的降低幅度为 3～5L/min，与 Borg 评分降低[91, 98]密切相关[99]。

2. 更慢的呼吸模式[97, 100-102]。

3. 动态肺过度充气减少[100-102]。

4. 呼吸肌的力量或耐量的提高[78, 91, 96, 97, 101, 103-106]。

5. 呼吸困难相关的恐惧和焦虑减轻，自我效能提高，改善情绪和提高应对技巧等综合因素[94, 107]。

尽管生理的有效性很重要，但在 COPD 的 PR 项目中并没有完全实现，PR 相关的呼吸困难改善通常通过呼吸困难的评估工具（MRC、BDI/TDI、CRQ、VAS）来反映[108]。

在一项研究中，与对照组相比，运动训练后

静息吸气量（inspiratory capacity，IC）显著提高0.31[98]。IC 增加的机制尚不清楚，但可能是静息时呼吸模式的改变，特别是呼吸频率降低和呼气时间延长，这会使肺充气减轻。通过运动训练，改善静息状态下的吸气肌力量也有利于 IC 的改变。一些研究表明在运动训练之后，呼吸模式会变慢变深 [91, 97, 98, 102]，从而有利于改变动态过度充气，进一步与患者呼吸困难减轻、运动耐量提高有关 [97, 100-102]。肺动态过度充气减轻使达到高吸气肺容量延迟，这有助于运动耐力的提高 [97, 100-102]。身运动训练能够增加吸气肌和呼气肌的力量，提高吸气肌耐力，平均约 3 倍 [91]。肌肉力量的提高意味着在特定肌肉产生力量情况下电激活（或驱动力）减少，这将转化为主观用力减少。

运动训练后，在给定的通气量下呼吸困难也会减轻 [98, 102]，表明机械负荷（即过度充气）减少、耐量提高、症状减轻（图 12-2）。PR 期间，患者可以克服他们对呼吸困难的恐惧，并学会适应更严重的不适。换句话说，在一个安全的医疗环境中对患者持续的关注将为其提供良好的社会心理支持，从而改变患者对呼吸困难的反应 [95]。这种有效性很难用任何其他精确的方法来量化，但无疑是重要的 [95]。

九、总结

活动相关的呼吸困难通常是心肺疾病患者就医最早的主诉，也是最麻烦的。这种症状会随着基础疾病的发展而不断恶化，并导致了患者不愿活动，从而引起骨骼肌退化和生活质量的下降。

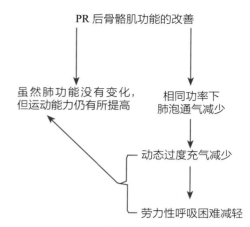

▲ 图 12-2 PR 后骨骼肌功能改善对缓解劳力性呼吸困难的作用

详情请参考正文解释

有效地管理劳力性呼吸困难仍然是医疗人员面临的一个主要挑战，试图扭转慢性疾病的现代治疗策略仅部分获得成功。

呼吸困难的感知包括皮质水平的传入和传出的整合，并受情感、情绪、行为等因素的调节。最近 ATS 和 ERS 的声明强调了呼吸困难的多维度特性，包括 3 个主要维度：感觉知觉领域、情感痛苦和症状影响（负担）。

PR 是一项能够达到缓解呼吸困难、提高运动能力、改善 HRQL、降低医疗使用等多方面获益的干预手段。PR 缓解呼吸困难可能是由于以下一个或多个机制：包括中枢运动驱动力和通气减少、代谢性酸中毒减轻，伴随着肌肉训练后氧化能力的提高、呼吸频率减慢、动态肺过度充气减轻、呼吸肌的力量和耐力的增加、减轻呼吸困难相关的恐惧和焦虑、自我效能的提高、改善情绪和提高应对技巧等多种因素。

呼吸康复的营养管理

Nutritional management in pulmonary rehabilitation

Rosanne J.H.C.G. Beijers　Emiel F.M. Wouters　Annemie M.W.J. Schols　著

第 13 章

要　点

- 营养状况是 COPD 预后的重要决定因素，可通过纵向测量体重和身体成分来评估。
- 营养评估和治疗应成为综合疾病管理的一部分。
- 除了提供足够的热量和优质蛋白质的摄入外，还应针对营养缺乏的问题。
- 多模式营养策略似乎比单一营养补充更有益。
- 总的来说，证据表明，均衡饮食，摄入足够的膳食纤维、新鲜水果和蔬菜，对 COPD 患者是有益的，不仅因为它对肺外组织有益，而且对肺功能也有好处。

一、概述

营养和代谢已经成为越来越多的呼吸系统疾病科学研究的主题，关注从肥胖到消瘦的广泛范围，包括所有疾病严重阶段。本节着重于 COPD 患者平时和 PR 时营养评估和管理。COPD 是一个重要的全球健康问题，疾病负担重和死亡风险高，这不仅是由呼吸系统疾病本身引起，而且还是由肺外疾病表现和急性加重造成的。对 COPD 患者的经典描述是"红喘型"，主要特征是肺气肿和体重下降，以及"紫肿型"，典型的患者会有慢性支气管炎且往往超重[1]。虽然这些描述已经强调了评估体重的重要性，统计学方法又进一步扩展了这些肺表型，支持了将体重变化和身体成分的评估作为除肺功能受损外疾病负担的预测

因子[2, 3]。除了非意愿体重下降和体重过轻之外，不同代谢风险特征的 COPD 患者中普遍存在身体成分异常，包括低肌肉量和（隐性）肥胖[4, 5]。

在本节中，将首先讨论需要通过营养评估来确定的 COPD 代谢表型，以便制订有针对性的营养干预策略。接下来，我们提出针对 COPD 的风险和进展、身体机能下降和心血管风险增加的单一和多模式的治疗策略。随后，将进一步讨论药理营养素治疗 COPD 的可能性。最后，我们将营养定位为综合治疗的一部分。

二、营养风险

（一）营养评估

ERS 营养和呼吸疾病工作组根据对体重（变化）和身体成分的预期评估，建立了一份营养风

险框架[6]。体重仍然是一个关键的测量指标，因为它可以用来计算 BMI，这对于区分体重过轻、正常体重、超重和肥胖患者是必要的（表 13-1）。此外，通过定期测量体重，可以评估非意愿体重下降，这是 COPD 患者死亡率的一个重要危险因素[7]。根据经验，考虑到自然变化，在过去 6 个月内非意愿体重下降＞ 5% 具有临床意义。

体重变化和 BMI 分类并未考虑身体成分的变化，包括脂肪质量的量和分布、瘦体重和骨质含量。基于去脂体重（fat-free mass，FFM= 瘦体重 + 骨质含量）低对身体机能和生存率的不良影响，根据年龄和性别调整后的去脂体重指数（FFM index，FFMI = FFM/ 身高 ^{2}）低于 10% 定义为异常低。对于大多数体重正常或体重过轻的患 COPD 的白种人，对应于男性的 FFMI 为＜17kg/m^2，女性为＜15kg/m$^{2[8]}$，而对于超重或肥胖的患者，对应的男性 FFMI 为＜19kg/m^2，女性为＜17kg/m$^{2[9]}$。在过去 6 个月内非意愿体重下降＞5% 定义为恶病质前期，非意愿体重下降＞5% 加低 FFMI 定义为恶病质。此外，肌少症（sarcopenia）定义为骨骼肌功能和肌肉质量的丧失，可因衰老而缓慢发展（原发性肌少症），或因 COPD 和其他并发症而加速发展（继发性肌少症）[10]。低肌肉质量是指骨骼肌质量指数（skeletal muscle index，SMI）[通过双能 X 线吸收法 dual-energy x-ray absorptiometry，DXA 评估的四肢骨骼肌质量 / 身高 ^{2}）] 等于或低于同一种族 20～30 岁健康人群平均值 2 个标准差[11]。由于脂肪堆积，超重至肥胖的患者可能不容易发现低肌肉质量。这种特定的表型称为肌少症性肥胖。

（二）营养评估方法

临床上有多种测量身体成分的有用方法。可以使用生物电阻抗分析法（bioelectrical impedance analysis，BIA）来区分 FM 和 FFM（两种成分模型）。已证实这种无创、易于应用、安全、价廉和实用的方法在预测 COPD 的全因死亡

表 13-1　代谢表型定义

代谢表型	定　义
体重	
体重过轻	BMI ＜20 kg/m^2
正常体重	BMI 20～30 kg/m^2
肥胖	BMI 30～35 kg/m^2
病态肥胖	BMI ＞35 kg/m^2
身体成分和体重下降	
恶病质前期	6 个月内体重非意愿性下降＞ 5%
恶病质	6 个月内体重非意愿性下降＞ 5% 且 FFMI＜17kg/m^2（男性）或＜15kg/m^2（女性）
肌少症	SMI 低于青年男性和女性参照值均值 2SD[11]
肌少症性肥胖	BMI 30～35 kg/m^2，SMI 低于青年男性和女性参照组均值 2SD[11]

率方面的作用[12]，并且使用 BMI 和年龄的参考值可以很容易地识别出 FFMI 异常低的个体[9]。为了基于三种成分模型（骨量、FM、瘦体重）评估身体成分，目前建议在 COPD 患者中使用全身 DXA。最近，DXA 成像技术的进步允许测量腹部内脏和皮下脂肪量及其比例，这在 COPD 患者中往往升高，并会增加心血管风险[13, 14]。但是，这个 DXA 软件的最新应用还需要进一步的验证。CT 对 COPD 患者也很有用，由于 COPD 的危险因素和临床表现与其他疾病如肺癌、支气管扩张或肺结节有重叠，因此 CT 的使用越来越多[15]。在胸部 CT 图像上，可以区分腹部内脏脂肪和皮下脂肪以及骨骼肌横断面面积（cross-sectional area，CSA）。虽然测量肌肉 CSA 的标准位置是第三腰椎（lumbar vertebra L_3），但 L_1 是用于诊断以及监测疾病过程中或干预后的变化的替代位置[16]。此外，使用 CT 扫描，能量化肌肉内脂肪的量[17]。胸肌也被研究作为胸部 CT 肌肉质量标记物，与 COPD 疾病负担的客观和主观测量相关[18]。但是，与 L_1 和 L_3 相比，胸肌检测组内变化的敏感性较低[19]。

三、COPD 发展和进展的营养风险

（一）饮食质量和营养不足

饮食质量差可能会加速 COPD 患者身体成分的紊乱。荷兰一项大型队列研究纳入了 564 名接受 PR 的 COPD 患者，结果显示，患者通常多是典型的西方饮食，即蛋白质、碳水化合物、维生素（尤其是维生素 D）和钙摄入不足，同时摄入过多（饱和）脂肪[20]。此外，与对照组相比，COPD 患者摄入的膳食纤维、蔬菜和水果更少[13]，这可能导致缺乏具有抗氧化能力的维生素。众所周知，吸烟和肺部炎症会导致严重的氧化应激，抗氧化能力的降低可能会影响 COPD 的病程。合理的饮食，特别是富含膳食纤维，与改善

肺功能、减少肺功能衰退和降低 COPD 的风险有关[21]。到目前为止，两个 RCT 调查了中至重度 COPD 患者，从水果和蔬菜低摄入量到中等量摄入的饮食习惯转变的依从性和有效性[22, 23]。尽管这些研究显示饮食习惯转变后良好的依从性，肺功能下降更少，但没有发现水果和蔬菜摄入量的增加与炎症和氧化应激的生物标志物变化之间存在联系。此外，经常或大量食用腌肉也与 COPD 发展的风险增加有关，并与 COPD 再入院的风险增加有关[24]。

维生素 D 缺乏症，通过测量血清中 25- 羟基维生素 D（25-hydroxyvitamin D, 25-OHD）的含量来确定，在 COPD 中常有报道，并随疾病严重程度而增加[25]。此外，维生素 D 缺乏与 COPD 发病率的增加和 COPD 患者肺功能的快速下降有关[26]。COPD 晚期和营养缺乏状态患者中的维生素 D 缺乏常见，这表明对这些人群进行筛查是很有价值的。对维生素 D 缺乏症患者进行严格的终生补充，这对患者的骨骼和预防跌倒有益，尤其是与钙的摄入结合，则更是如此。除了最低限度的紫外线暴露，每日的摄入量，随年龄有所变化，但认为 800 国际单位的剂量和 1 克钙是基本上足够的。一项对健康成年人的 Meta 分析显示，只有血浆 25-OHD 水平＜25nmol/L 的受试者中，补充维生素 D 对肌肉力量才有积极作用[27]。最近的一项研究报道了维生素 D 对线粒体功能、动力学和酶生成的调节作用[28]，这可能解释了维生素 D 对肌肉力量的有益作用。一项安慰剂对照的 RCT 报告称，COPD 患者补充维生素 D 联合 PR 后，吸气肌力量和最大摄氧量有较大改善[29]。另一项 Meta 分析显示，基线 25-OHD 水平＜25 nmol/L 的患者补充维生素 D 后中、重度 COPD 加重率降低[30]。

COPD 患者的特征还有 n-3 多不饱和脂肪酸（omega-3 polyunsaturated fatty acids，n-3 PUFAs）

的摄入量不足[31]。此外，n-3 PUFA 摄入量与 COPD 患病率之间呈负相关[32]。PUFAs 是过氧化物酶体增殖活化受体（peroxisome prolif- erator-activated receptors，PPARs）的天然配体，因此也可能有促进肌肉线粒体代谢的潜力。一项安慰剂对照的 RCT 研究了一项为期 8 周的康复项目中补充 PUFA 对 COPD 患者的影响，即使在校正了 FFM 后，运动能力也有显著提高[33]。

（二）COPD 的体重减轻

当能量消耗超过能量供应时，体重和 FM 就会减少。衰老是导致 COPD 患者饮食摄入量减少的一个因素，与衰老相关的症状（如味觉丧失、齿列不良、吞咽困难、咀嚼和吞咽能力差、食欲差或厌食）、社会问题（如独自生活或进食或者贫穷）和无法自我进食[34]。此外，严重 COPD 和慢性低氧血症患者在进食时血氧饱和度降低，呼吸困难增加，这可能导致饮食摄入量减少[35]。COPD 患者体重减轻的机制涉及能量消耗和需求。与健康对照组相比，部分 COPD 患者静息能量消耗和全身蛋白质代谢均增加[36]。此外，COPD 患者在下肢运动训练过程中机械效率下降，即与健康人相比，完成的工作占消耗能量的比例降低，这可能是由于呼吸耗氧量增加和肌肉收缩的 ATP 消耗量增加所致[37]。这导致 COPD 患者每日能量需求增加[38]。总的来说，如果没有完全满足能量需求，机体处于高代谢状态，从而会导致体重减轻。

（三）体重下降的治疗

为了满足 COPD 患者增加的能量需求，需要调整其饮食摄入量。与健康对照组相比，在卡路里含量方面，COPD 患者饮食摄入正常，但不足以弥补能量消耗[39]。这为增加富含能量和蛋白质的饮食以补充热量来维持或增加体重提供了令人信服的理论依据。然而，高卡路里（尤其是碳水

化合物）的潜在不利影响，已经在 COPD 中得到了早期关注，因为碳水化合物消耗的增加会导致二氧化碳的产生增加，而二氧化碳的产生可能较少被 COPD 患者的肺部排出。事实上，一项研究表明，与高脂肪的饮料相比，食用富含碳水化合物的饮料后二氧化碳的生成增加，这与运动耐量下降和呼吸困难有关[40]。因此，建议 COPD 患者每天少摄入一点高碳水化合物。

能量摄入低时，很难满足患者对维生素、矿物质和微量元素的需求。因此，当正常饮食不能满足营养需求时，口服营养补充剂可用于补充膳食。最近的关于营养补充对 COPD 影响的 Cochrane 综述显示，营养补充剂能够促进 COPD 患者体重增加，尤其是营养不良的患者，为中等证据[41]。此外，该综述还显示营养不良的 COPD 患者在人体测量指标（FFM、中臂围和肱三头肌皮褶）、6MWD、呼吸肌力量和整体 HRQL 方面有显著改善。其他的 Meta 分析也证实了这些结论，另外还报道了在总能量摄入、握力和股四头肌力量方面的积极结果[42, 43]。

四、身体机能下降的营养风险

（一）体能的下降

肌少症和恶病质在晚期 COPD 患者中经常出现，与运动能力下降、HRQL 减低和死亡率增加有关[5, 7, 44]。在目前的肥胖社会中，即使在体重正常的 COPD 患者中，低肌肉质量可能与脂肪堆积并存。与身体成分正常、肥胖或肌少症 COPD 患者相比，所谓的肌少症性肥胖表型特征是：体能更差、系统性炎症负担更重[45, 46]。

（二）肌肉流失

肌肉质量是由肌肉蛋白质合成与分解的净平衡决定的，当分解超过合成时，肌肉量就会流失。研究显示稳定期 COPD 患者，全身蛋白质转

化率是增加的 [47, 48]。然而，与其他组织相比，肌肉中蛋白质代谢的相对占比仍然未知。一项研究发现，与非恶病质患者和对照组相比，恶病质 COPD 患者的肌纤维蛋白分解增加 [48]，另一项研究表明，营养不良的肺气肿患者肌肉蛋白合成率下降 [49]。对蛋白质分解途径的分析表明，泛素 –26S 蛋白酶体系统的组成成分一致升高，自噬增强，而远端蛋白质合成信号提示，如胰岛素样生长因子 I 和磷酸化 –Akt 表达则基本不变 [50]。最近，一项关于 COPD 肌肉活检分析的大型队列研究表明，COPD 中的肌肉蛋白质合成和蛋白质分解信号（即肌肉蛋白质转化）都增加了，而在肌肉质量低的亚组中更加明显 [51]。再加上观察到的肌源性信号反应增强，这种模式反映了与肌肉修复和重塑相关的分子改变，可能是分解代谢触发的结果。

（三）对抗肌肉流失的治疗

使用营养干预刺激蛋白质合成可能有助于肌肉质量的维持。促进蛋白质的合成取决于血液中氨基酸含量。低 FFM 的 COPD 患者，血浆支链氨基酸（branched–chain amino acids，BCAA）水平低于同年龄段的对照组 [52]。众所周知，BCAA，特别是亮氨酸，能够促进西罗莫司级联信号和哺乳动物肌肉蛋白合成的代谢靶点 [53]。酪蛋白摄入以其 BCAA 的固有浓度高而著称，在 COPD 患者中表现出合成代谢反应高于添加 BCAA 达到酪蛋白水平的大豆喂养 [54]。这表明酪蛋白的高合成代谢能力可能与吸收率有关。乳清也是一种优质蛋白质，比较两种蛋白质合成代谢能力的研究显示了不同的结果。持续摄入酪蛋白比乳清蛋白产生更多的蛋白质合成代谢，表明在 COPD 患者运动期间和运动后，酪蛋白的氨基酸组成在诱导和维持蛋白质合成代谢方面优于乳清蛋白 [55]。含有类似碳水化合物和吸收特性的酪蛋白与乳清蛋白

的结合餐，在营养缺乏的 COPD 患者中可等效地促进全身蛋白的合成 [56]。同时摄入亮氨酸并没有进一步促进全身蛋白合成反应 [57]。

营养干预的一种新策略是 β– 羟基 –β– 甲基丁酸（hydroxy–beta–methylbutyrate，HMB），它是一种亮氨酸及其酮酸 α– 酮异己酸的代谢产物。尽管其对 COPD 患者的影响尚未进行研究，但对老年（患病）人群的研究显示出令人鼓舞的结果，这些研究表明 HMB 在肌肉质量和与其合成代谢和抗分解代谢特性相关的功能以及血液中半衰期延长有关的积极作用 [58]。然而，还需要更多的研究来探索 HMB 在 COPD 中的作用，以及高质量蛋白质的合成代谢在慢性呼吸衰竭或恶病质易感肺气肿表型中是否不同，因为后者也表现出急性运动后全身蛋白质转化延迟 [59]。在这种情况下，这组 COPD 患者亚群的蛋白质需求可能更高。一项关于恶病质 COPD 患者的研究显示，经过 12 周的靶向营养药物（targeted medical nutrition，TMN）治疗后，运动引起的疲劳和呼吸困难减轻 [60]。TMN 富含乳清蛋白、n–3 PUFA 和 25– OHD3，并与等热量比较剂进行了比较，该比较剂包括乳蛋白代替乳清蛋白，以及葵花籽油代替含 n–3 PUFA 鱼油。

五、心血管疾病的营养风险

（一）脂肪增加

对于轻中度疾病患者，缺血性心血管疾病是主要的死亡原因，而脂肪堆积是生活方式诱发的重要危险因素 [61]。越来越多的证据表明，肥胖会独立于 BMI 之外造成 COPD 患者的系统性炎症负荷增加 [62]。此外，多项研究显示 COPD 患者腹部内脏脂肪过多，无论 BMI、皮下脂肪堆积或腹围，与全身性炎症和心血管死亡率有关 [13, 14]。即使是体重正常的 COPD 患者，伴有低肌肉质量合并腹型肥胖也会增加心脏代谢风险 [4]。目前尚

不清楚这种成分重新分布在多大程度上反映了是不健康的生活方式还是由疾病引起的，以及两者是否有协同作用。

在中至重度气流阻塞患者中，相对于超重和肥胖患者，BMI 低于 $25kg/m^2$ 患者死亡率增加[63]。这种肥胖悖论与脂肪组织对肺动力学的直接影响有关（例如，肥胖 COPD 患者的静态肺容量相对减少[64]），但它也可能是其他未知疾病特征的副现象，这些疾病特征既降低了死亡率，又保留了脂肪质量和（或）FFM。目前尚不清楚是过多的脂肪还是保持的 FFM 有助于 COPD 患者的生存优势，因为低 FFMI（独立于 BMI 和 FM）是死亡率增加的预测因素[7]。

（二）对抗脂肪增加的治疗

目前还没有研究系统地探讨减重干预对肥胖 COPD 患者的肥胖、功能和系统炎症反应的影响。有氧运动和力量训练相结合，限制热量摄入，但保证蛋白质摄入量 > 1g/kg 体重，可能是最有希望改善身体成分的干预策略，即减轻体重和主要 FM，从而降低心血管疾病的风险。已证明有氧运动训练可以促进肌肉线粒体生成，提高胰岛素敏感性，并减少超重个体的内脏脂肪质量[65, 66]。然而，COPD 患者的通气限制可能会限制运动耐量，达不到最佳的有氧运动训练效果。在这种情况下，可以采取间歇训练[67]。或者，除了运动训练之外，营养补充剂能够增强或模拟运动训练效果，从而可能对 COPD 患者有益，将在下一段中进行介绍。

六、药理营养素（PHARMACONUTRIENTS）

运动训练是 COPD 患者 PR 的基石[68]。更新的 Cochrane Meta 分析显示，与单纯运动训练相比，营养补充与运动训练相结合能显著增加体重过轻的 COPD 患者的体重和 FFM，其改善程度远大于单纯的运动训练[41]。营养疗法对 COPD 患者运动表现或对训练的影响已在有限的范围内进行了研究，但干预的性质、参与的人群和研究所用运动结局方面具有相当大的异质性[69]。在为期 7 周的门诊 PR 项目中，尽管向 COPD 患者补充富含碳水化合物的补充剂确实改善了营养良好的患者（BMI > $19kg/m^2$）的运动表现，但并不能提高 PR 的疗效[70]。最近的一项 RCT 研究了有针对性的营养补充是否能提高低肌肉质量 COPD 患者的运动训练效果[71]。在这项 NUTRAIN 试验中，富含亮氨酸、维生素 D 和 n-3 PUFA 的多功能饮料可显著改善或维持体重、吸气肌力量和体力活动，但并不增强 PR 对肌肉质量、肌肉力量和身体机能的影响。

另外，特殊营养素在 COPD 患者中也具有药理作用。COPD 患者下肢肌肉的特点是 I 型肌纤维比例降低，与肌肉氧化代谢标志物和细胞能量状态的营养敏感调节因子水平降低有关[72]。此外，COPD 患者股四头肌中 PPARsα 和 δ 的蛋白、mRNA 水平及其共刺激因子 PGC-1α 和促进线粒体生物合成和慢纤维型肌肉表型的线粒体转录因子 A 的水平均降低[73]。在这里我们讨论几种有可能提高 COPD 患者线粒体功能的营养制剂。

（一）白藜芦醇（Resveratrol）

白藜芦醇是一种天然多酚，具有抗氧化和抗炎的特性，被认为可以通过激活 sirtuin1 来模拟热量限制的优点，从而可能改善新陈代谢和功能健康[74]。因此，白藜芦醇可能是治疗 COPD 的一个令人感兴趣的方法[75]。在骨骼肌中，白藜芦醇激活的 sirtuin1 可激活 PGC-1α，从而改善线粒体功能[74]。最近的一项概念验证安慰剂对照 RCT 研究了 20 例 COPD 患者补充 4 周白藜芦醇的效果。白藜芦醇对骨骼肌线粒体功能及全身和脂肪组织炎症反应无明显影响，但可改变脂肪组织的氧化代谢[76]。补充白藜芦醇后，由于瘦体重减少，导致体重下降。因为已证明其可以降低骨骼肌中的类固醇激素[77]，因此可以推测它会对 COPD 中正在进行的肌肉重塑产生不利影响，从而导致瘦体重的丢失[51]。

（二）膳食硝酸盐

膳食中的硝酸盐被还原为亚硝酸盐，随后转化为一氧化氮（nitric oxide，NO）。因此，NO 的利用率将增加，这可能具有舒张血管的作用，从而降低血压[78]。此外，在健康成人中，膳食硝酸盐能提高耐力训练表现，降低运动耗氧量，但不影响静息代谢率[78]。因此，膳食硝酸盐可以作为 COPD 患者辅助 PR 的有效干预，从而提高运动训练的效果。最近，许多研究是关于饮食中硝酸盐对 COPD 患者运动表现和血压的影响[79, 80]。尽管这些研究的结果并不一致，但总体而言，大多数研究表明，运动时的耗氧量、运动表现和血压并没有达到令人信服的改善。

（三）肌酸

肌酸是一种广泛使用的营养补充剂，它的磷酸化形式通过增加磷酸肌酸库来提高运动表现，而后者用于 ATP 快速转换期间由二磷酸腺苷快速重新合成 ATP。有几项研究探讨了口服肌酸补充剂增强 COPD 患者 PR 的有效性，结果发现对 FFM、外周肌肉力量和耐力的影响结果并不一致[81, 82]。这些差异可能是由于研究的患者特征和运动训练项目内容的不同所造成的。在随后的系统综述中，得出的结论是目前不建议补充肌酸作为 PR 的辅助手段[83]。

（四）辅酶 Q10（Coenzyme Q10）

辅酶 Q10 是一种脂溶性化合物，存在于细胞线粒体中，是分布于细胞内外的重要抗氧化剂。它是线粒体氧化磷酸化过程中必不可少的辅因子，在电子传递链中起着促进 ATP 生成的移动电子载体的作用，可以提高运动能力。辅酶 Q10 在 COPD 患者中减少[84]。因为前面所述的肌酸对 COPD 患者的潜在益处[85]。到目前为止，只有一个安慰剂对照的 RCT 研究了辅酶 Q10 联合肌酸补充的效果。由于长期氧疗的慢性呼吸衰竭患者中营养不良和微量营养素异常的患病率是最高的，因此本研究仅包括这一特定的患者群体。辅酶 Q10 与肌酸联合使用 2 个月后可改善功能表现、身体成分和呼吸困难。然而，由于这项研究的设计，尚不能断定这些获益是补充辅酶 Q10、肌酸或两者共同的结果。

七、营养是疾病综合管理的一部分

在需要住院治疗的严重急性加重期，由于多种促进分解代谢因素（包括营养不良、缺乏体力活动、低氧血症、炎症和全身糖皮质激素使用），可能诱发或加速体重减轻和肌肉萎缩。此外，由于呼吸困难或其他治疗方法（如无创通气），在提供足够营养方面存在实际困难，因此能量摄入可能会受到影响。预防或纠正急性加重期体重减轻的试验很少。事实上，迄今为止，只有一项安慰剂对照的 RCT 证明了营养补充在 COPD 住院患者维持能量平衡和增加蛋白质摄入方面的可行性和有效性[86]。除了营养风险筛查和基层医疗机构的早期干预外，住院治疗能够进行详细营养评估和实施长期营养管理，因为这是一个高度的"营养风险"时期，其本身可能需要强化营养治疗[87]。此外，COPD 患者可在住院或 PR 后的维持阶段受益于营养干预。在先前描述的 NUTRAIN 试验中，干预组在完成 PR 项目后的 8 个月内接受由多模式营养补充和营养咨询组成的维持策略，而两组都通过加速度计定期获得日常体力活动水平的反馈。整体营养管理策略并没有提高运动训练对体能的长期效果，但能够改善血浆中补充营养素的水平、体重、体力活动和一般健康状况，但同时增加了高疾病负担患者可接受的费用[88]。

八、总结

营养状况是决定 COPD 预后的重要决定因素，应通过纵向测量体重和体成分来评估。营养风险概况和膳食及血浆营养素缺乏可分别用于筛查和患者咨询。COPD 患者可能会受益于营养干预，其可单独或作为 PR 的辅助干预。多模式营养策略似乎比单一营养补充剂更有益处。总的来说，证据表明，饮食均衡，摄入足够的膳食纤维、新鲜水果和蔬菜对 COPD 患者是有益的，不仅对肺有好处，而且已证实在代谢和心血管风险方面也有明显的获益。

平衡功能障碍
Balance impairment

Marla K. Beauchamp　著

第 14 章

要　点

◆ 平衡问题是 COPD 患者常见的继发性损伤，可能会增加跌倒风险。

◆ 如果患者有跌倒病史或站立、步行不稳，则需要进行如"起立行走测试"的快速平衡筛查。

◆ 对于初步筛查存在平衡功能障碍的患者，应进行更全面的平衡测试。

◆ 作为呼吸康复的一部分，平衡训练能有效改善 COPD 患者的平衡和身体机能。

◆ 为了最大化避免跌倒风险，平衡训练应具有挑战性、个体化且能够持续进行。

一、概述

过去十年中，大量文献报道了 COPD 患者的平衡障碍[1-10]。同时，关于 COPD 患者的跌倒风险和跌倒率上升的证据不断增加[11-15]。鉴于跌倒的严重后果以及平衡是重要的跌倒危险因素且公认其改变具有价值[16]，因此最新的 PR 指南推荐将平衡评估作为 COPD 患者体能评估的一部分[17]。然而，虽然临床医生可以进行多种平衡测试，但重要的是要选择一项信息最全面的测试并用来指导治疗。本章讨论内容如下：①平衡概述和评估；②整合关于慢性呼吸系统疾病平衡障碍的最新证据；③阐述作为 PR 一部分的平衡评估和训练的方法。

二、平衡概述和评估

维持平衡是一项依赖于多个身体系统的非常复杂和动态的能力。为了保持直立状态，必须将身体的重心维持在支撑面范围内[18]。为此，身体依赖于多种感觉、神经肌肉和中枢神经系统输入的主动整合[19]。大约从 50 岁开始，平衡功能逐渐下降，且在随后的几十年中变化更为明显[20, 21]。年龄相关的平衡下降已显示是肌肉力量、感觉功能和感觉运动反应速度下降的结果。另外，疾病的存在也可能影响平衡，例如，患有神经系统疾病（如脑卒中）或肌肉骨骼疾病（如骨关节炎）的患者是公认存在平衡问题且会增加跌倒风险的群体。最近，已证实 COPD 是平衡损伤明显超过正常衰老变化的另一个患者群体[1-9, 22]。

平衡或姿势控制常分为两种主要类型，即静态平衡和动态平衡。静态平衡是指在安静站立位保持平衡的能力（即不改变支撑面），而动态平衡是指在移动的支撑面上（如步行状态下）保持

Pulmonary Rehabilitation (2nd Edition)

平衡的能力[18]。在两种平衡类型中，动态平衡对日常生活和避免跌倒是最为关键的[18, 19, 23]，可作为康复干预的主要目标。

平衡可以通过使用少量设备或实验室仪器进行临床测试。由于实验室的测量方法（如姿势描记和平衡干扰反应测试平台）需要专用设备（如测力板和移动跑台）和分析方法，因此，我们将重点关注于易在临床实践中使用的测试。在之前关于标准化平衡测试的系统综述中，共确定了66种不同的测试[24]。最相关的临床平衡评估工具的选择最终将取决于评估目的（如跌倒风险筛查或指导治疗）和在特定背景和人群中测试的心理测量学特性证据。另外，还有一些实际的考虑因素，如人员培训以及设备和空间的限制。

提到跌倒风险的评估和预防，由于平衡是老年人跌倒的最常见内在危险因素[16, 25]，因此，临床实践指南通常推荐进行简短平衡测试以首先筛查跌倒风险[26-28]。这些测试可用于快速识别高跌倒风险人群，然后需要进一步评估和干预。图14-1描述了跌倒风险评估和预防的最佳实践的简要概述。国际临床实践指南推荐，医疗人员接诊65岁以上患者时都应询问其过去一年是否曾出现跌倒，是否存在平衡问题或步行困难[26, 28]。对于上述任何一个问题的回答为"是"的患者，建议进行快速平衡测试以确定患者是否需要进一步评估和干预。为了达到这些目的，最常推荐的测试是计时起立行走测试（timed up & go，TUG）[29]、站立平衡测试和重复椅子起坐测试[26, 28]。这三种测试仅需几分钟，并且需要设备少、人员培训简单。美国疾病预防控制中心（Centers for Disease Control，CDC）发布的预防老年人意外、死亡、伤害（stopping elderly accidents, deaths & injuries，STEADI）指南规定了这些测试的特定Cutoff值和方案[29]。然而，关于指南的一个重要说明是Cutoff值可能无法推广到所有患者群。例

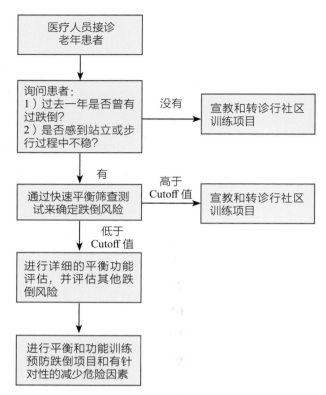

▲ 图 14-1 关于老年人跌倒风险评估和预防最佳实践指南的简要概述
引自 Beauchamp MK. *Chron Respir Dis.* 2018;16：1-8.

如，CDC建议识别老年人存在平衡障碍时TUG的Cutoff值为12s[29]，但该值可能不适用于基线活动水平低于同龄人的COPD患者。表14-1列出了CDC推荐的三种快速平衡筛查测试的概述。

为了更全面地评估平衡功能，需要更长和更详细的平衡评估工具。这些工具可用于指导运动处方，并为初步筛查结果为阳性的患者进行进一步跌倒风险评估（图14-1）。国际共识小组最近发表了一份针对成人核心平衡结果的建议[30]。在被评估的56个平衡指标中，国际专家小组建议至少应将以下任一测试作为核心平衡评估的一部分：Berg平衡量表（Berg balance scale，BBS）[31, 32]和简易平衡评定系统测试（mini-balance evaluation systems test, mini-BESTest）[33]。两个测试都包括14项不同的基于表现的任务，大约需要15～20min。两者之间的一个重要区别是，mini-

表 14-1　疾病预防控制中心发布的预防老年人意外、死亡、伤害指南推荐的平衡和跌倒风险筛查测试 [29]

平衡测试	描　述	跌倒风险 Cutoff 值
起立行走测试 （以秒为单位）	指导患者从椅子上站起来，以正常速度步行 3m，转身，返回椅子坐下	从"开始"到患者坐回椅子的完成任务时间≥ 12s
站立平衡测试 （4 级平衡测试）	指导患者尝试以 4 种难度逐渐增加的姿势站立 10s：双脚并拢、两只脚前后间隔半脚距离、两只脚一前一后和单脚站立	两只脚一前一后站立不能保持 10s
椅子起坐测试 （30s 椅子起坐）	从没有扶手的椅子上，指导患者在 30s 内尽可能多次从椅子上站起来并坐下	完成的重复次数低于年龄和性别平均水平 [29]

BESTest 包括对反应性平衡功能的明确评估，即评估了对检查者从外部施加干扰后的恢复能力。反应性平衡对于预防跌倒很重要 [19, 34, 35]，这是该测试与 BBS 相比的一个关键优势。因为 BBS 在某些患者中存在天花板效应，因此 mini-BESTest 被认为更适合功能较好的患者 [24, 36]。然而，BBS 有更多关于心理测量学特性的证据，且大多数临床医生能够熟练操作 [36-41]。表 14-2 展示了这些试验的情况及其使用的注意事项。已经有社区居住的老年人的 BBS 和 mini-BESTest 的标准值，用于解释测试结果 [41, 42]。mini-BESTest 的培训视频可在 http：//www.bestest.us/training/ 观看。

三、慢性呼吸系统疾病的平衡功能障碍

尽管 PR 的研究和实践往往集中在运动耐量和骨骼肌无力上，但在过去的 10 年里，大量研究涉及了 COPD 患者的平衡功能障碍。近期一项纳入了 23 项研究的系统综述 [10]，Meta 分析结果显示，稳定期 COPD 患者在 BBS、TUG 和单腿站立（single-leg stance，SLS）测试中，与健康对照组相比具有平衡功能障碍。此外，受限的程度超过了先前在 COPD 中建立的 MCID [43]。就 COPD 患者最常受损的平衡功能而言，生物力学控制、体位变化时稳定性和步行稳定性存在明显

问题 [2]。

一些研究结果表明，COPD 患者的平衡功能障碍与跌倒风险的增加有关 [1, 2, 7]。有关此问题的最早的一些研究中，发现过去一年报告过一次或多次跌倒 [1] 的患者已存在平衡障碍。在另外两项使用实验室测试来模拟跌倒的研究中，发现 COPD 患者的平衡障碍和"跌倒"率增加 [2, 7]。尽管平衡问题和跌倒之间的关系在老年人中已经得到了很好的证实，但仍需要前瞻性研究来进一步检验在 COPD 患者中的关系。

一个新的研究领域是 COPD 急性加重期的平衡障碍。多项研究表明，COPD 急性加重后平衡障碍加重 [44-46]。然而，在病情加重后进行早期平衡评估和干预的可行性尚未得到证实。此外，除了 COPD 外，其他慢性呼吸系统疾病（如支气管扩张或间质性肺疾病）患者，存在类似的继发性损伤（如运动障碍、肌肉、虚弱、低氧血症），但对平衡功能的研究仍然很少。

COPD 平衡障碍的机制是复杂的、多因素的，仍是研究的热点。还没有证实 COPD 的严重程度与平衡障碍有关 [10]。然而，一些数据表明，氧饱和度降低和（或）低氧血症可能是导致平衡障碍的一种机制。已证实 COPD 患者的轻度低氧血症与平衡障碍和跌倒有关 [47]，而使用辅助供氧可以

表 14-2　国际核心平衡结局小组推荐的平衡测试及其使用注意事项 [30]

平衡测试	描　述	示　例	注意事项
Berg 平衡量表（BBS）（总分 56 分）	评估 14 项基于表现的任务，采用 4 分等级分类；符合时间或独立标准的表现得分较高	• 转移 • 单腿站立 • 从地板上捡起物品 • 上楼梯	• 功能较好患者的天花板效应 • 无法评估平衡的所有方面（即未考虑反应性平衡和认知影响）
简易平衡评定系统测试（mini-BESTest）（总分 28 分）	评估 14 项基于表现的任务，采用 3 分等级分类；平衡性越好，得分越高	• 步行速度的变化 • 倾斜 - 恢复测试（lean-and-release）反应性平衡 • 闭眼斜坡站立 • 双重任务步行	• 评估平衡的许多方面 • 更适合功能较好的患者 • 由于最新发展，其心理测量学特性数据比 BBS 少

区分 COPD 中的跌倒人群和非跌倒人群 [1, 11]。尽管有这些数据，但至今与平衡相关的最有证据的临床因素是肌肉力量、PA 和运动能力。最近的一项 Meta 分析表明，COPD 患者中，平衡障碍和股四头肌肌力下降之间存在弱到中度相关 [10]。已证实 PA 与平衡障碍有相关性，步数和自我报告的 PA 与静态和动态平衡得分都显示出中强度相关 [2, 10, 48]。6MWT 的较差表现 [47-49] 和运动后疲劳 [8, 47] 是另两个与 COPD 患者平衡障碍相关的因素。最后，也考虑其他因素，如吸气肌力量 [6]、呼吸困难 [46]、焦虑和抑郁 [44] 以及炎症标志物 [44, 45] 是否与平衡障碍相关，但仍需进一步的研究来证实这些结果。

四、呼吸康复中的平衡功能评估

有多种测试方法用来评估 COPD 患者的平衡功能。2013 年，一项关于 COPD 人群使用的平衡功能评估的系统综述显示，最常用的测试是 BBS、简易身体功能评估法（short physical performance battery，SPPB）、SLS 测试和功能性前伸测试（functional reach test）[50]。在分析了内容的广度和心理测量学特性的证据后，作者强调了 BBS 和 BESTest 是 COPD 中最有用的平衡评估工具 [50]。根据这些推荐，最近越来越多的数据支

持对 PR 的反应，包括 MCID 数据 [43]，这对于将其用于评估指标是很重要的。尽管 BBS 在 COPD 和非 COPD 人群中被广泛使用和推荐，但 BBS 的一个明显局限性是它对功能较好的患者存在天花板效应 [24, 36]。在这种情况下，BESTest 可能是一个好选择。BESTest 是对所有人群中最全面的平衡测量方法 [24]，并且有强有力的证据证明其在 COPD 患者中的有效性 [1, 2, 51]。但需要进行 45min 才能完成，这在许多情况下，可能是一个阻碍因素。由国际核心成果小组推荐 mini-BESTest，已有初步证据支持了在 COPD 患者中的有效性 [30]，并且非常适合于功能较好的患者 [51, 52]。因此，对于 BBS 高水平患者以及完整版 BESTest 不可行的情况下，这可能是一个合理的替代方案 [53]。

COPD 的快速平衡筛查测试中，TUG 和 SLS 是最常用的。TUG 的测量性能在 COPD 患者中得到很好支持 [1, 44, 54-58]。TUG 在较长的平衡测试中具有良好聚合效度，可区分有无跌倒史 [1, 55]，但需要更大规模的前瞻性研究来纵向确认这些结果。SLS 测试比 TUG 更快，而且也是预防跌倒指南推荐的，然而很少有研究调查 SLS 在 COPD 患者中的心理测量学特性 [44, 58-60]，也没有研究调查 SLS 识别高危跌倒者的能力。尤其是对于跌倒风险筛查而言，对这些测试进行纵向验证，以预

测 COPD 患者的跌倒情况是有必要的。

在 PR 中进行平衡评估时，选择临床测试必须考虑评估目的、最佳实践指南以及在类似人群中测量学特性的可用数据[53]。表 14-3 总结了临床上常用于 COPD 的平衡测试，包括影响选择的重要考虑因素。考虑到现在平衡评估被推荐为 PR 的一部分[17]，临床医生在进行临床决策时使用最好的证据是很重要的。对所有参加 PR 的患者进行全面的平衡评估可能是不可行的，一种可能的方法是对跌倒风险筛查结果为阳性的患者使用快速平衡筛查测试，如 TUG。对于平衡受损的患者，再使用更全面的平衡测试（如 BBS、BESTest 或 mini-BESTest）作为监测康复治疗效果的核心结局评估。关于 COPD 患者平衡评估的循证临床决策的详细示例以及不同平衡测试的心理测量学特性的全面汇总，请参见 Beauchamp，2018[53]。

五、呼吸康复中的平衡训练

已证明 COPD 患者的平衡障碍可以通过干预来改变。来自单臂和随机对照试验的数据表明，运动训练可以改善平衡功能[57, 58, 61-63]。单独的 PR 似乎能够在一定程度上改善平衡功能[57]，然而，已证实含有特定平衡训练的 PR 可在平衡和身体功能方面产生巨大且重要的临床改善[58, 61]。目前，尚不明确这些改善是否会转化为跌倒减少，一项正在进行的大型临床试验正在确定这一点并评估成本效益[64]。然而，在老年人中，特定平衡训练可以降低跌倒风险，跌倒率下降 25%~40%[65, 66]。

为了使平衡训练有效，必须是具有挑战性和个体化[67]。针对老年人的日常平衡训练项目包括下肢功能性力量训练和一系列静态和动态平衡训练，以挑战患者在不同感觉条件下（如闭眼、站立在不稳定平面）保持平衡的能力。如果可能的话，也推荐基于干扰的训练和双重任务训练（如边走路边倒数）。另外，临床医师应该使用个体化平衡评估的信息针对最严重障碍的问题制订训练重点。表 14-4 为 COPD 患者的有效平衡训练示例，伴随日常 PR 每周进行 3 次，每次

表 14-3　COPD 患者常用的平衡测试概述

平衡测试	优　点	缺　点	推荐使用
Berg 平衡测试	应用广泛，易于操作。具有 COPD 心理测量学特性和 MCID 数据。推荐作为核心平衡结局评估	对功能较好患者存在天花板效应。不能评估平衡的所有方面	全面平衡测试
BESTest	具有 COPD 心理测量学特性的部分数据。具有 COPD 的 MCID 数据。评估所有系统的平衡功能，可用于指导运动训练	测试时间长	全面平衡测试
Mini-BESTest	推荐作为核心平衡结局评估。可评估大部分平衡系统的平衡能力	COPD 的心理测量学特性数据少。没有 MCID 数据	全面平衡测试
Timed Up & Go	许多临床实践指南推荐用于跌倒风险筛查，易于实施，具有一些 COPD 心理测量学特性数据	前瞻性研究中没有确定 COPD 患者跌倒风险的 Cutoff 值	平衡筛查测试
SLS 测试	一些临床实践指南推荐的跌倒风险筛查，易于实施，具有一些心理测量学特性数据，没有动态任务	前瞻性研究中没有确定 COPD 患者跌倒风险的 Cutoff 值	平衡筛查测试

表 14-4　不同难度的平衡训练案例

站立训练	转移训练	步行训练	功能性力量训练
• 双脚并拢、一前一后或单腿站立，并添加 －闭眼 －前伸 －接球 －干扰 －视觉目标（转动和观察） －认知任务（如拼写） • 站在不稳定的支撑面，如泡沫或摇摆板，并添加 －闭眼 －更窄的支撑面 －接球或投球 －前伸 －视觉目标（转动和观察）	• 从坐位到站立位 －没有扶手的椅子 －计时任务 －更低的座位 －从坐位到站立位并停下 －从坐位到站立位并行走 －拿着球从坐位到站立位 • 从坐在地面到站立位 －椅子辅助 －无椅子辅助 －计时任务 • 楼梯或矮凳 －上楼梯 －计时任务 －台阶训练 －上楼梯并抬起手臂	• 在双杠或栏杆支撑下步行 －前后交替步行 －侧向步行 －向后步行 －添加向后拼写 －添加 "W" 字符起始步行 －障碍训练 • 在空旷空间步行 －踢球 －快走 －速度变化 －快速改变方向 －步行并观察目标 －步行并倒数 －越障步行	• 小腿（进阶到无支撑或轻支撑） －脚趾抬高 －脚跟抬高 －用脚趾步行 －穿高跟鞋步行 • 大腿（进阶到无支撑或轻支撑） －轻微下蹲 －下蹲 －横向台阶训练 －弹力带侧阶训练 • 球上核心力量强化 －坐位和重心转移 －坐在球上并轻拍脚趾 －坐在球上并抬高膝盖 －坐在球上并抬起手臂

引自 Beauchamp MK et al.*chest*.2013;144：1803-10.

30～40min，在 6 周后，患者的平衡功能得到了很大改善[61]。为达到最佳的减少跌倒风险，推荐在正在进行的基础上，以小组或家庭为基础进行每周至少 2h 的中高强度平衡训练[67]。值得注意的是，对于老年人和 COPD 患者，肌肉力量是平衡功能的重要影响因素[68]，但单独抗阻训练对改善平衡和降低跌倒风险是不够的[67]。

六、结论

COPD 患者的平衡问题相当突出，可能会增加跌倒风险。PR 的综合方法应包括对报告有跌倒史或站立（或步行）时不稳的患者进行简短平衡筛选测试。对于那些表现出明显平衡障碍的患者，有必要进行更全面的平衡评估。相关证据表明，在常规的 PR 治疗中应加入特定平衡训练以改善平衡功能。随着正在进行的关于 COPD 患者有效跌倒风险评估和实施方法的研究结果越来越多，有关平衡评估和训练作为 PR 的一部分的循证指南有希望会出现。

七、总结

应定期询问老年慢性呼吸系统疾病患者的跌倒史，以及他们是否存在平衡或步行不稳的情况。对于有跌倒史或有报告不稳的患者，应进行快速平衡筛查测试。如果有明显的平衡问题，应考虑进行平衡的运动训练和功能性训练，以改善平衡功能和减少跌倒风险。进一步需要更多的研究来确定用于 COPD 患者跌倒风险评估的平衡评估最佳 Cutoff 值和预防跌倒的最佳方法。

体力活动监测

Monitoring of physical activity

Heleen Demeyer   Thierry Troosters   Henrik Watz   著

第15章

要 点

◆ 采用患者自我报告的体力活动评估用于大型流行病队列中的患者分类。如果要精确了解患者的体力活动，则推荐进行客观评估。

◆ 有多种活动监测设备，有简单的步数计数器，也有可以提供详细信息的复杂加速度计。设备的选择应以评估目的为导向。

◆ 数据的后处理，包括控制佩戴时间、评估天数和结果的选择，对于获得可解释的、可靠的和有效的体力活动评估是至关重要的。

◆ 在将体力活动解释为呼吸康复项目的一部分时，建议采用最小临床重要差异。天气等外部因素会影响体力活动，因此在分析时应加以考虑。

一、体力活动：呼吸康复的临床相关（新）指标

自 Pitta 等 2005 年发表首篇使用客观测量法对 COPD 患者体力活动（physical activity，PA）进行描述[1]，之后关于 PA 的文章数量呈指数增长（图 15-1）。与此同时，测量 PA 的方法也在增加，为研究人员和临床医生提供了广泛的选择。测量方法的改进（例如，活动监测仪的电池寿命更长）使 PA 成为一种可行和有意义的结局指标，有效且可靠地用于慢性呼吸系统疾病患者。以前大部分研究的 PA 都是基于患者的自我报告，而现在的证据主要是基于客观数据。PA

的测量越来越多地应用于研究以及对 PR 期间和 PR 后患者的临床评估。最近，欧洲药物管理局通过对 PA 测量（包括数量维度和难度维度）的限定，强调了 PA 作为临床试验以患者为中心的结局指标的重要性。

PA 传统定义为"骨骼肌产生的任何导致能量消耗的身体运动"[2]。换句话说，PA 反映了"患者实际在做什么"。因此，PA 与运动能力是一个不同的概念，运动能力是衡量"患者能做什么"的指标。在报告 PA 时，可以选择特定类型的活动（例如步行、骑自行车）或整体测量。PA 的另一个特征是强度，概括为患者在某个强度阈值以上所花费的总时间。一个常使用的结局是进行 3

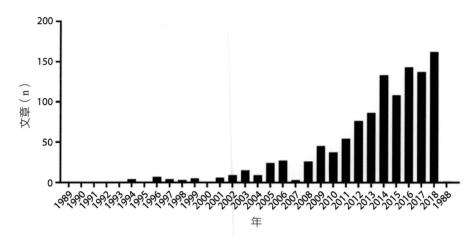

▲ 图 15-1　PubMed 搜索"体力活动"和"COPD"，近 30 年发表的关于体力活动和 COPD 的文献数量

个代谢当量（metabolic equivalent of tasks，MET）以上任务所花费的时间，反映中等强度的活动。强度也可以用相对的术语来反映，例如，使用反映特定时间段内平均强度的矢量幅度单位。

　　PA 水平与 COPD 患者的住院风险和死亡率相关[3]，最近的文献也显示了其在其他呼吸系统疾病如特发性肺纤维化中的重要性[4]。在 PR 项目开始时以及完成后，PA 是应该包括的一项临床相关结局指标。患者开始纳入 PR 期间是探讨 PA 水平的好时机。增加 PA 的干预措施也有所不同[5-8]。这在其他章节会有所探讨。

　　不同的 PA 测量工具有不同的精确度、用户适用性和价格。本节将概述各种 PA 测量的方法及其优缺点。此外，我们将进一步加强对活动监测设备采集数据的后续处理，以提高评估质量和 PA 数据的解释。表 15-1 概述 PA 测量方法的优缺点以及本节作者的推荐。主要关注 PA 的测量，定义为"总的活动测量"。而区分不同类型的 PA 时，其他测量方法将更合适。

二、体力活动的测量

（一）患者的自我报告

　　测量 PA 有多种问卷，易于使用，且廉价，是初步了解 PA 水平的方法，且可以用于远程数据收集（如在线数据收集）。一项系统综述总结

用于老年人或慢性病患者 PA 测量或相关问题的有 104 份不同的问卷[9]。慢性呼吸系统疾病中使用的问卷在长度、评估目的和测量属性方面存在差异。

　　调查问卷的长度从两个问题（如临床常规运动时生命体征的评估[10]）到结构式访谈（例如，Stanford 7 天体力活动回顾问卷，耗时 15～20min）。在选择问卷时，应该考虑它是否符合评估的目的。例如，一些调查问卷报告的总时间至少为中等强度到高强度体力活动（moderate to vigorous intense physical activity，MVPA）中，而其他问卷则规定了不同的活动类别。当测量慢性呼吸系统疾病患者的 PA 时，推荐选择包含测量低强度活动的问卷，因为这类患者的大多数活动是在低强度下进行的[1, 11]。对于呼吸系统疾病患者，增加低强度活动比增加中等强度活动可能更可行[12, 13]。

　　与活动监测相比较，对 COPD 患者的几种调查问卷已经得到验证[14-18]。一般来说，评估单个患者 PA 的问卷准确度很低，但由于它们能够识别 PA 的"极端"，因此可以用于大型流行病学研究。患者对 PA 的高估、回忆偏差（回忆时间越长偏差越大）和社会期望（提供社会期望信息的倾向）会影响自我报告的准确性（在小组层面）[19]。反应性（或敏感性）是另一个重要的测量属性。

表 15-1　测量体力活动不同方法的优缺点概述以及作者推荐

	优　点	缺　点
自我报告		
问卷调查、访谈	成本低、易于快速采集数据	存在回忆风险和分类偏差，敏感性和准确性差。
推荐	患者自我报告可用于大型流行病学队列中对患者进行分类，并对临床上严重缺乏体力活动的患者进行首次筛查。不推荐使用问卷来测量个体患者的 PA，特别是用于分析 PA 随时间变化时	
活动监测设备		
计步器	价格便宜，随时可以使用，多使用寿命长的电池	只能评估步数，不能评估其他活动及活动的强度和佩戴时间
加速度计 Accelerometry（医疗设备和可穿戴设备）	• 医疗设备：对 PA 水平提供全面详细的综合评估。不同的监测设备已经在步行缓慢的人群中得到了验证，具有关于佩戴时间的数据（质量控制所需的）和对最小重要差异（MID）的初步估计 • 可穿戴设备：直接反馈，便于使用，可以远程传输数据，大多数设备有很长的电池寿命或容易充电，大部分设备有内存	• 昂贵，电池寿命 2~3 周 • 在慢性呼吸系统患者中缺乏验证，在步行缓慢的人群中准确性还需要考量
智能手机	大部分患者拥有智能手机，因此评估无须额外费用	慢性呼吸系统疾病患者群的有效性尚不清楚，有效性取决于智能手机的放置和使用
推荐	• 如果目的是准确测量个体患者的 PA，或是测量 PA 随时间变化时，无论是观察性的，还是干预的结果，都推荐使用活动监测设备 • 有多种活动监测设备，从简单的计步器（有低估 PA 的风险）到能提供综合评估 PA 的加速度计。在这两者之间，还有一个拥有巨大市场的价格较低的加速度计（可穿戴设备）。测量 PA 的准确性尚不清楚。因此，在临床试验中，推荐使用更复杂的加速度计（医疗设备），而可穿戴设备可以用作指导工具 • 一种新的测量 PA 的方法是智能手机上的加速度计，但在慢性呼吸系统疾病中的有效性尚不清楚	
PROactive 仪器，一个混合工具		
结合自我报告和监测输入，从患者的角度测量 PA	描述了 PA 有意义的方面，有资格获取欧洲药物管理局 COPD 患者 PA 的经验，可获得数量维度和难度维度的详细结果，MID 也可获得	更复杂的工具需要同时获得患者报告的结局（patient-reported outcome，PRO）项目和加速测量，目前验证的加速度计数量有限，仅对 COPD 有效
推荐	临床研究中测量结局的研究工具，临床研究目的是调查干预对 PA 的影响（即有体力活动量大和（或）有 PA 困难）	

虽然关于呼吸系统疾病问卷反应性的信息有限，但在老年人中被判定为较差[20]。一项研究表明，在同一患者的自我报告中没有记录纵向客观测量的变化[18]。值得注意的是，测量症状和健康状况的问卷（也包括与 PA 相关的领域）不能单独用来测量 PA[21]。

（二）客观 PA 评估

在研究和临床实践中，最好使用客观的测量方法来量化单个患者的 PA。虽然双标记水技术是测量总能量消耗最精确的方法[22]，但其成本非常昂贵，需要复杂的设置，并且不能量化 PA 的持续时间、频率或强度，但可以估计数周内 CO_2 产生量。这可以转化为一种能量消耗的测量方法，在对静息能量消耗进行修正后，可以从中获得活动时能量消耗。但它很少被使用。

1. 活动监测

(1) 计步器：计步器（pedometers）是一种小的，相对便宜的设备，用来记录一个人每天步行的步数。为患者、临床医生和研究人员提供了一个易于理解的指标（步骤）。大多数计步器的电池寿命都很长，部分有内存，可以提取数据。缺点是无法提供活动强度、活动类型或设备佩戴时间的信息。而后者在评估的质量控制中很重要（见下文）。然而，计步器的最重要的问题是会低估步数，尤其是当以较慢的速度步行时。

图 15-2 列出了 3 项研究，这些研究调查了使用不同步行方案的计步器的准确性，并与人工视觉计算步数进行了比较。Furlanetto 等[23] 的研究，共 30 名 COPD 患者腰部佩戴 Digi Walker SW701 计步器，行 6MWT 时分别以 30%、60% 和 100% 个人平均速度在跑台步行 1min。在两种低速方案下，计步器捕捉到的步数明显减少。Moy 等[24] 对 51 名 COPD 患者的欧姆龙计步器的准确性进行了调查。让患者在医院里以平时的步行速度走完 244m 的路程。在那些步行速度快（>3.4km/h）的患者中，欧姆龙计步器与人工视觉计算步数相比，平均差异很小，而在步行速度较慢的组中，平均被低估了 14%。最后，Turner 等[25] 研究了 Yamax CW-700 Digi Walker 计步器的准确性，戴在腰间，对 48 名 COPD 患者进行 ESWT。步行速度分为慢速（1.78～2.71km/h）、中速（3.00～3.79km/h）和快速（4.11～5.54km/h），每组 16 名患者。在中低速步行的患者中，计步器低估了步数。值得注意的是，健康成年人的数据表明，如果在脚踝处佩戴该装置，可以优化计步器的准确性[26]，但据我们所知，COPD 中没有数据证实这一点。综上所述，由于呼吸系统疾病患者的步行速度较慢，特别是当气流阻塞较严重时，因此不推荐使用计步器来测量 PA。

(2) 加速度计：加速度计是临床试验中推荐的测量 PA 的方法，是检测加速度的电子装置。它们量化了活动量，并可提供超过或低于特定的预定义加速阈值的时间估计值，从而区分轻、中和高强度活动的时间、步数和能量消耗。单轴、双轴和三轴加速度计单独存在或集成在多传感器系统中，该系统将加速度计与其他传感器（如心率和皮肤温度）相结合。

一项总结成人有效性研究的综述得出结论：与单轴加速度计相比，三轴和多传感器装置的有效性更好[27]。对 COPD 患者进行的两项大型多中心验证研究表明，ActiGraph GT3X（ActiGraph LLC Pensacola, Florida, USA）、DynaPort MoveMonitor（McRoberts BV, The Hague, the Netherlands）和 SensWear 袖带（BodyMedia, Pittsburgh, Pennsylvania, USA）可以有效地测量整个疾病严重程度的 PA[28, 29]。这些验证研究使用间接测热法[28] 和双标记水法[29] 作为测量的金标准。ActiGraph GT3X 和 DynaPort MoveMonitor 都是轻型三轴加速度计，需要佩戴在腰部右侧和

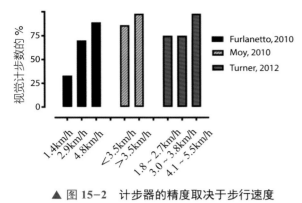

▲ 图 15-2 计步器的精度取决于步行速度

数据以视觉计数测量的步数的百分比表示。Furlanetto 等[23] 6min 步行测试中，要求患者在跑台上以平均步行速度的 30%、60% 和 100% 步行。Moy 等[24] 让患者以正常的步行速度走 244m，并将患者分为步行速度较慢和速度较快的两组。Turner 等[25] 测量 ESWT 中的步数，并将患者分为慢速、中速和快速步行者

背部下方。SenseWear 袖带是一种多感觉设备，需要佩戴在上臂肱三头肌水平处。2018 年发表的一篇综述显示，这 3 种设备是研究中最常使用的，其中 SenseWear 袖带使用最多[30]。尽管很受欢迎，但 SenseWear 袖带已经从市场上消失了。

由于这 3 种设备测量的 PA 可能略有不同，因此不建议在一个研究或测量中更换设备（如，避免对同一患者使用不同的设备进行前后评估）。一项小型研究表明，与标准化方案中的人工视觉计算步数相比，SenseWear 袖带测量的步数估计不足，而 DynaPort MoveMonitor 更准确[31]。一组鲁

汶中心的 44 名 COPD 患者同时佩戴 3 种装置至少 1 周。数据结果是，与 DynaPort MoveMonitor（5778 ± 3038）和 SenseWear 袖带（5719 ± 3392）相比，使用 ActiGraph GT3X（4923 ± 2715）测得的平均每日步数较低 [单位为均数 ± 标准差步数 / 日]（图 15-3A）。这与前瞻性观察研究的数据一致，该研究显示 ActiGraph GT3X 测量的步数比 DynaPort MoveMonitor 要少[32]。然而，尽管绝对值存在差异，但设备结果之间的相关性非常高（图 15-3B）[29]。3 种设备获得的随时间的变化（以及干预后的变化）是否为同样的方式还有待证明。

便宜的加速度计越来越多。大多数都能提供直接反馈，可以通过蓝牙或 USB 连接到智能手机或电脑的应用程序上，电池寿命相对较长或容易充电。已被用于 PA 指导课程[33, 34]。这些设备分类为"可穿戴设备"，佩戴位置不同，主要是在手腕或腰部。然而，有效性仍鲜为人知。对于步行速度慢的 COPD 患者，与 DynaPort MoveMonitor 相比，腰部佩戴可穿戴设备时，发现与计步器类似的低估步数[35]。同样，在实验室环境中，健康成年人，10 名参与者活动跟踪器的准确性在速度较慢的情况下会更差[36]。这些设备大多没有记录佩戴时间，这使得质量控制很困难。因此，尽管这些设备对于达到指导目的来说

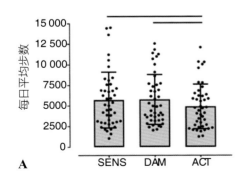

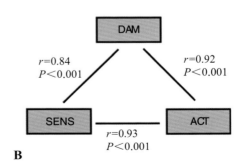

▲ 图 15-3 测量体力活动（平均步数 / 日）的 3 种常用的已验证的加速度计

A. 为绝对体力活动用均数和标准差表示，实线表示差异有统计学意义（$P < 0.05$）；B. 设备之间的 Pearson 相关性。44 名患者同时佩戴传感器袖带（SenseWear armband，SENS）、动态端口移动监视器（DynaPort MoveMonitor，DAM）和活动记录仪（ActiGraph GT3X，ACT）24h，至少 1 周。计算每位患者至少 3 个有效天数的平均值

足够有效[35]，但目前不建议将其用于临床试验的结局测量。

(3) 基于智能手机的评估：越来越多的患者拥有智能手机。在过去 5 年中，移动宽带用户的年增长率超过 20%，截至 2017 年，全球近 60% 的人拥有移动宽带订购服务[37]。大多数智能手机都配备了提供每日 PA 信息的加速度计，而大多数关联的智能手机应用程序都保存了这些信息的历史记录。因此，可以通过这些信息轻松地估算 PA 而不需要任何成本。一项关于 COPD 的研究已经将智能手机内的加速度计作为远程指导项目的一部分[38]。值得注意的是，这项研究并没有得出干预对纳入患者 PA 的影响。Douma 等[39]调查了平均年龄为 65 岁，共 72 名癌症患者使用基于智能手机的 PA 测量方法的有效性。研究人员要求患者将智能手机与加速度计（ActiGraph GT3X）一起放在腰部（放在口袋里或者系在腰带上），连续佩戴 7 天。对于步数计算，作者得出了一个极好的结论，智能手机测量和加速度计之间没有系统性差异。Vorrink 等对 COPD 患者进行了小样本研究，共纳入 10 名患者，比较使用手机与 SenseWear 袖带，测量 1 周的 PA，结果是两种方法显示了良好的相关性（$r=0.88$）[40]。与之前的研究类似，要求患者把智能手机系在腰带上（放在一个小包里）。然而，这种准确性很可能高度依赖于使用的持续时间（患者是否整天携带手机？）以及智能手机的携带位置（口袋或包里）。此外，智能手机不能够提供正确质量控制所需的佩戴时间（见下文）。还需要更多的研究来验证使用智能手机测量慢性呼吸系统疾病患者 PA 的有效性。

2. 如何收集数据

为达到有效评估，推荐测量 1 周的 PA。大多数患者都愿意佩戴设备至少一周[29]。但最常见的测量时间是 24h 连续评估或仅在觉醒时段评

估。如果只是对 PA 或久坐时间感兴趣（而对睡眠参数不感兴趣），则在其觉醒时测量即可提供所需的信息。不建议在一项研究中将两个测量时间合并在一起，也不建议队列间根据 24h 的评估或觉醒时段的评估来比较 PA。当 PA 表示平均强度时（在睡眠时间增加时会降低），这种情况尤其明显。在这种情况下，应将分析限制在特定时间范围内以进行比较。对其他 PA 结局（如步数）的影响较小。为了优化患者的依从性，最好在觉醒时段进行评估。

在进行 PA 评估之前，给患者清晰的指导是很重要的。应指导患者在所有（醒着的）时段内都必须佩戴设备，除了洗澡、淋浴或进行水上活动。尤其要提示患者在白天休息或病情加重时（与评估目的一致时）应继续评估。此外，建议为患者提供一日记本，记录有关设备关闭时间、起床和就寝时间以及水上活动等信息。此信息可用作质量控制的一部分。

3. 数据的处理

客观测量的 PA 为不同的结局方面提供了大量的数据，这些数据变异性较大。数据随后的处理对于获得合理、可靠和有效的 PA 测量结果非常重要。通常，数据是从 PA 监控器中获取的日常数据。对于某些设备，可以导出更详细的数据（如精确到每分钟）。我们将讨论：①关于佩戴时间的有效时长的定义；②推荐的测量天数；③结局的选择。

(1) 佩戴时间：佩戴时间短会影响 PA 的表现。因此，第一步最重要的是删除患者没有充分佩戴该设备的天数。人群研究中，定义有效的佩戴一天为至少佩戴了 10h[41]。该 Cutoff 值也用于 COPD 研究[42]。一项研究比较了不同的定义有效的一天的方法，研究结论是最小佩戴时间定义为在觉醒情况下，最少佩戴时间至少为 8h（或者在 24h 佩戴该设备的情况下，每天 7AM 到 8PM

之间），结果类似[13]。一项多中心关于依从性的研究，对于连续 8 天，每天测量 24h，结果超过94% 的患者完成了至少 5 天的有效评估，每天佩戴时间至少为 22 个小时[43]。并非所有活动监视器（例如，计步器，加速度计和智能手机）都可以输出佩戴时间，因此 PA 数据可能会有偏差或更多变异性。

(2) 评估天数：由于 PA 每日变化很大，因此测量的天数对评估的可靠性有重要影响。建议测量 7 天以获得可靠的 PA 评估结果。有几项关于获得可靠评估所需最少天数的研究。横断面数据的结果为 2～7 天[1, 13, 44-46]。Watz 等认为，至少需要 2～3 天才能对 GOLD IV 期患者进行可靠的评估，而对 GOLD I 期患者则需要 5 天，这是由于病情较轻的患者的 PA 变异性较大[45]。有两项研究的结论是，将周末排除在外，两个工作日足以得到可靠的评估[1, 13]。根据纵向研究结果，PR 后中至重度 COPD 患者测量时间越长，其变异性越低。变异性是非常重要的，因为较低的变异性才能在临床试验时较小的样本量能获得足够的说服力。排除周末也会降低变异性。因此，以 4 个工作日（从分析中排除周末）为最佳选择。重要的是，排除周末不会改变这种影响的大小。但是，在进行"真实生活"临床试验时，满足这一严格标准的患者可能是成比例的。因为周末的 PA 模式通常比工作日低[45]，所以当描述患者的 PA 特征时，纳入周末的评估数据可能会很有意思。

(3) 结局的选择：活动监视器测量得到的 PA 数据可以通过不同的方式计算出有意义的 PA 结局。活动监视器通常对每日数据加以输出，如果评估包含足够的数据以定义为有效数据，则可以将其转换为周平均值。周平均值应以所有可用的有效患者天数为依据。文献中报道了不同的结果变量，很难一一比较。常用的结局是每日步数、能量消耗、不同姿势下的时间（如步行）以及高

于或低于一定强度的时间（如轻强度 PA、中等强度 PA）。大多数监视器可以检索到更复杂的信息，例如 PA 分段。重要的是，显示器的软件计算不同结局的方式在设备之间并不相同。可能计步较少依赖于底层算法，因此在不同设备之间的可比性更高。但是，差异仍然存在，如图15-3 所示。此外，PR 后患者中，与至少中等强度活动的时间相比，选择显示平均步数结果更敏感（与轻度运动中的时间相结合）[13]。一些软件程序为用户提供了为每种感兴趣的强度定义阈值的选项（如中等强度运动）。因此，重要的是在报告结果时指定此详细信息。值得注意的是，一项研究发现，根据使用不同的 Cutoff 值来界定中等强度的活动，对定义患者活动量大小存在很大差异[47]。

（三）PROactive 工具

到目前为止，我们总结了测量 PA 的方法，PA 被定义为"总活动量"。这个定义忽略了患者的 PA 经历。从患者的角度来看，PA 包括 PA 的量、PA 期间的症状以及为促进 PA 而做出的适应[48]。这可以由 PROactive 工具来测得，将活动监视器所获得的信息与经典的项目（问卷）结合在一起[32]。该设备具有每日回顾（D-PPAC）和每周回顾（C-PPAC）功能。从 COPD 患者的角度来看，已证明 PROactive 工具对 PA 的测量是有效和可靠的，并且具有 MID[32]。PROactive 工具最近已获得欧洲药品管理局的认证。

三、在呼吸康复背景下体力活动的含义

（一）PA 评估是 PR 项目的一部分

最近发布的建议指出，成年人每周应至少进行 150min 的中等强度的 PA。但是，对于患有慢性疾病的成年人，PA 的类型和量应根据个人能力来决定[49]。对参加康复项目的患者的 PA 进

行分类时，可以根据至少中等强度的活动时间将 PA 与这些建议相关联[47]，这是 WHO 基于体力活动水平（physical activity level，PAL）[45] 或 Tudor-Locke 提出的 PA 分级[50] 建议。2013 年，基于大量健康成年人的数据，已使用 ActiGraph GTX3 针对美国人群发布了针对年龄和性别的 PA 正常值，并以特定方式进行了后期处理，以便将来与计步器比较（因为低估了步数）[51]。对 PA 中变化的解释，建议使用 MID。MID 的首次估计显示范围介于每天 600~1100 步[52]。在第二项研究中，估计得出的 MID 在类似的范围内[53]。

（二）影响 PA 的因素

由于天气等外部因素的影响，对 PA 的解释是有挑战的。Sewell 等的研究第一个证明了 PR 对 PA 的作用受患者开始康复项目的季节影响[54]。从冬季开始，然后在较温暖季节重新评估的患者表现出的改善最大。Alahmari 等的研究表明，气温每降低 1℃，COPD 患者的步数每天会减少 43 步。此外，在阴雨天，患者的 PA 较低[55]。两项研究均在英国进行。一项研究是在比利时和巴西收集的数据，得出了相似的结果[56]。由于季节对 PA 测量的影响，在分析中调整季节可能很重要，尤其是当研究的目的是患者的干预效果时。一项研究表明，在分析中根据日照（代表季节）进行调整，测量值的可变性较低[13]。

四、久坐少动行为，一个密切相关的概念

久坐少动行为是与 PA 密切相关的概念，定义为"清醒状态下坐位或靠在椅背上的能量消耗 <1.5 MET 的行为"。已证明在健康人群中，久坐少动行为和 PA 是两个独立的概念，两者均与死亡率独立相关[57]。但是，COPD 患者，因其 PA 较低，这些概念的相关性更强。Mesquita 等的研究结果表明，久坐少动行为的改变（减少）与 PR 项目带来的轻度活动的增加密切相关[12]。根据定义，建议在清醒时使用一个时间段来界定久坐少动行为。

五、总结

在 PR 项目中，PA 是一项临床相关指标。最近几年测量方法的改进使客观测量 PA 变得可行。有多种活动监视器，如简单的计步器，复杂的加速度计。具体选择取决于评估的目的。在进行客观的 PA 评估时，数据的后期处理对于获得可靠、有效和合理的结局至关重要。

健康状况监测

Monitoring health status

Claire M. Nolan　William D.–C. Man　Richard L. Zuwallack　著

第16章

要　点

◆ 健康状况是量化症状负担和疾病对患者幸福感影响的标准化方法。

◆ 对 COPD 患者进行多维评估时，建议衡量健康状况。

◆ 有许多经过验证的健康状况衡量方法应用于呼吸康复中。

◆ 临床试验一致表明，无论是在稳定期还是急性加重期，呼吸康复对于改善患者健康状况具有统计学和临床意义。

◆ 与支气管扩张药相比，呼吸康复对 COPD 患者健康状况的影响更为显著。

◆ 呼吸康复可改善非 COPD 呼吸系统疾病患者的健康状况，如间质性肺疾病和支气管扩张。

一、为什么要衡量健康状况？

人们逐渐认识到，COPD 等慢性呼吸系统疾病具有重要的肺外表现，而肺功能参数并不能完全反映这些症状。健康状况（或 HRQL）是量化疾病对患者健康和日常生活影响的标准化方法。通常通过患者自我报告的问卷来衡量健康状况，该问卷涉及疾病的生理、情感和心理方面。健康状况问卷将这些影响归纳为某一维度或总分，是 PR 中最常用的结局指标之一，因为其提供了一种简单的方法来评估干预对患者报告的症状负担的影响。这些信息是对运动结局测量得出的生理数据的额外补充。在监管要求的推动下，健康状况问卷也广泛用于 COPD 等呼吸系统疾病患者的药物试验的临床治疗终点。

传统上，COPD 是根据气流阻塞程度，即 FEV_1 来进行分级的。虽然医生对这一生理测量数据较感兴趣，但其与患者报告的症状负担关系不大[1]。近年来，衡量健康状况的方法受到越来越多的关注。2011 年，GOLD 提出在 COPD 的多维评估中纳入症状指标，把健康状况列为与传统的测量指标如 FEV_1 和急性加重史同等重要[2]。这是国际指南首次明确指出，衡量健康状况不仅对评估干预措施的影响至关重要，对 COPD 的日常评估也是如此。2017 年 GOLD 指南修订时，将肺功能评估从症状评估中分离出来，GOLD 的"ABCD"分组是基于衡量健康状况和急性加重情况[3]。这非常具有临床意义，因为 GOLD 推荐依据这种分组来确定干预策略，包括药物治疗的选择。因此，衡量健康状况的重要性已从实用的结局指标迅速发展为日常临床实践的核心组成部分。

二、衡量和监测健康状况

衡量健康状况包括疾病特异性问卷和一般健康状况问卷。虽然一般健康状况评估工具，如 EuroQol-5D[4] 和 SF-36[5] 常在 PR 中使用，并且可以对各种疾病进行比较和成本效用分析，但由于疾病特异性健康状况评估工具对于患者进行 PR 后的变化反应更灵敏，因而得到了更广泛的应用。许多疾病特异性健康状况评估工具已经在慢性呼吸系统疾病患者中得到验证，但本节内容未涵盖所有，重点介绍 PR 中使用最多的两个健康状况问卷：SGRQ[6] 和 CRQ[7]。此外，简短健康状况评估工具越来越得到重视，而且在国际指南中已作为 COPD 患者评估的一部分，所以本章也将讨论 COPD 评估测试（COPD assessment test，CAT）[8] 和 COPD 临床问卷（clinical COPD questionnaire，CCQ）[9]。

三、圣乔治呼吸问卷

SGRQ 是一份为阻塞性气道疾病患者设计的、在监督下自行填写的问卷，大约需要 8～15min 完成[6]。问卷包括两部分，第一部分关注症状，重点是过去一年呼吸系统症状的严重程度、出现频率和影响，并采用五分制 Likert 量表记录结果；第二部分包括两个领域：活动限制和社会及心理影响，并关注患者的当前状态，以"是"或"否"回答。总分由 50 项条目组成，分为三部分——得分症状（8 项）、活动（16 项）和影响（26 项）。分数范围为 0～100，分数越高代表健康状况越差。回顾时间不同（1、3 或 12 个月）版本不同，另外还有简短的 40 项条目版本（SGRQ-C），

COPD 患者中得到验证[10]。

SGRQ 领域和总分与 FEV_1、用力肺活量、运动能力、呼吸功能障碍以及焦虑抑郁症状之间均存在显著相关性[6, 11]。SGRQ 总分在判别 COPD 患者的严重程度和 PA 水平方面也有效[12]。已证明 SGRQ 对 PR 有反应[13]，并且能够识别出之前接受过 PR 的患者[14]。

传统上认为 MCID 是在基线评估的基础上总分降低 4 分[11, 15]，专家的评分、患者参考值、标准参考值以及 6MWD 和 CRQ 作为参考。然而，最近的研究表明，SGRQ 的 MCID 可能更高（至少降低 7 分）[16, 17]，特别是重症患者[17]。

四、慢性呼吸系统疾病问卷

最初的 CRQ 是由 Guyatt 等于 1987 年创立，用于临床试验，以衡量持续存在慢性气流受限并伴有超过 3 个月呼吸系统症状的患者健康状况的变化[7]。该测试由 20 个问题组成，每个问题采用 Likert 7 分制量表评分。共包括四个领域：呼吸困难（5 个问题）、疲劳（4 个问题）、情绪功能（7 个问题）和自我控制（4 个问题）。后续版本开发减少了时间成本，且更方便：一个是有标准呼吸困难分级的访谈式 CRQ（CRQ-IAS），一个是有标准呼吸困难分级的自我管理式 CRQ（CRQ-SAS），还有一个是有个体化呼吸困难分级的自我管理式 CRQ（CRQ-SAI）。最初的 CRQ 首次评估时需要花费大约 25min 的时间，而 CRQ-SAI 评估只需要 5～10min 即可达到相似的效果[18, 19]。

已证明 CRQ 是可信的[7, 18]、有效的[20, 21]，并能反映 PR 后的变化[22]。Likert 7 分制量表中，变化 0.5 分代表有临床意义的小变化[23]，1.0 分代表中等变化，1.5 分代表较大的变化[23]。

五、COPD 评估测试

COPD 评估测试（COPD assessment test，CAT）

是一种衡量 COPD 患者健康状况的简单问卷[8]。最初是用于研究，符合美国食品和药物管理局的标准[8]。由于 GOLD 的 ABCD 分组中使用 CAT 为首选的健康状况评估工具，因此其在临床实践中使用越来越多[3]。

CAT 是自评的，在 2min 以内就可以完成[24]。涉及患者的现状，包括 8 个条目[24]。与 SGRQ 和 CRQ 不同，CAT 没有对领域进行分类，只报告总分。每一条目都有两句话的描述为"最好的"和"最坏的"情况，例如，"我从来不咳嗽"和"我一直咳嗽"。患者的评分为 6 级，从 0 分（最好的情况）到 5 分（最坏的情况）。对每一条目的分数进行汇总，得出最终分数，分数范围为 0～40，分数越高，说明 COPD 对患者的影响越大[24]。评分可以反映疾病影响的严重程度，分为：<10 分影响较小、10～20 分中等影响、20～30 分影响较大、30～40 分影响非常大[24]。

已证实 CAT 具有良好的内部一致性和重测可靠性[8]。已证明对 PR[25, 26]、从病情加重情况中恢复[26, 27]和纵向变化[26]反应性好，估计 MCID 值在 2～3 分之间[26, 28]。对于非 COPD 的呼吸功能障碍患者，CAT 似乎对 PR 也有反应[29]。

六、临床 COPD 问卷

临床 COPD 问卷(clinical COPD questionnaire，CCQ）与 CAT 类似，是一个简单又简短的自我管理评估问卷，在 2min 以内即可完成[30]。其量化了 COPD 的症状严重程度，并评估疾病控制情况[30]。CCQ 有两个版本，一种是让患者回顾过去一周的情况，另一种是让患者回顾过去 24h 的情况[30]。CCQ 包括 3 个领域，共十项条目：症状（4 项）、功能状态（4 项）和精神状态（2 项），以及总分[30]。每一项都用 Likert7 分制量表评分，范围从 0 分："从未"或"一点也不受限制"到 6 分："几乎一直"或"完全受限 / 无法做到"[30]。

CCQ 中的每个项目所占的分数相等。通过将 10 个项目的分数相加，并将该数字除以 10，计算出总分。此外，可以分别计算这三个领域的分数。CCQ 的总分以及每个领域的分数在 0 分（非常好的健康状况）到 6 分（健康状况极差）之间变化[30]。

已证实 CCQ 在 COPD 患者中具有良好的可靠性[31]和有效性[24]。此外，CCQ 对于 PR[16, 33, 34, 36]、戒烟情况[30]和 COPD 患者加重的住院或门诊管理都有反应[30]。其总分的 MCID 为 -0.4[28, 31]。

七、COPD 患者的呼吸康复和健康状况：随机对照试验

已经有许多 RCT 和大量观察性研究评估了 PR 对健康状况的影响。2015 年发表的关于 COPD 患者 PR 的 Cochrane 系统综述，纳入了截止至 2014 年 3 月的随机试验，为评估其在该领域的有效性提供了有用的文献支持[37]。值得注意的是，作者定义 PR 为至少有 4 周的运动训练，包括教育或没有，这与 2013 年 ATS/ERS 关于 PR 的声明[38]是不同的，后者将教育 / 行为改变作为综合干预的核心组成部分之一。然而，支持他们的证据是，亚组分析并未显示出仅进行运动训练的项目(31 项试验）与那些参加更全面的项目(34 项试验）患者的运动或健康状况存在显著差异。

44 项随机试验比较了 PR 与常规治疗对健康状况的影响，其中 19 项研究使用 CRQ 或 SGRQ 提供了可分析的数据，并且每项分析包含了超过 1000 名患者。中位随访期为 12 周，说明这些分析主要为短期效应。在两项分析中，与常规治疗相比，PR 后的健康状况有显著改善，并且这些健康状况的平均变化(但并非总是 95% 可信区间）超过了 MCID。表 16-1 列出了这个 Meta 分析中 PR 与常规治疗对健康状况的改变。

表 16-1　呼吸康复与常规治疗健康状况变量的变化

	分量表或工具的 MCID	PR 减 UC	95%CI
CRQ			
呼吸困难	0.5 units	0.79	0.56～1.03
疲劳	0.5 units	0.68	0.45～0.92
情绪	0.5 units	0.56	0.34～0.78
自我控制	0.5 units	0.71	0.47～0.95
SGRQ			
症状	4 units	−5.09	−7.69～−2.49
影响	4 units	−7.23	−9.91～−4.55
活动	4 units	−6.08	−9.28～−2.88
总分	4 units	−6.89	−9.26～−4.52

所有变量的平均变化超过了各自的 MCID 阈值。对于 CRQ，只有呼吸困难领域 95%CI 的下限超过 MCID，表明该参数具有临床意义。对于 SGRQ，只有疾病影响和总分 95%CI 的下限超过 MCID，说明这两个参数的有临床意义

PR. 呼吸康复组；UC. 常规治疗组；MCID. 最小临床重要差异；CRQ. 慢性呼吸系统疾病问卷。每个领域（呼吸困难、疲劳、情绪自我控制）的项目得分 1～7 分，得分越高代表健康状况越好，每个领域的平均变化量为 0.5units 被认为是 MCID；SGRQ. 圣乔治呼吸问卷。每个子量表（症状、影响、活动）的分数和总分按照 100 分标准进行标准化，分数越低代表健康状况越好，每个子量表和总分中 4units 的变化被认为是 MCID

基于此综述在健康状况和其他结局方面的积极结果，Cochrane 编辑部决定停止并不再更新此类综述。尽管健康状况和呼吸困难的证据质量被评为中等，最大运动能力和功能性运动能力方面甚至更低，但该决定反映了在连续的回顾中可信区间范围不断缩小。而证据质量低是因为试验中存在偏倚风险，包括（明显的）无法实施盲法，试验的异质性以及发表偏倚的可能性。

八、呼吸康复和药物治疗对 COPD 患者健康状况影响的比较

如前所述，PR 能改善健康状况，并且在某些情况下其效应大于 MCID。虽然 MCID 有助于评估临床疗效，但与其他形式的 COPD 治疗进行

比较也可能有用。由于支气管扩张药治疗是指南推荐 COPD 治疗的基础，我们可以用它作为一个有用的指标来比较 PR 对健康状况的影响。表 16-2 列出 COPD 药理学试验的 Cochrane 回顾中，一种健康状态量表—SGRQ 总评分的平均变化。虽然 SGRQ 总分的变化（与安慰剂相比）具有统计学意义，但从数字上看，效果似乎小于 MCID，并且在对 PR 与常规治疗的试验中观察到的效果要小一些（表 16-1）。这可能更令人印象深刻，因为 PR 通常提供给那些在医学上已经使用最佳支气管扩张药维持治疗的患者。

九、COPD 加重后的呼吸康复

COPD 病情加重，尤其是严重到需要住院

表 16-2　Cochrane 综述测试支气管扩张药（与对照组相比）对 COPD 患者 SGRQ 总分的影响

参考，年份	总人数	药物干预	平均变化：药物治疗组 vs 对照组	95%CI
Ni 等，2018 [51]	1823	阿地溴铵＋福莫特罗	−2.91	−4.33～−1.50
Geake 等，2015 [52]	8562	茚达特罗	−3.60	−4.36～−2.83
Ni 等，2014 [53]	4442	阿地溴铵	−2.34	−3.18～−1.51
Karner 等，2014 [54]	23 309	噻托溴铵	−2.89	−3.35～−2.44
Nannini 等，2013 [32]	3346	氟替卡松＋沙美特罗	−2.90	−3.61～−2.18
Nannini 等，2013 [32]	NS	倍氯米松＋福莫特罗	−3.29	−4.45～−2.13
Nannini 等，2013 [32]	NS	莫米松＋福莫特罗	−3.91	−6.01～−1.81
Kew 等，2013 [35]	14 939	LABA	−2.32	−3.09～−1.54

阿地溴铵和噻托溴铵是长效抗毒蕈碱类支气管扩张药；茚达特罗、沙美特罗和福莫特罗是长效 β 受体激动药支气管扩张药；氟替卡松、倍氯米松和莫米松是吸入类糖皮质激素 LABA. 长效 β 受体激动药（支气管扩张药）；NS. 文本中没有说明

治疗时，会使 COPD 患者的疾病负担急剧增加 [39-41]。此外，尽管病情加重的负面影响可能持续数周，但目前住院时间通常约为 5 天 [42]。PR，以其整体方法和促进综合治疗的方式 [43]，在病情加重期间或加重后不久进行可能有益。2016 年 Puhan 等 [44] 进行 RCT 的 Cochrane 综述中证实了 PR 在这种环境下的效果，其在多个结局方面具有有效性，包括随后的医疗使用、运动能力和健康状况。关于后者，综述包括了使用 CRQ 和 SGRQ 的试验，并且与住院治疗相比，证据质量很高。5 项研究（259 名患者）使用 CRQ，8 项研究（846 名患者）使用 SGRQ。

CRQ 领域中平均康复 - 控制差异和 95%CIs 分别为：呼吸困难 0.97（0.35～1.58），疲劳 0.81（0.16～1.45），情绪 0.94（0.46～1.42）和自我控制 0.93（0.13～1.99）。因此，所有领域的平均差异超过了 MCID（0.5units）（尽管在这四个领域中，95% 的可信区间下限都没有超过这个 MCID），

并且"自我控制"的变化也没有统计学意义。在 SGRQ 的"影响"和"活动"领域以及 CRQ 的"呼吸困难"，"疲劳"和"情绪"领域中也观察到了显著的统计学上差异（大于 MCID）（分析 1.3）。SGRQ 的"症状"或 CRQ 的"自我控制"领域的效果没有统计学意义。

使用 SGRQ 的 8 项研究在 SGRQ 总分上有显著的统计学差异，高于 4 分的 MCID[平均差异（MD）−7.80%；95%CI−12.12～−3.47；I（2）= 64%]。研究人员还注意到 SGRQ 的"影响"和"活动"领域具有统计学意义和重要影响（大于 MCID），SGRQ"症状"领域没有统计学意义。同样，所有分析都存在异质性，但大多数研究显示了 PR 有积极的影响。一些研究显示影响较大，而另一些则影响较小，但具有统计学意义。并且，相较于低偏倚风险的试验，由于缺乏对随机分配的隐蔽性而存在高偏倚风险的试验结果显示对 SGRQ 的影响在统计学上的显著性更大。

十、非 COPD 呼吸系统疾病患者的呼吸康复与健康状况

系统性损害、功能受限、症状负担、合并症以及适应不良的行为，都可能适合进行 PR，而这些不是 COPD 患者所特有的。相反，这些情况在许多慢性呼吸系统疾病患者，以及其他慢性疾病患者中很明显。因此，预期 PR 在这些患者中也能发挥作用是很合理的。虽然大多数研究关注的是 COPD，但一部分注意力已经转移到 PR 在其他疾病中的作用。以下是关于两种非 COPD 呼吸系统疾病的研究：IPF 和支气管扩张。有趣的是，许多关于非 COPD 呼吸系统疾病患者 PR 的研究使用的是最初用于 COPD 的健康状况问卷，部分是因为开发用于除 COPD 以外其他呼吸系统疾病的特定健康状况量表相对较少。

最近的一篇 Cochrane 综述评估了 PR 对 IPF 患者健康结局的影响。共有 5 项随机试验，113 名患者，与对照组相比，干预后运动耐量和健康状况均有明显改善。健康状况是用 SGRQ 评估的，总评分变化的平均差异（康复组与对照组）为 –7.39（95%CI–10.66～–4.09）。"症状"、"影响"和"活动"得分的变化分别为：–19.49（–26.88～–10.10）、–1.25（–2.60～–0.11）和 –8.97（–11.57～–6.36）[45]。除"活动"领域没有显示

出差异外，PR 对 IPF 患者健康状况有显著积极影响。

SGRQ 和 CRQ 均已在支气管扩张患者中得到验证[46, 47]，一项关于该疾病患者的 PR（或仅仅是运动训练）的系统综述，结果显示在运动表现和健康状况方面都有积极的结果[48]。其中，两项研究的数据显示，干预后 SGRQ 总分立即得到改善 [平均差异为（康复组与对照组）]–4.65（译者注：原文有误，已校对）；95%CI–6.70～–2.60），但效果不是长期的。在支气管扩张患者的大型 PR 研究中，支气管扩张组和匹配的 COPD 对照组 CRQ 的大部分领域的改善是相似的[49]。研究还表明，已证明针对 COPD 开发的简单健康状态量表，如 CAT 和 CCQ，对非 COPD 呼吸系统疾病患者（包括间质性肺疾病和支气管扩张）的 PR 效果也有反应[29, 50]。

十一、总结

衡量健康状况量化了呼吸系统疾病对患者健康的影响。有确凿证据支持 PR 在稳定期和急性期患者中改善健康状况的作用。尽管越来越多的证据支持 PR 在改善非 COPD 慢性呼吸系统疾病患者的健康状况方面的作用，但仍需要进一步的研究来验证针对特定疾病的特异的健康状况量表。

第三篇
呼吸康复的对象、地点及实施方法

How, Who and Where?

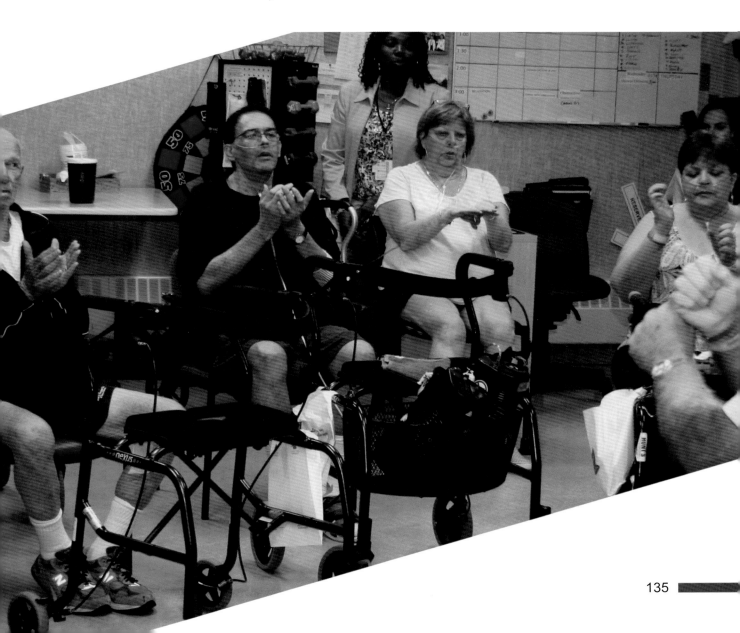

第17章

呼吸康复项目的制订

Establishing a pulmonary rehabilitation programme

Michael D. L. Morgan   Sally J. Singh   著

要点

◆ 呼吸康复对于慢性呼吸系统疾病患者而言是一种有效且具有很高价值的治疗方法。

◆ 呼吸康复的获益并不总是得到患者、医师或医疗服务专员（支付方）所认同。

◆ 呼吸康复提供者需要向医疗服务专员提供强有力的依据，以说服他们支付呼吸康复治疗。

◆ 有效的呼吸康复可以多种方式、在各种环境中进行。需要考虑当地的因素。

◆ 呼吸康复工作人员的素质和热情是决定该项目成功的重要因素。

◆ 运行良好的呼吸康复项目能产生和达到与已发表研究相当的结局。

◆ 项目中应纳入质量改进。

一、概述

如果 PR 是药物产品，那么将会在全球范围内普及。不幸的是，PR 作为一项复杂的干预措施，医疗专业人员、医疗专员甚至患者都没有清楚地认识到其价值。与药品不同，PR 没有广告宣传或营销团队来推广其益处。要想了解到 PR 的诸多获益必须熟悉相关文献或有专家建议。因此，为因呼吸困难而功能受损患者提供 PR 通常无法满足其需要。要纠正这一问题，必须采取一些措施。首先，患者需了解 PR 的潜在获益，从而提出需求。其次，呼吸系统疾病相关的医疗专业人员也需要了解 PR 的获益，并清楚当地的转诊途径。最后，需要使医疗专员（支付方）确信

康复的临床和经济获益。

PR 项目的结构和内容受当地地理和人口学因素的影响，因此项目可能会不同。然而，项目也应严格与已发表研究的结局相匹配。在农村或偏远地区有时很难达到这种平衡。

（一）创造需求

有大量的证据表明，PR 有助于提高运动能力和生活质量，也深受参与 PR 患者的喜爱。然而，有证据表明大多数存在呼吸困难的患者并没有被转诊到相关项目，或没有参与评估[1]。相比之下，几乎所有完成项目的患者临床上都会获得有意义的改善。因此希望所有呼吸系统疾病患者都有强烈要求获得这种有效的治疗方法，但是事

实上患者对 PR 获益的认识较差，并且对治疗过程存在质疑。存在呼吸困难的患者很难理解加重呼吸困难的运动疗法能带来获益。其他障碍还包括感到尴尬、疲劳和行动不便[2]。因此必须由清楚了解 PR 改善机制的医疗专业人员向患者详细解释该过程。在此阶段，许多患者可能会由于转诊医师的认识不足而受到阻碍。有确凿的证据表明，经济条件较差的地区即使患者有条件完成治疗进程，他们的康复接受率也较低[3]。患者团体可以通过信息渠道广泛推广 PR 的获益。提高医师认识的其他方法是通过其专业协会，并在培训课程中设置关于 PR 的知识。

（二）医疗专员影响

在大多数国家 / 地区，一个新药必须通过许可程序，并进行某种形式的医疗经济评估，以确保有效性。一旦通过了这些程序并且临床指南推荐了该产品，医疗专员通常会毫无疑问地接受该产品。PR 已经通过了这些程序，但医疗专员却经常不愿继续推进。目前尚不清楚为什么出现这种情况，心脏康复虽然是相同的情况，但却应用非常普遍。PR 对个体的价值显而易见，但群体获益并未得到广泛认可。相比较于吸入治疗、肺减容术或远程医疗措施，PR 是与戒烟和流感疫苗一样具有高价值的治疗方法[4]。这一认识通常无法传达给医疗专员。很容易理解规范进行 PR 可以改善个体的呼吸困难、健康状况和运动表现。PR 对再住院率、住院时间甚至死亡率的有益作用，大众对此知之甚少。随着医疗人员越来越注重满足社区而并非仅局限于个体需求时，PR 变得愈发重要。医疗人员与患者之间的关系也正在以交互式方式发展。目标是可以共同决策治疗方案，并且患者知情也越来越重要。目前是个体化医学的时代，PR 应该纳入这种理念[5]。

国家政策可以指导优先级。这取决于国家医疗服务的性质，并且在大多数国家，政府会提供指导。在英国，最近呼吸系统疾病已成为全国主要疾病，这意味着当地医疗专员必须意识到发展 PR 服务的需求。2019 年，英国国家卫生局（National Health Service England）决定应优先考虑呼吸系统疾病，尤其是 PR，并要当地服务部门负责提供该项目[6]。还有一种经济奖励制度，鼓励基层医疗医师转诊患者行康复治疗。其他国家的 PR 仍处于不同的发展阶段，可以了解英国在这方面的发展情况。

（三）商业示例

医疗支付方需要有说服力的商业示例来支持委托新的 PR 服务。有多种范本以帮助解决此问题，但是具体的细节会因国家 / 地区和医疗模式而异。举例来说英国注册物理治疗师协会（Chartered Society of Physiotherapy）提供的 PRIME 工具，该工具可以使用本地数据来计算康复的效益[7]。即使在国家水平推荐 PR，当地专员也希望有能够反映当地环境的信息。成功的商业示例内容包括以下要素：

- PR 获益的原理和证据
- 现有项目的回顾
- 说明建议的模型（包括时长、费用、规格和人员配置）
- 投资回报率（如避免入院等）
- 患者和利益相关者参与投标
- 期权评估（包括不做任何事情）
- 风险讨论

（四）影响患者及医疗专业人员

患者及医疗专业人员对 PR 仍然持怀疑态度。从患者的角度看，可能很难理解运动和教育项目是如何改善症状的。原因是因呼吸困难导致的功能障碍可以通过活动增加而改善，这很难解释。患者必须了解，康复的作用机制是由于骨骼肌功能和心理情况的改善。只是简单且冷淡地将患者转诊到 PR 项目并不做任何解释时往往不可能带来积极的结果。康复的转诊率普遍较低，并且不参加评估也很常见。英国 PR 审计显示，只有少数合适的患者被转诊参加 PR 项目，而转诊的患者中只有 69% 参加了评估预约[1]。

未转诊患者的原因之一是因为医疗专业人员本身不了解 PR 的获益[8]。如今，难以理解这一情况的发生，因为现在所有慢性呼吸系统疾病的临床指南中均会提及 PR，包括 COPD、支气管扩张以及间质性肺疾病。

（五）提高能力

尽管 PR 获益明显，但医疗系统通常缺乏满足潜在需求的能力。欧美地区对项目的审计显示，项目数量较少且大多数都无法满足需求[9]。如果需求是因患者激发或医疗专员的要求，那么需要服务能力的显著提高。最初，PR 作为住院服务，但很快发展为以医疗中心康复为主。根据当地的地理位置，这可能会给患者带来交通问题，因此已经开展了社区康复。近期，开展了居家康复。提供的康复项目性质通常由责任区域确定。医疗中心的康复适合交通便利的城市地区，较偏远的地区可能需要采用其他方式。

数字化方案是面对面康复的替代，因其覆盖面广且花费低而很受专员欢迎。目前已有成功的虚拟康复模式[10, 11]。显示有一些短期内的改善，但还没有包含长期研究的结果。然而，这种提供方式适合可以获益且无须直接监督或没有团体支持的患者。这种模式在偏远的社区可能很有价值。

提高能力的另一种方法是将资源与其他相关专业结合，为呼吸困难患者提供普适性的康复服务。常见的团队成员是心力衰竭的患者，具有相似程度的功能障碍和体适能下降。通常，心脏康复项目的重点是急性心脏事件后的二级预防。已经成功地将伴呼吸困难的心力衰竭患者纳入 PR 项目，显示出良好的结果，而这类服务可能会被医疗专员考虑[12, 13]。

二、过程

无论何种 PR 项目类型，康复过程包括转诊、纳入、评估、康复方案、出院方案和维持治疗（图 17-1）。其他章节将详述更多细节。本章的目

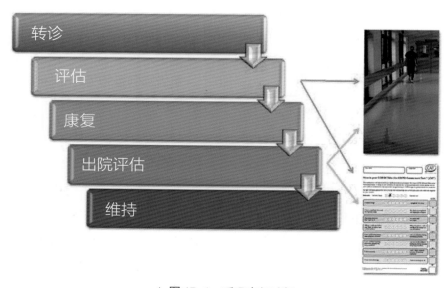

▲ 图 17-1　呼吸康复过程

的是强调组织和服务方面的困难以优化提供服务过程，最大限度地提高效率和患者结局。

（一）转诊

转诊到康复的过程是医疗人员支持患者参与该项目的一项重要干预措施。在日常工作中，这不在康复提供者的管理范围内，但是可以考虑采用某些方法来促进这一进程。教育负责转诊的人员康复价值至关重要，有条件时应参观康复中心。其他需要考虑的方面包括建立可靠的患者信息，信息可以在转诊时或在面向患者的网站上获得。康复的相关信息由医疗卫生组织、公益组织或宣传团队提供。与项目负责人、已完成项目的和潜在的用户合作非常重要以促进和优化招募。许多医疗组织提供核实患者信息的内容和预期的健康素养的服务。

接受转诊后，却没有优化首次评估的纳入和出勤的程序。常见的步骤是通过信件或电话与患者联系以确认首次评估的安排。直接与患者交谈的好处是可以确认患者出勤（尽管并不总是可以保证）。对于项目提供者而言，优化招募一直存在挑战。文献综述也尚无定论，没有任何证据证实可以改善招募问题的方案 [14]。

许多项目提供者根据国家指南或当地合同安排确定就诊时间表。这对于确保用户及时获得高价值的干预至关重要；例如，在英国，对于慢性呼吸系统疾病稳定期的患者，从首次转诊到开始康复项目的时间（根据首次评估和至少一节康复课程来判定）上限为 90 天。对于近期急性加重的 COPD 患者，证据表明出院后 4 周内可以接受康复治疗 [15]。需要决定项目是否有滚动计划，即患者可以随时开始项目或是队列项目（一组人可以一起开始和完成）。对于队列项目，要保持国家标准可能会更加困难，特别是围术期康复。

对于医疗提供者而言，优化项目效率并根据

项目的能力确定评估项目的数量非常重要。这应考虑到当地首次评估时"未参加"率以及首次评估至参加项目课程的退出情况。至关重要的是，机构必须保持最新的转诊记录、转诊来源、转诊日期、呼吸系统疾病确诊日期、首次评估日期（结局—包括"没有参加"，"不合适"，"拒绝"，"开始康复"），康复开始的日期和完成康复评估的日期。如果患者退出该项目，则应收集此数据以及原因。因此，每项服务都可以报告类似的组合数据。这有助于向专员提供数据和基本质量改进方案；这与临床数据不同，临床数据还会受参与者评估疗效方式的影响（图 17-2）

（二）首次评估

其他章节已详细介绍了评估的组成部分。从组织的角度来看，空间和时间应充足，这一点很重要。时间对于收集结局指标并了解患者的目标和期望至关重要。理解个人参加 PR 项目的动机并采用健康生活方式更具挑战性，但是正在发展的模型有助于我们理解这一方面 [16, 17]；这些措施是否有助于理解成功完成和（或）成功结局尚待证明。

隐私对于首次评估很重要；评估区域应足够，以便可以进行运动测试。如果进行实验室运动测试，则需要在一个单独空间内进行。而在进行场地运动测试时会遇到挑战。很重要的是必须根据国际标准进行测试 [18]。ISWT 最短距离为 10m，6MWT 最短距离为 30m。此外，指南推荐，两次步行测试之间需要休息 30min。数据重复性表明，第一次步行与第二次步行距离存在显著差异。基于以下两个原因，按照指南进行测试至关重要：首先，如果测试"学习效应"则康复的影响会被放大。另外如果将基线步行测试用于制订运动强度，该强度可能会比第二次步行时的强度低，因为第二次步行时绝大多数患者会走得

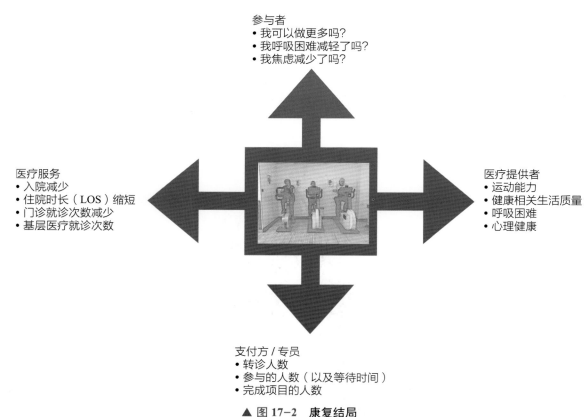

参与者
- 我可以做更多吗？
- 我呼吸困难减轻了吗？
- 我焦虑减少了吗？

医疗服务
- 入院减少
- 住院时长（LOS）缩短
- 门诊就诊次数减少
- 基层医疗就诊次数

医疗提供者
- 运动能力
- 健康相关生活质量
- 呼吸困难
- 心理健康

支付方 / 专员
- 转诊人数
- 参与的人数（以及等待时间）
- 完成项目的人数

▲ 图 17-2　康复结局

更远[19]。

首次评估时收集的数据必须整理并适当归档；工作人员应在首次评估时采用问卷进行评分并记录。患者数据应与康复团队的其他成员共享。

转诊行康复的大多数患者为 COPD，但其他慢性呼吸系统疾病，如间质性肺疾病、支气管扩张和慢性哮喘也有相同的结局[20, 21]。康复的原则保持不变，但需要对康复项目中教育内容进行一些调整[22, 23]。

（三）多学科团队

目前公认的是，应由多学科团队提供全面的 PR 项目。在大多数中心，核心成员包括护士和物理治疗师[9]。另外核心成员还包括作业治疗师、心理学家、运动学家、药剂师和营养学家。需要支持人员确保提供有效的服务，并且还包括行政支持人员和 PR 课程中帮助医疗专业的人员。

除了核心人员，还需要更全面的团队。这有两个原因：首先，该项目的教育部分需要；其次，能够接受在首次评估时确定的个体化建议和治疗的转诊。

在首次评估及以后的评估中，如果以下专业人员不在核心团队中，则应考虑转诊。

1. 营养师

如果体重正常且饮食健康，则无须个体化饮食建议。但是，如果患者体重过轻、超重或非意愿体重减轻，则应考虑转诊。

2. 物理治疗师

如果患者出现呼吸功能障碍或在气道廓清时遇到问题，则应向物理治疗小组寻求支持。康复团队应具备管理运动相关呼吸困难和呼吸不协调的技能和知识。

3. 戒烟团队

PR 所有核心成员都应接受戒烟课程的培训，

这可以是简要的建议。若需更全面的支持和尼古丁替代疗法时，则需要专业服务。各国之间的戒烟模式可能会有所不同，但是即使仅适用于参加 PR 评估的少数患者，也不应忽视。

4. 呼吸生理团队 / 氧疗团队

标准化运动测试是康复评估的一部分，首次测试时需动态测量血氧饱和度。如果受试者在测试期间或测试结束时血饱和度降至 80% 以下，则应考虑移动氧疗[18]。康复小组可以使用移动氧气瓶完成进一步的运动测试，或者应转诊给氧疗小组。理想情况下，在开始康复前就移动氧疗需求达成一致并管理。

5. 心理学家

康复期间，COPD 患者的心理支持尚不普遍[7]。对于焦虑和抑郁程度严重而无法参与 PR 患者来说，心理支持的价值最为明显。PR 能够减轻焦虑和抑郁情绪，并且在基线时焦虑和抑郁程度较严重的患者效果最为明显[24]。康复后焦虑和抑郁仍严重的患者需要转诊至心理学家，但这尚未经过正式测试或描述。心理学家在行为改变的各个方面都很重要，这对 PR 项目至关重要。

6. 药剂师

患者通常存在多种合并症，这些病症需要药物治疗以及复杂的呼吸系统疾病管理方案。如果患者的吸入技术不佳或出现药物的不良反应，则建议转诊至药剂师，选择最合适的吸入装置，并回顾整体药物管理。

7. 作业治疗

作业治疗师作为核心团队的一部分很常见[7]；如果患者因环境，呼吸系统疾病或多种疾病而导致日常生活活动受限，则需要转诊至作业治疗师。无论初始事件是什么，在开始康复之前进行全面评估时都应就诊于作业治疗师，以探讨各种辅助工具和适应性方法。

（四）教育部分

教育部分通常包括广泛的多学科团队，理想情况下应包括之前提到的所有人员，但是此外，还可能包括志愿组织，有患者支持小组、社区运动指导员（以鼓励完成 PR 项目后积极运动），COPD 护理专家（涵盖病情加重和疾病管理）和医师（认可康复项目的重要性，并讨论呼吸系统疾病的药物和整体治疗）。

（五）员工培训

重要的是要有设备精良且敬业的团队来成功执行康复项目。迄今为止，尚未在公共领域定义其核心属性、知识和技能。但是，有理由认为，核心团队应具有管理呼吸困难患者的经验，应熟练地对参与者进行全面评估，并管理康复团队对患者给予适当鼓励、抱有热情并提供建议。这些属性无法在纸上描述，但是完全可以想象团队的动态会影响项目的成功。PR 中没有考试，每个国家在国家或地方层面对工作人员的教育方式都不同。在英国，BTS 承认培训的差距，并且在过去的几年中，开发并完善了"呼吸康复基础"课程；主题包括实施、评估和教育内容，以及理解当地数据并制订服务质量改进计划。国际呼吸学会还提供 PR 讨论会，内容涵盖康复的基本原则以及更多以研究为导向的内容。除了提供知识外，评估实施项目员工的能力也很重要。一个简单的例子是根据能力框架评估一项运动测试的表现，其中应包括患者准备和环境、监控、记录和安全性等方面。

（六）设备设施

PR 是呼吸系统疾病的一种有效的干预手段，最常在医院环境中实施，尤其是在物理治疗中心。优势是，这种空间对患者而言是安全的，并且可以随时使用各种设备和多学科团队。医院的项目的问题是，除非是住院项目，否则可能会给交通时间长的患者造成困难。最近，已经开发和报道了社区的场所 [25]。这些中心的康复效果与医院的康复项目类似，并且如果设施在当地，可以为患者提供更多便利。这样的社区设施包括休闲中心，可使用健身器材；教堂 / 大厅，使用健身器材的机会有限；或者在患者家中，但使用器材的机会非常有限，除非项目可以借出健身设施 [26] 或者患者自己有。已经有报道，使用最少的设备来进行康复 [27, 28]，其中有氧训练采用自由步行，这种方法在许多医院康复项目中并不少见，并且可以促进康复项目之外和之后的运动行为的实施。

重要的是，康复实施的空间应适合于康复目的；空间大小应足以容纳一组参与者，并具有进行首次评估的设施。为了进行评估，需要一个私人房间（或隔离区域）以及足够的空间来进行符合国际推荐的运动测试（6MWT 需 30m，ISWT 或 ESWT 需 10 m）。如果实施地点不是医疗提供者设施的一部分，则应对环境进行风险评估。评估包括出入通道（含残疾人通道，楼梯）、安全性（如地板和地板覆盖物）以及获得医疗支持的通道。

逐渐有证据支持医疗中心监督下康复项目的替代形式 [26, 29, 30]。重要的是，将这些新兴模式与 PR 金标准进行比较，并比较结局。研究人员已经确定了许多核心结局的 MCID，对于任何新的康复模式，都应达到阈值。新兴模式的质量保证至关重要，工作人员需要更多培训才能实施这些替代形式。

（七）安全性

前几节内容涉及了设施的安全评估。还应定期对设备进行评估，并在提供者的同意下进行维修。一旦环境是安全的，康复实施才能安全。必须考虑个体和小组的患者安全。首次评估时，非常重要的是确定运动禁忌证，而且工作人员是否有能力管理小组中的不同个体和合并症。目前尚无工作人员与患者比例的循证指南，但国家指南中比率在 1 : 8 左右，治疗课程中至少有两名医疗专业人员。人员比例应考虑到小组参与者的复杂性。如果该群体总体比较虚弱，需要复杂的治疗，那么人员配置比率应将相应地发生变化。对于教育课程，人员配备比例可能会更宽松，但是如果教学方式较少，则可能需要更多的人员促进学习。如果是常规的教学，那么需要两名医疗人员在场以防意外不良事件发生时需要额外的支持。

出于安全原因，建议配备带 CPR 面罩的急救箱和抢救药物 [31]。在急性医疗环境中，会有医务人员和复苏小组支持；在社区环境中，这种可能性较小，因此工作人员必须通话方便并接受相关规程的培训，以便立即做出反应。

三、结局资料

一个运行良好的项目应定期生成服务审计报告。重点是过程数据，包括参与和完成康复的患者数量、项目的临床结局数据。数据集至少包括什么，目前尚无国际共识，但至少应报告呼吸困难 HRQL 和运动能力的变化。在英国，英格兰、苏格兰和威尔士已定义 PR 项目的最低数据集。数据是连续上传的，中心可以根据国家平均水平校准。可以预期的是各中心获得的结果与已发表的研究结果相似。

通过获取可靠的数据以及定期报告结局和过程，项目提供者可以确定需要改进的地方。对于许多项目，可能制订合约及时管理患者队列，并且会为一定比例的参与者（由支付方 / 专员定义）提供成功结局（由支付方 / 专员定义）。

作为 PR 的提供者，我们必须了解治疗的质量以及执行情况，这一点至关重要。这是基于国家或国际基准，或者仅是与上一年进度进行比较。数据用于评估项目的治疗标准，也用于支持项目质量的改善，而质量改进应融入所有项目中。提高质量的动力是为患者提供更好的体验和服务[32]。患者的心声对于指导和支持质量改进非常重要，而且要共同商定衡量改进的指标。有多种方法可以遵循，而机构可能会有偏好，但最终目的是为呼吸系统疾病患者提供高质量和便捷的服务。有关质量改进方法的详细内容，请参见第 18 章。

认证过程是由专业引导的过程，包括自我评估和外部同行评价，以评估与既定标准相关的临床服务质量并促进持续的质量改进。该过程是对数据收集和审计过程的补充。英国和美国有正式的认证程序。要成为获得认证的项目，团队需要展示临床有效的服务，以临床结局数据呈现，除此之外，还需展示其他重要的方面。包括一支训练有素的团队、清晰的领导架构、充足的多专业工作人员、以患者为中心的治疗和关怀服务以及融入改进计划。

四、结论

PR 是一项复杂的干预措施，项目实施不应掉以轻心，需要考虑许多方面，以便为患者提供高质量的干预。

五、总结

PR 是慢性呼吸系统疾病患者最有效的治疗方法之一。但能够获益的患者却只有少数会被转诊至 PR。PR 的设施因国家／地区而异，但总体而言设施的数量和规模容量不足。尽管人们公认 PR 的获益，但许多医疗系统仍然无法提供足够的项目。这种不足可能是由于经济限制或缺乏对获益的了解。通常，需要向医疗专员（支付方）说明这些好处，以鼓励他们支持项目。这就必须有一个良好的商业示例证明，PR 不仅可以改善运动表现和生活质量，而且可以为所服务的人群带来良好结局。大多数专员还希望能够有其他的社会和健康经济获益，特别是在住院次数和死亡率方面。在进行商业示例分析时，要了解当地人群地理特征和不均等现象。

PR 模式包括医疗中心的、社区的、家庭的还有远程的。根据当地地理特征可能需要多种方法。寻找合适的场地也是一个挑战，前提是可以提供基本的运动和安全设备，场地可以很灵活。相比于项目的实际位置，可能运行该项目人员的技能和热情更重要。同样重要的是要证明可以实现预期结局，并且需在项目中设置质量改进措施。

第18章

呼吸康复的质量保证和控制

Quality assurance and control in pulmonary rehabilitation

Michael Steiner　Chris Garvey　Sally J. Singh　Gerene Bauldoff · 著

要　点

◆ 确凿的科学证据表明呼吸康复的临床有效性。

◆ 呼吸康复有记录该证据的临床指南和为评估服务质量提供框架的质量标准。

◆ 临床实践中根据公认的标准使用经过充分验证的方法来评估临床结局（质量控制）和过程（质量保证）。

◆ 使用该框架的国家审计的证据表明，临床试验中呼吸康复的获益可以在常规临床实践中实现。

◆ 此类审计还表明，指南中的关键标准并非总是以常规方式提供。

◆ 可以使用其他国家正在实施的认可或认证项目来评估服务质量的质量方面。

一、概述

PR 是一种非常有效的疗法，可为 COPD 和其他慢性呼吸系统疾病患者带来重要的临床获益。PR 过程中需要评估患者的个体需求，并且可以在各种医疗或非医疗机构中进行（图 18-1）。最近的指南定义了 PR[1-3]，但干预的多种成分使得 PR 的确切内容和提供方式易于解释。同样，随机临床试验的试验条件可能不适用于实际临床实践。调查数据表明，在国家内和不同国家之间，PR 还远远没有普及[4]。这一担忧推动 ERS/ATS 制订了关于 PR 的政策声明[5]，旨在弥合 PR 文献研究中的获益与其在现实环境实施之间的巨大差距。

二、PR 的质量控制和质量保证

有关 PR 的科学研究提供了证据支持有效的康复项目（尽管不是全部）的组成部分，并提供了患者完成治疗后临床获益（例如，改善运动表现、健康状况和心理状况）。为了在实践中实施，理想的 PR 应该评估质量控制（quality control，QC）和质量保证（quality assurance，QA）。

在专业术语中，QC 是指确保产品或服务达到预期的结局或结果的措施。QA 是用于衡量和确保产品或服务质量和内容的一个过程或一系列过程（更多信息，请参阅美国质量协会）。在这

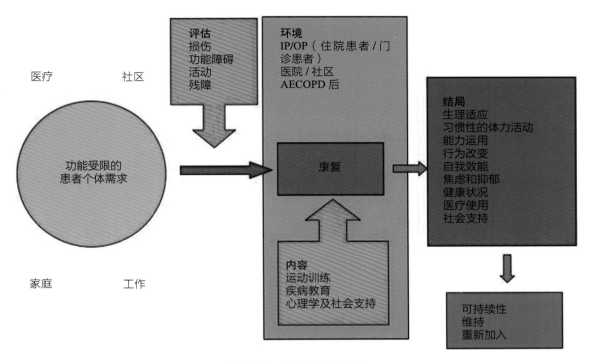

医疗　社区

家庭　工作

▲ 图 18-1　呼吸康复过程

呼吸康复是一个复杂的过程，包括详细评估个体健康需求的多个方面，以及在医疗和非医疗机构中提供多种干预措施。该疗法会带来很多可测量的有益结局，如果没有具体的维持措施，这些获益可能无法无限期地持续下去

方面，QC 评估用以衡量健康干预措施的结果，而 QA 是指实施健康干预措施的过程。

　　尽管这些结构 / 领域之间存在明显的重叠，但有所区别对健康很重要，因为临床结局或对治疗干预的反应不仅取决于干预的内容或质量，而且还取决于个体的生物学反应差异。与干预过程或内容（通常在专业人员的控制之下）相比，服务提供者可能不那么容易受到影响。在临床试验（通常针对仔细选择的患者人群）中证明特定健康干预措施和结局改善之间存在因果关系，但在现实临床实践中没有控制条件时，这些获益不一定都会实现。因此，尽管临床医生希望在过程改善（QA）和结局改善（QC）之间建立关联，但仍很难。

　　我们建议，在评估服务（包括 PR）时，过程和结局的审核在质量改进（quality improvement, QI）中有不同的作用。与已发表的研究和其他地区、国家甚至国际相似的服务相比（QC），记录结局对于确定是否应提供某项服务至关重要。有

成熟的统计方法可以确定服务是否为"异常值"，换句话说，这些比较的任何偏差是否有意义，因此是否应促使专业人员采取行动（请参阅本章末的质量改进资源）。

　　过程记录（QA）对于评估临床服务非常重要，因为此过程可以进行 QI 干预。如果存在公认的治疗标准，而不是在个体水平，则流程的审计和改进将更加有效。

　　在 PR 中，许多指南或声明中总结了干预结局和内容的科学文献。理想情况下，这些证据有助于制订审计或质量标准，进而提高服务质量（针对这些标准）以及 QI 流程的开发。许多国家尚未建立 QI 流程。但是在英国，BTS 和英国国家 COPD 审核项目已开始实施这一程序，首次允许在国家水平评估 PR 服务质量（图 18-2）[6]。

三、质量标准

　　质量标准为分析和报告干预和 PR 结局提供

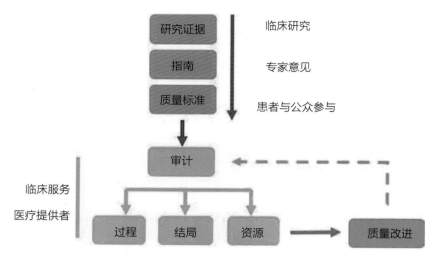

▲ 图 18-2　从证据到 QI 的程序

科学证据和指南本身并不总能在临床实践中改善治疗水平。为此，需要制订公认的治疗标准来支持此类证据，从而衡量 / 审计服务效果

了经验证的、可衡量的框架。这些标准有助于评估、比较和重点提高项目有效性。促进 PR 这一重要组成部分的关键机制包括正在进行的计划审计和报告。

质量标准需要对医疗系统敏感，并且可能会因地区、资源和项目规模而异。临床结局评估（QC）集中在以患者为中心的临床结局，可以在项目或地区水平进行汇总以评估表现。患者水平的结局应反映慢性呼吸系统疾病 PR 的有效率，包括功能能力、症状（呼吸困难和 HRQL）以及情绪障碍筛查（请参阅结局评估部分）。其他相关的结局包括 PA、自我管理能力和依从性、特定疾病知识、自我效能、戒烟和死亡率。服务水平标准侧重于目标，例如，PR 的转诊率、依从性（退出率，参与率）、医疗使用和患者满意度。过程评估（QA）应集中于干预的具体内容（包括 PR 个体化评估、运动训练、教育和心理支持）和患者治疗流程（例如，转诊标准、等待时间、结束安排和后续治疗）。

（一）定义和目的

BTS 将质量标准定义为一种具体的、简洁的声明，该声明总结了现有的最佳证据，作为涵盖整个治疗或预防领域的高质量、具有成本效益的治疗标志[6]。质量标准为专员（支付方）、临床医师、管理人员和患者提供关于 PR 有效性、表现和整体质量的指南。报告已确立的质量指标，有助于为基准 PR 内容和项目结局提供机会，以用于项目开发，评估新型 PR 模式（如居家 PR）。框 18-1 列出了 2013 年 BTS 质量标准。

ATS 将绩效评估（performance measures, PM）描述为与医疗质量评估相关的具体的、可量化的表示形式[7]。PMs 包括指示性声明、指定资格和所需采取的措施，并确定分母（即有资格的）和分子（即接受治疗的）。

（二）结局评估的选择

质量保证 / 表现改进在方法学上需要选择经过验证的结局测量工具，并确定结局跟踪、分析和基准测试的平台，例如，数据库、注册表、电子病历和其他平台，最好采用电子格式。以预先确定的时间间隔测量结局，并至少在 PR 前、后进行，并根据项目资源进行长期评估（PR 后 3 个月、6 个月和 12 个月）。

框 18-1　英国胸科学会成人呼吸康复质量标准 [6]

- PR 转诊：
  - 为自我报告运动受限（MRC 呼吸困难得分 3～5 分）的 COPD 患者推荐 PR。
  - 如果可以，转诊至 PR 的患者将在收到转诊后的 3 个月内开始。
- 其他慢性呼吸系统疾病（如支气管扩张、ILD 和哮喘）或 MRC 呼吸困难得分 2 分的 COPD 患者也可纳入 PR 项目。
- 因 AECOPD 住院后转诊行 PR：
  - 因 AECOPD 住院，在出院时转诊行 PR。
  - AECOPD 入院后转诊至 PR 在离开医院后 1 个月内重新入组。
- PR 项目至少持续 6 周，包括至少每周两次的有监督的训练。
- PR 项目包括有监督的、个体化制订和有针对性的渐进运动训练（包括有氧运动和抗阻运动）。
- PR 项目包括一个明确的、结构化的教育计划。
- 为完成 PR 患者提供个体化的、结构化的书面计划，以维持持续的运动。
- 参加 PR 患者评估治疗结局时至少要评估运动能力、呼吸困难和健康状况。
- PR 项目对个体结局和过程进行年度审计。
- PR 项目具有商定的标准操作程序。

大多数结局指标是评估小组对干预措施的总体反应。MCID 已针对很多结局指标进行了验证，可指导评估特定结局。PR 实施者应共同选择测量方法、工具、计划和测量职责，并至少每年进行一次检查和更新。交通、费用（经济和时间）以及患者的健康状况应作为工具选择的一部分。

美国心血管和肺康复协会（American Association of Cardiovascular and Pulmonary Rehabilitation，AACVPR）描述了两种结局分析领域：以患者为中心的临床结局和项目绩效指标 [8]。前者评估对 PR 患者重要领域的干预措施的有效性，后者评估项目是否满足特定质量目标（框 18-2）。其他结局测量工具（例如，针对功能能力的 ISWT 和 ESWT[9-12] 和针对健康状况的 CCQ[13]）有可能适用于不同国家或健康状况。

四、呼吸康复审计

PR 服务非常适合通过临床审计进行评估：首先，因为有强大的科学证据支持可为患者带来可衡量的量化获益；其次，由于在 PR 临床实践中经常使用了各种经过验证的工具（例如，场地或实验室运动表现、健康状况调查表）进行结局评估。系统的临床审计有助于展示其治疗有效性，其背后的科学原理向患者和支付方证明干预措施的合理性。ATS/ERS 政策文件中强调了这一需求，这是提高患者和医疗界对 PR 获益认知的关键步骤，以扩大和增加获取和转诊的机会。

重要的是也要认识到定量审计的局限性，因为无法深入了解其他无法测量的方面，例如，员工的认知和培训、服务领导力以及需要多专业团队的个体化投入，这些都是康复过程的关键要素。这些方面要求采用不同的评估方法，例如，通过认证过程能够评估治疗和服务的更多"定性"方面（请参阅认证部分）。

需要仔细构建临床审计数据集，充分考虑现有证据和当地医疗系统环境。数据集必须尽可能小（以使本地 PR 团队的审核工作易于管理），并且如果情况允许审计问题应与质量标准紧密联系，或与已确定 QI 目标紧密联系，而不是"有趣的"更适合研究的问题。连续审计与快速审计相比，更有利于快速的 QI 周期（请参阅英格兰和威尔士的国家 PR 审计一节），并且避免了统计

框 18-2 美国心血管和呼吸康复协会结局指标

数据指标	工 具	MCID	分 子	分 母
功能能力	6MWT[11, 14]	30m	n=PR 结束后 6MWT 距离增加≥ 30m 的患者	n= 纳入 PR 项目后的 3 个月内完成了 PR
呼吸困难	mMRC 呼吸困难量表[14, 15]	1unit	n=MCID 呼吸困难评分改善的患者	n= 纳入 PR 项目后 3 个月内完成了 PR 的患者
	加利福尼亚圣地亚哥大学呼吸困难问卷[16, 17]	5units		
	BDI/TDI[18, 19]	1unit		
健康相关生活质量（HRQoL）	SGRQ[20, 21]	4units		
	CRQ[22, 23]	每个领域 0.5		
	CAT[24]	2units		

引自 AACVPROutcomes Resource Guide.https：//www.aacvpr.org/Resources/Resources–for–Professionals#PR
MCID. 最小临床重要差异；BDI. 基线呼吸困难指数；TDI. 过渡性呼吸困难指数；SGRQ. 圣乔治呼吸问卷；CRQ. 慢性呼吸系统问卷；CAT. 慢性阻塞性肺病评估试验

误差，例如回归均值。

如果要在国家或地区水平进行此活动，则要注意在审计过程中最大限度地纳入 PR 项目，这对于确保调查结果的有效性至关重要。在项目水平上，最大限度地提高案例获取率有助于确保调查结果具有代表性。

框 18-1 和框 18-2 提供了建议的临床审计结局和过程终点。PR 审计中不能仅通过 PR 转诊率来评估，需要与 COPD 治疗的其他部门的审计相联合，例如，医院治疗或基层医疗。

呈现审计数据有很多方式。项目可以提供自己的服务指标以及全国平均水平，或者也可以提供可以接受的质量阈值（如果存在的话）。可以用常规方式（中位数和四分位间距）来表示汇总结局，也可以在漏斗图中以图形方式描绘简要数据或对连续审计绘制图表（示例请参阅英国国家审计和 QI 部分中）。

经常采用地方审计，有时在国际会议上使用或在学术期刊上报道。几乎没有国家或国际级别

的审计，但 2014 年开展并公布了一项关于 PR 需进行 ERS 调查[4]。该调查向全球的 PR 从业人员分发了一份简短的 12 项条目的问卷，该问卷通过参加 ERS COPD 审计和专业协会的会员而确定的。该调查（来自 40 个国家的近 500 名受访者）表明，国家（和医疗体系）之间 PR 服务的人员、内容和组织存在很大差异。但是，常规临床实践中广泛使用临床结局评估，强调了 PR 服务随时进行患者结局和过程的审计。

在特定地区或国家全面进行 PR 调查可能很困难。迄今为止，仅在英国对国家 / 地区的 PR 进行了全面的审计，其公共资助的医疗系统特别适合对临床服务的提供和质量进行系统评估。这些审计（于 2015 年和 2017 年作为英国国家 COPD 审计项目的一部分进行）提供了患者和项目水平的结局和过程信息，并说明了之前提到的许多问题。

（一）英格兰和威尔士的国家 PR 审计

英格兰和威尔士的 UK 国家卫生局（E & W）

进行了许多国家临床审计，包括 COPD 治疗领域的审计。2013 至 2018 年，由英国皇家医师学会开展的审计，包括了对 E & W 中 PR 服务的全面审计。2015 年和 2017 年进行了两次简要审计，并在一系列可公开报告中进行了详细描述 [25-27]（请参阅：https：//www.rcplondon.ac.uk/projects/national-copd-audit-programme-pulmonary-rehabilitation-workstream-2013-18）。审计之前，尚无国家登记 PR 服务，审计团队的首要任务是确定 PR 并将其注册到国家审计中。估计 PR 服务注册率在 98% 左右，并绘制了 E & W 中 PR 的交互式地图。

（二）审计的实施

PR 审计项目收集有关 PR 的资源和组织以及治疗的临床结局和过程的信息。根据 BTS 质量标准与评估案例组合严重性的信息仔细选择审计数据集。在第一轮简要审记之后审查了数据集（并大幅削减）。

在第一轮审计（2015 年）中，PR 包括本地审计指标以及相应的国家数据。使用漏斗图描绘了国家图片，其中个体服务是匿名 [26]。第二轮简要审计（2017 年）的结果也以相同的方式呈现，但还有一个额外的公开比较表，根据六个关键审计指标（三个过程和三个结局项）并将服务细分为表现的四分位数，以衡量相对于全国水平的服务质量 [25]。

（三）审计结果

在两轮简要审计中，评估了大约 200 个 PR 项目，共 7500 名患者。审计强调 PR 在 E & W 中的关键优势。对于完成治疗的患者，治疗的临床结局（例如，运动能力和健康状况的改善）是显著的，并且许多患者的结局指标均超过了 MCID（图 18-3）。但是，审计还证实了临床路径中患者的严重减员，包括 PR 转诊少（来自医疗系统其他部分的审计），未参加 PR 评估和从项目中退出（图 18-4）。

在 BTS 质量标准（针对接受审计的项目）中描述的关键治疗过程以及患者的 PR 转诊过程也存在很大差异，体现在等待治疗的时间上（图 18-5）。

在国家报告中强调了这些缺陷，这些报告总结了审计的结果和制订质量改进措施以解决这些问题 [25, 26]。

五、呼吸康复认证计划

质量改进的重点在于提供安全、有效、以患者为中心、及时、高效和公平的服务，而在

在首次评估和完成时，每 100 名患者中完成 6MWT 或 ISWT 的患者，反应记录如下：

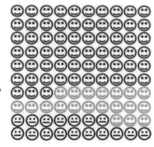

- 63 人在 PR 后改善，超过了 MCID*
- 20 人在 PR 后改善，但低于 MCID
- 17 人没有变化或下降

在首次评估和完成时，每 100 名患者接受健康状况测试（CAT；SGRQ 或 CRQ），差异记录如下：

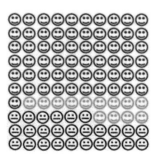

- 61 人改善了至少一个 MCID**
- 13 人改善低于 MCID
- 26 人没有变化或分数更差

▲ 图 18-3 英格兰和威尔士国家 PR 审计中，完成 PR 患者的临床反应率

6MWT. 6min 步行测试；ISWT. 增量往返步行测试；MCID. 最小临床重要差异；CAT.COPD 评估测试；SGRQ. 圣乔治呼吸调查问卷；CRQ. 慢性呼吸系统疾病问卷；*.ISWT 的 MCID 为 48m；6MWT.MCID 为 30m；**.SGRQ 的 MCID 降低 4 分；CRQ 在四个部分中平均增加 0.5 分；CAT 降低 2 分 [28]

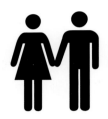

在英格兰和威尔士，估计有 446 000 名 MRC 3 级或更严重的 COPD 患者[1]

从组织审计报告[2]中可以发现，在审计期间，估计有 68 000 名 COPD 患者被转诊

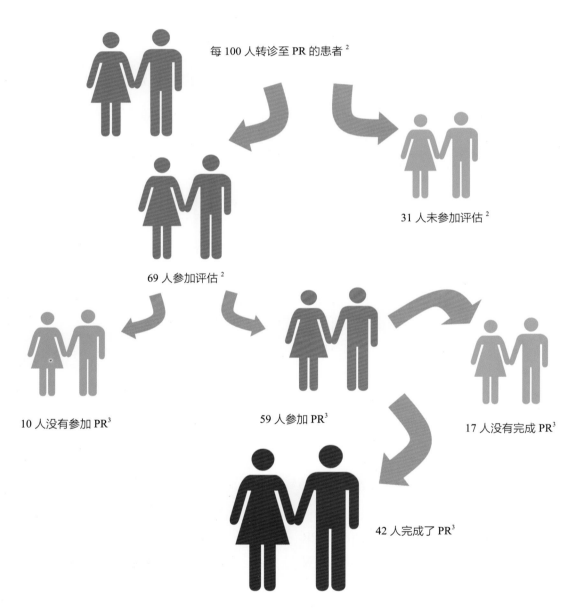

每 100 人转诊至 PR 的患者[2]

31 人未参加评估[2]

69 人参加评估[2]

10 人没有参加 PR[3]

59 人参加 PR[3]

17 人没有完成 PR[3]

42 人完成了 PR[3]

1. 健康和社会保健信息中心 2013—2014 年质量和结局框架。Leeds：HSCIC，2014.www.hscic.gov.uk/qof
2. 呼吸康复：是时候呼吸得更好了。国家 COPD 审计项目：2015 年英格兰和威尔士的 PR 资源和组织，London：RCP，2015
3. 此报告中提供的信息

▲ 图 18-4　UK2015 年国家 PR 审计的患者退出率[26]

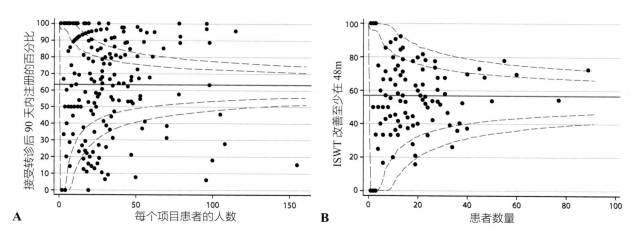

▲ 图 18-5　英国国家审计署 2015 年漏斗图示例 [26]

每个数据点代表一个 PR 项目，并根据该项目中审计的患者人数绘制。水平实线表示在项目中均达到标准的患者的总体百分比。控制限制的形状通常像"漏斗"，并作为边界。落在上边界之上或下边界之下的任何结果都被认为是离群值。仅由于概率而导致结果超出这些限制的可能性很小（内部限制为 5%，外部限制为 0.2%），因此，如果项目结果确实超出范围，则与样本量相比，这些和全国的总体情况不一致。A. 接受转诊后 90 天内参加 PR 的患者比例的漏斗图；B. 完成 PR 后 ISWT 高于 MCID（48m）患者比例的漏斗图。这些图说明了过程指标的不同分布模式（图 A），其中过程而非生物学差异是重要因素（图 B），在结局指标中，对 PR 的功能反应中生物学差异是关键因子

PR 认证过程中也呼应了这种观点。认证的定义是"正式承认某人具有特定身份或有资格从事特定活动的行动或过程。"全球范围内的 PR 认证计划很少，但这种计划的价值将得到广泛认可。

医疗服务认证过程是一个由专业人士主导的支持性过程，包括自我评估和外部同行评估，根据既定标准评估临床服务的质量并促进质量持续改进。该过程依赖严格的标准来衡量和提供合适的证据。可以通过多种方式制订这些标准。如果某个国家中对提供服务和衍生的临床标准（BTS 临床标准）有循证的指导，则这些可以构成认证中临床治疗标准的基础。在没有这些高水平信息的情况下，可以通过共识提出标准。这是一个漫长的过程，需要得到社会更广泛的认可，而不仅仅是专家小组认可。除临床标准外，还对其他服务领域进行了审查。这些包括以下方面。

• 领导和组织：需要证据来确保服务部门有适当的高级领导，有专门的时间来制订部门的战略方向并为团队提供支持。将领导者纳入更广泛的医疗服务中以确保 PR 是患者治疗过程中不可或缺的一部分，这一点很重要。

• 以人为本的治疗：需要部门政策等证据来表明工作人员可以记录和重新审查患者的就诊途径并保存适当的记录。一个示例是 PR 等待关系，收到的 PR 转诊次数以及如何管理这些转诊。这包括在一段时间内的评估次数，以及 PR 的纳入和退出。

• 患者教育和信息。

• 设施和设备。

• 劳动力。

六、美国和英国的呼吸康复认证和支持程序

（一）美国计划

在美国，医疗机构的认证是自愿的。对于涉及康复的医疗机构，有两个组织提供认证监

督。联合委员会 Joint Commission（https：//www.jointcommission.org）认证了美国 21 000 多个医疗卫生组织和项目。康复设施认证委员会（commission on accreditation of rehabilitation facilities，CARF）（https：//www.carf.org）是一家国际机构，为所有康复途径（包括身体，心理和药物/酒精康复）的康复设施提供认证。CARF 认证涵盖了全球 27 000 多个站点的 59 000 多个项目。

在项目水平上，AACVPR 是一个多学科的专业组织，提供一系列促进和衡量质量的项目和工具。AACVPR 以患者为中心，基于循证结局，发起了一种多方面的方法来提高和确保 PR 项目的质量 [3]。AACVPR 提供的工具和项目包括以下内容：

1. AACVPR 呼吸康复结局资源指南

AACVPR 于 2009 年制订了《呼吸康复结局资源指南》，并每年进行更新。本指南可供所有成员使用，其描述了以证据为基础，以患者为中心的结局以及衡量结局的有效可靠的工具。说明中包括工具或开发人员的链接、心理测验的详细信息以及使用工具的说明。已经确定了至少一种工具，用于人们感兴趣的主要结局，包括功能表现、呼吸困难和 HRQL。

2. AACVPR 门诊呼吸康复注册

需要收集和分析数据以评估项目质量，因此需要一个系统的数据收集工具。AACVPR 开发了 PR 注册中心，提供一个 Web 数据程序，该程序允许收集患者人口统计信息，相关医学信息以及确定患者和项目结局的临床和行为信息。注册中心要求使用有效和可靠的手段衡量基于证据的结局。注册与《PR 结局资源指南》保持一致。

3. AACVPR 呼吸康复项目认证

1998 年，AACVPR 发起了项目认证，认可在关键组成部分（包括项目管理、临床治疗和结局评估）中显示出高标准的项目。参加 AACVPR PR 项目认证是自愿的。该项目认可高质量的方案，使患者能够识别这些方案，为监管机构提供信息和教育，并为项目成就提供证明以促进适当医疗报销。项目认证是对项目组织、治疗和结局的全面审查。费用取决于项目规模。

4. AACVPR 呼吸康复专业证书

由于认识到 PR 专业人员带给患者的专业技能，AACVPR PR 专业证书是与美国呼吸治疗协会（American Association of Respiratory Care，AARC）合作开发的，认证人员实施 PR 的能力。为了获得证书，PR 专业人员需完成 12 个 PR 核心要素模块。该证书专为提供 PR 的包括护士、呼吸治疗师、运动生理学家和物理治疗师在内的多个学科而设计的。

（二）英国计划

英国的呼吸康复认证计划于 2018 年启动，尚处于起步阶段。皇家医师学会认证部门支持该项目，与其他国家项目（如内窥镜检查和职业卫生）一起进行。该计划与国家呼吸康复审计相关，考虑申请该计划的中心也必须参与国家审计。符合国家机构制订的国家标准，所有计划都有共同的思路贯穿其中，如劳动培训。尽管这是针对特定服务定制的，国家期望是，无论认证的项目是什么，该项目的患者都可以期望有能力且训练有素的团队来照顾他们。对于特定项目标准，证据与 BTS 质量标准 [6] 相符，该标准基于 PR 的 BTS 循证指南 [1]。

在上述参与审计过程中，认证过程要求在先前确定的领域中提交证据。这是专门为 PR 设计的 Web 的存储库。在收集和上传证据的过程中，皇家医师学会提供支持服务（如网络研讨会/支持会议/局部访问）。信息上传并达到阈值后，将启动由同行领导的站点访问。这包括接受过认证培训和访问站点的临床医师以及一名患者代表。访问结束后（可能会持续超过一至两天），将与更广泛的小组口头报告/摘要，其中应包括组织的高级管理人员（如临床主管）。整个过程的结果要么是认证站点，要么是由于特定领域需要改进而推迟授予。认证周期为 5 年；在随后的几年中，每 5 年进行一次正式的现场访问。最终目的是确保患者能够获得高质量治疗。

七、呼吸康复审计数据与质量改进的发展

质量控制和质量保证的目的是确保客观评估项目质量，并在发现缺陷时推动改进。在医疗中提高质量的方法不在本章内容中，读者可参考本章末尾提供 QI 资源的组织。获取审计数据对于在本地和国家/地区体系中开发有效的 QI 至关重要。认真考虑向个体项目和从业人员反馈数据的格式，有助于积极鼓励改进而不对失败进行惩罚。越来越多的医疗卫生政策制订者更加重视数据透明性，越来越不接受不公开信息，所以患者能够了解他们参加的项目（以及直接或间接支付）。对于考虑患者安全的项目而言，这一点尤为突出，而对于 PR 提供者而言，这个问题却很少受到关注，因为事实证明，PR 是一种安全的干预措施。在 2015 年英国第一轮国家 PR 审计中，没有公开提供个体项目审计数据，并且表现的变化以漏斗图的形式匿名表示（图 18-5）。在第二轮审计中，公众可获得服务数据，并通过绩效表对服务进行比较，在绩效表中，项目被命名并按四分位数排列，用于度量过程和结局[25]。

通过临床审计进行 QA 和 QC 的目的是增强用户和提供者对 PR 项目的信心并推动改进。

审计数据获取的方法和内容至关重要。快照审计在单个时间点评估项目，而重复审计通常持续很长时间，难以解释纵向变化并受统计伪像（如回归均值）的影响。持续审计可提供更敏感的表现数据，并可以更好地评估短周期 QI 活动。这样的连续审计可能给临床团队加重额外的管理负担，并且为了使其切实可行，审计数据集通常很小。在这种情况下，有必要将审计指标纳入关键质量标准和已知项目质量较差的领域。

八、更加广泛的影响和未来方向

如今，PR 已经成为治疗 COPD 的坚实基础，并且在其他慢性呼吸系统疾病中应用也越来越多。除了在临床试验中证明疗效和有效性外，现有证据还表明该干预措施具有成本效益，并且与许多其他治疗选择相比，具有很高的价值（就人口健康获益而言）。现在 PR 的挑战是确保希望获得 PR 的患者可以参加足够的项目，并提高转诊和使用率。后者需要与医疗卫生系统的其他部门进行合作，例如，基层医疗，急诊和专科医院治疗，以确保管理 COPD 患者的医疗专业人员意识到 PR 的获益，了解当地项目并积极鼓励患者接受治疗。对于在实施环境和内容上差异较大的复杂干预措施，提供可靠和透明的 QA 和 QC 信息至关重要。

目前公认的是，对于患者来说，许多门诊和住院 PR 项目的僵化结构不适合其心理和社会环境，通常不利于纳入。这推动了开发和测试新型 PR 模式，例如，自我管理或家庭项目。这种发展是在不牺牲功效的情况下扩大了 PR 模式的范围（从而增加了获取机会）。这就需要将这种发展纳入标准制订、临床审计和数据透明性，以便提供者和患者可以根据希望采用的 PR 模式做出明智的选择。

九、质量改进资源

读者需要的其他信息资源可在以下网址找到：

美国质量学会 American Society for Quality（https://asq.org/）

美国医疗促进协会 Institute for Healthcare Improvement（http://www.ihi. org/）

卫生基金会 Health Foundation（https://www.health.org.uk/）

皇家医师协会 QI 中心 Royal College of Physicians QI hub（https://www.rcplondon.ac.uk/projects/rcp–quality–improvement–rcpqi）

第 19 章

理想的康复对象

The ideal candidate

Francesca De Blasio　Rafael Mesquita　Enrico Clini　著

要　点

◆ 有症状和功能障碍的患者都是呼吸康复的对象。

◆ 纳入康复项目的标准相对宽松，主要考虑疾病的严重程度及其影响。

◆ 个体化项目应考虑到患者的临床、功能、环境和社会因素，以产生有意义的反应。未控制的心脏病、严重的关节炎和神经系统疾病是运动训练的禁忌证。

一、概述

PR 是治疗慢性呼吸系统疾病的关键措施[1]，是提高运动耐量、缓解呼吸困难和改善 HRQL 的最有效方法，这些都以患者为中心的显著获益[2]。

PR 是一项全面的干预措施，其中包含针对每个患者全面和多学科评估，量身定制的不同内容。尽管适用于大多数呼吸系统疾病患者（主要是 COPD 患者），但许多患者从未开始或未完成该项目，部分原因是没有认识或获得 PR 的获益，其他原因还包括可及性、能力、教育、财务和其他后勤方面的问题[3]。

在本章中，将探讨选择参加 PR 候选人的相关内容。第一部分主要包括患者纳入项目的标准。为了选择 PR 的理想人选，重要的是确定哪些患者最有可能从干预中获益。这涉及分析 PR 的有反应者和无反应者，这是本章第二部分讨论的主题。本章的第三部分讨论参与 PR 的禁忌证，包括与之前进行的评估有关的禁忌证以及与项目的组成部分（如运动训练）有关的禁忌证。在过去的几年中，这项研究取得长足的发展，如今，实际上几乎所有患者都可适应该方案而从 PR 中获益，这将在本章的最后一部分进行讨论。

二、呼吸康复的指导标准

从理论上讲，由于项目是针对患者需求量身定制的，因此所有有症状的功能障碍患者都可以进行康复治疗。但是，PR 的资源有限：资金和报销不足，缺乏医疗专业人员或支付方，患者认识不足以及其他患者相关的障碍，所有这些都会影响向合适患者提供 PR[4]。另外还应考虑患者的动机。例如，Pacheco 等[5] 研究未完成 12 周多学科 PR 项目的原因，发现动力不足和交通问题为主要原因[6]。

在临床实践中，PR 项目受限于申请患者的数量。纳入 PR 是依据患者的临床需求（体适能下降、有症状或 PA 减少）以及识别可以积极参加该项目的患者。

纳入康复的指导标准相对宽松，并且大多数推荐仅考虑通过症状（主要是呼吸困难）和肺功能损害评估疾病严重程度（表 19-1）。

根据当前 ATS/ ERS 的定义[3]，PR 是"旨在改善慢性呼吸系统疾病患者的身心状况，并促进长期坚持健康行为"。因此，所有存在身体或心理问题的呼吸系统疾病患者以及无法坚持健康促进行为的患者都可能是康复的适合人选。

为了纳入 PR，第一步是转诊。转诊的主要原因包括持续的症状（呼吸困难、疲劳）或常见功能障碍。表 19-2 中列出了适合此干预措施的情况[3]。

更新的 COPD 临床实践指南[7]推荐临床医师对所有 FEV_1 低于预计值 50% 的有症状患者开具 PR，对 FEV_1 大于预计值 50% 的有症状和运动受限患者考虑 PR。但是，由于慢性呼吸系统疾病的严重程度，如 COPD，不仅单独受气道阻塞的影响，肺功能不能成为纳入患者进行康复的唯一标准。实际上，在筛选患者过程中还应考虑到健康状况下降、运动耐量低、PA 少、肌肉无力、日常生活活动少和医疗资源消耗增加。

三、呼吸康复的有反应者和无反应者

为了选择 PR "理想"的候选人，重要的是确定在干预措施中受益最大的患者。这涉及对 PR 的有反应者和无反应者的分析。Troosters 等[8]对此问题进行全面的讨论。在大多数研究中，将有反应者定义为在一项特定的结局指标（如运动能力）中表现出可接受的、显著的、有意义的反应的患者[8, 9]。然而，在一个特定维度上的有反应者并不一定是另一个维度上的有反应者。Troosters 等[8]报告，门诊 PR 项目后，约

表 19-1　呼吸康复和患者选择的指南

年份，学会	推　荐
2007，ACCP/AACVPR[43]	• COPD 患者的 PR 中，建议将步行的运动训练作为强制部分。推荐等级：1A
2010，加拿大胸科学会临床实践指南[44]	• 除了支气管扩张药治疗外，PR 是仍有症状的 COPD 患者的标准治疗。强烈推荐中、重和极重度 COPD 患者参与 PR（1C 级）；目前还没有足够的数据对轻度 COPD 提出推荐。强烈推荐患者在 COPD 急性加重后进行 PR
2013，BTS[31]	• MRC 呼吸困难评分为 3～5 分，因呼吸困难而功能受限的患者，应转诊到门诊 PR。A 级证据，MRC 呼吸困难评分 2 分，因呼吸困难功能受限的患者应转诊 PR。D 级证据，MRC 呼吸困难评分为 5 分的患者不应在家中进行常规有监督的 PR。B 级证据，对于轻度 COPD 或呼吸困难较轻的患者，考虑灵活、实际的方法，以促进运动训练
2016，NICE[45]	• 向所有适合的 COPD 患者提供 PR，包括最近因急性加重住院的患者（最新推荐）。为所有因 COPD 而存在功能障碍的患者提供 PR。PR 不适合于不能行走、有不稳定心绞痛或最近有心肌梗死的患者
2019，GOLD[3]	• 大多数 COPD 患者适合康复治疗；已证实所有级别严重程度的 COPD 患者，PR 能改善功能运动能力和 HRQL，但在中至重度 COPD 患者中证据尤其充足。即使是患有高碳酸血症的患者也显示出获益。应鼓励症状负担重和有加重风险的患者（B、C、D 组）参与全面康复方案

表 19-2　适合转诊至呼吸康复的情况

阻塞性疾病
- COPD（包括 α1 抗胰蛋白酶缺乏）
- 持续哮喘
- 支气管扩张
- 囊性纤维化
- 闭塞性细支气管炎

限制性疾病
- 间质性肺疾病
- 肺间质纤维化
- 职业性或环境性肺疾病
- 结节病
- 结缔组织疾病
- 过敏性肺炎
- 淋巴管肌瘤病
- 急性呼吸窘迫综合征幸存者
- 胸壁病变
- 脊柱后凸
- 强直性脊柱炎
- 结核后综合征

其他情况
- 肺癌
- 肺动脉高压
- 胸、腹部手术前后
- 肺移植前后
- 肺减容术前后
- 呼吸机依赖
- 肥胖相关呼吸系统疾病

有 69% 的 COPD 患者 6MWT 距离增加了 30m 以上，这被认为是具有临床意义的改善阈值[10]。此外，约有 74% 的患者慢性呼吸疾病问卷（chronic respiratory disease questionnaire，CRDQ）改善了 10 分以上，为有意义的临床改变阈值[11]。尽管如此，只有 54% 的患者在两种结局中均达到临床上有意义的改善阈值。

大多数分析 PR 有反应者和无反应者的研究都将运动能力和 HRQoL 作为感兴趣的结局，并且包括 COPD 患者[9, 12]。有关该问题的最早研究，Troosters 等[9] 观察了 COPD 患者运动能力和 HRQL 对运动训练的反应。他们发现，如果最

大工作负荷增加 15% 和（或）6MWD 增加 25%，有 65% 的患者被归类为有反应者，并确定了生理变量，例如，通气储备、吸气肌力量和外周肌力量作为反应的预测指标。如果按 CRDQ 总得分提高 10 分作为确定有反应，则大约有 44% 的患者被归类为有反应者，但没有生理变量能够预测有意义的变化。这强调了两个结局指标对运动训练的反应不同。另一项预测 PR 后成功或失败因素的研究中，Garrod 等[12] 观察到，不同比例的患者在运动能力（47%）和 HRQL（63%）方面归类为应答者。同一项研究中的发现还包括，这两种结局的改善与结局合并用于预测反应的基线变量之间没有相关性。

预测 COPD 患者对 PR 有反应的指标具有相反的结果。Walsh 等[13] 认为，年龄较小和合并代谢疾病与 6MWD 产生有利反应的概率增加相关。多维指标例如，BODE 指数（body obstruction dyspnea exercise）体重指数（BMI）、气流阻塞程度（obstruct）、呼吸困难（dyspnea）和运动能力（exercise）[14]，将运动能力作为维度之一，并不是重要的预测指标。在同一小组的另一项研究中[15]，将 HRQL 作为主要指标，并观察到基线时的患者特征在预测中起着重要的作用。对于 6MWD 的反应，基线时较低的股四头肌力量，较高的自我效能和合并代谢性疾病是可能的预测因素。对于 HRQL 的反应，较低的基线分数是唯一重要的预测指标。Scott 等证实这些发现[16]，他们指出，基线时得分低的 COPD 患者在全面 PR 项目后更有可能改善。与无反应者相比，成功提高运动能力或 HRQL 的参与者在基线时的 FEV_1 和 BMI 更高，而 BODE 更低。Di Meo 和同事[17] 也研究了基线特征对 PR 反应的影响，但结果有所不同。他们观察到，PR 后 6MWD 改善更多的参与者在基线时 FEV_1/FVC 低，且 6MWD 也短。在校正了混杂因素之后，基线 6MWD 是与结局

显著改善相关的唯一变量。其他作者还提出，运动后出现肌肉收缩疲劳的参与者对运动训练的反应更明显[18-20]。基线变量对 PR 反应的影响尚不清楚。此外，也应关注回归均值现象对该假设的影响。

尽管先前的研究主要从运动能力和 HRQL 两方面研究对 PR 的反应，但 Spruit 等[21]采用了一种新的方法，即根据患者多个维度的反应，使用聚类分析对患者进行分组。共 2068 名患者，根据对 40 节 PR 项目课程反应总体相似度进行排序，包括呼吸困难症状、运动能力、日常生活中有问题的活动、焦虑和抑郁症状以及健康状况。确定四类不同多维度反应的聚类："非常好的反应者"（n=378，18%），"好的反应者"（n=742，36%），"中等反应者"（n=731，35%）和"反应不佳"（n=217，11%）。"非常好的反应者"与其他组相比较，基线呼吸困难症状重、住院次数多、运动表现较差、日常生活中问题活动的满意度得分较低、焦虑和抑郁症状严重以及健康状况较差。在特定结局观察到 PR 的不同反应，作者认为，至少在 COPD 患者中，研究 PR 的疗效需要考虑多维度反应结局。一篇社论强调这些发现的重要性，建议个体化 PR 项目应考虑每个患者的临床、功能、环境和社会因素，以获得有意义的反应[22]。

四、呼吸康复的禁忌证

一些情况会阻止患者参与 PR。PR 的禁忌证可分为三类：①与项目前、后评估相关的禁忌证；②与项目组成部分（如运动训练）相关的禁忌证；③与两者都有关。重要的是，某个患者某些测试或运动训练方案为禁忌证，但这并不意味着该患者就无法参加 PR。如今，有多种适应方案，以便更广的患者群体能够从干预中获益（下一章将提供更多详细信息）。

考虑到 PR 前后的评估，目前对于核心结局

指标尚未达成共识，但仍在讨论[23]。本书其他部分将全面介绍 PR 项目期间需要评估的主要结局。在上一个关于 PR 的 ATS/ERS 声明[3]中，介绍了许多以患者为中心的结局指标。但是，临床实践中却只评估了其中一小部分。一项国际合作研究中，Spruit 和同事[24]调查了来自全球 40 个不同国家，共 400 多个项目内容。作者观察到，最常评估的结局指标是 HRQL、功能运动能力（用 6MWT 评估）和呼吸困难。评估 HRQL 和呼吸困难常使用问卷和量表（如 CAT[25]，MRC 评分[26]），除了视力或认知障碍等条件外，没有明确的禁忌证。另一方面，对于评估运动能力，许多情况都可能是禁忌证。6MWT 是 PR 中用于评估（功能）运动能力最常用的测试。2014 年发布的 ATS/ERS 联合文件，给出了慢性呼吸系统疾病患者包括 6MWT 在内的场地测试的技术标准[10]。运动测试的绝对禁忌证和相对禁忌证与极量运动测试的禁忌证一致，包括从电解质紊乱到不稳定型心绞痛等情况。完整版，请参阅文献[10]。

在 PR 之前常进行的另一项测试是肺功能，以确定诊断或评估气流受限严重程度。最新的 ATS/ERS 肺功能测试小组[27]建议，不应在心肌梗死后 1 个月内行肺功能检查。其他有关肺功能测试的指南也指出，诸如咯血、视网膜剥离和胸主动脉瘤等也是禁忌证[28]。

总体而言，PR 中的禁忌证可以理解为是指在项目实施过程中可能使患者面临极大风险或会严重影响治疗过程的任何情况。考虑到常规 PR 项目的主要组成部分（即运动训练、教育和行为改变），而教育部分或行为改变部分的干预措施除了认知障碍可能会影响有效性，其他几乎没有任何禁忌。实际上，可能使患者处于危险之中的部分是运动训练。但是，专门针对该问题的文献很少。有人认为，如未控制的心脏病、严重的关

节炎和神经系统疾病等是可能的禁忌证[3]。因此，在首次评估时应仔细检查是否存在这种情况。然而存在这些问题的患者也可能会从多学科项目的其他部分获益，如教育、心理和营养支持。因此，临床医师和研究者一致认为，许多看起来是禁忌的情况能够被解决，并且可以调整 PR，使所有患者都能参加[3]。

过去，多种合并情况曾是 PR 的禁忌证。但是，现有证据表明，存在并发症并不限制 PR 改善患者运动能力、症状和生活质量，即使是年老体弱的患者，也应鼓励他们进行 PR[29, 30]。最近的 BTS 成人呼吸康复指南[31] 强调，心血管疾病，一旦稳定，就不应被视为禁忌证。另外还指出，<5.5cm 的腹主动脉瘤（abdominal aortic aneurysm，AAA），若血压控制较好，不应阻止患者参加中等强度的有氧运动训练。而 AAA>5.5cm 的患者也可参加 PR，但应进行轻至中等强度的有氧运动，还应避免抗阻训练。最后，在使用其他干预措施时，例如，神经肌肉电刺激时，还应考虑其他可能的禁忌证。

五、适应不同患者的呼吸康复方案

一旦将患者的需求确定为康复过程的目标，就必须对项目进行个体化调整，以期在整个过程中获得最高的接受度和依从性[4]。但实际上，转诊至参加 PR 的患者没有开始 PR 或最终没有完成 PR 项目是非常常见的。近期的一项共纳入超过 700 名患者的大型调查研究显示，被推荐参加 PR 项目的患者中将近 70% 拒绝参加，而接受的患者中约 30% 最终并未完成课程[32]。研究已经确定了影响参加 PR 的几种可能的障碍。其中，所提供的项目种类有限以及后勤问题可能会影响患者选择接受或拒绝该项目。此外，由于以前的负面经历或从未接受过训练，许多患者可能会犹豫不决。

部分患者可能由于呼吸功能受限、肌肉力量弱或吸烟，会在小组中感到不适[33]。所有这些因素都会导致出勤减少，而这些障碍可以通过针对每位患者量身定制的方法来解决。

因此，应在运动训练开始之前对 PR 的候选人进行评估，以确定适合和安全的运动水平[34]，因为对于症状严重的患者而言，可能很难完成常规项目。但是，还应该让这些患者放心，他们的运动训练强度将会根据他们的能力和毅力进行调整并适应他们的需求，使其能够逐步进行训练。例如，呼吸功能严重受限的患者可能会获益于某些训练模式，如单腿训练、间歇训练、抗阻训练或离心运动（下坡步行[20] 或离心自行车[35]）。存在气体交换问题时，可以在训练期间进行辅助供氧和（或）无创呼吸机，以减少通气负担并提高血氧饱和度。

肌肉力量弱的患者可能会从抗阻训练中获益，这是基于较高负荷的反复提高。与有氧训练相比，抗阻训练对心肺反应小，引起呼吸困难少，能够增加肌肉质量和力量，并同时增加次极量运动耐量[36]。如果患者太虚弱而无法参加常规的康复训练时，也可以考虑在家中进行神经肌肉电刺激。

尽管治疗慢性呼吸系统疾病最常用的 PR 方法是陆上运动训练，但仍有很大一部分患者有合并症，例如，肥胖和关节炎[29, 37, 38]，这可能会限制他们参加陆上运动训练。实际上，开始 PR 的患者中有 14%～66% 没有完成该项目，原因是合并症使他们很难（甚至不可能）完成运动训练目标。使方案适用于并存身体状况问题患者的一种方法是水中运动训练，这是陆上运动训练之外的另一种选择，可以改善上述情况复杂患者的功能和 HRQoL[39-42]。即使对于继续吸烟的患者，也可以探索个体化的解决方案。这些患者可能仍会从 PR 中获益（就改善 QoL 和结局而言），因此应鼓励他们参加 PR 项目，因为他们所做的任何事情都是朝着正确方向迈步。

六、结论

慢性呼吸系统疾病患者，从有症状到功能障碍，处于任何阶段都应该进行 PR，因为都能从这一全面治疗中获益。关于预测最有可能获益的研究结论仍然不一致，但是运动表现测试和 HRQL 对预测会有帮助。在未来几年中，根据对标准 PR 项目的全面反应，可将患者分为不同级别，使干预措施个体化。PR 项目的禁忌证很少，主要指可能使患者在项目过程中有重大风险的情况。特别是，对于同时存在多种合并情况的患者，应适当调整运动训练，但不是不进行。最后，PR 应该适应患者的个体化需求和整体特征，以期产生预期的获益并提高患者对 PR 项目的依从性。

七、总结

PR 是管理慢性呼吸系统疾病的关键治疗要素，并且已证明可有效提高运动耐量、减轻呼吸困难和 HRQL 改善。本章探讨了有关选择最适合参加 PR 患者的不同方面。特别是，讨论纳入 PR 项目的指导标准、分析对 PR 有反应者和无反应者、参与 PR 项目的禁忌证以及为每位患者量身定制项目的必要性。如今，越来越肯定的是，几乎所有慢性呼吸系统疾病患者都可以通过特定项目调整而从 PR 中获益。

康复治疗团队
Rehabilitation team

Inês Machado Vaz　Sofia Viamonte　João Carlos Winck　著

第20章

要　点

- 团队合作是康复医学的基石。
- 跨学科团队比多学科团队能获得更好的进程和结局评分。
- 呼吸康复是针对患者和照护人员的多专业干预措施，提供了可满足呼吸系统疾病患者需求的多种方法和训练。
- 呼吸康复的目的是减少患病率、残疾和残障。
- 需要对康复小组进行培训，来克服该途径中的障碍。

一、定义

生物社会心理学模型将残疾定义为一种会对身体产生影响的复杂现象，以及不正常的社会现象。换句话说，残疾需要医学和社会反应共同解决[1]。

WHO 将康复定义为"使用一切手段，旨在减少残疾和残障带来的影响，使残疾人实现与社会的最佳融合"[2]。PR 的主要目标是促进功能恢复，预防并发症并改善环境因素对个体的影响[3]。

ICF 将人体功能视为一种普遍存在于人类的经历，主要关注结果而不是功能受限的原因。有效康复的重要组成部分包括对患者生活中各方面的考虑并认识到个体化是康复过程中的主要关注点，同时确保各环节的连续性和相关干预措施[2]。

就像 Norrefalk 说的那样，'团队合作是康复医学中最基本的要素'[4]。这是因为，残疾可能涉及身体多个系统，并影响生活的各个方面，但是治疗团队中的任何一个人都不能完全胜任所有工作，也不可能将所有时间都用来提供所需的服务[5]。

不同专业、评定和评估相结合以获得对患者存在问题的全面观点[4]。治疗团队应作为一个整体，并要将患者视为一个整体，而不是按照各个专业分开来看待[5]。这样可实施切合实际的康复方案和康复目标，以获得最佳结局[4]。

康复团队有两种主要的沟通模式——多学科和跨学科[5]。

"多学科团队模式"是指不同学科从自己不同角度分析患者，通常来说各学科团队之间几乎没有重叠的成员[3, 4, 6]。另一种"跨学科团队模式"，是将不同学科知识与各团队成员间高水平协作相结合，达成一致同意并可共享的策略。团队中每个成员的努力都是为了实现共同目标[3, 4, 6]。

跨学科团队的获益始终优于多学科团队[6]。团队成员不仅需要掌握本学科技能，还承担了更多团队内为活动或患者参与而努力的责任[3, 4]。这一工作需要具备进行有效团队互动所需的技巧和将小组活动整合并转化为获益的能力，并且这些结果要大于每个单独学科的活动总和[4]。

跨学科团队有两种类型。在跨学科协调团队中，设定共同目标，并且每个专业的人员都试图在自己的训练中使患者实现这些目标。在综合性跨学科团队中，与不同专业的成员（康复医学专业人员及医护团队）在联合治疗中共同制订目标[4]。

简单地把各专业人员集合在一起并不一定意味着他们会合作或成为一个有效的工作团队[3]。高效的跨学科团队治疗特点包括：所有参与者按结构化方式针对共同目标进行合作，用来制订个体化计划并评估用于实现这些目标的过程[7]。教育机会不足，使得无法获取有效团队合作所需的技能和看法——主要是沟通、合作及领导能力。因此，缺乏团队合作并且降低了康复效果[5]。

证据表明，许多情况下，跨学科团队合作可以明显改善功能结局，甚至可以提高生存率，如：脑卒中、脑外伤、髋部骨折、心理健康问题、肌肉骨骼疼痛、慢性疼痛、下背痛及 PR[2, 3]。

二、跨学科呼吸康复团队组成

团队工作的重点是提供有监督的运动训练和患者教育，并加强对医疗建议的依从性。PR 项目包括运动训练、疾病教育、自我管理、社会心理和行为干预，同时也包括营养支持。对患者的定期评估以及团队成员间的沟通交流至关重要[8]。为了改变生活方式，患者需要将他们在 PR 中学到的知识运用到生活中[9]。每个团队成员都有特定的任务。团队成员的数量在临床设置和患者个体间存在差异，这取决于他们的需求以及康复介入的课程时间[3, 10]。

团队成员会包括医师、物理治疗师、护士、作业治疗师、运动学家、呼吸治疗师、言语和语言治疗师、社会工作者、营养师以及心理学家[8, 11, 12]。团队成员的任务相互辅助，并为实现共同目标提供最高质量的医疗服务[8]。所涉及的专业人员因 PR 项目不同而有所差别[9, 12]。为了与跨学科 PR 团队性质保持一致，技能的设置并不是单纯指特定医疗专业人员扩展该项目的能力[12]。该团队由医师领导，医师对做出决定的任何医疗或法律后果承担全部责任。医师应对所有患者进行评估，并确定其是否符合 PR 介入标准，包括合并情况，可能需要对项目进行调整[11]。

PR 协调员必须了解每位患者的医疗、身体及情绪状况，并准备随时根据患者的不同情况进行项目调整。具有善于倾听和解决问题的能力、积极主动的管理风格和愿意妥协是重要的品质[3]。物理治疗和康复医学相关培训很有助于为医师提供广泛的康复和医疗技能，使他们对患者的功能损伤和活动受限有更全面的了解[3]。

定期的团队会议可以确保密切的合作和沟通。这些会议的目的是交流想法，并进行以患者为中心的讨论，报告和记录训练进度、决策制订及接下来的训练计划[3, 4]。患者和其家庭成员也是团队中不可或缺的一部分，以家庭会议形式进行讨论，对进度和下一步训练计划的制订非常重要[3, 5, 7]。患者及其家庭成员必须在身体和情感上接受患者的功能改变，并提供足够的信息来帮助发现和解决问题[5]。

三、跨学科呼吸康复项目

2013 年 ATS 和 ERS 发表了 PR 的声明，定

义为：在全面的患者评估基础上进行综合干预，为患者制订个体化的治疗方案，包括但不限于运动训练、教育和行为改变，旨在改善慢性呼吸系统疾病患者的身体及心理状况，并长期坚持健康行为[10]。

因此，PR是一项针对患者及照护人员的一种跨学科干预措施，提供了一系列方法和训练，可以满足COPD患者的多种需求[11]。应根据对患者疾病严重程度、复杂性及并发症状况的首次和持续的评估，不断对干预措施进行调整，来应对患者的不同需求。

PR的目标是：①改善症状；②尽可能的恢复功能；③减少障碍，提高参与度，改善QoL；④减少医疗使用[9]。同时也可在非COPD的慢性呼吸系统疾病患者中使用，并且有证据支持在缓解症状、提高运动耐量和生活质量方面有积极效果[10]。

PR有以下几个主要组成部分。

（一）医疗评估

完整的病史和体格检查资料是从患者及照护人员那里获得。功能和日常生活活动的评估是全面评估的一部分，包括氧气滴定、6MWT，部分患者需要行CPET[8]。

（二）最佳药物治疗

药物治疗包括患者应了解处方药，并知晓如何以及何时使用。如需要，还应包括书面说明[5, 8]。PR提供了探讨如何提高患者药物治疗依从性的机会[13]。依从性高的患者对自己的病情和自我管理选择有更好的理解，也更相信治疗有助于病情的控制[8]。

（三）吸烟控制

吸烟是疾病进展的关键危险因素，已证实戒烟可以改变COPD的自然病程[8]。转诊至结构化戒烟项目可以获得更完美的医师和团队咨询服务，并且强化其效果[14]。

（四）运动训练

COPD患者的通气限制、肺气体交换异常、外周肌肉功能障碍、心肺功能障碍或以上问题合并存在均可导致运动耐量下降[10]。运动训练是改善肌肉功能的最佳方法[10]。骨骼肌功能的改善尽管可能不会改善肺功能，但使运动能力提高[10, 13]。骨骼肌的氧化能力和效能提升，降低了次极量负荷下的通气需求，并可能会减少动态过度充气、减轻劳力性呼吸困难[10]。运动训练应包括力量和耐力训练、柔韧性训练、呼吸训练和牵伸。训练应在监督下进行，以便医疗人员制订和调整处方，并提供动力、保证和鼓励[9]。

（五）体力活动

COPD患者中PA缺乏很常见，且与预后不良有高相关，而与肺功能异常无关[15]。缺乏PA会导致死亡率、住院和再住院率增加，并可能与肺功能快速降低有关[10]。成功的PR项目应该增加PA[13]。PA减少是由一系列复杂的因素导致，包括健康理念、人格特征、社会和文化因素以及气候等外部因素[10, 15]。尽管身体功能、自我效能和生活质量得到改善，但对PR来说仍然存在挑战[10]。

（六）呼吸技术

教授患者通过控制呼吸频率和延长呼气时间的技术，可通过减少过度充气、减轻呼吸困难使患者有所获益[10]。

有多种物理治疗呼吸技术可通过单次呼吸或叠式呼吸（stacked breathing）来增加吸气量。使用外部气道廓清装置，如高频胸壁振荡、flutter阀或呼气末正压有助于分泌物的清除[8]。

存在吸气肌和（或）呼气肌力弱和（或）受损的患者，同时伴或不伴有声门闭合问题，如延髓功能不全或气管切开，将会出现咳嗽峰流速减低 [16]。咳嗽峰流速小于 270L/min 表示在急性呼吸系统病程中发生无效咳嗽风险高 [17]。近端气道清除技术是通过辅助吸气（单次呼吸或叠式呼吸）、呼气（手法辅助咳嗽）或两者都有 [辅助吸气结合手法辅助咳嗽或机械性呼吸气（mechanical insufflation-exsufflation, MI-E）] 来增强咳嗽 [16, 17]。尽管尚无定论，但人们仍对明确伴有吸气肌无力患者应用吸气肌训练 [10]。

（七）营养评估与干预

每位患者都应进行营养评估，因为 COPD 患者营养缺乏很常见。营养缺乏会对骨骼肌和呼吸肌功能产生负面影响，进而导致疾病发病率和死亡率的增加。对于低体重和正常体重的 COPD 患者，防止体重下降可以降低发病率和死亡率 [8, 10]。肌肉消耗不仅限于晚期疾病，因此需要尽早干预以改善或维持身体功能 [10]。

越来越多地与肥胖相关的呼吸功能障碍患者会被转诊行 PR，减重可减轻这类患者的呼吸困难 [8, 9, 10, 14]。运动、营养教育、限制热量摄入的饮食计划、鼓励减重和心理支持都有帮助。肥胖低通气患者可以使用无创正压通气 [10]。

（八）吞咽、言语和交流的评估

吞咽困难（吞咽障碍）可以与 COPD 合并存在，容易被漏诊，且与病情加重次数增加有关。COPD 还会直接（与呼吸减弱相关）和间接（药物不良反应或与并发症相关）影响音质和发声。参与康复项目的患者应了解以下内容：①呼吸与吞咽的关系；② COPD 中吸入与吞咽问题的发生机制；③吞咽安全准则；④适当的口腔护理；⑤呼吸与言语之间的关系；⑥保持声带健康策略。

（九）抑郁和焦虑的评估

对焦虑和抑郁的筛查应作为患者首次评估的一部分，因为焦虑和抑郁在慢性呼吸系统疾病中很常见 [8, 9]。干预措施包括采用适当的药物和非药物疗法进行个人或小组教育 [14]。应教会患者识别压力并使用压力管理技术。放松训练应融入患者的日常生活中，用来缓解呼吸困难和恐慌控制。情况较重的患者可咨询精神科医师或心理专家，会对患者非常有帮助。

（十）教育与信息

自我管理教育是指任何正式的患者教育项目，目的是教授与特定疾病相关的技能，强调通过行为改变来控制疾病。其目标是增加治疗依从性并改善临床结局 [10, 12, 13, 18]。最常讨论的主题是戒烟、药物治疗、呼吸策略、病情加重和压力管理、增加 PA 和合理饮食、重返工作岗位、参与运动（如果可能）、性生活、驾车和乘飞机旅行 [8]。最常用的教育工具是印刷材料和小册子。教育课程中应尽可能进行演示和练习 [8, 18]。

评估患者的理解力、态度和自我效能、掌握技能和采取的健康行为应是一个持续的过程，以确定实现目标的任何障碍 [13]。PR 为医师、患者及家属提供了一个良好的环境，来讨论姑息治疗转诊的需要及临终决定 [10, 14]。

（十一）能量节省技术

能量节省和简化技术可减少活动期间的氧气消耗 [19]。该策略促进了患者在日常生活和家庭活动中的独立性，并提高了活动耐量。家庭评估可能有助于对患者日常生活所需的负荷及辅助设备的配备进行评估 [8]。这些策略对日常生活的影响有待被正式评估 [19]。

（十二）社会评估

有时可能需要社会工作者提供社会经济支持，以促进患者重返工作岗位，经济困难的情况下提供经济支持，给予药物以及帮助前往康复中心[9]。

（十三）支持小组

这些小组为患者和照护人员提供了一个共享信息、经验和鼓励的环境。小组可以由患者管理或由医疗专业人员推动[8]。支持小组在减少社会孤立方面具有重要价值。

（十四）长期维持策略

PR 的获益随时间的推移而下降，主要是由于坚持训练问题或反复急性加重。在离家近的地方和（或）在当地的健身设施处进行的维持项目，有助于帮助保持或在某些情况下增加 PR 的获益。此外，通过电话或亲自咨询有家庭照护经验的医师和护士进行随访可能会有所帮助。社区护士或心理医师可以提供其他的帮助。

（十五）呼吸康复后的评估

在随访中应选择以患者为中心的结局指标。除呼吸困难和疲劳等症状、场地运动表现和其他与 HRQL 相关指标外，还应包括患者报告的结局和经验[10]。

（十六）训练项目的质量评估

PR 的各项指标很重要，包括从转诊到纳入的时间、停留时间和需完成的目标，如自我管理技能和行为[13]。出院指导方案记录治疗团队是否实现了预定目标，以及患者是否有完成目标的能力。

四、优点

在最佳的康复治疗中，重点在于患者功能水平的恢复而不是诊断。使用跨学科方法为进行性发展且复杂的疾病，如 COPD 患者提供治疗是有益的[2, 8]。研究表明，团队决策比个人决策更好、更一致，结合团队活动可以为患者带来更多获益[3, 7]。团队成员间沟通合作产生的结局要大于单个成员的总和[3, 7]。

五、障碍

团队模式的主要问题是缺乏共同目标以及对如何实现这些目标缺乏共同理解[2, 6]。建立一个以患者为中心的团队模式是不容易的[2]，因为可能出现角色和任务混淆[6]、缺乏足够的时间来培养团队建设技能[3, 6]以及不愿意分享知识或公开发言[2, 5, 6]。频繁的人员变更会降低团队的士气，同时也会丧失权威以及对专业地位的威胁[5]。

从团队和患者的目标角度来思考，而不仅仅依靠自己的专业，将会更好地共享想法并共同努力完成[3]。康复专业人员的知识水平是值得信赖的，但团队合作所需的技能和看法可能需要进行额外培训[5]。在财政紧缩的时代，高层领导和中层管理人员必须意识到团队会议的必要性，即使可能需要多个工作人员。必须进行其他循证研究，以证明专业康复和跨学科合作在经济及功能方面的独特获益。

六、总结

康复的关注点是：促进功能恢复、预防并发症并适应环境。团队合作是康复的基石。跨学科团队工作模式中，每个成员的努力都是为了实现共同目标，所需要的策略意味着以患者为中心的共同协作和沟通。

PR 项目的目标是改善慢性呼吸系统疾病患者的身体和心理状况，促进长期健康行为。组成部分包括医学评估、最佳药物治疗、识别和控制危险因素、运动训练、体力活动、呼吸训练技术、营养评估和干预、社会心理和行为干预、教育和信息提供、教授能量节省技术以及项目质量评估。

PR 项目的具体专业人员因项目不同而异，作为一个跨学科团队模式，值得信赖的技术比医疗专业人员来扩展项目更可靠。家庭和患者是团队不可缺少的部分。

团队协调员应了解每位患者的医疗、身体和情绪状况，并准备随时更改训练项目以适应不同患者需求。在大多数国家或地区，医师应根据专业和法律背景对患者负责，进行物理治疗和康复医学方面的培训会使医师具备领导康复团队的能力。

研究表明，团队决策比个人决策更好、更一致，团队活动相结合的协同作用会为患者带来更大的获益。团队模式在开展中会有多个障碍，必须要提高康复专业人员技能和团队合作的态度。

运动训练的方式
Modalities of exercise training

Matthew Armstrong　Rebecca Crouch　Ioannis Vogiatzis　著

第21章

要　点

◆ 在慢性呼吸系统疾病（chronic respiratory diseases，CRD）患者中运动耐量减低很常见，主要是因呼吸困难和外周肌肉不适感的加剧所引起。

◆ 在进行运动训练之前，应进行CET、6MWT及ISWT和ESWT，对患者的体能进行充分评估。

◆ 耐力训练和抗阻训练相结合是改善CRD患者中枢及外周受限的最佳策略。

◆ 对合并肥胖症和其他并发症的CRD患者，水中运动训练依从性更佳。

◆ 在未来的运动训练中，远程监护可能会发挥更大的监督作用。

一、概述

CRD患者的运动耐量减低很常见，通常是指这些患者无法如同年龄匹配、身体状况稳定的个体进行同等水平的PA[1]。尽管不同CRD的症状多种多样，但运动耐量减低主要是呼吸困难及外周肌肉不适感加剧所引起[1]。

运动训练是PR的一部分，对于CRD患者来说，运动训练是提高运动能力的最佳方法，这是通过改善肌肉代谢功能而达到[2]。这些改善与肌肉氧化能力更强、通气机制更有效及在特定运动水平时氧气和二氧化碳运输更优相关[3, 4]。

已证实PR中许多训练方法可有效改善患者运动耐量、呼吸困难程度、功能能力及QoL[2, 5, 6]。为了运动训练有效，选择适合每位患者心血管、

呼吸系统和外周肌肉受限情况的训练方式对于运动效果最大化至关重要[2, 7]。运动训练包括各种运动方式，如持续或间歇的耐力训练、步行运动训练、抗阻训练、循环训练和水中运动训练[2, 7]。除训练模式外，还应关注运动训练的强度，可以从最大运动能力的中等到高等不同，这主要取决于患者在整个训练项目中功能能力水平和运动耐量[8-10]。为了训练方案的有效性，应将运动训练基本原则与临床实践相结合[2, 7, 11]。

CRD患者、健康人和运动员的运动训练一般原则是高度相似的[2, 11]。训练负荷必须反映患者的个体需求及健康状态[2]。训练过程中的负荷必须超过日常生活需要以改善其有氧运动能力和肌肉力量[11, 12]。随着在完成一项特定任务时的生理效率提高，须增加其负荷以实现更高的提升和获

益[11]。运动训练过程中产生的生理适应性是基于其运动训练类型（如耐力或抗阻训练）、所训练的肌肉群（上肢或下肢）和处方模式（连续或间歇）[2]。如果训练计划停止，那么通过运动训练建立的生理适应性也会随之下降[11]。

本章详细介绍了各种类型的运动训练，包括耐力、抗阻和水中运动，以及与 CRD 相关运动强度、持续时间、频率及运动方式的最新文献[2]。

二、运动评估测试

参加 PR 患者在运动训练之前，应对身体功能进行充分的评估，以了解其活动受限程度及部位[7]。CPET 是评估运动耐量的重要方法，可以同时评估客观（如心肺和代谢反应）和主观变量（呼吸困难程度和外周肌群疲劳程度）[13]。测试采用跑台或功率自行车，有两种方式：最大递增负荷测试和恒定负荷测试[13]。最大递增负荷测试是指运动强度逐渐增加至自愿终止时，对所有生理系统产生平缓的压力负荷。该评估方法既可确定耐受极限下的生理反应，也可以评估由次极量水平到极量水平的生理系统反应[13]。恒定负荷测试的强度设置为最大功率的 60%～80%，可用来确定干预前、后给定负荷下的持续时间。

6MWT、ISWT[14]、ESWT[15] 是替代方法，虽然产生的生理信息较少，实践中更易实施，需要的设备和培训也更少。这两种测试都能提供有关运动耐量、症状程度和动脉血氧饱和度降低情况的信息[14, 15]。有关 6MWT 效果的文献显示，在进行 6MWT 3min 后，摄氧量（VO_2）出现了一个明显的平台，表明这种次极量运动测试处于明显稳定状态。在 6MWT 期间，就二氧化碳产生量（VCO_2）和通气反应而言，其生理负荷低于功率自行车峰值负荷[16]。相较于许多人不习惯骑自行车，6MWT 的好处是，步行是老年人熟悉的一种活动方式。此外，6MWT 可用于评估干预治疗对患者耐力的影响[14, 16]。

肢体肌肉力量通常通过接近最大能力的自主收缩进行评估[17]。有许多评估技术可用于测量肌力：便携式设备（如手持测力器和（或）应变力测试仪），更复杂的装置（如计算机测力计）或重量计和（或）自由重力[12]。评估肌肉功能的方法因位置和可用资源的差异而有所不同。等长肌力可选择手持式测力计[18]，该仪器使用简便且经济成本低[19]。

三、运动训练方式

（一）耐力训练类型

PR 中耐力训练是最常见的方式[9, 20, 21]。这种训练模式的主要目的是提高有氧运动能力、增强参与步行肌肉的力量以及改善日常活动能力[2]。这些功能的改善通常是由于心肺和外周肌肉细胞功能的适应性，从而在给定的运动水平上呼吸困难程度和外周肌肉不适感有所缓解。有证据表明，持续 8～10 周的有氧训练可有效降低由运动引起的动态过度充气程度和呼吸困难程度[22]。同时，改善了摄氧量和心率对有氧耐力运动的动力学反应，从而表明心血管和肌肉细胞功能改善[23]。此外，已证明有氧运动可以逆转 COPD 患者运动肌肉形态和生化异常，并增加肌肉生物能量[24]。高强度耐力训练通常与更多的生理改善相关，因为更多的负荷提供给了外周肌肉[8, 25]。然而，疾病程度较为严重的患者很难达到足够的高强度耐力训练，主要是因为呼吸困难和下肢疲劳 / 不适感的出现[9]。高强度间歇训练通常包括高强度（最大负荷的 80%～120%）、短时功率车训练（30s～2min）与极低强度时间段的休息（30s～2min）交替进行[26, 27]（表 21–2）。这种方法对外周肌肉提供了强烈的刺激，间歇恢复期间产生的乳酸累积少，导致通气需求减少和呼吸困难程度减低[28-30]。与持续的高强度运动相比，间歇训练减少了通气需求，减轻了呼吸困难，从而使中断休息减少[26, 27]。既往文献表明，对 COPD 患者而言，间歇训练与持续性训练在提高运动耐量和方面具有同等有效性[26, 31]。关于间歇训练的最新证据表明，使用 30s 运动和 30s 休息交替进行的间歇性训练在许多运动变量上都有改善，包括峰值负荷和 6MWD[27]。

耐力训练通常通过功率自行车和（或）在固定跑台上或步行带上进行训练[2]。在患者可耐受的情况下，这两种方式都是最佳的运动形式，应根据患者的功能能力选择。步行训练优点是易转化为步行能力的提高[32]。但与步行时相比，功率自行车训练时由于股四头肌承受更大的负荷，因此减少了运动引起的血氧饱和度下降[33]。这些运动形式的其他有效替代 / 补充方法包括爬楼梯、踩踏板、自由步行、北欧步行（nordic walking）和水中运动[34, 35]。

单侧下肢功率车也是一种可选择的方式，在有限的通气负荷下可为下肢肌肉提供有氧刺激。可以为较低通气需求和呼吸困难感觉的患者下肢肌肉提供通过类似的代谢刺激来分区作用肌肉[36, 37]。研究表明，在 COPD 患者中，这种训练方法比双下肢耐力功率自行车能更有效提高峰值耗氧量，降低最大心率和通气量[37]。这些研究表明，心血管和（或）肌肉训练效果增强，不会延长训练持续时间，因为似乎只持续双下肢功率车训练的一半时间就足够了[37]。单侧下肢功率车也被成功地应用到"现实生活"的 PR 项目中，进一步证明能够改善中 / 重度 COPD 患者心肺适能和功能能力[38]。但是，这种方法的实际使用需要修改典型的功率自行车，这可能使训练课程的组织过程变得复杂，并且在资源有限的康复中心很难进行。此外，在康复训练设置中，患者可以使用标准的功率自行车通过变换做功下肢，保持另一侧下肢休息的方式替代。

（二）抗阻训练类型

抗阻训练是指通过重复举起或推动相对较重的负荷来训练局部肌肉，是促进成年人健康生活和老年人保持肌肉质量的重要方式[2, 11]。对于 CRD 患者，抗阻训练与肌肉质量的改善及外周肌肉力量的增加相关[39]。由于老年人群中常伴随骨折风险，在 PR 项目中优化患者的肌肉力量变得十分重要[40]。此外，据报道，抗阻训练可改善或至少保持骨密度水平[41, 42]。约 50% 的 COPD 患者骨密度水平较低[43, 44]。抗阻训练通气需求较低，因此非常适合严重气流阻塞和重度呼吸困难患者，与进行耐力训练相比，患者呼吸困难的感觉有所降低[45, 46]。应鼓励合并高血压和肺动脉高压等的 CRD 患者进行抗阻训练，包括健美操和低阻力弹力带。这类训练提供的刺激足以改善 ADL 和 QoL，且不会对心血管系统产生明显的压力[12]。

最有效的抗阻训练处方应使用最先进的设备，该设备可在最佳强度下进行抗阻训练并可以监测训练表现[47]。但是，此类设备在康复环境中并不常用，因此在可进行监督和固定频率及持续时长的前提下，使用负重或弹力带进行训练也是一种不错的选择[48]。最近的一项系统综述将全身振动的实施作为一种有潜力的方式，用来提高患者在抗阻训练中的功能状态[49]。

离心运动是另一种替代方式，最近有呼吁将其作为 COPD 患者的治疗策略。一项针对重度 COPD 患者的研究中，大多数患者可安全耐受并遵循渐进式功率递增的离心训练计划[50]。这种训练方式的基本原理为，与向心运动相比，离心运动代谢消耗少[51]。在相同的代谢成本下，离心收缩还具有比向心收缩产生更大力量的能力[50]。这种训练的缺点是，为了适应离心训练而改装的设备成本高。制订离心训练方案的挑战是确定运动强度，因为患者无法进行离心峰值增量的评定，因此基线时不能确定峰值功率[50]。

（三）耐力和抗阻训练相结合

理想情况下，耐力和抗阻训练结合是治疗 CRD 患者中枢和外周肌肉受限的最佳策略[52]。有证据表明，有氧训练可以促进骨骼肌的氧化代谢，而抗阻训练可以提高外周肌肉力量[2]。然而，通过耐力训练与抗阻训练相结合的方式可以使肌肉力量和有氧运动耐力达到最佳效果，这也符合特定的训练原则[52, 53]。既往的临床试验也支持这一论点，并将抗阻训练与常规治疗或耐力训练进行了对比[53]。最近的一项 Meta 分析对抗阻和耐力结合训练与仅进行耐力训练进行了研究对比，显示 QoL、步行距离和运动能力均得到了同等程度改善，而抗阻训练更是显著提高了下肢肌肉力量[54]。研究者们建议，抗阻和耐力训练均应被纳入到康复训练中，因为这两种方式都没有不良反应[54]。

（四）水中运动训练

水中运动训练是在身体影响小、基于抗阻环境下的下肢运动训练，原理与陆上的训练方法相似[55]。由于水的浮力可使平衡功能和步态得到改善，并且水中运动使患者获得陆上运动训练获益的同时不会给关节带来过度的压力和负荷[56]。此外，肥胖患者通常会从水中运动中获得更多益处，且依从性更好[57]。有证据表明，水中运动可作为 CRD 患者治疗的一种潜在手段[35, 58-61]。研究结果显示，这些患者的运动能力和生活质量均得到了改善，其获益与陆上运动模式相当[35]。COPD 患者可在水中运动时获得由静水压产生的其他有益的生理效应。浸泡在水池中时，静水压可帮助呼气，从而减少运动期间空气潴留程度[62]。关于 COPD 患者水中运动的证据表明，部分浸入后，肺活量降低了 10%，功能残气量约降低了

50%，呼气储备量降低了 75%。

四、运动处方

（一）训练持续时间和频率

文献中一致认为，较长运动时间、较高频率会获得更大的生理获益[12]。PR 声明中有许多推荐了 PR 最高效的训练[2, 12, 63]（表 21-1）。最常用的处方是要求患者每周进行 3～5 节训练，每节 30～40min，为期 7～12 周[2]（表 21-2）。然而，无论气流受限程度如何，进行每周两次的功率自行车和步行训练，持续 12 周后，其生理功能都有显著改善[10]。最新的 PR 指南推荐，初始的 3～4 节应从连续 10～15min 的有氧训练开始，然后逐步增加到 30～40min[7]。间歇耐力训练时，早期时进行 15～20min 运动训练（包括休息时间），然后逐步增加至 30～40min（包括休息时间）[7]（表 21-2）。

CRD 患者抗阻运动训练时最佳的频率和持续时间尚未明确。在临床研究中，其应用仍存在很大差异[48]。经常参阅 ACSM 的运动测试和处方指南[64]。他们推荐，为达到成年人肌肉力量的增长，应进行每组 8～12 次的重复训练，每次 1～3 组，每周 2～3 天[2, 64]（表 21-2）。

（二）训练强度

为了达到训练效果，必须使患者承受比日常生活中所需的更大的运动负荷，这被称为"超负荷原则的生理学原理"[11]。每进行 2～3 节训练就应该尝试增加有氧训练强度。这可以通过增加做功负荷来实现（如，增加功率自行车的阻力，增加跑台的速度或坡度）[2, 11]。定期增加抗阻运动的负荷（如每周一次）对于持续达到骨骼肌超负荷也至关重要。这通常通过增加施加的负荷来实现[65]（表 21-2）。

对于使用功率自行车进行耐力训练，强度

表 21-1　耐力和抗阻运动训练推荐总结

强　度	耐力训练			抗阻训练
	%HRR 或 %VO₂R	%HR$_{max}$	%VO$_{2max}$	%1RM
极低	< 30	< 57	< 37	< 30
低	30～39	57～63	37～45	30～49
中等	40～59	64～76	46～63	50～69
强	60～89	77～95	64～90	70～84
次极量到极量	≥ 90	≥ 91	≥ 96	≥ 85

%HRR. 心率储备百分比；%VO₂R 摄氧量储备百分比；%HR$_{max}$. 最大心率百分比；%VO$_{2max}$. 最大摄氧量百分比；%1RM. 可重复最大一次的百分比

的设定常基于 CPET 的结果，即可耐受的最大功率的 60%～80%。此外，跑步机的强度通常根据往返步行速度的 70% 或 6MWT 中最大量的 80%～85%。除了进行运动试验，还应监测 PR 过程中的运动强度，并逐渐增加运动强度，建议使用改良的 Borg 呼吸困难量表(1～10 分量表)[66]评估。为了使有氧训练达到有效且可行的强度，患者的运动强度应控制在改良 Borg 量表的 3～4 分（中等程度—有些严重）[2, 66]。

此外，还有几种通过监测生命体征来估算相对运动强度的方法，包括摄氧量（volume of oxygen，VO₂）、心率储备（heart rate reserve，HRR）、最大心率百分比（percent of maximum heart rate，%HR$_{max}$）以及最大摄氧量百分比（percentage of maximal oxygen update，%VO$_{2\,max}$）。已证实这些制订运动强度的方法可改善健康个体的心肺适应性[11]。表 21-2 列出了使用上述方法的运动强度分类。

如果使用设备测试来制订抗阻运动训练的强度时，应使用患者在设备上可直接测量的或估算的一次重复最大值。使用负重或弹力带的训练强度应根据临床专业知识和（或）根据改良的 Borg

量表来确定自觉用力程度（4～6）。除了自觉用力程度的 4～6 分外，抗阻强度的增加还应基于可重复执行动作的质量和准确性（表 21-2）。

五、训练期间的监督

监督在 PR 中有广泛意义。典型的门诊机构、医院或社区环境中，监督可能是指医疗过程中需要康复专业人员及数量[2]。在美国一个大型的多学科项目中，监督是通过在场医师实施的，该医师在整个项目的所有时间内都应立刻提供医疗咨询和紧急情况的处理[2]。

有关 PR 的大部分证据均应基于有监督的项目，无监督的 PR 研究很少。尽管公认 PR 是全球呼吸系统疾病患者全面治疗的重要组成部分，但其实施和个体化项目因地理位置而异。某些环境中，如居家康复，由一名医疗人员进行评估、运动训练和教育。在较大的医疗中心或住院康复环境中，是由护士、物理治疗师、营养师和医师组成的多学科团队提供全面的康复服务。

在居家环境中，有监督的情况，优势是监督者能够监测运动的血流动力学反应、个体化教育及治疗需要。通过评估患者环境中功能和知识，

表 21-2　耐力和抗阻运动训练的运动强度分类

	ACSM[12]	ATS/ERS[2]	ACCP/AACVPR[63]
耐力训练			
频率	每周 3～5 天（最少）	每周 3～5 天	每周 3～5 天
强度	• 低强度：30%～40% 峰值负荷 • 剧烈强度：60%～80% • 选择标准：Borg CR10 呼吸困难评分 4～6 分	大于 60% 最大负荷	高强度（峰值负荷的 60%～80%）
持续时间	课程总时长没有特别规定	每节 20～60min	每节 20～60min，持续 4～12 周
抗阻训练			
频率	每周 ≥ 2 天	每周 2～3 天	未规定
强度	• 低强度：40%～50% 的 1RM • 中等强度：60%～70% 的 1RM	60%～70%1RM 或 100% 的 8～12RM	由较低的重量 / 阻力开始和多次重复增加肌肉耐力
持续时间	1～4 组；8～10 次；重复 10～15 次来提高肌力 / 耐力	未规定	未规定

AACVPR. 美国心血管和肺康复协会；ACCP. 美国胸内科医师学会；ACSM. 美国运动医学学院；ATS. 美国胸科学会；ERS. 欧洲呼吸学会；RM. 可重复最大

医疗人员可以对影响独立性及可能降低 QoL 的障碍和减弱有全面的了解。在家中进行 PR 可以节省长途出行的花费和不便，且更适合出院早期的患者。在患者家中可更易识别自我效能的问题，并且可通过实施个性化和协作自我管理策略来促进行为改变。相反地，居家环境限制了社会参与、同伴支持和表现动机，后者是通过与其他呼吸系统疾病患者建立联系而获得。当训练缺乏准确的形式、运动量和创新性的监控，则缺乏可用的设备可能会导致无聊、失去兴趣或过度使用导致损伤。对于有多种并发症或负重活动不稳定的呼吸系统疾病患者来说，无监督和无监护的高强度运动训练可能不安全 [67-69]。

　　未来，各种形式的远程监护可能会发挥更大的作用。过去几年中，在与医疗人员合作的家庭环境中应用远程监护实现了自我管理 [69]。最常见的是基于计算机的形式，通过数据交换或面对面互动报告生理学指标和症状，以早期识别病情加重，及时治疗、提供建议和动力，并鼓励遵守治疗计划。这种形式对远程 PR 同样有效，可用来记录和监测训练过程、提供反馈、解决问题及提供教育内容；但是，在康复治疗中，远程监护研究还比较少。许多问题与患者的选择、技术的可用性及可靠性、治疗质量和缺乏医疗照护个体化相关 [70]。

六、训练期间的安全和记录

　　PR 对于任何因呼吸系统症状导致功能障碍的慢性呼吸系统疾病患者来说都是安全且恰当的 [63]。安全转诊患者的禁忌证包括随运动出现增加患者风险的并发症，如不稳定性心绞痛或神经肌肉损伤导致的四肢活动受限 [67, 69]。稳定的心血管疾病患者、同时存在焦虑和（或）抑郁症的患者、功能性呼吸困难导致的功能受限以及认知或精神障碍但可执行简单指令的患者，均可进行 PR。

患者安全是主要目标，同时引导患者在严密监测下进行训练计划。长期住院、复杂的心肺外科手术或不稳定并发症的患者进行转诊时，应考虑工作人员的技术和 PR 环境。如果工作人员能够识别出机体对运动和症状的异常反应，可通过预定的程序进一步减少 PR 项目中出现病情不稳定的可能性。这种程度的监测将增加患者的信心并减少不愿转诊患者主管医师的担忧。2014 年 AACVPR《呼吸康复专业人员临床能力指南》中提出的核心能力，概述了包括多个提供者学科的知识和技能 / 能力 [68]。工作人员能力指南可以帮助医疗人员和 PR 项目管理人员形成最佳组合，以满足当地社区和住院患者的需求。文献中尚未确定进行安全的 PR 训练的医患适宜比例。据报道，医患比例应为 1∶4～1∶8[2]。最终，确定这些比率时，最重要因素是患者的安全性和病情的复杂程度 [71]。

普遍认为 PR 在各种环境中都是安全的，尽管在医院以外进行时需额外增加对患者的研究和筛查，以确保患者运动中的安全 [69, 72-74]。2017 年一项基于医院 PR 的研究中发现，最常见的不良事件包括低血压、头晕和全身不适，而胸痛、心律失常、跌倒、严重呼吸困难及严重血氧饱和度降低较少出现 [73]。质量保证和项目安全的证据应根据标准操作程序、风险评估和不良事件记录进行定期评估 [75]。

PR 项目应制订感染控制程序，以符合普遍的和疾病传播的预防措施。管理方案必须确保工作人员进行免疫接种并掌握呼吸道感染暴露的预防措施。有呼吸道感染症状或已知存在耐药菌的患者或工作人员应避免与其他患者接触。建议与其他人员保持至少 3 英尺的距离，避免交叉感染风险 [2]。每次使用或接触后必须进行充分洗手和清洁患者设备 [76]。

PR 中，必须有完整且准确的患者记录，来保证文档的质量及连续性。医疗记录有利于医疗专业人员之间沟通，同时还要保证患者的私密性和授权用户的可及性。所有医疗人员都应具备使用电子文档的能力，用来保证信息的及时传输、减少错误、收集治疗及结局数据并支持决策制订。

七、辅助供氧

对于静息状态下重度低氧血症患者，建议使用持续辅助供氧作为常规临床实践的一部分。19 世纪 80 年代初期发表的两项具有里程碑意义的研究表明，COPD 患者的静息 $PaO_2 < 55mmHg$，长期氧疗每天 $> 15h$，其生存率和生活质量均可得到改善 [77, 78]。直观上，主要是由于安全性原因，长期氧疗（long-term oxygen therapy，LTOT）的患者在进行渐进性运动训练时继续接受辅助供氧 – 在运动过程中通过增加流速来维持 $SpO_2 \geqslant 88\%$[2, 63]。

从 LTOT 中获益更多的是那些更严重的 COPD 患者和静息状态下低氧血症的患者。在这些患者中已显示出改善的结局指标还包括心血管疾病发病率、抑郁、认知功能、使用 6MWT 的运动能力及住院频率 [79, 80]。从逻辑上讲，将家用固定式氧疗系统和便携式储氧罐结合使用可能会提高社区康复的机动性和活动性，但这一假设尚未确定。不幸的是，没有 PR 项目支持的情况下在患者活动时开具氧疗处方，可能不会带来更积极的生活方式。

对于在休息或运动期间出现轻至中度血氧饱和度降低的 COPD 患者，还未发现 LTOT 的明显获益。在长期氧疗试验（long-term oxygen treatment trial，LOTT）研究组发表的一项研究中，稳定期 COPD 患者，休息或运动引起的中度血氧饱和度降低（SpO_2 为 89%～93%），接受了 LTOT 处方，未能实现更长的生存获益或延迟首次住院。此外，对于 COPD 加重期患者，结局指标，包括 QoL、焦虑、抑郁、肺功能和 6MWT 结果并没有显著性差异[81]。

尽管有 LOTT 研究的结果，但尚不清楚辅助供氧是否对无低氧血症、静息时轻度低氧血症以及运动相关低氧血症患者有益。例如，Emtner 等的研究显示对于无低氧血症 COPD 患者，运动训练期间增加辅助氧疗是有益的[82, 83]。因此，如果在运动中血氧饱和度＜90%～88%，或在运动中出现呼吸困难和通气异常，则建议在运动过程中使用辅助供氧[69, 83, 84]。

除了 COPD，其他呼吸系统疾病也可能会从 LTOT 中获益。尽管缺乏证据表明 LTOT 对 IPF 患者生存或生活质量有获益，但国际指南仍强烈推荐 IPF 患者使用 LTOT[69, 85]。最近一项关于 ILD 患者使用辅助供氧的系统综述，虽然只有少数高质量文章，尽管综述指出辅助供氧对运动中呼吸困难没有影响，但可以提高运动能力[85, 86]。

八、总结

CRD 患者中普遍存在运动耐量减低，主要是呼吸困难和外周肌肉不适感的加剧所引起。在运动训练开始前，应对患者体能进行充分的评估。如果有合适的设备和监督，应使用 CPET 来评估体能。然而，替代方法如 6MWT、ISWT 和 ESWT 等，在社区的运动训练项目可能更有效。

耐力训练是 CRD 患者最常用的方式，但耐力和抗阻训练结合才是应对核心和外周肌肉运动受限的最佳策略。此外，存在合并症的 CRD 患者通常对水中运动有更好的依从性，这可以使患者在没有关节压力或过度负荷的情况下得到与陆上训练一样的获益。

远程监控可能会在未来的运动训练中发挥更大的监督作用，特别是社区训练项目和康复后维持项目。

物理治疗和气道廓清技术
Physiotherapy and airway clearance

Miguel R. Gonçalves　Amanda J. Piper　著

第22章

要 点

- 呼吸物理治疗技术在增加正常黏膜纤毛清除、肺扩张和咳嗽效果方面已用于治疗呼吸系统疾病患者多年。近年来，新技术和更先进的技术不断涌现，使气道廓清和肺扩张更舒适有效。
- 气道廓清是指两个独立但相互关联的机制：黏膜纤毛清除能力和咳嗽有效性。
- 需要机械辅助通气的患者，通常在动员和清除气道及肺部分泌物时需要帮助。
- 有效清除气道内分泌物和其他物质是通气或氧合障碍患者成功使用急性和慢性通气支持（无创和有创）的最重要因素之一。
- 吸气和呼气肌辅助是指通过对身体施加手法或机械力量或对气道给予间歇压力来辅助吸气或呼气肌功能的设备和技术。

一、概述

有效清除气道内分泌物和其他物质是通气或氧合障碍患者成功使用急性和慢性通气支持（无创和有创）的最重要因素之一。对于呼吸机依赖患者，干预目的是保持肺顺应性和正常肺泡通气，并最大限度增加咳嗽流速，充分清除支气管肺分泌物。

提高正常黏膜纤毛清除能力和咳嗽有效性的技术已使用多年，以治疗不同病因的呼吸系统疾病患者。近年来，新的先进的技术不断涌现，使气道廓清和肺扩张更舒适有效。世界上大多数地区，使用这些更加自主、有效的技术替代了手法

胸部叩击和振动的体位引流技术。

吸气和呼气肌辅助是指通过对身体施加手法或机械力量或对气道给予间歇压力来辅助吸气或呼气肌功能的设备和技术。对于这些技术的证据支持是各持己见的，每种技术的临床指征和文献描述不一，甚至是矛盾的[1]。另外，医疗专业人员、患者和照护人员在选择和使用最合适的气道廓清技术和产品时，可能也会因此感到困惑。

主要表现为通气障碍的患者，如神经肌肉无力患者，出现呼吸衰竭90%是由于并发肺部感染时无法有效清除气道分泌物导致的。尽管使用呼吸肌辅助是帮助这些患者清除气道分泌物的最重要的干预措施，但这些方法可能不能充分清除非

常细小的超过六级支气管的外周气道。这是因为产生的气流可能不足以清除阻塞较小气道的分泌物[2]。在这种情况下，重要的是要考虑采用分泌物移动技术使分泌物逐渐从下气道松动并移动至上气道，然后通过辅助咳嗽技术或患者的自主咳嗽清除。

绝大多数分泌物清除障碍发生在急性呼吸衰竭时，已经证实通过有效且针对性强的分泌物管理方案可在非住院的情况下降低发病率和死亡率[3]。此外，有研究报道针对分泌物管理的传统胸部物理治疗不会增加危重症患者的撤机和拔管成功的机会[4]。然而，部分患者的黏膜纤毛清除能力正常，但咳嗽峰流速（peak cough flow，PCF）无效，这本身与拔管失败相关[5, 6]。包括辅助咳嗽技术及有效应用无创通气（noninvasive ventilation，NIV）的方法可能会增加困难撤机患者的拔管成功率。

二、气道廓清物理治疗中分泌物清除障碍及临床指征

对于慢性气道疾病患者，分泌物潴留会导致支气管阻塞，而慢性咳痰对身体和社会方面都会产生影响。分泌物潴留还会引起肺部病理改变，并是导致气道疾病进展的原因。因此，慢性气道疾病患者的分泌物过多与死亡率增加有关[7]，并且认为这是呼吸道感染加重的原因。

气道疾病患者以及患有神经肌肉疾病继发咳嗽能力下降或声门控制障碍的儿童或成人，其分泌物清除和支气管清洁通常会变差。

（一）气道疾病患者

哮喘急性发作时通常会出现分泌物过多的情况，正常情况下，由于纤毛活动减少，分泌物运输会受到阻碍[8]。在这些患者中，尽管急性加重后分泌物弹性发生了有利变化，但分泌物运输仍

会恢复到之前的状态或继续减弱。

COPD 患者存在持续性和长期呼吸困难和气道阻塞，治疗后不完全可逆。但纤毛的分泌物运输功能在未发生急性加重时通常不会受损。COPD 患者分泌物清除障碍与无创通气失败相关，在急性加重时可能需要气管插管和机械通气。

CF 是一种较为常见的遗传性限制生命的疾病。这种基因缺陷会导致气道黏液分泌异常，从而导致气道阻塞和黏液堵塞。

改善黏液清除的治疗方法可在优化此类患者的呼吸状态并减缓呼吸系统疾病进展中发挥重要作用。目标为通过增强呼吸系统的正常黏膜纤毛清除和促进痰液清除来减少疾病进展[9]。

（二）神经肌肉系统疾病患者

咳嗽清除分泌物的有效性取决于咳出阶段产生的气流量。也就是取决于气流的线速度、气道直径和动态压缩。这些因素基本体现在 PCF 值上[10]。

神经肌肉疾病（neuromuscular disease，NMD）患者，肺活量（vital capacity，VC）呈现进行性下降，这主要与呼吸肌无力及肺和胸壁机械特性改变相关[11]。

咳嗽能力的改变，其特征为不能有效清除分泌物或发现很难完成，引起肺泡通气改变，使患者发生肺不张、黏液堵塞和肺炎风险增加。这些改变是 NMD 患者发病和死亡的主要原因[3]。从患者的角度来看，这些改变和低通气是最重要的问题[12]。

肌萎缩侧索硬化症（amyotrophic lateral sclerosis，ALS）患者，1 型脊髓性肌萎缩症（spinal muscular atrophy，SMA）和中枢神经系统损伤的假性延髓性麻痹患者常发生严重的声带和声门功能障碍[13]。不能关闭声门和声带会导致完全丧失咳嗽和吞咽功能。

三、分泌物控制及气道清除技术

气道廓清是指两个独立但相互关联的机制：黏膜纤毛清除能力和咳嗽有效性。

防止气道分泌物潴留的方法包括减少黏液过多分泌或稀释分泌物的药物，以及胸部物理治疗（chest physiotherapy，CPT）技术的应用。这些技术似乎不能为 COPD 急性加重或肺炎恢复期患者带来获益。这些情况时间质性病变不受气道的物理干预影响[14-16]。需进一步研究来确定患者和环境情况，即是否因手法 CPT 并发症或不良反应而发生危险。

有效咳嗽是基于产生有效 PCF 的呼吸肌力。NMD 患者的常规评估中应包括 PCF，临床研究表明脊髓损伤患者也应评估 PCF。部分或完全腹部肌肉麻痹患者也不能产生有效咳嗽[17, 18]。

（一）姿势、呼吸控制技术和 CPT

一直以来，存在分泌物潴留的患者通过体位摆放利用重力辅助支气管分泌物从气道流出，已经成为一种标准的治疗方法[19]。结合体位管理的呼吸训练技术以及手法 CPT 可提高不同病因患者的气道廓清效率（图 22-1）。体位管理会使患者面临皮肤和心脏并发症、脑血流或颅内压变化及胃食管反流的风险[20]。

呼吸控制技术包括自主呼吸练习，例如，膈式呼吸和用力深呼气来优化气道分泌物清除。主动循环呼吸技术（active cycle of breathing technique，ACBT）是气道廓清中最有效的技术之一[19]，包括三个阶段的重复循环：呼吸控制、胸廓扩张运动和用力呼气技术。呼气至低肺容量将有助于动员和清除外周位置的分泌物，当分泌物到达较大的近端上气道时，可使用高肺容量呼气或咳嗽来清除它们。等压点的概念解释了呼气在气道廓清中起作用的机理。呼气之间的呼吸控

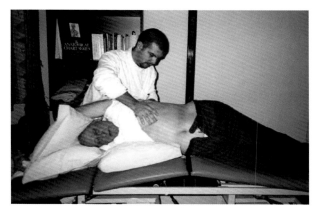

▲ 图 22-1　一名慢性气道疾病患者应用手法胸部物理治疗

制阶段主要用于防止支气管痉挛。哮喘、CF 和慢性气流受限的患者，没有证据表明 ACBT 会增加气流阻塞。该技术可由患者独立完成，但有证据证明在辅助下进行也同样有效。

另一种使用广泛的呼吸控制技术是自主引流[19, 21]。该技术基于不同肺容积（低容积、潮气量和高容积）下呼吸，并使用呼气来移动分泌物。目的是使呼气流速最大化。当足够多的分泌物移动至上气道时，需通过咳嗽将分泌物清除。

ACBT 和自主引流都不适用于呼吸机依赖患者。但他们可以在撤机策略中使用。

防止气道分泌物过度潴留的方法包括使用药物减少黏液分泌过多或稀释分泌物，以及促进分泌物移动。为了实现这一目标，CPT 技术可有效防止分泌物潴留的儿童和成人出现肺部并发症。

手法胸部叩击（叩拍）和胸部振动与气流阻塞增加有关[22]，并使低氧血症加重[19]。根据三项 RCT 结果显示，手法 CPT 对 COPD 急性加重患者的治疗是无效的，甚至是有害的[23]。

已经出版了手法胸部治疗技术指南，解释说明了为儿童和成人治疗时手放置位置及手法技术[24]。

（二）分泌物移动的辅助装置

大多数 PR 项目中都包括了使用特定装置帮助气道廓清的方法。

呼气正压（positive expiratory pressure，PEP）呼吸是通过佩戴面罩或口罩进行呼吸，该装置有一个单向阀的吸气管和一个可改变呼气阻力的呼气管。使患者在呼气期间始终保持 PEP[19, 20, 25, 26]。

当患者呼气末通过使用呼气正压振荡（oscillatory positive expiratory pressure，OPEP）装置，获得一个 PEP 值和在口腔施加的气流振荡组合。分泌物移动是由于呼气压力的增加引起气道增宽和气流振荡[27]，将分泌物移动到中央气道后可通过咳嗽或用力呼气来清除。表 22-1 和表 22-2 列出了 PEP 和 OPEP 装置的特点。

尽管这些装置广泛用于阻塞性肺疾病和分泌物清除障碍患者[28, 29]，但几乎没有证据表明，相较于其他外周气道廓清技术，伴有或不伴有振荡的 PEP 效果更优或差[30-32]。同样，也没有明确证据证明在 COPD 加重期间使用 PEP 可改善短期或长期结局[33]。临床医师处方和患者对气道清除技术的使用会受许多因素影响，包括花费、便利性、舒适性和可感知的治疗有效性。患者的喜好是影响患者接受和坚持使用气道清除技术的重要

因素。NMD 和呼吸肌无力患者不能产生足够的呼气流速使 PEP 设备达到效果，且最新的研究建议不要在该类人群使用[34]。

（三）手法辅助咳嗽和肺膨胀技术

手法辅助咳嗽是在胸廓或上腹部施加额外压力的同时用力呼气。这个动作通过增加呼气流速来模拟正常咳嗽机制，有助于将分泌物移动至气管。腹部加压这一辅助咳嗽技术是两种技术的结合：肋膈加压法和海姆利克手法。

研究表明，在 NMD 患者中，肺膨胀可达最大吸气容量（maximal insufflation capacity，MIC）（图 22-2），再辅助使用腹部加压的辅助咳嗽（图 22-3）可显著提高 PCF 值[36, 37]。MIC 是最大可耐受外部辅助充气能力，其取决于声门对呼气的控制[35]。MIC 的"低点"是残气量（residual volume，RV），因为"高点"是在肺活量基础上辅助的。可以通过舌咽呼吸（glossopharyngeal breathing，GPB）、自动充气袋回路或通过容积循环呼吸机辅助吸气完成。对于 MIC 的产生，其特点是设备输送的容量通常受压力限制，并且仍

表 22-1　呼气正压（PEP）呼吸装置的特点

PEP 装置	图	喷雾器	流量依赖的阻力
EzPAP®		有	有
Resistex®		有	有
TheraPEP®		无	有
Threshold PEP®		无	无

表 22-2　呼气正压振荡（OPEP）装置的特点

OPEP 装置	图	允许多个姿势	喷雾器	阻力可调节	安全极限
Acapella®	DM DH Duet Choice	有	Duet	SIM	Duet Choice
Aerobika®		无	有	有	有
Flutter®		无	无	无	无
Lung Flute®		无	无	无	无
Quake®		有	无	有	有
RC-Cornet®		有	有	有	有
Shaker®	Classic Deluxe Plus	无	无	无	Plus

由受试者及其声门进行呼气控制[18]。肺膨胀能力（lung insufflation capacity，LIC）是独立于声门控制呼出气体的最大可耐受外部辅助肺膨胀的能力[38]。这种装置由一单向阀气囊回路、定容型呼吸机或机械性吸 - 呼气技术（mechanical insufflation-exhalation，MI-E）设备的通气组件完成辅助吸气。

尽管最佳肺膨胀后腹部推压可最大限度地提高 PCF，但也可以仅通过最大肺膨胀或仅进行腹部推压提高 PCF。有趣的是，采用最大肺膨胀比腹部推压时 PCF 增加多[39, 40]。手法辅助咳嗽和 MIC 操作时需要患者配合，并且要与患者和照护者协调好。

尽管腹部推压可以增加 PCF，但饭后 1～1.5h 不宜使用，可采用胸部加压法。胸部加压技术用

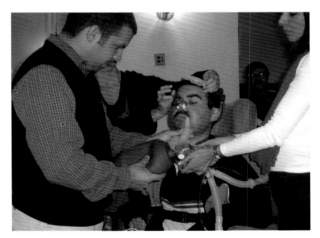

▲ 图 22-2　肺活量低且咳嗽峰流速低的杜氏肌营养不良患者，可使用简易呼吸器通过咬嘴将空气挤入气道

于伴有肋骨骨质疏松风险人群时应谨慎进行。不幸的是，由于没有在医疗专业人员中广泛推广，因此手法辅助咳嗽的使用率较低[41]。

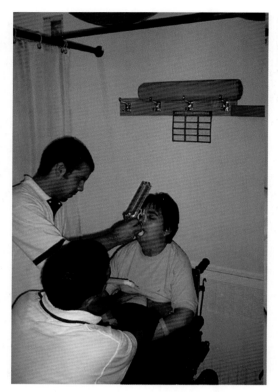

▲ 图 22-3　NMD 患者在坐位时推压腹部手法辅助咳嗽测量 PCF

四、用于分泌物管理的呼吸肌辅助设备

用于分泌物管理的呼吸肌辅助是指通过对身体施加手法或机械力量或对气道给予间歇压力来辅助呼吸肌功能和气道分泌物清除的设备和技术。

（一）肺内叩击通气

肺内叩击通气（intrapulmonary percussive ventilator，IPV）是一种气道廓清间歇正压呼吸（intermittent positive-pressure breathing，IPPB）气动装置，可同时传送雾化溶剂和肺内叩击。这种改良的间歇正压呼吸法在患者自身呼吸中施加高频的微小脉冲气流（100～300 转 /min），这就产生了肺内叩击的整体效应，促进了外周支气管树的分泌物清除。

高频气体脉冲使肺扩张，振动并扩大气道，将气体输送到远端肺组织，超过了潴留的分泌物 [21, 42, 43]。已在体外进行了 IPV 的生理效应研究 [44]。呼气末正压（positive end-expiratory pressure，PEEP）和叩击（即压力峰值）随频率增加而增加，但会使通气量降低。吸气 / 呼气（inspiratory/expiratory，I/E）时间的增加会增加 PEEP 并减少压力峰值。压力增加会增加 PEEP 和通气。有趣的是，IPV 产生的呼气流速总是高于吸气流速。

IPV 的参数设置如下：建议使用高频和短吸气，来获得高压力峰值 [45]。但是，当患者需要辅助通气时，应选择较低的频率和较高的压力。婴儿和儿童可设置较低压力和较高频率。同样，那些呼吸机依赖患者，如 1 型 SMA 患者，会通过增加压力来获得正常 SpO$_2$ 和 PaCO$_2$。IPV 治疗时间的长短与患者舒适度相关。

IPV 技术表现出与传统 CPT 相同的疗效，可帮助多种疾病如 CF[46]、COPD 急性加重 [47] 和杜氏肌营养不良症 [42] 患者进行气道廓清。CF 患者以干重量评估痰液产生量，已证实 IPV 在痰液清除方面和其他气道廓清方法有效性一致 [48]。

IPV 的使用可以通过咬嘴或面罩，也可以连接气管插管或气切套管口。该技术的主要目的是降低黏液黏稠度，促进深部肺复张、改善气体交换、提供血管"按摩"及保护气道免受气压伤。绝对禁忌证是弥漫性肺泡出血与血流动力学不稳定。相对禁忌证有活动性或近期出现的大咯血、肺栓塞、皮下气肿、支气管胸膜瘘、食管手术、近期脊椎融合术、脊髓麻醉或急性脊髓损伤、静脉或皮下起搏器、颅内压增高、高血压控制不佳、疑似或确诊的肺结核、支气管痉挛、脓胸或大量胸腔积液及急性心源性肺水肿 [49]。

BTS 关于自主呼吸成人的气道廓清技术指南 [50] 强调，没有足够的证据支持自主通气患者使用 IPV，但是否使用气道廓清设备取决于如果不同时使用其他辅助咳嗽技术，则正常咳嗽可能无效 [34, 51]。因此，在使用 IPV 进行分泌物松动后，可能需要单独或联合使用其他技术来清除分泌物。还需进一步研究评估 IPV 在 NMD 患者中应用的安全性和有效性。

（二）高频胸壁振荡

在使用高频胸壁振荡（high-frequency chest wall oscillation，HFCWO）期间，正压空气脉冲直接作用于胸壁。压力通常通过一个可调整的充气背心作用在胸壁，随后，空气脉冲产生器将间歇的正向气流传送到背心中。随着背心的膨胀，挤压胸壁，在气道中产生短暂的 / 振荡的气流，从而使周围气道的分泌物向口腔移动。建议该设备的启动设置频率为 5Hz，最高为 10～15Hz，并使背心压力保持舒适。患者的振动感觉应来自肺内而不是胸壁表面。HFCWO 也可以通过带有负压通气装置的背心输送。

在整个呼吸周期或仅在呼气时施加机械振动。可调节的 I/E 比值可设置为非对称的吸气和呼气压力变化（如：+3～-6cmH$_2$O），有利于更高的流速移动分泌物。根据患者耐受性、分泌物量和黏稠程度及不同疾病阶段（急性或慢性），每次治疗的平均时长有所不同[43]。在整个治疗过程中，建议同时使用雾化药物或生理盐水。可增加湿度，以抵消气流增加带来的干燥效应[47]。

HFCWO 作用类似于物理黏液溶解，可降低黏液黏稠弹性，通过咳嗽提高分泌物的清除[20, 21, 52]。已证明 HFCWO 可有效帮助 CF 患者分泌物清除[52-55]。

对其他患者群体（如 COPD 患者），这些对分泌物清除和临床指标的有益作用并不明显。此外，叩击和振动的副作用包括使 COPD 患者的气流阻塞加重[16, 56, 57]。在黏液特征和成分相对正常的患者中，HFCWO 的价值已得到证实。然而其对神经肌肉无力患者的获益，尤其是作为长期治疗方法方面的研究仍在进行。一项研究显示，在随机选择的 ALS 患者中加入 HFCWO 并没有在死亡时间（生存天数）方面取得任何显著临床效果。此外，鉴于这种慢性神经退行性疾病过程的进展性，HFCWO 无法改变用力肺活量（forced vital capacity，FVC）的下降速率[58]。Lange 等[59]还比较了 ALS 患者随机分为 12 周 HFCWO 治疗和未治疗组的肺功能参数。结果显示，与未治疗组相比，HFCWO 组可维持 FVC 并减轻疲劳和呼吸困难。

HFCWO 的禁忌证与 IPV 的禁忌证基本相同，还包括尚未稳定的头部或颈部受伤、烧伤、开放性伤口、感染或近期的胸部皮肤移植、骨质疏松症、骨髓炎、凝血障碍、肋骨骨折、肺挫伤、腹部膨隆和胸壁疼痛[20, 54]。NMD 患者应用该技术的主要局限仍是需要使用咳嗽增强辅助设备廓清中央气道分泌物。将大量分泌物松动带入中央气道，这有可能导致窒息发生。因此，必须备有设备来清除气道内的分泌物[34, 51]。

（三）机械性吸 - 呼气技术

1951 年 Barach 等描述了一种用于铁肺的咳痰机。该装置使用了一个真空吸附马达，并在铁肺门上安装了一个 5 英寸的电磁阀。这些技术非常有效，研究人员报告说，该设备产生的作用"完全取代了作为清除气道内黏稠分泌物手段的支气管镜"。这些观察结果使一种名为"Coffator"的负压吸引装置开始构建和生产，该装置巩固了机械性吸 - 呼气（mechanical insufflation-exsufflation，MI-E）作为分泌物清除的概念[60]。

MI-E 设备提供深吸气（正压 30～70cmH$_2$O），紧接着是深呼气（负压 30～70cmH$_2$O）。吸气和呼气压力和作用时间是可独立调节的[61]。在正确吸气和呼气时间下，所使用的压力与获得的流速之间具有很好的相关性[62, 63]。

除了进食后，在呼气的同时进行腹部推

力[40]。MI-E 可以通过口鼻面罩、简单的咬嘴或经口插管或气管切开套管提供。连接后者时，气囊应充气[64]。

带有口鼻面罩的 MI-E（图 22-4）可以在运动神经元疾病患者中产生大于 2.7L/s 的 PCF，但延髓功能障碍的患者除外[65]，因为其上气道非常不稳定[66]。

Cough Assist™ 装置可以手动调节或自动循环。手动循环有助于照护人员和患者在吸气和呼气与装置呼气和吸气之间的协调，但需要多只手来分别握住患者面罩、进行腹部按压和机械操作。一周期治疗包括 5 个循环，然后进行短时间正常呼吸或使用呼吸机以免过度充气[67]。吸气压力和呼气压力维持在 +35～+60cmH$_2$O 到 −35～−60cmH$_2$O。大多数患者使用 35～45cmH$_2$O 吸气和呼气压。实验显示，+40～−40cmH$_2$O 压力可提供最大的用力 VC 和流速[39, 63, 68]。应给予多种治疗，直到没有分泌物排出和因任何分泌物引起的血氧饱和度降低改善[69]。当 PCF 低于 2.7L/s，提示无效咳嗽，低于此流速可预测拔管失败[43]。也有报道基线 PCF 低于 4.5L/s 与呼吸道感染期间发

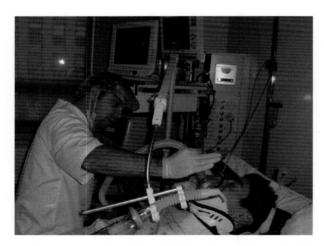

▲ 图 22-4　一名 21 岁严重脊髓损伤患者（C$_2$），拔管时 VC 为 120ml，PCF 125l/min，拔管后通过口鼻面罩使用机械辅助咳嗽（mechanically assisted coughing，MAC），压力为 40～−40cmH$_2$O，持续 NIV。MAC 由经过培训的呼吸治疗师执行

生肺部并发症风险高相关，因为在发作期间呼吸肌产生的压力降低，导致 PCF 进一步降低。通过这种方式，在 MI-E 期间产生的 PCF 是用于评估 MI-E 有效性的最常用测量结局。该设备的新版本允许在 MI-E 期间进行 PCF 监测，以指导和调整压力。

只要儿童可以配合使用、不哭泣或关闭声门，在上气道使用 MI-E 是有效的。2～5 岁的大多数儿童都可以配合 MI-E 进行咳嗽[70]。

在呼吸过程中，声门外展时阻力最小，且为空气自由进出肺部的基础。一项研究通过喉镜检查研究了喉部对 MI-E 的反应。有趣的是，在吸气和呼气两个阶段，所有的健康受试者均可观察到声带外展[71]。在部分受试者中，观察到各种收缩的喉部运动，例如，声带变窄、会厌后倾、下咽部收缩和舌根向后运动。喉镜检查可能有助于评估 MI-E 无效的延髓肌无力患者的治疗[71]。

无论是通过上气道还是通过留置的气切套管，常规的气道吸引约 90% 时间都会遗漏左主支气管。另外，MI-E 在左、右气道中，提供了相同的流速，而不会有气道吸引的不适感或损伤，而且在不进行吸引时也有效[72, 73]。在留置人工气道的情况下，由于气道阻力增加，呼气峰值流速降低[74]。使用更高压力设定时克服了这个问题，在不损伤患者的前提下保证了该技术的有效性[72]。患者几乎均更愿意接受 MI-E 而不是吸引，因为其既舒适和有效，且不那么累人[75, 76]。

该技术的禁忌证包括以前有气压伤、肺大泡、肺气肿或支气管高反应[77]。即使在腹部手术或胸壁手术后使用，也没有发现缝合的伤口破裂[78, 79]。由于脊髓休克患者可能出现心动过缓，因此应谨慎使用 MI-E，并逐渐增加压力或使用抗胆碱药物治疗[80]。对于 VC 极低患者，以前没有接受过最大充气治疗，使用压力高可能会导致胸廓肌肉不适。因此，推荐应循序渐进。

重症监护病房的患者存在严重气道廓清问题。研究表明咳嗽力量和分泌物的量对成功拔管十分重要[5]。因此，拔管后所有患者应密切监测，必须尽早进行气道廓清，防止再插管。Gonçalves 等发现使用 MI-E 进行分泌物廓清管理可以作为有效的辅助技术，以防止患者拔管后 48h 内出现急性呼吸衰竭，导致再次插管。研究发现，MI-E 在有机械通气指征的 ICU 呼吸系统疾病患者中使用是安全有效的。在这项研究中，与不使用 MI-E 的对照组相比，使用 MI-E 组中与 NIV 失败相关的再插管率显著降低[81]。

尽管缺乏任何自主呼吸耐受性，但已证明在全麻后使 NMD 患者拔管到有效 NIV 时，使用 MI-E 非常重要[2, 3, 82, 83]。对于 NMD 和高位脊髓损伤患者（图 22-4），在无自主呼吸耐受性的急性呼吸衰竭和由于并发胸腔感染而存在大量气道分泌物的情况下，也已证明可以避免气管插管或成功拔管[83-86]。MI-E 与手法辅助咳嗽、血氧定量反馈和家庭使用 NIV 都是 NMD 患者呼吸管理方案的一部分，已显示能够有效低住院率、呼吸系统并发症和死亡率[87, 88]。

一项对 37 名在家使用 MI-E 的 NMD 患者调查显示，有 46% 的每天使用 MI-E，每周使用的患者为 27%。1/3 的患者曾使用 MI-E 解决了窒息发作，而 88% 的患者认为家庭使用 MI-E 改善了其整体呼吸问题（包括儿童）。1/3 的患者报告了使用 MI-E 带来的负面影响，与设备尺寸和重量以及治疗所需的时间有关[89]。

MI-E 在解决 NMD 患者急性呼吸衰竭问题上非常有效，但对于有完整延髓功能的稳定期患者而言，几乎不需要 MI-E，这些患者可以达到最大肺容量，并通过关闭声门来抵抗腹部推压带来的高压。但是，即使是病情稳定的患者，也建议常规使用，以便他们在真正需要治疗的情况下，如在上呼吸道感染期间，可以有效地使用。

五、总结

关于使用哪种气道廓清的方法和何时使用的问题，仍存在争论。在大多数情况下，对于 COPD 和支气管扩张，除痰液清除外，支气管清洁的物理治疗对肺功能均未产生明显影响[16]。但是，对于 NMD 患者，已有充分证据支持使用呼吸物理治疗技术来清除分泌物，并改善 QoL 及生存[3, 82]。

总之，对于通气障碍的患者来说，NIV 是呼吸管理中非常有效的技术。但是如果分泌物过多，仅使用 NIV 可能会失败。呼吸物理治疗作用很重要，但应基于证据支持。分泌物清除策略的选择应明确干预的目标是清除外周气道还是中央气道的分泌物。通常需要将方法组合使用以获得最佳结果。重要的结果是在患者住院期间有效管理分泌物，并在患者居家时预防再住院。应该对患者及照护者进行教育和培训来提供这些治疗方法，以维持最佳的呼吸状态，并最大限度地减少与分泌物潴留相关的呼吸问题。

戒烟

Smoking cessation

Francesco Pistelli Stefania Brogi Laura Carrozzi 著

要 点

◆ 吸烟是全球公共健康的威胁。烟草依赖是一种慢性疾病，具有慢性复发性疾病的临床特征。循证指南以及几种有效的药物和非药物治疗方法可用于临床实践。

◆ 戒烟应该是呼吸系统疾病患者治疗不可或缺的一部分，也是康复治疗的重要组成部分。

◆ 每个呼吸科医疗人员都应具备有关戒烟的知识。

◆ 当前吸烟并不会阻碍患者从呼吸康复中获益，而参加呼吸康复可能会触发一个关于戒烟的教育时机。

◆ 无论是急诊、住院、社区或居家呼吸康复，呼吸治疗师都有机会促进和支持戒烟。无论上述哪种环境，都需要为患者制订个体化戒烟干预措施。

◆ 临床经验表明，在临床实践中，由住院或门诊患者的呼吸物理治疗师进行常规戒烟干预是可行的。

一、概述

烟草流行对全球公共健康造成了极大的威胁，每年有 600 万以上的吸烟者和大约 89 万被动吸烟的非吸烟者死亡。吸烟与 8 种主要死亡原因中 6 种存在因果关系，在全球范围内是第三大主要死亡原因[1]。根据《全球疾病负担研究》，2017 年，吸烟是仅次于高血压的第二大危险因素，造成 710 万人死亡，伤残调整生命年（disability-adjusted life years，DALYs）达 1.82 亿。从 1990 年到 2017 年，男性死亡原因中，烟草从第三位上升到第一位，女性从十四位上升到第十位[2]。

Doll 和 Peto 进行了一项开创性的队列研究，对超过 34 000 名英国医生进行了为期 50 年的研究，吸烟导致 1/3 至一半的吸烟者死亡，一半的死亡发生在 35—69 岁之间。与不吸烟者相比，每位吸烟者平均减少 10 年的寿命[3]。根据 2004 年美国外科医生（US Surgeon General）的报告[4]，吸烟危害健康有以下几个方面的科学证据。

• 烟草中含有 7000 余种有害物质，通过破坏 DNA 以及促进炎症和氧化应激而造成人体所有器官的损害。

- 烟草危害与暴露的持续时间和强度有关。

- 没有安全的暴露水平。

- 吸烟与至少 28 种疾病有关，其中包括 15 种癌症、COPD、冠心病、脑卒中、糖尿病、肺炎、牙周炎，女性生殖功能和男性勃起功能障碍。

- 吸烟会影响健康状况。

尽管吸烟会产生巨大影响，但戒烟能够带来短期和长期获益，可改善任何年龄段的健康状况[4]。生命中任何时候戒烟都可以有效减少与吸烟有关的疾病风险、减轻症状、增加生存率。英国男性医生的研究结果表明[3]，在 60、50、40 或 30 岁时戒烟可分别增加大约 3、6、9 或 10 年的寿命。这些结果已在女性和不同的普通人群中得到证实[4、5]。戒烟对呼吸功能下降率（FEV_1）的影响已得到充分证明[6、7]。

因此，戒烟应该是呼吸系统疾病患者每项治疗中不可缺少的一部分，并且每位呼吸科医疗人员都应具有有关戒烟的知识。戒烟应作为 PR 期间的标准治疗，特别是对于 COPD 患者[8]。本章探讨了 PR 中实施戒烟的作用、获益和障碍，还包括烟草依赖的诊断和治疗概述。

二、戒烟：综述

（一）吸烟是医学疾病

长期、每天吸烟是被定义为烟草依赖的医学疾病，具有慢性复发性疾病的临床特征[9、10]。烟草依赖的主要原因是尼古丁，它是烟草中高度成瘾的药物，决定了长期使用烟草制品的人的依赖，即使并非所有烟草使用者都是相同的风险模式，这取决于吸烟强度、持续时间和烟草制品类型。尽管许多吸烟者无法戒烟，但少数人在初次尝试戒烟后仍会最终戒烟，而大多数人仍会吸烟多年，并在多个戒断和复吸期间循环。不应仅

视吸烟为一种习惯、坏毛病或快乐，因为仅在非常特殊的情况下，吸烟是由吸烟者自由选择生活方式所驱动的。烟草依赖而不是吸烟，会有助于医师和医疗专业人员将当前吸烟者视为需要治疗的患者。应将既往吸烟者视为一生中都有复发风险并需要监督的患者[11]。尽管戒烟后有可能复吸，这反映出烟草依赖的长期性，但复吸并不应妨碍医疗专业人员或吸烟者重新尝试戒烟。

（二）烟草依赖的病理生理学

吸烟吸入的尼古丁以烟雾中的微粒形式进入肺部，然后迅速扩散到肺静脉循环并进入动脉循环，然后它迅速移动到中枢神经系统并扩散到脑组织。吸一口后约 10～20s，吸入的 1/3 尼古丁会与中枢烟碱胆碱能受体结合（人脑中最丰富的受体亚型是 α4β2）。尼古丁经 CYP2A6 酶在肝脏被迅速广泛地代谢为可替宁，在长期吸烟者中其清除半衰期约为 2h[12]。因此，只有受试者经常吸烟时，尼古丁的血液水平才稳定。

尼古丁刺激中枢烟碱胆碱能受体会导致大脑中多种神经递质的释放（正强化）。多巴胺，主要在腹侧被盖区和伏隔核中产生，并产生令人愉悦的感觉，因此促进了尼古丁的自我管理。其他的神经递质，包括去甲肾上腺素、乙酰胆碱、5- 羟色胺、γ- 氨基丁酸（gamma-aminobutyric acid，GABA）、谷氨酸和内啡肽，会促进清醒、调节情绪、功能增强、镇痛和吸烟相关减重。随着反复接触尼古丁，神经适应会加重。尼古丁决定受体的脱敏性（急性耐受性），随着时间推移，这种机制导致大脑中受体的上调（慢性耐受性）[13]。

当脱敏的烟碱型乙酰胆碱受体在禁欲期（如夜间睡眠）中重新变得敏感时，慢性吸烟者就会出现渴望和戒断的症状。因此，尼古丁依赖的药理基础是在没有尼古丁时正向的强化（如改善情

绪、增加体能）与避免戒断症状相结合。

吸烟相关提示会导致维持吸烟行为。随时间延长，会出现环境刺激（如特定的情绪或状况）与尼古丁的积极奖励作用或戒断症状缓解之间的联想关系。因此，提示可能会控制吸烟行为、也可能引起人们对香烟的渴望（例如，饭后吸根烟、喝一杯咖啡或酒或与吸烟的朋友一起）[14]。

（三）烟草依赖的诊断

烟草依赖的典型特征为重复和强迫性的自我使用烟草、采用的控制手段失败（例如，尽管已知有害后果，但反复多次尝试停止吸烟仍失败）、因渴望、对情绪的调节（例如，吸烟以减轻情绪低落，放松或刺激）或其他与药物的精神作用有关的原因而寻求烟草的高动机、对烟草使用价值的判断高于其他增强药物或活动以及诸如戒断或耐受等身体依赖的表现[10]。根据 WHO 标准，第十次国际疾病分类（International Classification of Diseases-10，ICD-10）将烟草依赖包括在"烟草使用引起的精神和行为障碍"部分，疾病编码为 F17[15]。如果在过去的 12 个月内存在以下七个标准中的至少三个，则可确诊烟草依赖：①对吸烟的强烈渴望；②难以控制数量；③减少或戒烟时出现戒断症状；④不顾吸烟危害坚持吸烟；⑤吸烟优先于其他活动；⑥尼古丁耐受表现；⑦身体戒断症状。烟草戒断状态编码为 ICD-10，F17.3，出现以下 2 种以上情况可以诊断：①对烟草（或其他含尼古丁产品）的渴望；②身体不适或虚弱；③焦虑；④烦躁的情绪；⑤烦躁或不安；⑥失眠；⑦食欲增加；⑧咳嗽加剧；⑨口腔溃疡；⑩难以集中精力。《精神障碍诊断和统计手册》（*Diagnostic and Statistical Manual of Mental Disorders*，DSM）[16] 给出了对烟草依赖和戒断状态的类似定义。

日常临床实践中使用尼古丁依赖检验量表（Fagerström test for nicotine dependence，FTND）[17] 评估尼古丁 / 香烟依赖，该量表根据对六个项目的回答来确定对烟草的依赖性。分数范围为 0～10，分数越高，尼古丁依赖性越高。此外，另一种检测尼古丁依赖的非常快速的工具是吸烟强度指数（heaviness of smoking index，HSI）（评分范围 0～6），是基于 FTND 的两个重要的相关条目[18]。

（四）烟草依赖的治疗

烟草依赖的治疗是管理生理依赖性、吸烟行为以及对尼古丁影响的心理依赖。是通过倡导积极和强化积极的态度以及刺激选择戒烟（咨询），来支持和提高吸烟者的能力。戒烟药物目的是减少渴望和尼古丁戒断症状。单独使用咨询或药物治疗用于烟草依赖均是有效的。但咨询和药物治疗联合比单独使用更为有效[9]。临床吸烟评估包括烟草制品的类型和使用量（每日吸烟的香烟数量和吸烟年数以计算包年数）、尼古丁成瘾程度、戒烟动机、以前的戒烟经历、并发症（包括精神类疾病）和呼出气中一氧化碳的测定以及血液、头发、唾液或尿液中可替宁的测定[19]。有多种有效的药物和非药物治疗方法以及其循证指南供临床使用[9, 19]。

欧洲和美国指南推荐的标准的循证临床戒烟方法是"5A"模式 [询问（Ask）、咨询（Advise）、评估（Assess）、帮助（Assist）、安排随访（Arrange）]，已被用于基于咨询和药物治疗的各种戒烟干预项目[9, 19]。有两种咨询和行为疗法特别有效[9]：①实践性咨询 – 解决问题和技能培训（例如，识别会增加吸烟或复吸风险的事件、内部状态或活动，预期并避免诱惑，改变日常习惯，提供有关烟草依赖机制的基本信息等）；②在治疗期间提供支持和鼓励（分析戒烟原因和对此的担忧，确保成功戒烟的能力，在戒烟和接受药物治疗时，分析取得的成果和遇到的困难等）。戒烟咨询和戒烟率之间存在很强的剂量反应关系。

戒烟的药物分为两类（一线和二线）[19]。一线药物是治疗尼古丁成瘾的首选药物，包括尼古丁替代疗法（透皮贴剂和口服给药，即咀嚼胶、菱形含片、舌下片剂、吸入剂、口服或鼻喷剂），伐尼克兰（α4β2 烟碱受体的部分激动药，作为戒烟的单独疗法）和安非他酮（一种已证明对戒烟有效的抗抑郁药）。这些药物可有效治疗烟草依赖，并具有较高的安全性，已获得欧洲药品管理局（European Medicines Agency，EMA）和美国食品药品管理局（Food and Drug Administration，FDA）的批准。二线药物包括部分尼古丁受体拮抗药胱氨酸（在东欧国家已批准用于戒烟）、三环抗抑郁药去甲替林和抗高血压药可乐定（未注册用于戒烟）。总体而言，对照临床研究表明，与安慰剂相比，尼古丁替代品和安非他酮单药治疗的戒烟率增加一倍，而伐尼克兰和大剂量尼古丁替代疗法联合治疗在 6 个月时的戒烟率增加了三倍。二线药物已被证明具有疗效，但效果低于一线药物，尚未经 EMA 或 FDA 批准用于烟草依赖治疗，而且似乎比一线药物不良反应更大。除单一疗法外，治疗烟草依赖的专家还通过联合多种药物方法、延长治疗时间或调整剂量以避免不良反应，从而提高这些疗法的有效性[19]。

三、呼吸康复中的戒烟

（一）理论

PR 被定义为基于多个组成部分的多学科干预。其中，教育部分包括各种主题，这些主题采用前边课程、重点小组或个体化课程进行。教育内容是更复杂的慢性呼吸系统疾病自我管理策略的一部分[20, 21]。自 1997 年以来，临床指南已在 PR 的教育部分中考虑了戒烟干预[22, 23]，而 2019 年发布的 GOLD 指南建议将吸烟评估作为 PR 的一部分[24]。

PR 的重要组成部分是运动训练，过去 20 年来，针对普通人群中的吸烟者，已广泛研究了运动训练在戒烟、控制尼古丁戒断和渴望管理中的作用。运动训练通过类似于吸烟的机制来刺激中枢神经系统，如通过增加β内啡肽的释放。而且，已经发现运动训练可以有效帮助吸烟者从渴望烟草中分散注意力。还通过激活认知行为机制来提高自尊心和应对戒断症状的能力[25, 26]。

2014 年的 Cochrane 综述旨在明确单独进行运动干预或与戒烟项目相结合是否比单独戒烟干预更有效[25]。在所涵盖的 20 项随机试验中，只有 2 项提供了关于运动可辅助戒烟的长期证据。这些吸烟者的运动训练包括了多种运动形式，如耐力训练、抗阻训练和瑜伽。但只有心血管运动对短暂（5～10min）和长时（长达 40min）的戒断症状都有急性作用，运动强度从中到高都有。但是该综述所选的研究证据质量较差。研究样本量太少无法排除干预的影响，运动强度太低无法达到训练效果，评估和控制运动依从性的严格要求较差，这些研究在戒烟项目的设计（类型和持续时间）上存在很大差异，另外，可能影响结局的人口统计学特征，如性别、体重、健康状况、文化水平和心理特征等均未控制。还有一个已被注意到的混杂因素是运动训练期间加强戒烟的可能作用，同时社会支持也有助于应对渴望。确实，由于运动训练时会与他人见面，这就会附加社会心理支持，所以很难将运动对戒烟的作用与附加的社会心理支持对戒烟的作用区分开来。因为这些统计学方法上的问题，这篇综述得出的结论是没有足够的证据推荐将运动作为戒烟的特定辅助手段，但是有充分的证据建议将运动作为减轻烟草戒断症状和渴望的辅助手段。尽管缺乏特定证据，但许多临床医生认为运动训练对戒烟有作用，应在 PR 中加强。

（二）吸烟是呼吸康复的障碍吗？

2006 年的 PR 指南指出，尽管没有证据表明吸烟者和非吸烟者的 PR 短期结局有所不同，但一些医学中心仍将当前吸烟者排除在康复之外 [23]。在某些国家 / 地区，当前吸烟者甚至是 PR 的相对禁忌证。但是，鉴于戒烟项目所带来的获益，它可能会作为 PR 项目的一部分 [27]。这一干预措施是强制性的，因为当前吸烟是 PR 依从性和完成率差的独立预测因素 [28-30]。

已证实 PR 对吸烟习惯的影响，特别是对当前吸烟的 COPD 患者。2010 年 Santana 等证实了当前吸烟对 PR 依从性和其他结局（如 QoL、6MWD）的影响 [31]。COPD 患者中当前吸烟者与非吸烟者相比，PR 的依从性明显较差，但是完成 PR 项目的吸烟者其结局指标与非吸烟者相似。此外，依从性好的 COPD 吸烟者减少了每天吸烟的数量和尼古丁依赖程度，这表明 PR 对戒烟过程有积极作用。Postolache 等对比了 113 名参加 12 周监督下 PR 项目的 COPD 吸烟者和接受 COPD 常规治疗的 324 名吸烟者，通过 CAT 评估他们的生活质量 [32]。与常规治疗组相比，PR 组的生活质量更高。一些临床医生认为，尽管当前吸烟人群确实有较低的 PR 依从率，但这不应成为 PR 的障碍。

（三）康复是戒烟的"触发因素"

PR 可以促进戒烟，对于吸烟的 COPD 患者，与常规治疗相比，戒烟的教育干预可使戒烟率提高一倍 [33]。已证实戒烟项目与康复相结合对帮助戒烟非常有效，在 12 个月时干预组的持续戒烟率达到了 68%。而对照组仅为 32%（通过测量呼出气中的一氧化碳判断）[28]。

与常规治疗组相比，PR 依从性好的患者长期戒烟的比例更高，同样的 PR 对戒烟和戒断症状也是有积极作用 [32]。不能排除这项研究有选择偏倚，因为参加 PR 的患者更有可能愿意参加有关其健康的所有课程，包括戒烟。

最后，PR 应该被视为戒烟的"教育时机"。PR 是促使个人采取可降低风险的健康行为的一种健康事件。参加 PR 项目给参与者提供了一个机会帮助他们了解吸烟有害影响的信息，从而增加了吸烟者戒烟的动力 [30]。

（四）呼吸康复中当前吸烟者的治疗：临床经验分享

WHO 建议成立一个全球性的戒烟联盟，让所有医疗专业人员参与，使用已被证明有效的简短戒烟咨询 [34]。物理治疗师与吸烟患者的治疗关系可以有多种形式的互动、多次会面及大量的机会用于讨论戒烟。在尝试戒烟期间，物理治疗的个人课程应该个体化设置以优化信任关系以及有助于给出更加适合个人的建议。呼吸治疗师在给呼吸系统疾病患者的常规工作中，有很多机会鼓励患者戒烟。可以进行 PR 的场所有很多：急诊室、住院病房以及社区或居家 PR [20]。不管是哪种环境都需要为患者制订个体化的戒烟干预措施。

COPD 急性加重期住院治疗是识别吸烟者并实施戒烟干预的宝贵机会。患者此时更愿意讨论戒烟，同时住院期间强制戒烟。事实证明，住院期间给予戒烟干预措施并且出院后继续随访对于戒烟是有效的 [35]。基于患者的个体化情况，物理治疗师可以采用"5A"方法在当地戒烟中心向吸烟者提供更细致的戒烟计划。例如，我们分享了由医疗专业人员主导的住院吸烟患者戒烟计划操作流程，由护士或物理治疗师在呼吸科病房常规执行 [36]。在入院临床评估时识别出当前吸烟者，物理治疗师在第二天即开始首次干预。

1. 首次会面

评估患者吸烟量、吸烟包年、用 FTND 评估尼古丁依赖程度、测量呼出气一氧化碳、戒烟意愿，患者还需在戒烟中心接受密集干预，并确保有人员可以连续接触患者。还会提供教育手册，即使吸烟者拒绝随后的会面也是如此。提供教育资料很重要，因为吸烟者会阅读资料，随后考虑戒烟。意大利医院肺科医师协会（Association of Hospital Pneumologists，AIPO）（www.6elle.net）的戒烟教育手册提供了帮助吸烟者戒烟的基本信息和指导，包括吸烟相关的损害、戒烟有关的获益、尼古丁依赖、戒烟意愿、应对戒断症状的策略以及戒烟药物的使用。图 23-1 所示为执行戒烟的标准化路径，对于数据收集和关注讨论项目很重要。

2. 第二次会面

第二次会面时，物理治疗师会分析收集到的有关吸烟习惯的信息（如实际吸烟数量、既往尝试戒烟的次数和失败的原因、既往使用过的戒烟药物和戒烟意愿）。在咨询课程中，应特别注意患者戒烟的自身原因。对于住院吸烟患者，健康状况和新的临床诊断通常是使其戒烟的最重要动机。戒烟可带来的显著获益对于激励患者具有重要价值，既往复吸的原因也是一项重要议题。戒烟治疗的主要目标是帮助患者制订个体化计划以应对烟草渴求。有时建议患者使用其他患者采用过的计划很有效。重要的是预测出院后可能复吸的风险。一些每日生活习惯和日常活动，如吸烟是放松的休息时间，这可能会成为复吸的风险因素。因此，应认识到，制订应对复吸的计划和策略，是患者支持的重要组成部分。患者家属常参与到患者的戒烟治疗中，如果他们也是吸烟者，则应邀请他们与患者一起分享戒烟意愿；如果他们不吸烟，则鼓励他们与患者建立积极的联盟，以支持戒烟尝试。课程次数根据患者的需求而有

所不同，如监测烟草渴望和戒断症状方面。在出院前的最后一次课程中，要询问患者出院后 1 周、3 个月和 1 年电话随访安排情况。

3. 电话随访

在出院后的电话随访中，治疗师会询问戒烟维持情况、戒断症状、在家遇到的困难以及所采取的策略。如有必要，还可以预约到戒烟中心进行面谈。

除呼吸科病房外，呼吸物理治疗师可主动对吸烟的呼吸系统疾病患者进行戒烟干预的其他环境是在 PR 项目中。戒烟干预始于医师对进入 PR 项目的当前吸烟者的基线评估。必须向患者告知和分享包括戒烟在内的康复目标，如开始戒烟的日期、放弃吸烟的数量和应对烟草渴望的策略。与整个康复团队分享戒烟目标非常重要，这样的话每次成功的康复训练都会是鼓励和促进患者戒烟进步和保持的机会。PR 团队与戒烟中心的合作非常重要，PR 期间，可以由戒烟中心的专业人员为患者提供个体化培训。

小组教育课程为当前和既往吸烟者分享经验和戒烟策略提供了宝贵的机会。维持戒烟状态患者的家属也可以参加课程。在与烟草的斗争中，既往吸烟者及家属可作为专家联盟。我们认为，对于治疗师而言，联系当地的戒烟中心，针对患者制订个体化干预措施非常重要。

（五）呼吸物理治疗师（或其他医疗专业人员，取决于权限）在促进戒烟方面的教育作用

物理治疗师对他们在戒烟中的教育作用充满信心。但是，他们也认识到还需进行专门培训[37]。2015 年，Walkeden 和 Walker[38] 定性地研究了物理治疗师对其教育作用的看法。通过重点小组，22 名参与研究的物理治疗师确定了两个促进健康的教育主题（即运动训练和戒烟）以及进行教育的一些困难（即时间资源、缺乏必要技能）。

临床戒烟干预表

首次会面和随访

| 联系次数 N | 1 □ | 2 □ | 3 □ | 4 □ | 5 □ | 6 □ | 7 □ | 8 □ | 9 □ | 10 □ | ⋯□ |

| 评估日期：|___|___|-|___|___|-|___|___|___|___| | 联系方式：面对面□ 电话□ | 医务人员： |

个人信息

| 姓名： |
| 出生日期：|___|___|-|___|___|-|___|___|___|___| | 男□ 女□ | 电话号码： |
| 住院□ 门诊□ | 医院病房 / 诊所： |
| 诊断 / 住院或就诊原因： |

吸烟情况

开始吸烟的年龄：	___	___		吸烟年数：	___	___	
每日吸烟支数：	___	___		吸烟指数（包年）：	___	___	每日吸烟支数 × 吸烟年数 /20
尝试戒烟的次数：	___	___		距离上一次尝试戒烟的时间：	___	___	天□ 月□ 年□
最长戒烟时长： <天□ N.	___	___	天□ 月□ 年□
既往使用过的戒烟药物： 无□ NRT：有效□ 无效□ 安非他酮：有效□ 无效□ 伐尼克兰：有效□ 无效□
FTND：得分	___	___	
过去 7 天是否吸烟： 否□ N.	___	___	支 / 天（如果每天吸） N.	___	___	支 / 周（如果偶尔吸）
过去 7 天是否吸雪茄： 否□ N.	___	___	支 / 天（如果每天吸） N.	___	___	支 / 周（如果偶尔吸）
过去 7 天是否吸烟斗： 否□ N.	___	___	支 / 天（如果每天吸） N.	___	___	支 / 周（如果偶尔吸）
最近一次吸烟的日期：|___|___|-|___|___|-|___|___|___|___|	最近一次吸烟的时刻：|___|___|:|___|___|	呼出气 CO：ppm 未知□

临床干预措施

| 是否接受戒烟干预：否□ 是□ | 课程时长（min）： 1-5 □ 6-10 □ 11-15 □ 16-20 □ ＞ 20 □ |
| 患者手册（www.6elle.net）：
无□ 6elle n.1 □ 6elle n.2 □ 6elle n.3 □ 6elle n.4 □ 6elle n.5 □ 6elle n.6 □ 6elle n.7 □
6elle n.8 □ 6elle n.9 □ 6elle n.10 □ 6elle n.11 □ |
| 患者是否开始尝试戒烟： 否□ 是，自己戒烟□ 是，需要帮助□ |
| 开始戒烟的日期： 无□ 是□ 日期 |___|___|-|___|___|-|___|___|___|___| |
| 处方 / 推荐用药情况的评估： 未服药□ 是的，完全正确□ 是的，但不正确□ |
| 临床就诊： 无□ 有□ 日期 |___|___|-|___|___|-|___|___|___|___| |
| 处方药物
无□ 贴剂□ 吸入剂□ 咀嚼胶□ 片剂□ 伐尼克兰□ 安非他酮□

合并用药□具体情况_____
药物种类□具体情况_____ |
开始服药的日期：	___	___	-	___	___	-	___	___	___	___	
是否首次预约戒烟中心：是□ 否□ 如果是，日期	___	___	-	___	___	-	___	___	___	___	
是否有持续随访： 否□ 是□ 如果是，日期	___	___	-	___	___	-	___	___	___	___	面对面□ 电话□ 推荐随访：首次会面后 1 周、1 个月、3 个月、6 个月、1 年

▲ 图 23-1 临床戒烟干预表，用于对吸烟患者进行临床标准化干预，意大利比萨大学医院呼吸科

Tremblay 等比较了 2005—2010 年间加拿大呼吸治疗师的戒烟咨询业务能力和相关社会心理特征是否有所改善，经统计发现，那些自我报告称在读书期间或之后接受过戒烟咨询培训的人，面向准备戒烟和尚未准备戒烟者的咨询业务能力更强，他们还表现出更高的自我效能以提供有效咨询，并且几乎不会遇到与知识水平相关的戒烟困难。此外，受过训练的呼吸治疗师几乎不会遇到戒烟咨询相关的患者问题和时间上的困难，并且对社区资源也更了解[39]。但不幸的是，在大多数情况下，呼吸物理治疗师没有接受过戒烟干预的正规培训。

2011 年美国，Jordan 等评估了呼吸治疗培训项目所提供的烟草相关教育[40]。几乎一半的项目没有提供 5A 这一基础的简单干预方法的教学，大多数项目没有涵盖烟草使用和戒烟获益的社会政治方面，并且超过 40% 的项目没有在简短的戒烟咨询中评估"学生"的能力。

有证据表明，培训医疗专业人员可带来更多、更有效的烟草干预行为[41]。为了在呼吸物理治疗师中推广戒烟培训项目，可以考虑使用网络技术。Gordon 等进行了一项 RCT，让儿科呼吸治疗师和护士进行了时长 3h 的线上戒烟教育项目的培训，并对培训效果进行评估[42]，结果发现，与对照组相比，培训组的参与者其基于 5A 法的戒烟干预措施有所提高。

PR 期间，呼吸物理治疗师是戒烟干预措施中的关键人物。日益严峻的挑战是增加呼吸物理治疗师及其他医疗专业人员对烟草依赖及其治疗的了解，以及使戒烟干预成为 PR 项目日常工作的一部分。为了完成这些挑战，应在物理治疗师的大学教育中涵盖烟草依赖及简短咨询的教学，还应将具有戒烟干预能力作为课程要求。

四、总结

戒烟应该是呼吸系统疾病患者治疗不可或缺的一部分，也是 PR 的组成部分。本章探讨了在 PR 中实施戒烟项目的作用、获益和困难。它概述了烟草依赖这一可以通过临床治疗的疾病，以及烟草成瘾的诊断及其病理生理学特征。还介绍了在临床背景下用于管理吸烟的生理和行为因素的药物和非药物疗法。对于为戒烟提供了机会的 PR，本章分析了其教育和运动训练部分，描述了吸烟者在 PR 项目中接受的临床实用戒烟方法，并讨论了呼吸物理治疗师在戒烟过程中的关键作用以及对该领域的教育需求。

第24章

COPD 急性加重后的早期康复

Early rehabilitation following exacerbation of COPD

William D.–C. Man　　Claire M. Nolan　　Milo A. Puhan　　著

要　点

◆ 需住院治疗的COPD急性加重对患者运动耐量、健康相关生活质量、体力活动水平、骨骼肌功能以及心理合并症均有负面影响。

◆ 大量证据表明，住院后行呼吸康复对患者健康相关生活质量和运动能力具有中到大的积极影响，并可能减少再住院率。

◆ 急性加重门诊呼吸康复的主要问题是转诊率低和接收患者受限。

一、概述

COPD急性加重是急诊入院的常见原因，也是COPD患者的主要医疗花费[1, 2]。此外，需住院治疗的急性加重对于COPD患者来说是威胁生命的重要事件，提示预后不良，如再入院甚至死亡[3]，以及严重的身体和心理病症，包括PA[4]、功能能力[5]、骨骼肌功能[6]和健康相关生活质量[7]的下降。而这些中有许多都可以从PR中获益，过去二十年，越来越多的证据支持急性加重期康复的益处，所以临床指南中均为强推荐。但是，来自详细地方审计和国家大型数据集的观察数据表明，急性加重后的门诊PR在临床日常工作中存在多个方面的问题——转诊、患者接收、患者依从性和实施。本章从患者的角度描述了急性加重的影响，总结了急性加重期行PR可以获益的现有证据基础，明确了当前一些在临床实践中不确定的领域能从进一步研究中受益。

二、急性加重的影响

通常情况下，急性加重不伴有新症状，而是原有症状较基线水平恶化，如咳嗽、呼吸困难、咳痰、疲劳和嗜睡[8, 9]。通过患者的自我报告发现，症状的不断加剧对其ADL产生了严重影响，其中47%的人停止了所有活动，同时给治疗人员增加了负担，还有51%的患者在部分日常活动任务中需要帮助[10]。日常活动时间的客观测量研究也验证了调查和问卷研究结果。Pitta等使用加速度计监测患者的日常活动情况，发现因COPD急性加重而住院的患者花在负重活动上的时间非常少（入院第二天的中位数为7%；出院时为9%）[4]。

PA 水平的急剧下降和全身性炎症、氧化应激、药物（如皮质类固醇）、营养不良等导致 COPD 急性加重的诱因一起共同引起了下肢肌肉的功能障碍[4, 11]。观察性研究表明，入院期间患者的股四头肌力量和横截面积明显减少[6, 12]。即使已出院三个月，股四头肌力量也仅是部分恢复[6]。下肢为著的肌肉功能和质量的下降，与运动耐量和 HRQL 降低有关[5, 13]。此外，下肢肌肉功能障碍和肌肉质量对 COPD 急性加重的预后具有重要意义。Kon 等证明出院时测量的 4m 步行速度（一种简单的用于反映下肢活动能力的指标，老年医学中作为肌少症和衰弱症的替代指标[13, 14]）与再次入院的风险相关[15]。较高的 90 天全因再入院率与较慢的步速四分位数相关（步速四分位数最快的为 11.5%，而最慢的为 48.2%）[15]。同样地，Greening 等通过超声测量证明了股直肌的横截面积是非计划再入院和死亡的独立危险因素[16]。

COPD 急性加重还会影响患者的和心理健康。Mackay 等的研究结果发现，从稳定期到社区治疗的急性加重期，患者的 HRQL 有显著下降，CAT 评分从 19.4 分（SD 6.8）上升到 24.1 分（SD 7.3；$P=0.001$）[17]，并且需要至少 2 周才能恢复到基线水平。住院治疗的 COPD 急性加重期患者即使出院后，其 CAT 评分也是高于稳定期 COPD 门诊患者和有症状的转诊行 PR 的患者[18]。因急性加重反复住院对 COPD 患者的 HRQL 也具有独立且长期的负面影响[19]。抑郁和焦虑症状也很普遍，分别有多达 50% 和 40% 的 COPD 住院患者报告了严重的焦虑和抑郁[20]，在部分队列中，抑郁是短期和长期再次入院的独立预测因素[21]。研究还发现，患者在急性加重期时会比在稳定期有更严重的认知障碍，超过 50% 的住院患者有认知障碍，20% 出现加工速度（processing speed）的病理性减慢[22]。

三、急性加重期的早期呼吸康复——循证基础

急性加重期的许多身体和心理病症都适合行 PR，所以毫不意外的是，许多研究者都对急性加重期早期康复的效果进行了试验。最近更新的一篇 Cochrane 综述回顾了 20 项随机试验（共 1477 名患者），对 COPD 急性加重后 PR 和常规治疗进行比较[23]。相较于这篇综述的 2011 年版，又增加了 11 项随机试验，说明针对这一问题正在进行大量的研究。与所有复杂的干预措施一样，康复这项干预措施也是在不同的试验中存在很大差异，如运动训练的类型和强度会有不同，自我管理项目的有无以及进行康复实施的场所也不同（如医院、门诊中心、家庭或兼有之）。

根据推荐分级的制订、评价与评估 GRADE（grading of recommendations, assessment, development and evaluations）系统的高质量证据表明接受 PR 项目的患者比未经康复治疗的患者具有更高的 HRQL。PR 的效果远远超过了 CRQ 四个维度和 SGRQ 总得分及其中三个维度的 MCID。仅在 SGRQ 的症状维度没有发现统计学上的显著差异或重要影响。尽管所有这些文献之间都存在统计学上的异质性，但大多数研究显示了 PR 的积极作用。同样地，高质量证据表明，与未进行康复治疗的患者相比，进行 PR 的患者 6MWD 平均提高了 62m（95%CI 38～86）。就 HRQL 和运动能力而言，相较于早期研究，近期研究中康复的影响较小，但其效果仍远超多数干预措施的 MCID。

有关再入院率和死亡率的数据，证据尚不清楚。中等质量证据表明，康复显著降低了再入院率（合并 OR 0.44；95%CI 0.21～0.91，8 项试验，810 名参与者），但各试验之间的统计学异质性很大。尽管亚组分析没有统计学差异，但广泛性的

康复项目（医疗人员监督，≥ 16 节培训课程，每周 ≥ 2 次课程）往往效果更好，而广泛性越低的项目对再入院的影响越小甚至没有效果。同样地，再入院率方面，也是早期研究发现康复的影响具有统计学意义[24]，而近期研究未见明显影响[25]。

来自 6 项试验（670 名参与者）的低质量证据表明，康复对死亡率没有统计学上的显著影响（合并 OR 0.68；95%CI 0.28～1.67）。只有 5 项研究报告了不良事件，没有迹象表明 PR 会给患者带来健康风险。

总之，高质量证据表明 COPD 急性加重后 PR 对 HRQL 和运动能力具有重大的临床意义。中、低质量证据支持了对再入院率和病死率的影响，有些研究认为有显著影响，有些则认为对这些结局指标没有影响。

四、急性加重早期康复面临的挑战

在某些欧洲国家（如德国、瑞士、奥地利），住院康复项目非常普遍，并且，相较于稳定期，患者在急性加重期更常被转诊行 PR。但是，在全球范围内，医疗中心的门诊康复项目仍然是急性加重期 PR 的最常见方式[26]。尽管已有稳定的循证基础，并且已被纳入 COPD 临床指南和 PR 指南[29, 30]，但观察数据表明，全球范围内的急性加重期康复都没有被充分使用。在医疗保险受益人中，因 COPD 住院的 223832 名患者只有 4225 名（1.9%）在入院 6 个月内接受了 PR[31]。同样地，因 COPD 急性加重住院的 32856 名退伍军人健康管理局受益人只有 485（1.5%）参加了 1 次以上 PR[32]。

急性加重早期康复参与率低的原因很复杂，在急性加重期的各个医疗阶段都存在障碍。Jones 等进行了一项为期 12 个月的单中心研究，纳入了 448 名 COPD 急性加重后出院的患者，其中三分之一不符合康复纳入标准，主要由于存在复杂合并症或影响（如不稳定的心脏疾病、认知障碍、卧床）。这些患者中，只有 1/3（90 名）接受了有监督的门诊 PR 治疗，最终只有 43 名患者完成了康复项目（占符合纳入标准患者的 15%；占所有出院患者的 9.6%）[33]。Harrison 等也证实了这些发现，他们的研究结果显示 128 名 COPD 急性加重住院患者中只有 71 名接受了 PR 治疗，而这些接受的人中只有 39 名（55%）参加了康复评估，最终仅有 11 名（15%）完成了康复[20]。

五、急性加重早期康复的实施

可能在医疗卫生系统、转诊人员和患者层面都存在障碍[34]。如先所述，急性加重后提供康复可能具有挑战性，因为患者可能很虚弱[14]且有复杂合并症[35]，参与率和依从性比率可能很低。英国的数据显示，尽管大多数早期康复都是在出院后 4 周内提供的，但也不足总体服务的 2%[36]。在其他医疗系统，报销比例不足会带来资源的受限，而无法提供足够 PR。另一个重要因素是，给急性住院患者提供治疗的人员通常不是提供急性加重康复的人员，并且团队之间缺乏沟通和整合，这可能会影响转诊数量和及时性。如前所述，只有 1/3 的符合康复的患者进行了转诊，尽管患者拒绝转诊是最常见原因，但很少有研究讨论转诊人员的教育 / 认识、时间限制或家长式态度是否会导致转诊率低。

大多数定性研究都集中在患者的角度，常见的拒绝转诊原因包括交通问题、感觉不适或虚弱、急性加重后对 PA 不感兴趣、满意目前的功能能力以及中断日常活动[20, 37-39]。很大一部分人不记得曾接受过 PR 治疗[39]，这表明可能在住院期间存在认知障碍或谵妄。患者经常报告感到"不堪重负"或认为"事情太多"[37]，可能与既往 PR 中的不良体验有关，特别是高强度运动训练[38]。在急性加重期就开始康复干预的患者中也普遍有这些态度看法，只有 44% 的患者认为运动对他们的恢复有积极作用[40]。

六、进一步研究

尽管 Cochrane 综述中的文献存在异质性，但已有确凿的高质量证据表明，急性加重后早期进行 PR 可改善运动能力和 HRQL[23]，越来越多的证据表明早期康复还可影响预后[41]。但是，只有小部分符合康复纳入标准的患者能从这种有效的干预措施中获益。一个主要的知识盲区是缺乏有关增加 PR 使用率的干预措施的数据，尤其是在急性加重期。最新的系统综述未检索到任何旨在增加急性加重后早期康复使用率和完成率的已完成的试验[42]，显然这需要进一步研究以探索复杂干预措施和服务改进计划，以提高早期康复的转诊率和使用率。

改善 PR 的可及性是一个潜在的推动力，但是先前的试验表明，患者住院治疗后行门诊 PR 的依从性和完成率均不佳[43]。居家康复可能是一种有吸引力的选择，尤其是一些稳定期 COPD 门诊患者的试验表明，即使是少量监督下的居家康复也可获得与传统监督下的门诊 PR 相似获益[44, 45]。一个主要的前提条件是，正如先前的 Cochrane 综述中所观察到的那样，在急性加重期，越不广泛的康复项目，效果也越差[25, 47, 48]。即便如此，这些"不广泛"的干预措施仍可能被作为一种桥梁性干预措施通向标准监督下的医疗中心康复，但这有可能会产生意想不到的影响，例如，当患者感觉他们的健康需求已经通过桥梁性干预措施得到了满足时，综合康复的使用率就会减少[25, 49]。尽管有一项小型研究表明，每周两次监督下运动训练及上门医疗服务是可行的，但很少有试验研究过急性加重后的监督下综合居家康复效果[50]。

当前仍存在的一个基本问题是挑战"早期"康复本身的原则，特别是执行和实施方面的挑战。目前的指南建议在出院后尽快提供康复服务，通常在 3～4 周内[27, 29, 30]。尽管证据清楚地表明，早期康复比常规治疗更能改善运动能力和 HRQL，但很少有试验将早期康复与延迟或"后期"康复进行比较，此时患者可能觉得自己有能力参与全面监督下的 PR[46]。

七、总结

急性加重对身体和心理都会造成有害影响，其中很多患者都可以从 PR 中获益。有明确的循证依据支持急性加重早期 PR，特别是在提高运动能力和 HRQL 方面。然而，尽管已将其纳入了临床指南，但目前的观察数据表明，符合纳入标准的患者很少会接受这项有价值的干预措施，这对转诊和患者使用都是重大障碍。需要进一步的研究来探索如何增加患者的使用率和急性加重后早期康复的可及性。

第25章

个体化康复
Personalized rehabilitation

Nicolino Ambrosino　　Annia Schreiber　　著

要 点

◆ 大多数研究集中在非个体化呼吸康复项目上，这类项目通常只包括基于普适性原则而制订的运动方案，而不是个体化评估和项目。

◆ "个体化医学"这一术语已使用多年，包含多种含义。

◆ 慢性疾病患病率的增加带来了新的患者管理方法，从以医师为中心转变为了以患者为中心。

◆ 通常综合、全面且个体化的治疗方法却常常只局限于运动训练。

◆ 个体化管理强调患者在其中的主导作用。

◆ 很少有研究评估个体化，都是研究不同个体的普适性呼吸康复方案。

◆ 人工智能和机器人技术将改变患者与专业人员之间的关系。

一、概述

疾病不仅影响患者，还影响家庭、朋友、社区及其他利益相关者、卫生服务系统、法律、宗教以及道德习惯，并也同时反过来被它们所影响。个体之间的生物学特性（如性别、人种、民族）和疾病状态对其生活的影响彼此不同：性格、恢复能力和资源可及性的差异会影响个人对疾病及其管理的适应性。

最简单的例子是性别。女性的 COPD 患者在表型、病因、症状和并发症方面均与男性不同。全球范围内，女性患 COPD 的危险因素多是由于生物量暴露而不是香烟暴露，并且大多与慢性支气管炎有关。COPD 或哮喘的女性患者在进行同样强度运动时，表现为较少的运动量和较高的呼吸困难发生率，并且更易患焦虑或抑郁，相比男性更常被误诊或漏诊。对疾病的耐受和对管理的反应也有所不同[1-3]。而在大多数药物治疗的 RCT 中没有考虑其性别、人种、临床疾病和表型的差异，这些试验都只针对白人男性吸烟患者且无复杂并发症患者，换句话说，不能完全代表真实世界的患者人群。

非常明确的是，PR 可以改善 COPD 患者的症状、运动能力和健康状况，并独立于疾病的发展阶段和复杂程度，而且令人鼓舞的是，有证据表明在其他慢性呼吸系统疾病（chronic respiratory diseases，CRD）患者中也是如此[3-8]。尽管尚缺乏对生存率有益的直接证据，但已公认 PR 为这类患者综合治疗的核心，并且已被纳入大多数（即使不是全部）COPD 及其他 CRD 的管理指南和项目中[9-13]。由于当前医疗资源的受限及世界医疗政策机遇的差异，在投资任何医疗模式之前需要有力的有效性证据[14]。人们一直在寻找 PR 成功的预测指标，结局指标只能将对治疗有反应者与无反应者区分开来，却没有任何有用的结果[15]。此外，尽管不同的表型、复杂性和并发症未归于是 PR 的禁忌证，但它们可能会影响结局[6, 7, 16, 17]。因此，大多数 RCT 研究中的单一结局指标如运动能力、症状和 HRQL 的改善，不能代表不同患者个体在不同环境和疾病阶段的所有主 / 客观益处[18]。研究表明，多维度的结局评估工具可以更好地评估 PR 的有效性，并且评估时既应从多个维度中进行选择，也应从患者现实生活中的主观感受出发[19, 20]。此外，大多数研究都集中在非个体化康复项目，通常包括基于普适性原则的运动训练方案，而不是个体化的康复评估和项目。为了达到最佳治疗，临床医师在使用有科学理论基础的普适性原则时，应同时考虑患者的当前特征和临床疾病[21]。

二、定义

"个体化医学"这一术语已经使用了很多年，具有多种含义，其中包括[22]：

- "在适当的时间为合适的患者提供恰当的治疗"[23]。
- "主张个体化健康卫生服务的一种医疗模式，通过使用基因等信息为患者个体量身制订决策与实践"[24]。
- 在"P4 医学"［预测性（predictive）、预防性（preventive）、个体化（personalized）、参与性（participatory）］的定义中，"个体化"是

指个体的独特遗传特征；"参与性"是指患者的身份从被动接受专家建议（数字化医疗之前），转变为主动接受的网络信息消费者；患者和消费者共同构成了一个基本的利益集团[22, 25]。

- 术语"精准医疗"定义为"根据患者的遗传、生物标志、表型和社会心理学特征，这些特征可将特定患者与其他具有相似临床表现的患者区分开，以其个体化的需求为目标给予治疗。精准医疗的最终目标是针对特定患者个体化制订药物治疗方案，以改善临床结局，同时将可能对特定治疗有反应的患者的不良反应降至最低"[26]。这个定义也符合欧盟的要求，即精准医疗应如前文所述"在适当的时间为合适的患者提供恰当的治疗"[23, 27]。

- "个体化医学"这一术语不仅指为特定人群量身制订治疗方案，还包含数字化技术对个人管理其健康的当前和未来影响。实际上，将有越来越多的生物数据和相关医学信息直接流向患者，以维持和改善其健康[22]。每个患者都可以从多个来源获得大量数据，包括人口统计数据、社会化数据、生物传感器数据、图像数据等，分析后获取有用信息。来自个体化医学的机遇将对医学界和当前临床实践构成巨大挑战[22]。

- "共同决策"是指"临床医师和患者在面临决策任务时共享现有的最佳证据，支持患者自己参与治疗方案的选择以实现知情偏好的方法"[28]。

三、个体化康复

针对患者症状，呼吸病学已提出以患者为中心的个体化治疗方法[29]。进行个体化 PR 是否可行？最新的国际声明已将 PR 定义为"基于'全面'

患者评估的综合干预措施，旨在通过个体化治疗改善慢性呼吸系统疾病患者的身体和心理障碍，加强对促进健康行为的长期依从性"[30]。因此，所有 PR 项目的核心都应该是基于一套个体化的评估提供量身定制的、个体化的、全面的干预措施[31, 32]。然而，许多常规 PR 项目将这种全面的、综合的、个体化方法仅仅局限在运动训练，其中做得最好的，无非是再加一套标准化评估，如肺功能和运动测试，而不管是否有基础的自我管理指导。

四、个体化全面管理

近年来，慢性病患病率的上升带来了新的患者管理方法，从以医师为中心（家长式医疗）转变为以患者为中心的管理。识别个体化 PR 项目之前，我们需要应用多维度指标来评估患者对它们的反应。越来越多的证据表明，此类个体化项目的结局可能是非线性的，并且可以减轻特定患者的疾病负担[19]。

个体化管理强调并依靠患者的主导作用：他们必须成为自己疾病的主人。共同决策和自我管理工具的开发就是这种以患者为中心的医疗程序的例子。医疗卫生系统和社会认知的变化需要更加独立自主且有知识的患者与经验丰富的专业团队之间进行更好的合作，以在有可用资源的情况下获得最佳的健康状况[33]。在所有这些情况下，作为专业人员，我们必须保证康复项目的质量以及对患者偏好和价值观的尊重。

五、认知

更多的个体自主权使患者对自己的健康和疾病发展有所了解。为了让患者进一步参与这一个体化管理过程，以增加对自身健康的责任感，他们需要了解自己的医疗记录。如果 PR 的目的是在社区中实现最大限度地的独立性和功能，我们

必须向患者提供技能以实现这种合作关系。这些自己日常生活的专家应被纳入专家网络。事实上，健康和疾病管理应成为消费者主导的工作[34]。

六、现有证据

由于缺乏生理学以外的基础科学等原因，PR 仍远未达到一定的发展水平，但我们仍可以尝试根据患者个人的生物学、临床、功能、环境和社会因素制订个体化项目。例如，《澳大利亚和新西兰呼吸康复指南》针对这两个国家的医疗环境提供了 PR 实践的循证推荐[35]。

我们认为这是一个有意义的研究领域，并且已经花费了足够的时间用来回顾大量关于临床有效性的 RCT。诸如无创通气辅助运动训练、NMES、计步器和远程医疗等最新发展的工具都可以进行一系列的干预研究[17, 36-40]。这种方法可以为反应差或早期的患者节省资源，并为反应好和病情较重的患者提供最佳治疗。迄今为止，很少有研究评估个体化，几乎都是研究不同个体的普适性 PR 方案。一项回顾性研究表明，包括作业治疗在内的个体化 PR 可改善晚期 COPD 患者的预后[41]。对于女性 COPD 患者，应采取多学科的方法，包括提高认知、将风险减至最低以及增加对性别特异性因素（生物学和文化因素）如疾病危险因素、疾病进展和结局的了解[42]。在一项评估性别对 PR 结局的影响的研究中[43]，尽管 COPD 和非 COPD 患者表现出总体改善，但亚组分析显示按性别划分的非 COPD 患者没有统计学上明显变化，只有女性 COPD 患者在生活质量的改善上有显著差异。女性患者的抑郁评分也有显著改善，而男性 COPD 患者只在睡眠质量上有所改善[43]。

七、未来

人工智能在 PR 领域的潜在作用仍有待研

究。截至 2018 年 12 月 11 日，在 PubMed 上使用 "artificial intelligence AND pulmonary rehabilitation" 进行文献搜索，仅搜索出 16 篇文献，其中大多数有关远程监测、远程诊断和机器人技术，而通过检索术语 "artificial intelligence AND rehabilitation" 可获得 3404 篇文献。

正如最近的一篇社论所指出的 "如果人工智能（artificial intelligence，AI）能够使临床医师更好地治疗处于困境中的人类，那么所使用的数据集必须代表社会，并且不因性别、人种、民族、社会经济地位、年龄、能力和地理位置的偏移" [44]。

关于在 CRD 的治疗中使用辅助机器人的文献更少，在 PR 领域则完全没有，尽管有证据表明可以改善孤独感和生活质量，降低农村地区的医疗成本，而且与提供健康建议的计算机相比，人们更愿意依从机器人的说明 [45-47]。只有一项探索性研究表明，居家照护机器人可以提高用药依从性和促进运动 [48]。

八、总结

除了生物变异性不同外，疾病对个体生活方面的影响也有很大不同。个体化医学将从根本上改变了治疗方法的发展，探索遗传、环境和生活方式因素如何相互作用来影响健康或疾病的。人工智能和机器人技术将改变患者与专家之间的关系。PR 是基于以患者为中心的结局评估，对患者进行个体化全面管理的方法。

呼吸康复和基层医疗

Pulmonary rehabilitation and primary care

Jonathan M. Raskin　著

要　点

慢性呼吸系统疾病管理方法很多应包括以下内容。

◆ 提高患者学习管理自己疾病的能力，解决这一问题需要时间和培训。包括让家庭成员学习特定情况和管理需求。

◆ 解决心理需求并与基层医疗人员一起做出转诊决定。

◆ 通过运动训练解决呼吸困难。

◆ 氧疗的正确使用和实施策略。

◆ 了解急性加重的方式以及如何适当管理急性加重。正确选择急诊、住院或居家医疗。

◆ 当患者衰老需面对慢性疾病的现实时，要创建一个与他人一起学习和发展的环境。

◆ 解决死亡及临终相关问题，与在场家人建立良好沟通并了解患者愿望。

这类问题及其他相关问题可以在如 PR 这样的疾病管理项目中解决，并且可以帮助严重慢性呼吸系统疾病患者在生活中面对恐惧和孤独感。

一、概述

对于基层医师而言，慢性疾病的治疗和监管面临巨大挑战。当个人罹患严重疾病时，基层医师要对他们的疾病管理和健康状况负责，这同时也就与临床医师的见解、专长和用药紧密联系在一起。

同时，医生了解患者掌握自我管理技能的能力可为其自身和家人，还有整个医疗卫生系统带来巨大获益。当患者能够及时发现并管理疾病的复杂性时，对医疗使用和后续医疗花费都有益。教育患者及其关系密切的家庭成员需要时间和耐心。学习如何理解疾病性质和类型、何种干预措施更适于独自进行还是需医疗专业人员参与并非易事。而指导患者学习如何提高自我效能可能远远超出了在诊所或诊室环境中进行典型的干预。应对慢性疾病的心理挑战不断增加，临床医师必须意识到，他们需要帮助和更好的基础设施来实现这些目标。

有症状的慢性呼吸系统疾病的治疗和管理

是上述这个临床难题的典型代表。PR 中心显示出令人印象深刻的结局，以及一线基层医疗（primary care，PC）所面临的挑战在很大程度上相吻合，应进行资源整合以使慢性呼吸系统疾病患者取得更好的结局。在北美和全球不同司法管辖区之间的医疗人员、医疗卫生机构和第三方支付方，为这一机遇创造发展和繁荣的机会所付出的努力差异很大。在临床医疗服务的适应性和整合方面也非常不同，为了获得这一项目的优势所做出的投入反映了政治、财务和人口问题所深陷的困扰。本节阐述了 PR 和 PC 之间服务整合的临床障碍，分享了文献中提到的一些观点。

二、流行病学

WHO 表示，人类社会还没有准备好应对来自衰老和慢性疾病带来的负担[1]。COPD 正日益成为慢性疾病领域的一部分，而并发症的普遍存在给管理策略造成了更进一步的困难。患者需要个体化管理，尤其是临床治疗，而临床医师被要求不断提高工作效率，工作效率是根据患者就诊的量来体现。据报道 80% 的 COPD 患者是从 PC 医师处获得治疗，而这些患者常无法获得呼吸专科医师诊治机会[2]。众所周知，由于肺功能检查未广泛使用，导致 COPD 的大量漏诊，即使患病却未予诊断[3]。因此，COPD 及其他慢性呼吸系统疾病患者仍在临床医师的办公室和急诊室接受治疗，而没有得到最佳的预防医疗，也就不足为奇了。因此需要改变模式，以促进更好地获取特定疾病专业知识。

三、应用障碍

总体而言，疾病管理项目的临床应用可能在整个医学界都未得到重视[4]。这些项目都非常有效，如减重项目、成瘾管理、酗酒、戒烟等。此类项目在慢性疾病管理方面的效用较小，但在医患互动的时间有限问题日益突出的时代，这是加强临床治疗的一个机会。

此类项目应用差的原因是多方面的，但疾病管理项目的缺乏主要是由于政府缺少对此类项目的资助承诺，第三方支付方和医院管理者分配的资源不足，无法为慢性疾病的管理做出新颖而富有创意的努力。这些资源通常被医疗机构用于管理急性疾病或慢性疾病的急性情况。鉴于目前因重复入院所付出的努力和代价，教育和提高自我效能的项目应被视为面对慢性疾病日益增多这一困难事实的必要投入。

实施疾病管理项目可取得重大成果，但是将慢性呼吸系统疾病患者与 PR 机构联系起来的转诊、可及性和系统化实施仍然存在问题，并且在全球范围内都存在[5-11]。各协会的临床指南可能有所不同[5]，但都一致认为，当接受了药物治疗和疾病管理的临床建议等 PC 努力后仍存在问题时，应转诊行 PR 项目。临床医师必须了解有关转诊标准的当地法规、受资助的诊疗次数（包括进入 PR 项目的时限）以及当地或国家监管机构推行的任何其他规定。还要经常与这些监管机构和政客接触，以影响患者管理不断发展的现实。医疗模式的变革进程中，目前是积极创建更好的方法以改善 PR 的可及性以及解决转诊标准和报销问题的最佳时机。如果考虑周全，将实现最佳的慢性疾病管理方法。

进入 PR 的障碍包括项目的稀缺、可及性和医疗专业人员对其临床获益的了解不足。其他障碍包括保险覆盖率低、就诊的交通费及路途时间等附加花费。患者和家属可能也不了解有关运动能力、QoL 和自我管理对于减少甚至防止因急性加重而住院的临床益处[13]。改善呼吸困难、辅助供氧和药物治疗的自我管理，以及提高管理技能的能力所带来的心理和经济获益可产生巨大影响。自我效能的提高使患者能够承担起自我照护的责任，将医疗卫生提升为共同责任，从而产生重要的下游影响。然而，多项研究证明 PR 服务的使用率显著不足 [2, 5, 7-9]，加拿大的一项研究指出，符合纳入标准的患者中只有不到 2% 参与 [11]。

目前仍需要做很多工作来改善这种情况。2015 年 ATS/ERS 官方政策声明 [12] 呼吁采取八项措施发现最有可能从 PR 中受益的患者。

1. 提高公众和政治领域对 PR 价值和特定获益的认识。

2. 使医疗系统采取行动，为 PR 服务提供足够的资金，并将 PR 纳入呼吸系统疾病治疗的战略计划中。

3. 增加医疗专业人员开具 PR 的处方。

4. 通过增加项目可及性和接收能力来增加 PR 实施。

5. 提高对患者获得和参加 PR 的经历和障碍的认识。

6. 促使慢性呼吸系统疾病患者及其照护者在充分了解的情况下主动要求进行 PR。

7. 促进质量标准的制订和实施，将 PR 纳入慢性呼吸系统疾病患者的综合治疗中。

8. 为制订声明文件所推荐政策的实施流程奠定基础。

呼吁人们提高对 PR 实施的意识时强调了，向 PC 社区提供 PR 服务方面缺乏进展。所以毫不意外的是，PR 和 PC 之间本应存在的天然同盟尚未展开。

四、结局

虽然 PR 服务的实施遇到了上述许多问题，但我们的项目仍显示出有意义的结局。然而，许多医疗社区仍未意识到其益处。大量研究和 Cochrane 综述提供了 1A 级证据，证明了在慢性呼吸系统疾病中有意义的结局 [13]。获益汇总在表 26-1 中。不包括监督下运动训练的综合疾病管理

项目仍可获得有意义的结局，如减少 COPD 相关急诊就诊次数、住院次数和单次住院时长 [14]。

表 26-1 慢性呼吸系统疾病患者转诊行呼吸康复的适应证

- 呼吸困难 / 疲劳和慢性呼吸系统症状
- 健康相关生活质量下降
- 功能状态减低
- 作业活动能力下降
- 日常生活活动困难
- 药物治疗困难
- 呼吸系统疾病带来的社会心理问题
- 营养缺乏
- 医疗资源使用增加（如频繁急性加重、住院、急诊就诊、医师面诊）
- 气体交换异常，包括低氧血症

经 American Thoracic Society 许可转载，© 2019 American Thoracic Society 版权所有。引自 Martijn AS et al. 2013. *Am J Respir Crit Care Med.* 2019; 188(8)：28.

五、展望

PR 未获得充分使用是一个全球性的问题 [5-11]，综合治疗的缺乏以及资金不足仍是负面原因。使用电子病历系统有助于 PR 的转诊，但它不能解决可及性和接收能力的问题。这就迫切需要一种慢性呼吸系统疾病的综合管理方法，每位医师都应尽可能利用当地最佳资源来支持患者的健康和幸福。政府或非政府机构可协助当地的地方项目。部分地区正在引入远程医疗和居家 PR 项目，因为与医院 PR 项目相比，这些项目显示出非劣效性 [15-17]。在 CRD 管理中，使用远程医疗的潜在风险和获益仍在评估中。诸如可行性、成本效益、对 QoL 的影响、运动能力和呼吸困难以及急性加重和住院等问题正在被积极评估 [18]。

我们的共同责任是认识到有必要对医疗专业人员和患者进行教育，使他们从 PR 中获益，还要启发政策制订者和公众认识到有意义的可用医疗模式改革未被充分使用。PR 具有成本效益，其优点在医学文献中有充分记载 [10, 13, 14, 19-22]。

QoL、运动耐量和资源使用方面的改善，对和 CRD 斗争的患者来说是令人信服且有意义的。目前是与第三方支付机构、医院管理者和政府官员合作的时机，积极建立基础设施以面对来自 CRD 的严峻现实。基层医师和慢性疾病患者所面临的现实会引起我们所有人的共鸣，无论我们是照护者还是接受照护者、医师还是家属。而且必须要明智地分配医疗卫生资金，以纳入数十年来 PR 一直推广和拥护的疾病管理策略。

六、总结

在当今社会，提供足够的优质医疗服务仍存在问题。随着我们不断努力以提供最佳的医疗卫生资源分配，疾病管理项目（如 PR）也应加入解决 CRD 所面临的各种挑战中来。这些项目具有成本效益，可提供专业知识和指导，而这通常无法在门诊环境进行。随着疾病的发展，通过运动训练、教育和管理策略带来的获益创建责任分担，是可以最终实现的目标，但需要时间和耐心。当我们为未来的医疗筹集资金时，应考虑纳入新的医疗模式。这样的策略必须建立新的模式来管理我们衰老和长期患病的朋友和家人。当基层医务人员可以进入这样卓越的医疗中心时，将会成为更好的提供者，而当我们在教育并在全球范围内解决 CRD 患者的各种需求时，我们所有人都将成为更好的提供者[23]。

第27章

居家康复治疗

Home rehabilitation

Sally J. Singh   Linzy Houchen-wolloff   著

要 点

◆ 居家呼吸康复项目是医疗中心康复项目的可行替代方案，并且可以增加慢性呼吸系统疾病患者使用这一重要的干预措施。

◆ 如果与医院呼吸康复项目相似的方式干预，那么居家和社区康复项目可等同于医疗中心的康复项目。

一、居家康复的理论基础是什么？

对慢性呼吸系统疾病患者而言，PR 是一种非常有效的干预措施，并且其价值和性价比都很高[1, 2]。PR 可以降低致残率，改善 QoL，减少医疗使用，从而降低了医疗卫生成本[3]。美国和国际指南推荐的传统康复形式是在医疗中心进行的，参加医疗监督下的运动，以及接受教育支持促进有效自我管理[1, 4]。有充足的证据支持这种形式，参与过的患者也对其表示欢迎[5, 6]。2015年发表的 Cochrane 综述[3] 认为，有关康复的有效性，没有必要进行更深入的 RCT，因为已经有大量积极的证据证明了这一点；作者建议应该将研究重点放在如何更好地延续康复治疗方案上，尤其是康复的疗程、地点和医疗监督的程度。毫无疑问，对于康复医学界来说，发展和评价其他形式的康复治疗，既是一种挑战，同时也有助于摆脱"一成不变"的观念。

目前临床上迫切需要发展康复以满足潜在需求。根据许多国际上的经验，我们知道，康复的需求并未体现在所提供的服务中[7, 8]。来自于英国基层医疗机构的数据表明，符合条件的患者只有 13%～15% 被转诊至 PR 项目[5, 9]。这其中所面临的困难不仅限于转诊，数据表明即使被转诊到康复项目，但该服务也没有被充分使用。2015年英格兰和威尔士 PR 临床审计发现，在转诊的患者中，31% 的人未参加首次评估。其中，10% 的人没有进入康复项目，并且即使进入了，退出率也高达 17%——相当于每 100 名转诊患者中只有 42 人完成了项目[5]。这项国家审计还收集了参加项目的 COPD 患者的入院后数据，结果发现，尽管有国家支持，这项服务仍很稀少[6]。来自美国的数据结果相同，数据表明只有 1.9% 的患者在入院后 6 个月内完成了一个 PR 疗程[10]。而在偏远地区，进入项目率尤其低[7, 11]。

低接收率的原因是多方面的，虽然没有进行广泛探讨，但推测可能与"转诊质量"、当前的服务提供能力以及患者的接受程度有关。服务依赖于转诊人和潜在康复对象之间的互动。显然，转诊至 PR 需要提高，我们需要同行在适当的时机提供合适的康复信息。

对于这一需求，有许多问题需要探讨。

- 我们可以提高 PR 的接收率吗？
- 我们可以通过其他康复形式来提高 PR 的能力吗？
- 我们如何保证这些其他康复形式的质量？
- 我们是否可以采用一种更先进的方法？一种能使 PR 的"剂量"与康复对象相匹配的方法。

许多呼吸协会提供了面向患者的 PR 信息资源，以鼓励 COPD 患者参与。英国肺病基金会（British Lung Foundation）支持患者通行证（https://passport.blf.org.uk/）的实施，该通行证列出了有高质量证据支持的 COPD 疗法，并允许持有者与他们的医疗人员讨论有关转诊至 PR 的问题。为了提高参与率，应该对 PR 转诊人员和接收人员都进行教育，显然，在这一方面还有很长的路要走。但如果每个 COPD（及其他 CRD）患者都被转诊进行康复治疗，那么我们将毫无准备。欧洲的一项调查显示，每项康复项目平均每年接收 40～75 名患者[12]。

在美国估计有 1600 万人患有 COPD，而仅有 2000 多个康复项目，并且有 1776 个县没有康复项目[7]。而具有门诊 PR 项目的医院所占百分比在不同的人口数目地区之间也存在很大差异，与南部地区（农村地区）（39.0%）和西部（35.5%）相比，东北地区（52.7%）和中西部地区（61.7%）更高（$P < 0.0001$；Moscovice et al .2019）。尽管其他国家尚未发布相关数据，但可以预见的是服务很差。大多数医疗卫生机构没有充足资源来提供这种综合服务。

通常来说，康复是在拥有很多运动设备及配有多学科团队服务于康复治疗的医学中心进行的。前文提及的那篇 Cochrane 综述[3] 研究了 23 个社区康复项目，以及一些居家康复项目，表明人们对于其他康复形式的兴趣日益浓厚。

二、患者的因素和观念

显然，对于任何康复干预措施而言，患者的参与都至关重要。有大量的定性数据支持康复的开展以及康复对象对其广泛的接受度[13, 14]。但是，关于影响加入 PR 和依从性的患者因素，仍有一些细节需要讨论[15, 16]。

Hayton 等[17] 回顾了 700 多名康复参与者的数据。转诊至 PR 的患者中有很大一部分（31.8%）并没有参加项目，并且有相似比例患者（29.1%）没有坚持项目（为了此项分析的目的，设定为 63%）。未参与的预测因素有女性、当前吸烟者和独居。未坚持的预测因素有当前吸烟者、到医疗中心的距离、使用氧气以及较差的肺功能（FEV_1）和 HRQL。总体而言，数据表明吸烟状况、疾病严重程度和社会支持似乎可以预测 PR 的参与和坚持。早期研究支持吸烟状况、可移动距离和 MRC 评分反映的疾病严重程度的影响[18]。

抑郁也影响康复的完成[19]。该因素适合康复治疗，并且可能会受益于健康 / 临床心理学家的治疗。

作为英格兰和威尔士国家审计的一部分，Steiner 等报告了探讨社会经济地位（贫困）的数据及其对康复参与和结局的影响。数据收集自 210 个康复项目，包括 7413 名患者。与一般人口相比，PR 患者居住在相对贫困的地区。依据贫困将数据分为五等分，作者发现，贫困程度最低组和最高组相比，康复项目的完成率存在显著差异（最低组是 70%，最高组是 50%）。但是，在考虑了贫困基线之后，发现贫困对运动表现和健康状况的改善没有显著影响。数据表明，不仅需要针对接收和转诊制订干预措施，还需要特别关注来自贫困地区的可能康复对象，以找到解决方案鼓励他们接受康复服务[20]。

享有过康复经历的人一般很愿意分享自己的观点和看法，并能清楚的表达所获得的益处。在任何医疗领域中，让难以接近的人群（即那些不愿进入康复项目以及在康复过程的任何阶段随时退出的人）发表意见和看法总是更加困难。澳大利亚的一个团队已得到重要数据，以帮助医疗人员了解这类人群的障碍因素[21]。总共对 37 名患者进行了访谈，大约一半拒绝参加康复，另一半中途退出了康复项目。也许这并不意外，但是系统地证实了我们的猜测。那些选择不参加项目的患者主要是因为自觉不会有明显获益，同时认为运动不是有效的干预措施，或认为自己在家中已经进行了足够的运动。再次前往中心对这两个群体都是一个障碍，其中包括花费、所涉及时间、缺少交通工具以及时间上的冲突（包括并发症的管理）和上课所需的时间。对于那些退出康复项目的患者来说，身体不适（疼痛和其他并发症）和 COPD 急性加重是重要原因[21]。这个澳大利亚的团队还发表了系统综述，包括定性和定量数据[22]。

一篇关于转诊的障碍和促进因素的系统综述表明，最常见的两个障碍一是不了解 PR 及其获益，二是不了解转诊流程，有六项研究阐述了可能的解决方案，其中最常用的是培训和 PR 经验[23]。有关转诊医生影响的研究也都同意这一观点；完成了康复项目的参与者也认为，如果医生 /全科医生本身足够了解并认可康复的获益，则可以促进患者接受 PR[24, 25]。一个小样本量的研究发现，其他康复形式的发展会带来更进一步的共鸣，而小组形式却没有[25]。

为了回答关于影响改善转诊和参与流程的问题，一项系统综述[26]得出结论，尽管有许多研究探索提高参与率的干预措施，但这些干预措施各不相同，无法进行比较，证据质量也很低。

三、其他康复形式

尽管在谈及此项服务时没有对不同的类型进行区别称呼，全部统称为"呼吸康复"这一术语，但在阅读文献时可以发现已经逐渐发展出了其他康复形式。关于 PR 的最新 Cochrane 综述[3]扩展了康复范围，包括 41 个医院康复项目（住院患者和门诊患者）和 23 个社区康复项目（居家和社区康复项目都包含在内）。最短持续时间为 4 周的运动训练，有 / 没有教育内容。总体而言，对于所有常规结局而言，康复治疗的结果都是非常积极的。作者进行了特定的亚组分析，仅比较医院（n=39）vs. 社区 / 居家项目（n=25）。由于所选择的结局指标差异，比较受到限制，但据报道，与医院康复项目相比，社区 / 居家康复项目在 CRQ 这一结局指标方面影响较小。使用 SGRQ 中未观察到这种不同的反应。

解释数据的困难在于揭示居家康复项目和社区康复项目之间的差异。澳大利亚和新西兰 PR 临床实践指南[8]解释了这一原因。居家康复项目被定义为"在患者家中进行干预的项目"，而社区康复项目则被定义为"在社区环境中（即不在医院也不在家中）进行干预的项目"。进行这种区分似乎完全合理；而医疗监督的程度是居家康复这一新康复形式的关键问题。社区、居家和医院康复项目的潜在利弊列在表 27–1。

社区康复可以是医院康复的复制，设置相似的课程安排、医疗监督和运动设备（特别是那些在当地健身房进行的康复项目）。许多研究评估了将这些服务简单地移至社区环境后的效果，虽然并非"在家"，但可能离家很近。这些社区康

表 27-1　社区 / 居家 / 医院康复的优势和不足

	社区（小组）	居家（个人）	医院（小组）
优势	• 离家近 • 减少了路程 / 交通花费 • 在当地社区与同伴互动	• 方便：任何时间、任何地点 • 路程 / 交通花费最少 • 适合于不喜欢小组治疗的患者 • 个体化 / 适应环境	• 有 MDT • 有特定的（运动）设备 • 有充足的证据支持 • 需要时有医疗护理
不足	• MDT 治疗难 • 运动设备有限（休闲中心 / 社区 / 　教堂大厅）	• MDT 治疗难 • 如果需要多次家访 / 一对一电话 　咨询，工作人员的效率会降低 • 证据水平不足	• 路程 / 交通（距离和停车） • 不喜欢医院 / 小组形式 • 回到他们曾感觉不舒服的地 　方

MDT. 多学科团队

复项目的形式类似于医院康复项目。一项在英国进行的较大型研究，参与者随机分配，接受医院或社区康复项目，两组之间没有显著差异。结果并不让人惊讶，因为项目形式和医疗监督都非常相似[27]。社区项目所面临的挑战可能主要在于缺乏真正的多学科团队（该团队在医院中更容易获得）以及专业设备（如氧疗）。这些并不是无法克服的，社区的位置可以提供许多优势来解决这些问题。根据定义，社区机构是位于社区中的，因此可以减少出行时间，停车也更方便。但是，如果患者功能障碍非常严重需要医院转运，则可能会影响他们行社区康复。

居家康复正发展为医院康复的一个替代选择。但是，据估计，世界范围内不到 5% 的中心提供居家 PR[12]。我们从事心脏康复的同行早已认识到采用菜单式的康复方法可以使尽可能多的康复对象参与，这是一篇大样本量（*n*=2890）Cochrane 综述的重点，这篇文章比较了医疗中心与居家康复[28]。在大多数情况下，康复项目的核心组成部分是个体化制订和渐进性运动训练，并辅以教育项目以促进理解和有效的自我管理。其他组成部分可能取决于患者的基线特征，并需要特定的医疗专业人员——例如，营养师、心理学专家或作业治疗师。问题是如何在居家环境中复

制它？因此，我们面临两个挑战：提供医疗监督以及在居家环境中获得多学科团队治疗。

四、参与者的监督

目前，参与 PR 项目的患者每周有 2～4h 与医疗专业人员面对面（face to face，F2F）接触，为期至少 6 周。这种支持可确保患者遵循 PR 项目的标准流程。居家项目中，医疗专业人员每周两次定期探访，或者更现实的是，可以远程提供医疗监督。但是，前者似乎成本效率低下，因此是不可持续的形式。随着全球化的普及，远程医疗监督的概念日益对行业提出了越来越多的挑战，远程医疗监督中任务被分配给远离主要中心的员工。目前没有对"远程监督"的严格定义，可以理解为"当直接接触受限时，从远距离监督个人 / 团体的安全及健康"。当然，这种远程医疗监督的概念确实面临着一系列挑战，其中包括参与者与医疗中心之间商定的联系时间表（如果是实时的），非 F2F 接触带来的非语言线索的丢失（尽管可以通过一些技术方案克服）和参与者之间交流的减少。此外，患者无法在远程监督下获得同伴的支持。另外，居家康复可能有很多好处，包括无交通问题，参与者可以选择一天中的最佳时间参加项目，最合适的一天参加项目（方

便避开其他重要事情），该项目还可以在度假 / 旅行期间继续进行。对于喜欢小组活动的人，可以将其视为一项独立的项目，有可能取得与医疗中心相似的结果。同样，尽管证据质量为低到中等，但对于无法参与医疗中心项目的患者来说，它可被视为"总比没有好"。这是最近基于网络的心脏康复所采用的方法，该研究招募了拒绝参与医疗中心项目的患者参加试验 [29]。可以通过多种方式提供远程监督（图 27-1）。

另一个要考虑的因素是疾病的严重程度。有观点认为，居家 / 社区康复项目适合风险较低的轻度患者，而有额外需求（如需要辅助供氧）的重症患者应在医院环境中进行管理。但是，最严重的患者通常无法（或不希望）到医院进行康复治疗。尽管这些观点在 PR 社区中经常被争论，但我们没有证据支持这两种说法。

数字时代开辟了许多替代方法。最常用的方法是定时电话（相较于课程项目，时间更灵活）。电话沟通的目的是快速评估以确保患者"正确进行"，或者为了促进患者的行为改变而进行更详细的电话沟通，一个更加全面的电话沟通还包括对某些教育主题的讨论，这与传统的医疗中心项目相同。或者，可以通过视频会议"远程面对面"监督，也可以单独 [30] 或分组 [31] 进行监督。其他较少使用的沟通方法是使用电子邮件、短信和其他数字媒体来提供支持和指导。这种康复模

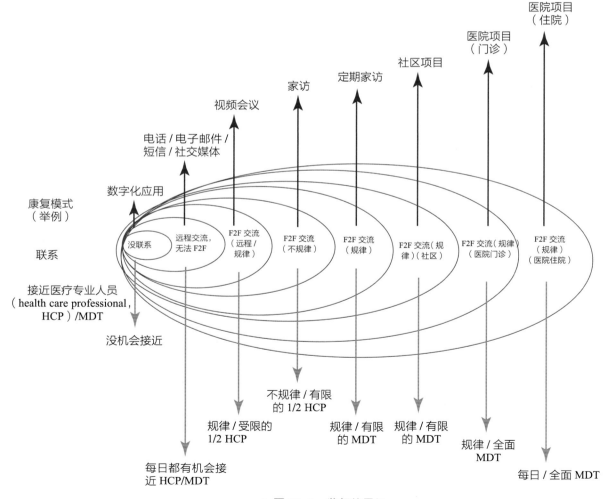

▲ 图 27-1　监督的层级
F2F. 面对面；MDT. 多学科团队；HCP. 医疗专业人员

式只是刚刚开发。尽管对 COPD 患者的体力活动干预不是一个康复项目，但已经对其进行了定量和定性的接受度检查，通过这些数据发现了一些最受欢迎的活动和进行的最少的活动[32]。尽管所招募的团队熟悉智能手机，但在结合短信沟通的同时，他们也非常重视与健康教练之间的人际互动。显然与心脏康复的同行相比，还有一些差距，但我们所有人都将受到新兴数字技术的挑战。

五、工作人员可及性

非常情况下，医疗专业人员可以与医疗中心项目相同的监督频率家访居家康复患者。但是，这可能代价高昂，而且早期证据表明这种方法无效[33]，尽管这项研究采用分层的方法来进行康复，将最严重的患者（MRC 5）分配到居家康复或对照干预组。或者，可以在家中提供设备，或者患者可以遵循英国[34, 35]和澳大利亚[8]开展的项目中常制订的个体化处方步行方案。还可以在家中提供抗阻训练设备（自由重物 / 弹力带），以复制医院中的力量训练。教育部分可以通过多种方式实现：手册[35, 36]、电话[37]、视频[38]或数字化的方式[39]。

考虑当前的证据基础很重要，但是首先要注意的是这些数据是如何获得的以及试验设计是怎样的。证据通常是 PR 中心报道的，首次评估时招募患者，进行分组（经过知情同意），或是传统的基于医疗中心的有监督的康复项目组，或是有远程监督的新型康复项目组。患者当然会期望参加有监督的康复项目，而招募也可能会受到阻碍（尤其是如果患者偏爱医院或其他康复方式）。另一个需要注意的是，参加居家项目的患者可能是最不积极的，认为居家康复项目更容易才选择的。尚未普遍使用的一种方法是进行基于偏好的试验，将其中有偏好的患者分到他们自己选择的

干预项目，而没有偏好的患者则随机分到任一种项目。这种方法已经成功地用于一项心脏康复研究中，该试验比较了居家和医疗中心的康复[40]。需进一步考虑的是，为那些在转诊或评估时拒绝常规康复服务或退出有监督项目的患者提供居家康复服务。这是一个充满挑战的研究领域，而试验设计至关重要。传统的基于优效性的试验是不合适的，因为其目的不一定是为了开发优于医疗中心的居家康复项目，而是为可能的参与者提供更广泛的 PR 范围和可及性。

六、证据

关于 COPD 患者的居家康复，已有大量的发表文献（表 27-2，为最近 5 年的示例；注意，这不是系统列表）。这些研究可大致分为居家康复组 vs. 对照组 / 常规治疗组，居家康复组 vs. 中心 / 社区康复组。关于 PR 的最新 Cochrane 综述[3]假设"仅基于医院的干预与基于社区 / 居家的干预之间可能会存在干预效果的差异"。因此，对仅基于医院的项目与基于社区 / 居家的项目进行了亚组分析。21 个项目是社区康复，其中 11 个是完全的居家康复，有 1 个则结合了社区和居家康复。将所有社区研究和居家研究分为一组，进行亚组分析，形成一个"社区小组"。在这一组中，用 CRQ 评估 HRQL 的变化，发现比医院康复组的变化小（所有维度都是）。确定治疗结局存在差异，促使 Cochrane 综述的作者建议在该领域进行进一步研究，以比较两种方法的优点。但是，如前所述，想弄清居家项目和社区项目的差异是一项挑战。

最近，澳大利亚和新西兰的康复指南[8]探索了居家康复的证据，以解决一个关键问题：居家或社区 PR 项目是否与医院康复项目一样有效？这又细分为三个具体的"PICO"问题。

1. 对于 COPD 患者，居家 PR 比常规治疗更

表 27-2　近 5 年稳定期 COPD 患者居家 PR 的 RCT 示例

第一作者和年份	居家 PR 项目	对照组	主要结局指标
Chen 2018[54]	常规 PR 指导 + 下肢抗阻训练（使用弹力带）	常规 PR 指导	股四头肌力量
Horton 2018[35]	结构化居家 PR（使用手册）	医疗中心 PR	CRQ—自我报告
Valenza 2018[55]	居家股四头肌 NMES	标准内科治疗（无干预）	6MWT
Bourne 2017[53]	线上 PR	F2F PR	6MWT 和 CAT
Chaplin 2017[39]	线上 PR	医疗中心 PR	可行性：招募率，人员流失
Cameron–Tuker 2016[56]	电话监督和居家步行计划（PR 前）	常规治疗（无干预）	6MWT
Holland 2017[11]	使用最少设备的 PR 和 COPD 手册	医疗中心 PR	6MWT
Kawagoshi 2015[57]	低强度 PR（包括 IMT）+ 计步器反馈	仅有低强度 PR（包括 IMT）	体力活动客观指标（加速度计）
Pradella 2015[58]	PR	常规治疗（无干预）	6MWT

PR. 呼吸康复；NMES. 神经肌肉电刺激；IMT. 吸气肌训练

有效吗？

2. 对于 COPD 患者，居家 PR 是否可以是医院 PR 的替代选择？

3. 对于 COPD 患者，社区 PR 比常规治疗更有效吗？

如前所述，作者将居家 PR 定义为在参与者家中进行干预的项目，将社区 PR 定义为在社区环境（即不在医院也不在家中）进行干预的项目。有关 PICO 问题 1，有 11 项研究，根据现有证据（中 – 低质量），专家组推荐应向 COPD 患者提供居家 PR，是常规治疗的替代选择。这些研究的监督水平从每次训练[41] 到每两周 1 次[42] 不等，所有患者都在医疗中心进行首次评估。与常规治疗相比，居家 PR 改善了 HRQL（CRQ 的所有维度以及 SGRQ 的"健康"和"活动"维度）。

PICO 问题 2 的回答再次出现中 – 低质量的

证据，共 278 个引文。有六项研究进行居家和医院 PR 直接头对头比较。其中一项研究，每次居家训练都由一名物理治疗师进行监督[43]，有三项研究报告了与医疗专业人员定期联系（至少每周一次）[11, 44, 45]。与 Cochrane 综述[3] 的结果相反，此指南的作者未发现两种项目在 QoL 或运动耐量方面存在任何差异。因此，专家组推荐向患者提供居家 PR，作为医院 PR 的替代选择，并规定为了运动处方的制订和进阶，需要定期与医疗专业人员联系，因为大多数课程都是无人监督的。专家强调，这对于确保患者接受足够的运动量以从该项目中获益是至关重要的。

PICO 问题 3 有七项研究，证据水平中等。七项研究中的四项提供了社区项目，每周进行两次有监督的运动训练（中等强度）[46-49]。作者得出的结论是，应该为 COPD 患者提供与医院 PR

项目相同强度和频率的社区 PR，可替代常规治疗。形式必须与医院项目相同，才能获得相同的临床获益，社区项目的实施可能涉及涉及减少一些障碍，如可及性。

2018 年发表的一篇系统综述比较了居家运动项目与门诊项目[50]，共包括 13 项研究，得出的结论是：门诊和居家运动训练项目在许多 QoL 评估方面的改善是"同等有效"的。

七、文献中的研究

在定义文献中的干预措施时，图 27-1 中描述的结构是有用的参考，这些干预措施涉及康复模式、联系方式和接近医疗专业人员机会。这些因素从没有联系 / 监督到规律 F2F 联系 / 监督范围内上下浮动。文献中描述的居家项目适用于此模型，如远程 PR[51, 52]、家庭线上 / 手册化项目[35, 53]和社区 PR[46-49]。表 27-2 列出了最近 5 年文献中描述的稳定期 COPD 患者的居家项目的 RCT 示例。描述的所有项目都适合图 27-1 概述的模式。这不是一个系统导出的列表，而是迄今为止的现代证据。它概述了用于进行居家 PR 的干预措施和设备。项目的异质性使得很难解释每个项目的相对优点。当然，还没有关于理想的居家 PR 项目的指导。

需要考虑的另一个因素是使用居家 / 社区 PR 的专业设备。我们在表 27-2 中可以看到，文献中描述了一系列用于居家 PR 的设备 / 资源，包括计步器[57]、弹力带[54]和 NMES[55]。

一方面，我们看到参与者在家中通过专用设备（运动自行车）进行居家 PR，并由医疗专业人员每周探访和电话随访进行监督[59]。尽管描述是自我管理干预措施，但该项目包括有监督的居家运动（牵伸运动、肌力训练、功率自行车、步行或爬楼梯）以及自我管理教育（"让 COPD 患者生活更美好"），因此也是一项全面的康复项目[60]。但是，最近一项有关 COPD 自我管理干预措施的综述认为，最有效的自我管理项目包括有监督的运动计划[61]。实际上，该项目[59]在减少后续医疗使用方面非常有效。在 12 个月的随访中，与常规治疗组相比，干预组因急性加重住院次数降低了 39.8%。

Borbeau 等[59]的研究，通过医疗人员的多次家访有 / 无使用昂贵的设备进行居家康复，这限制其在临床实践中广泛实施。为了解决这个问题，Holland 等[11]使用最少的设备（与标准的中心项目相比）完成了为期 8 周的居家 PR 项目随机对照等效试验。干预组的患者接受自我管理指导（"让 COPD 患者生活更美好"）和物理治疗师的首次家访。此后，建议患者每天在家进行 30min 的运动，并每周一次电话随访。耐力训练包括使用计步器步行和抗阻训练，可用家中的物品（如台阶、使用水瓶进行上肢训练）。两组的课程完成率均设定为 70%。这种高度结构化的居家 PR 模式，只需很少的资源，就能够得到与中心 PR 类似的临床结局（6MWT 和 CRQ）。作者得出结论，对于无法到医疗中心进行 PR 的 COPD 患者，可以考虑进行居家 PR。

表 27-2 没有包括今年发表的两项居家研究，因为使用的是匹配的设计而不是金标准的 RCT 方法。首先，Bhatt[51]的研究回顾性地将接受远程视频医疗的患者（n=80）与未接受这种干预的患者（n=160）进行了匹配。实时视频会议 PR 干预在患者出院后 2 周开始，其中包括 36 次运动训练标准项目，为期 12 周。研究人员发现接受视频远程医疗的参与者 30 天再入院率显著低于对照组（干预组为 6.2%，对照组为 18.1%）。这些结果令人鼓舞，但尚未在 RCT 中证实。

最近，Nolan 等研究了 15 名接受居家运动训练的 COPD 患者的"真实世界"反应，并有一个配对小组接受有监督的医院 PR[62]。所有患者均可自由选择 PR 或居家运动。为了平衡基线特征，使用了 1∶1 倾向得分匹配模型，将进行居家运动的患者与参加 PR 的患者进行匹配，考虑了年龄、性别、肺功能、MRC 呼吸困难评分、BMI、ISWT 距离和 CRQ 总分。两种方案均为 8 周，患者完成了有氧训练、抗阻运动和教育（符合 BTS 的 PR 标准）。他们观察到与 PR 相比，居家运动能力（ISWT）改善较小（居家组为 29m，PR 组为 59m，P=0.003），但 QoL（CRQ 总分）的改善相似。因此，作者建议，有监督的 PR 仍是标准治疗，对于无法参加 PR 的患者，居家训练是不太有效的选择。这与以前 2017 年 Holland 研究结论相一致，并表明重要的是对运动训练的监督，而不是地点本身 [61]。尽管这两项研究均采用了实用的配对设计，因此其结果可能更通用，但这些研究随机性差可能会带来偏差。

八、技术

如前所述，技术在康复实施中发挥着越来越重要的作用。表 27-2[39, 51, 53] 概述了使用远程医疗或网络进行的研究。其中两项研究采用 RCT 设计与标准的医疗中心康复进行了直接的比较 [39, 53]。

在第一个研究中 [39]，患者被随机分配到 SPACE 的网络版进行 COPD 自我管理项目或常规康复。对于基于网络的干预，鼓励患者每天在家运动，并且在线上运动日记中记录进度。每周一次电话随访。运动与常规医院项目相类似，包括有氧步行和力量训练。步行的强度是基于基线极量往返步行测试中的表现，并规定为基线表现的 85%。患者每周设定一个运动目标。力量训练包括使用手持重物进行的上、下肢抗阻训练。患者使用 VAS 记录步行和力量训练的难度，目标评分为 4~7。主要结局指标是可行性。作者证明，与传统的 PR 相比，基于网络的交互式 PR 项目是可行且可被接受的。两组之间在收集到的其他

结果（运动能力和 QoL）方面无显著差异；但是，这项研究没有检测这一点。可能引起关注的是，线上项目的退出率（57%）高于传统 PR（23%），这也许反映了研究人员所面临的技术挑战。

最近，另一项英国研究测试了"我的 PR"在线项目 [53]。在线项目本质上是递增式的，进行时间超过 6 周。屏幕上的运动训练与患者实时进行，并且患者必须跟随视频同时运动。每 10 项运动训练之间要休息 1min，并提供了 Borg 评分。在 6 周的训练中，每周都会指导患者观看 3 个不同的教育视频。常规治疗组每周进行两次医疗中心 PR，持续 6 周。在对 6MWT 距离和症状评分的影响方面，为期 6 周的"我的 PR"项目不比传统 F2F 模式差。该项目安全且耐受性良好，但是值得注意的是，招募人群的肺功能障碍程度低于 PR 研究中通常报告的程度。

总之，这些 PR 的数字化替代方案已在设计合理的小规模研究中显示出了其可行性（人数范围在 64~103）。当然，随着技术的不断发展，有远程支持的 PR 数字化方式将在未来变得越来越普遍。作为医疗专业人员，必须确保只有在经过充分的研究和用户测试后才能实施这些项目，要记住，并非所有患者都会选择基于网络的项目/远程康复。

九、急性加重后的居家康复研究

有关居家 PR 的大多数文献都是针对稳定期的 COPD 患者。但是，两项英国研究评估了 COPD 患者出院后（急性加重后）支持性自我管理项目的作用。第一个使用"COPD 患者 SPACE"自我管理手册，在患者出院时交给他们 [63]。手册和运动训练是由受过训练的物理治疗师在为时 30~45min 的一对一课程中进行的，其中使用了动机性访谈来促进行为改变、目标设定和解决问题。在出院后 72h 内以及 2、4、6、8

和 10 周内，参与者会接到电话回访。作者发现，尽管干预措施并没有减少 3 个月内的住院率（高于常规治疗组），但是干预组在一些次要结局指标中有重要的变化，包括延迟首次再住院时间、缩短了住院时间并提高了医疗质量（准备回家反应）。干预是安全的，没有死亡或不良事件的报道。在 Houchen-Wolloff 等的后续研究中 [64]，将相同的 "COPD 患者 SPACE" 自我管理信息改编为网络的版本。当患者出院时，以相同的方式交予患者，并向其解释该网站，然后在远程支持下（通过电子邮件或电话）在家中完成为期 3 个月的项目。主要结局指标是可行性，没有对照组。由于在这项研究中招募和留住患者存在困难，因此作者得出结论，干预措施不可行，无法广泛推广，主要由于队列中的受试者网络素养低于预期（基于英国统计数据）。但是，该项目有效地增加了患者对疾病的认识（与基线相比，布里斯托 COPD 知识问卷改变了 7.8 分，$P < 0.05$），并增加了门诊康复的执行率（该队列中的 19% 继续完成 PR，相比之下，先前估算为 10%）[65]。可能是这种干预措施可以起到桥梁作用，并帮助患者从住院环境过渡到居家环境，并参与 PR 项目。

有两项研究专门评估分阶段康复项目的效果，在 COPD 急性加重后将康复从医院住院环境（有监督）过渡到居家环境（无监督）[66, 67]。在这种情况下，可以使用图 27-1（从右到左）来可视化的讲解如何进行此过渡，该图突出显示了各种康复形式在各个时间点是可互换的。例如，根据患者在特定时间的需求，以滑动量表中的任何一种方式移动都是可以接受的。患者可能希望从以医院为基础的有监督程序开始，直到他们获得足够的信心和技能，在远程支持下在家 "独自完成"。Greening 等进行的首个多中心研究中，患者在医院开始为期 6 周的运动训练项目（入院48h 内），并在家中 48h、2 周和 4 周后通过动机

访谈法在电话交流下继续进行此运动项目 [66]。除常规治疗外，干预组还接受每日监督的主动（力量和有氧训练）和被动（NMES）训练。干预组的患者也接受了自我管理教育（"COPD 患者的 SPACE" 自我管理手册）。这项研究的早期康复并没有降低随后再入院的风险或在急性加重 12 个月后增强身体功能的恢复。尽管是在干预完成后，干预组的死亡率更高。有趣的是，在该研究中，干预组的 PR 执行率较低。结果表明，"除了当前标准的物理治疗外，急性疾病的早期阶段不应开始进行渐进性运动康复"，这已被英国广泛接受，患者倾向于等待到进行加重后门诊康复项目时再开始运动（大约在出院后 1 个月）。Ko 等 [67] 的研究在减少 COPD 再住院率和住院时间、改善症状和 QoL 方面更为成功。这项研究的干预措施比 Greening 等的干预措施更为全面和密集 [66]。患者接受了个体化的治疗计划，包括呼吸科护士的教育、物理治疗师对 PR/ 居家 PR 的支持、呼吸科护士一年内每 3 个月的电话随访，并在呼吸诊所由呼吸专科医生进行跟进随访，为期一年，每 3 个月一次。该研究没有评估成本效益，并且是在一个单一的三级医疗中心进行，因此尚不清楚结果是否可以在其他中心复制。

十、维持项目

在医院或社区 PR 项目的初始阶段之后进行的维持项目，也可能适合居家 / 社区环境。可能有人会想到，居家模式会更容易长期继续下去，因为该项目可以融入患者的日常生活中。但是，在最小设备需求的居家研究中，如 Holland 等先前所述 [11]，居家康复和医疗中心康复模式都不能有效地维持 12 个月的获益。

BTS[4] 和澳大利亚 / 新西兰的 PR 指南 [8] 推荐在有监督的 PR 之外继续进行运动训练。来自于回顾性研究的证据表明，与常规治疗相比，持

续的有监督的维持运动可大大降低呼吸系统疾病入院风险。但是，文献中描述的许多维持策略均不受监督，并且该领域的证据级别低或仅基于专家意见。最佳的维持策略尚无明确共识，并且需要进一步研究。

文献中的居家维持项目包括每周[68]或每月[27]电话随访，每周 / 每两周[69]/ 每月[68]社区或门诊监督课程。这些模式具有一些短期的获益。但是，作为维持策略，仍然需要大量劳动力。结果充其量是中等的，并且定期随访的成本效益还需要评估。大多数证据来自中、重度 COPD 患者（即典型的康复人群）。

一项研究探讨了社区 COPD 康复项目在 2 年内对非严重疾病的疗效[46]。这项研究包括最初的 4 个月的 PR 项目（物理治疗师进行每周两次，每次 30min 的课程），然后是 20 个月的维持阶段。在维持阶段，患者每月拜访一次物理治疗师，以帮助他们维持最初的运动训练项目（步行、功率自行车和力量训练）并监测依从性。如果有需要，也可以在这段时间内安排呼吸科护士和营养师。常规治疗组获得了最佳常规治疗，但没有康复治疗。在第 2 年时，QoL（SGRQ）、MRC 得分、功率车耐力时间和步行距离（6MWT）组间差异明显。因此，该试验是第一个 RCT，证明了即使对于气道阻塞较轻的患者，社区 PR 也是可行且有效的。经过 4 个月的密集康复，HRQL、呼吸困难和运动表现得到了显著改善，并维持了 2 年。

如前所述，新技术为患者提供了更多的创新途径，使他们可通过远程监督在家中完成康复。最近，Vasilopoulou 等在希腊报道了使用远程医疗作为维持工具[70]。在此维持 RCT 中，在 2 个月的密集门诊 PR 项目后，患者被随机分配到远程康复组、医院的维持康复（每周两次）组，以及常规治疗组（无康复），为期 12 个月。居家远程康复干预包括为期 12 个月的 144 节课程。该

项目包括：①个体化的行动计划；②带有远程监督的运动训练；③每周 5 天呼叫中心，每天 10h；④心理支持；⑤通过每周与物理治疗师、运动学家、营养师和医师电话或视频联系获得饮食和自我管理建议。患者还拥有可自己测定肺功能和生命体征的设备，该设备会上传数据供研究人员通过蓝牙进行观察。可以在平板电脑上查看和记录运动视频（上、下肢的力量训练以及步行）。

该研究设计的一个主要缺陷是对照组没有进行最初的 2 个月 PR 项目。因此，很难在这三组之间进行比较。但是，两个干预组在 12 个月后的再入院率（两组均为 0.3）和急性加重率（远程医疗组为 1.7，医院组为 1.8）方面具有可比性。但是，远程医疗组与医院康复组相比，急诊就诊次数较少，这是由于通过远程设备发出的急性加重警告。因此，远程医疗维持可能在管理该人群疾病加重中发挥作用。

十一、非 COPD 人群

居家 PR 的大部分证据都是基于 COPD 人群。然而，有两项研究探讨了在 IPF 患者居家康复的应用[71, 72]。在第一项研究中，居家 PR 项目包括缩唇呼吸、胸廓扩张练习、膈式呼吸练习、结合呼吸控制的上、下肢运动（牵伸胸肌、躯干，双肩上抬，坐 - 站训练）和步行训练（每天 15～30min）。患者进行呼吸控制训练、呼吸困难的应对方法和放松训练，并为患者提供了包含训练方法的手册，用于增加患者的依从性。指导患者进行所有运动，每周运动 5 天，每天 3 次，每次重复 10 组。作者得出结论，居家 PR 可以减轻 IPF 患者的呼吸困难和疲劳，改善运动能力和 HRQL。然而，此研究样本量较小，只有 17 名患者，是非对照，非随机设计。在最近的一项研究中，纤维化特发性间质性肺炎（fibrotic idiopathic interstitial pneumonias，f-IIPs）患者每周接受

一次家访，进行有监督的运动、教育和心理支持（共 90min），为期两个月。这些课程是根据首次评估教育需求制订的，包括耐力自行车、日常生活活动训练、力量训练、教育、心理支持和动机交流以促进行为改变和自我管理。在监督和提供的特定设备（功率自行车）方面，类似于 Borbeau 对 COPD 患者的干预[59]。每周课程都是在团队成员的直接监督下实施的，但患者要在一周的其他几天无监督下进行个体化耐力训练。在 2 个月的 PR 项目结束后，每两个月随访一次，共随访 12 个月。6MWD、医院焦虑和抑郁量表中的焦虑评分在干预后有所改善，并在 12 个月后与基线评分也有显著差异。作者的结论是居家 PR 对于 f–IIP 患者的运动耐量、QoL 和心境有长期获益。居家 PR 是医疗中心 PR 项目（住院或门诊）的替代选择，从而大大增加了获得治疗的患者数量，得到该领域的跨学科团队的监督。然而，这又是一个无对照的回顾性研究。患者不是随机分组的，而是根据偏好和（或）距最近的 PR 中心距离选择参加居家研究的，这可能会存在纳入偏倚。因此有必要对 IPF 和其他 CRD 进行进一步的居家 PR 试验，以得出有关安全性和有效性的可靠结论。

十二、结论

PR 是对 COPD 和其他 CRD 患者非常有价值的干预措施。但是，医疗中心的康复项目使用率仍然很低。原因很复杂，部分是因为实施康复的组织和系统，还有部分是来自于患者方面的障碍。现在，人们对于从转诊人员、临床医生和患者那里提供 PR 的替代方案产生了浓厚的兴趣。这些选择将 PR 扩展到居家环境。因此，文献中出现了各种居家模式，例如，数字化项目和功能性居家训练。康复模式通过上下浮动的监督量表（图 27–1）而概念化，其中考虑了实施方式、监督程度和医疗专业人员的可及性。文献表明，如果与医院 PR 相似的方式实施，居家和社区康复项目可能是医院项目的替代方案（或大致等效）。居家环境在考虑维持 PR 或在住院和急性加重后的门诊项目之间过渡时特别有用。居家 PR 的大多数证据都基于 COPD 人群，如果要将此类干预措施扩展到其他 CRD 患者，则需要更多的研究。

十三、总结

总之，PR 是对 COPD 和其他 CRD 患者非常有价值的干预措施。但是，医疗中心项目使用率仍然非常低。因此，文献中出现了各种居家 PR 模式，如数字化项目和功能性居家训练。文献表明，如果以与医院 PR 相似的方式实施，那么居家和社区康复项目可能大致等效于医疗中心项目。

远程康复

Telerehabilitation

Michele Vitacca   Michael K. Stickland   著

要　点

◆ 远程康复减少阻碍和改善医疗的潜力令人着迷。

◆ 远程康复致力于解决一个基本问题：如何以有效、经济和安全的方式改善患者康复服务的可及性。

◆ 尽管希望通过远程康复来解决这些问题，但还需要更多研究来帮助远程康复在这些患者的管理方面成为一项真正的进步。

◆ 远程康复广泛普及的主要阻碍包括：对互操作性的电子医疗方案缺乏认识和信心；成本效益的大规模证据有限；缺乏法律依据及报销方案。

◆ 各国政府应推动制订远程康复的公共、道德、法律、法规、技术和行政标准。

◆ 迄今为止，尚未有研究探讨将远程康复引入体系层面的影响，和将有效性以外的数据纳入规划和实施中。

一、远程康复的定义、理论和机会

PR 是 COPD 管理的重要组成部分[1-4]，患者从中的获益包括改善症状、运动能力和自我效能以及减少未来急性加重次数和医疗花费[1, 2, 5-12]。许多国家的数据表明，尽管已证明呼吸康复有效，其使用率仍普遍不足，接收能力只供服务 0.4%～10% 的 COPD 人群[13-15]。在探究 PR 为何未得到充分使用的原因时发现，项目可及性差[16-18]是患者参与的主要阻碍。导致项目接收率差的原因包括医疗系统相关阻碍，如项目数量不足和有资质的医疗专业人员不足，尤其是农村和周边地区[15, 19]。不仅仅只有项目接收能力是一个问题，还有一个患者参与的阻碍与 PR 项目所在的地区有关。PR 项目通常位于大城市的急性或亚急性病医院内[20]，因此，生活在农村和偏远地区的人们获得 PR 的机会有限。此外，即使城市患者也可能难以参与 PR，因为大城市的医院会面临交通、无障碍停车场以及从停车场到 PR 项目的步行距离等方面的困难。由于许多发达国家出现人口老龄化，预计在未来几年内 PR 的可及性问题将会恶化。随着人口老龄化的出现，与患者出勤相关的阻碍，如行动不便、痛苦症状和无法外出等问题也将增加 [21]。另外，康复后规律运动可以防止呼吸困难和运动受限进一步加重，这都是 CRD 进行性发展的特征 [22]。远程康复可以提供一个理想的机会，既可以改善 PR 的可及性，还有助于传统 PR 项目后有益结果的维持。

远程医疗被定义为使用信息和通信技术（information and communication technologies，ICT）提供医疗服务并在长或短距离上传输医疗数据 [23]。它涵盖了多种技术，如视频会议、互联网平台、存储转发装置、流媒体以及地面和无线通信。因此，远程医疗是一个广泛的概念，可能涉及诊断、治疗、监督、教育和预防。

在不同的远程医疗机会中，远程康复定义为可远程提供临床康复服务的 ICT[24]。远程康复有多种用途，包括减少医院医疗服务、降低医疗成本、坚持 PA、培养和纠正生活方式、改善服务的可及性、将服务范围扩大到偏远地区、改善自我监测、更好地了解治疗处方、提高依从性并与医疗人员进行更好的沟通 [8, 25]。总的来说，就结局、完成率和不良事件而言，远程康复似乎与心肺疾病患者的其他实施模式没有什么不同 [26]。实际上，远程康复是远程医疗领域的一个独特方面，因为它不仅仅只是远程医疗监督和交流，而是转变为了患者和治疗师主动参与康复过程，而治疗师与患者之间的直接互动比传统模式少。

二、远程康复：信号和模式的运用

远程康复定义为使用服务实施的四种模式技术以支持功能状态的服务：①用于交互式视频会议的"面对面"标准模式，包括远程咨询和远程教育；②与护理人员协作的远程居家照护服务（即远程支持）；③可进行交互式远程评估的远程监督；④远程照护，即患者可以在远程监督下居家"娱乐"和运动，治疗师可以远程更改设置 [27]。

远程咨询常通过视频会议将医生与偏远地区的患者联系起来，以提供医疗咨询。常在参与 PR 之前进行，以便评估患者是否合适、有无潜在的安全隐患，并为当地 PR 人员提供临床和康复指南。卫星诊所的医疗专业人员常直接参与其中，可协助临床信息的交流和传输，包括胸部听诊、生命体征、脉搏血氧饱和度和功能能力测试。已证明远程咨询是可行的 [28]、可靠的 [28, 29]，并大大减少了患者的交通次数 [29]。此外，远程会诊是一个有希望的项目，可将农村患者与专科医师联系起来，以改善获得专科治疗的机会。

远程教育利用网络平台提供患者疾病管理有关的信息和服务。有针对医疗专业人员的平台，增强他们对疾病管理过程的了解，促进实施患者疾病管理。还有为患者专门设计的远程教育平台，以帮助他们了解其病情和疾病管理，从而改善患者的自我管理能力。COPD 患者越来越希望使用网络替代技术接收疾病管理信息。例如，最近对 75 名 COPD 患者的调查发现，调查对象中的 77% 希望通过网络或手机应用程序接收健康和疾病管理信息 [30]，51% 喜欢使用计算机获取信息。

远程监督包括设备、传感器和收集患者信息的调查表，这些数据随后实时或回顾性地传输到医学中心的医疗专业人员或团队 [31, 32]。传输的信息由医疗专业人员监督，如果有证据表明病情恶化，他们可能会联系患者。有人提出，远程监督在 COPD 的管理中特别有用，因为它可以及早发现急性加重并随后降低医疗使用 [33]。COPD 患者及医疗专业人员在远程监督方面有积极的体验。患者对过程满意 [34, 35]，设备使用容易 [36, 37]；患者还报告说自己有能力参与自身疾病的自我管理 [38]。一些研究报告说，虽然远程监督可带来积极结局，包括减少急性加重 [39] 和住院治疗次数 [40-42]，但其有效性尚未得到普遍认可 [39, 43, 44]。

新兴应用领域是可穿戴技术，运用可穿戴传感器促进居家康复干预措施的实施。促进康复运动项目实施的系统通常利用传感技术与交互式游戏/虚拟现实（virtual reality，VR）环境相结合[45]。我们期望将来可以将 VR 设备用于呼吸系统疾病患者的 PR 项目中，以促进对康复和 PA 的坚持。

三、COPD 患者的远程康复

Stickland 等 [28] 比较了通过远程医疗实施 PR 的 147 名乡村卫星医疗中心 COPD 患者和通过人工实施 PR 的 262 名城市医疗中心 COPD 患者。在首次患者评估过程中使用远程咨询，运用视频会议将城市医疗中心的呼吸内科医师与卫星医疗中心的患者联系起来。会议期间，医师回顾了患者的病史，同时获得肺功能、静息 ECG 和 6MWT 的基线数据，以确保其适合参加 PR 项目，并为卫星医疗中心的医疗专业人员提供康复指导。然后，患者在当地医疗中心的指导下参加 PR。远程教育的模式为，每个远程站点都通过远程视频会议软件加入主办机构的日常教育课程。每个班级都有多个远程站点，每个站点在每节课程后都参与问答环节。为期 8 周的 PR 项目后，远程医疗组和城市 PR 组有相似的出勤率和退出率，并且步行距离和 HRQL 都有所改善。这项研究发现，与传统的 PR 项目相比，远程医疗可以有效地将 PR 扩展到偏远地区，并产生相似的获益。

Holland 等 [37] 运用远程监督研究了 8 名中度 COPD 患者的居家 PR 项目效果。所有参与者都在城市医疗中心线下进行了运动能力、HRQL 和呼吸困难的首次评估。患者在家中使用研究人员提供的功率自行车进行每周两次远程康复，为期 8 周。使用带有内置网络摄像头的平板电脑将医疗专业人员与一到两名居家患者联系在一起，并使用脉搏血氧仪监测每名患者的血氧饱和度和心

率。运动强度为通过首次 6MWT 预估的峰值功率负荷的 60%。向参与者提供书面教育材料，医疗专业人员每次课程都进行 COPD 自我管理的非正式讨论。没有重大不良事件的报道，而且患者完成率很高（即 76%）。所有完成 8 周项目的参与者，其 6MWD 和 CRQ 的呼吸困难维度得分均有显著改善。这项研究的主要优势在于，用于提供视频会议/监督的设备很容易获得，成本也相对较低。它的一项重要发现是，需要适当的数据网络，因为有些网络存在视频和声音连接方面的问题。这项研究表明，使用容易获得的设备进行简单的居家远程康复对于 COPD 患者是安全可行的。

Tsai 等 [46] 对 37 名 COPD 患者进行了一项 RCT，比较居家远程医疗运动项目组与非运动对照组。首次家访时，在患者家中放置带内置摄像头的便携式笔记本电脑、功率自行车和指尖脉搏血氧仪。就如何使用设备进行面对面培训，并为每位患者提供一本手册。远程康复为监督下的小组运动训练，每周 3 次，共 8 周。物理治疗师在每次治疗中使用视频会议软件对至多 4 名参与者进行远程居家运动监督。参与者可看到物理治疗师和其他参与者，并可与之交谈。所有参与者都进行了下肢功率自行车、步行和力量运动训练。两组都未进行正规教育项目。与对照组相比，运动组的自我效能和 ESWT 时间有所增加。值得注意的是，没有观察到 QoL 的显著改善，可能由于该项目未整合疾病管理教育。

Nield 和 Hoo[47] 进行了一项 RCT，用以确定使用 Skype ™软件进行远程监督支持下缩唇呼吸的有效性（尽管不是 PR）。对照组和干预组的参与者均在基线时接受了缩唇呼吸的指导，但只有干预组通过笔记本电脑和 Skype 软件与医护人员进行了每周 1 次的缩唇呼吸强化训练，为期 4 周。研究发现干预组呼吸困难程度减轻、社会支持增

加，但是 6min 步行距离没有差异。重要的是，这项研究表明，低成本的视频会议平台，例如，笔记本电脑上的 Skype，可用于 COPD 患者的远程监督。

这些研究表明，向居家患者和无法受益于现有 PR 项目的偏远机构实施 PR 方面，远程医疗具有潜力。

四、慢性呼吸功能不全患者的远程康复

出院在家的患有慢性呼吸功能不全（chronic respiratory insufficiency，CRI）的心肺 / 神经系统疾病患者大多为有合并症的老年人，表现为运动耐量减低、严重残疾、LTOT 和接受机械通气（有 / 无气管切开）[48]。由于这些原因，患者及其照护者的负担非常高[48]。同时，相对较低的神经肌肉疾病患病率和较高的地域分散度可能导致这类患者社交隔离和互动困难[49]。单独进行远程康复，或最好能与门诊或居家 PR 相结合，对这类患者可能是一个合理的机会。

随着对专业服务和有限资源的需求不断增长，远程医疗提供了一个理想的途径以促进高质量治疗的普及，降低出行花费和负担[49, 50]，对康复治疗和获得照护具有重要意义[51]。出现临床问题时，如脉搏血氧饱和度下降、早期发现复发、气道阻塞、机械通气面罩故障、辅助供氧故障、呼吸机或气管切开问题、功能独立性、药物依从性、运动训练、生活方式改变、PA、肌肉力量训练和营养状况，电话或视频援助是可以在患者和电子医疗康复专业人员之间共享的重要项目[52-54]。

总体而言，缺乏针对 CRI 患者的远程康复项目有效性研究。先前的一项研究表明，与传统的面对面测试相比，脉搏血氧饱和度测定可以从远程站点传输数据，具有可行性、实用性和有效性[55]。另一项研究表明，将远程监督与血氧测定

及 PA 评估相结合，有助于接受 LTOT 的 COPD 患者获得更充分的氧疗处方[56]。

远程康复平台用于合并 CRI 的 COPD 患者，其中包括心肺系统指标远程监测、每周护理人员电话咨询以及每周物理治疗师监督下运动项目[57-61]。大多数研究表明步行距离、运动耐量、QoL 和呼吸困难有所改善[57, 58]，急性加重[58] 和住院治疗[57-61] 次数有所减少。但是，一项基于网络，使用计步器进行的 PA 干预研究表明，238 例 COPD 患者（28% 接受 LTOT）生活质量和每日步数的改善维持了 4 个月，但无法维持 12 个月[62]。已证明，将远程康复和物理治疗师线下家访相结合可以预防高跌倒风险患者在家中跌倒[63]，还可以在居家环境下协助 13 名住宅离医院较远的咳嗽能力下降的神经肌肉疾病患者[64] 及 40 例肌萎缩性侧索硬化症患者（amyotrophic lateral sclerosis，ALS）[52]。远程医疗可与医疗专业人员的上门服务相结合，为严重急性气道阻塞的 ALS 患者按需开具机械性吸 - 呼气技术（mechanical insufflator-exsufflator，MI-E）设备[61]，并指导使用方法。

总体而言，远程医疗平台和项目已为患者所接受，患者报告对服务和居家设备非常满意[52, 53, 56, 59, 60, 64]。未来需要设计良好、样本量更大且长期随访的研究以确定远程康复对慢性呼吸系统疾病患者的有效性[44]。

五、风险 / 不足

尚缺乏远程医疗和远程康复中患者安全性评估的研究证据，可能部分由于不了解与此相关的新兴安全问题。许多参加康复项目的患者年龄较大，可能无法使用或没有能力使用远程康复所需技术。这些因素影响着远程康复治疗环境，继而影响健康结局。患者授权和数字化健康认知能力对于成功部署电子医疗至关重要。不幸的是，一

个主要的阻碍是缺乏对电子医疗机会和用户所面临挑战的认识[65]。

2013 年，Pew 研究中心[66] 对 1526 名 65 岁以上美国成年人进行了调查，发现虽然有 59% 的调查对象是互联网用户，但拥有智能手机的只有 18%。该中心随后在 2016 年进行的一项针对老年人的调查[67] 发现，虽然智能手机在老年人中的拥有量大幅增加，但在使用计算机、智能手机或其他电子产品时，只有 26% 的老年人感到"非常有信心"，而年轻成年人则为 74%。

尽管患者对使用技术提供的医疗服务感兴趣，但是新技术的新奇感消失迅速，长期坚持存在挑战。80% 的应用程序在下载 3 个月后从未使用过[68]。2015 年美国进行的一项调查发现，尽管抽样调查中健身和营养 App 是最常下载的健康 App，但几乎有一半的调查对象停止使用，原因包括大量使用蜂窝数据流量、失去兴趣和隐性花费[69]。但是，对于部分人群而言，使用 App 和追踪健康行为可能是一个不错的选择。Rasche 等[70] 研究了至少合并一种慢性疾病的老年人中健康 App 使用的普遍性后发现，虽然只有 16.5% 的人使用，但大多数人每周都会使用，并且大多数 App 与运动有关。用户趋向年轻化，对技术也越来越满意。

另外，与远程医疗和远程康复相关的法律问题仍然存在争议。患者必须充分了解服务的特征、潜在风险、减少风险的预防措施并确保信息的保密性[71]。

远程康复的安全问题很复杂，不仅包括设备故障，还包括信息延迟或丢失、误解建议或结果不准确而产生的对患者管理决策的不利影响。某些情况下，发布和共享个人信息和个体化运动处方项目的虚拟专用网络、开放式网络和社交网络，需在安全性和保护保密信息能力方面提供进一步的安全警告。

使用远程医疗和远程康复具有若干潜在风险[72, 73]：远程咨询无法达到医疗标准；设备或系统发生故障；电子数据被操纵；电子记录被滥用；网络数据保护性差（保密性、真实性、数据报告、过程认证、安全性和隐私性差）；以及网络可能难以确定医疗专业人员的责任和潜在义务。提供者和用户都必须确保保密性、数据及其报告的真实性、用数字签名对程序进行授权认证、保护保密性、被援助者的安全和隐私，以及单元之间敏感数据实时存储和传输而没有被操纵。

总之，使用远程康复的患者需要有识别不良事件的能力，并被支持启动行动计划。这些不良事件可能是严重的（如对运动的不良血流动力学反应）或轻度的（如运动后的肌肉酸痛）。定期查询、记录和处理安全问题的方法是该项目的组成部分。

除了与技术的实际交互作用外，由于技术的影响，患者发展自我管理技能的过程也存在风险。例如，远程监督可能没有起到支持患者疾病自我管理的作用，反而会增加对医疗专业人员在解释症状和管理疾病方面的依赖[44]。因此，过度依赖数据和医疗专业人员可能会妨碍患者学习自我管理技能。需要进一步的长期研究，以更好地了解远程监督如何影响慢性呼吸系统疾病患者的健康行为和健康结局[44]。

某些情况下[74]，几乎 40% 的患者认为远程康复的医疗质量不如面对面康复。但是，Moffet 等[75] 发现接受治疗的满意度相同（85%），与远程康复后症状和身体改善之间没有关联。对远程康复服务的满意度可能取决于问题的提出方式、患者人群、特定的远程医疗干预措施（如实时视频会议、基于小组或一对一、远程生物监测）以及现有的社区医疗服务。在没有康复服务的社区，任何形式的康复都比完全没有好。

六、经济考量（成本效益数据）

目前，许多远程医疗 PR 研究都是"概念验证"研究，医师 / 患者比通常高于实际情况，而且，许多远程医疗 PR 项目尚未用于实际治疗中。当前，尚无研究探究远程 PR 的成本效益；但是，目前正在进行大规模试验[76]。Frederix 等研究了在标准的门诊心脏康复项目中增加远程康复的成本效益[77]。在标准心脏康复项目的第 6 周开始远程康复，持续 24 周。远程康复项目包括对运动和 PA 的远程监督及半自动的远程指导。作者发现，与标准心脏康复相比，增加了远程康复的患者，总医疗费用较低。另一项 RCT 比较了标准的门诊心脏康复与包含了远程监督、远程咨询和远程教育的心脏远程康复项目[78]，发现与标准组相比，远程康复组每位患者的总费用较高，且质量调整生命年的收益较低，因此作者得出结论，尽管远程康复可能会增加参与度，但似乎并不划算。除了需要更大的临床医生支持外，远程康复还需要远程医疗技术（即计算机 / 平板电脑、远程监督设备等）和运动训练设备以及可靠的高速互联网连接。所用设备类型可代表每位患者的大量花费。当前，没有足够的证据来正确评估远程医疗 PR 的成本效益。

七、未来方向和结论

随着这项技术的日益普及，法律法规应更新，并为目前尚未解决的问题提供答案。各国政府应推动制订远程康复的公共、道德、法律、法规、技术和行政标准以提供安全有效的服务[79, 80]。

尽管希望通过远程康复来解决这些问题，但还需要更多研究来帮助远程康复在这些患者的管理方面成为一项真正的进步。远程康复可能是合并慢性疾病的呼吸系统疾病患者的关键因素，但

如果不考虑患者接受的其他服务（居家照护、医院可及性、社会照护）则很难进行评估。

远程康复广泛普及的主要阻碍包括：患者、市民和医疗专业人员对电子医疗方案缺乏认识和信心；成本效益的大规模证据有限；缺乏法律依据；此类应用程序收集的数据的使用缺乏透明度；法律框架不完善或不完整，包括缺少报销方案；启动成本高昂；互联网服务存在地区差异；以及可及性在贫困地区受限。解决这些阻碍的方法是未来需要探索的领域。

推动远程康复的研究和治疗，部分依靠向消费者和医疗系统持续引入可负担技术。从根本上说，远程康复致力于解决一个基本问题：如何以有效、经济和安全的方式改善患者康复服务的可及性？对不同患者群体获得康复服务的阻碍的研究一致认为，社区服务缺乏、交通障碍、时间冲突、并发症、医疗人力资源缺乏以及疾病严重性或敏感性都会影响个人获得和参加传统康复项目[25, 81, 82]。远程康复减少这些阻碍并改善医疗颇具潜力。但是，迄今为止，许多研究尚未探讨在卫生体系层面引入远程康复的影响，和将有效性以外的数据纳入普及的远程康复的规划和实施中。

八、总结

远程康复可提供一个理想的机会，既可以改善 PR 可及性还有助于维持传统 PR 项目后的积极结果。实际上，远程康复是远程医疗领域的一个独特方面，因为远程康复已经不仅限于远程医疗监督，还可和积极的患者进行交流，虽然治疗师与患者之间的线下互动比常规康复模式少，但也能参与康复过程中。研究表明，远程医疗可以促进患者在家中进行 PR。当前，没有足够的证据来正确评估远程医疗 PR 的成本效益。

本章重点介绍远程康复的定义、原理和机

会，探讨所使用的信号和模式（居家项目）、合并 CRI 的 COPD 患者远程康复的结果、风险 / 不足、广泛普及的主要阻碍，经济考量。

总而言之，远程医疗技术的使用在解决 PR 实施的主要阻碍方面显示出了希望，因为它可以让不同地理位置的医疗提供者和患者之间进行医疗服务分配和信息交换，从而为生活在偏远社区或难以访问传统 PR 中心的人们提供重要资源。

远程康复具有减少阻碍和改善医疗的潜力，这很有吸引力。但是，迄今为止，许多研究还没有探讨在体系层面引入远程康复的影响，和将有效性以外的数据纳入规划和实施中。

慢性呼吸系统疾病患者：患者和照护者的经历与需求

Living with chronic lung disease: The experiences and needs of patients and caregivers

Alda Marques　　Roger S. Goldstein　著

第 29 章

> **要 点**
> ◆ 慢性呼吸系统疾病给患者和照护者的生活带来了巨大挑战。
> ◆ 应倾听患者和照护者的经历和需求，医疗专业人员在满足他们的需求和支持方面起着关键作用。
> ◆ 日益认识到照护者在日常生活中对患者及其自身的支持作用，这意味着需要增加资源。
> ◆ 可以通过扩大呼吸康复范围以提供家庭支持。

一、概述

全球最常见的三十种死亡原因中有五种是呼吸系统疾病[1, 2]，占所有残疾调整生命年（disability-adjusted life-years，DALY）的 10% 以上[1]。众所周知，这些状况会影响健康、经济和社会系统[3]，但最重要的是给个人及其家庭带来巨大挑战。非职业照护人员是支持 CRD 患者的主要来源[4, 5]。然而，很少有人关注患者和照护人员的需求，并且缺乏干预性研究来评估增加的支持对照护人员的影响。本章将讨论：①从患者和照护者的角度看待伴随 CRD 生活的经历；②进行 PR 以支持整个家庭更好地适应 CRD。患者和照护者还会发表感言，以加深我们对 CRD 患者真实生活的认识。

二、从患者和照护者的角度看伴随慢性呼吸系统疾病生活

经常能读到有关 CRD 负担将会增长的信息，却很少讨论这种增长会对患者和照护者的治疗负担产生什么影响，特别是当为疾病管理提供的照护从医院转移到社区和家庭时[6]。有关如何解决这一负担的信息有限。

CRD 患者的日常生活经历在好与坏中循环往复。诸如呼吸困难和疲劳之类的高负担症状以及伴随的心理痛苦意味着日常生活正面临挑战，从基础日常生活活动（如睡觉、起床、洗澡、穿衣、饮食、饮水、交谈，甚至包括坐在医生的候诊室）到更复杂的活动（如做饭、职业任务、步行、性生活和购物）都如此[7-13]。因此毫不意外的是，

这些活动被委派、限制、调整甚至停止[14]。运动耐量、肌力减退、功能状态、PA、社会和家庭受限以及 QoL 低下[15-32]的变化导致对他人的依赖增加[33]。

此外，据报道他们还感到疾病及其管理知识的缺乏、羞耻感[34]、恐惧和恐慌[35]、家庭支持的过度保护、与医疗人员和家庭成员的沟通困难[36]以及身份认同感的丧失等[37]。这些经历会扰乱日常生活[13]，给患者本身及其与家庭、医疗人员和社会的关系带来了身体和情感上的挑战。患者未满足的需求包括：①了解疾病；②症状管理和药物；③健康的生活方式；④情绪和忧虑管理；⑤积极生活；⑥思考未来；⑦实际支持；⑧财务、工作和住房；⑨家庭和亲密关系；⑩社交和娱乐生活；⑪独立；⑫导引服务；⑬精神需求[33, 38-41]。

由于他们丰富的经验，一些患者和照护人员成为制订自身应对策略的专家，使用的策略包括积极的再评估、寻找疾病意义和解决问题的方法[37]。表 29-1 以引用语的形式列出了 CRD 患者生活中的经历和需求。尽管患者报告了症状的聚类[42, 43]，但是随着自然病程中病情的进展，发生需医疗干预和住院治疗的急性加重，都会引起他们的经历体验发生改变。因此，有意义的治疗应是按需个体化的[44]。非职业照护人员在日常生活中提供照护。

非职业照护者的定义不明确，但通常指的是提供多方面无偿帮助和监督的人。可以是家庭成员、朋友或邻居，可能与接受照护的人同住，也可能不与之同住，但都与他们个人有重要的私人关系[45-48]，在疾病的整个阶段都为患者提供支持。他们的作用非常复杂，对患者、照护者及两者之间的关系具有积极或消极的影响[49]。照护者提供非专业的症状评估，与医疗专业人员联系，以及通过在困难时刻与患者交谈给予情感和精神上的支持。他们还为诸如烹饪、穿衣、散步、给药、夜间保持警惕以及社会和经济支持等提供实际支持[50]。

在漫长而复杂的照护过程中，他们会感到疲劳、注意力不集中、睡眠不足、缺乏个人时间、对生活的控制减弱以及无助、内疚和沮丧的感觉。他们还经历着对未来的不确定[50]、丧失性生活[51]、职业[35, 52]和社交生活受限制、与急性加重相关的波动的精神痛苦、与患者关系的紧张以及对不确定的未来的沮丧感[37]。但他们也认可在照顾所爱之人时能获得积极乐观的经历，包括个人成长、奉献感和满足感[36, 37, 50]。有十种不同的照护概念，其中包括：①心理健康；②照护者的角色；③生活方式的改变；④对照护者的支持；⑤知识；⑥关系；⑦经验丰富；⑧保持警惕；⑨共同照护；⑩时间[53]。表 29-2 以引用语的形式列出了照护 CRD 患者时照护者的生活经历。

尽管照护人员提供了极有用的支持，却几乎看不到有关他们的研究。自 20 世纪初首次提及 CRD 的非职业照护（主要有关囊性纤维化）以来，有关这一主题的研究兴趣仅最近十年才有所提高（图 29-1）。照护人员常常感到自己没有做好承担照护职责的准备[50]，他们需要有关疾病、患者及其照护者的支持策略、与谁联系和会遇到什么、个人自由支配时间及居家评估等实用性建议的教育[34, 49, 54-57]。他们的需求被认为是直接的（支持照护者）和可行的（支持照护者提供照护）[58]。由于缺乏与医疗专业人员的公开交流，这两种需求经常被忽视和低估[39]。由于照护者的经历不同，他们的工作量及照护责任的影响也不同，而医疗专业人员大多没有意识到这一点[59, 60]。因此，除了评估患者外，医疗专业人员还应评估照护经历对照护人员的影响并予以支持，以使 CRD 患者的照护成为一种积极的经历，从而有利于长期管理[53]。有关照护人员的干预性研究非常有限[54, 56, 61]。

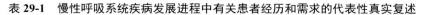

表 29-1　慢性呼吸系统疾病发展进程中有关患者经历和需求的代表性真实复述

患者经历	复述
高症状负担和心理痛苦	• ……剃须时，我先涂上剃须膏，然后必须摘掉氧气，我知道这不会花很长时间……但我还是迫不及待地想赶紧把氧气戴回去……（我）正在考虑买一个电动剃须刀，这样我就可以躺着剃[33] • 有时候我什么也做不了，我感到非常沮丧。我经常哭，这种情况每周发生几次[85]
运动耐量减低	• 我只想能走走路，一两公里就行……如果我每天都能走路，还不影响呼吸，就已经很好了……[78]
日常生活能力障碍	• 我以前每天都洗澡，真的很令人怀念。我现在一个人住，担心以后出不了门。糟糕的时候，我只能用婴儿湿纸巾清洁关键部位，然后穿好衣服……还只能分阶段地完成这些事。动作也慢，往往需要花半个小时才能做完[85] • 我以前一直很积极主动，园艺、DIY，家门前的所有事我都喜欢做。但是你看昨天，有一点事我都只能让 Christine 去（做）……有些事我能自己做，但只要是需要体力的，就做不了[33]
体力活动	• 我想去散步，但不能。我喘不上气。坐着的时候我没事。过去六个月，我只出过一次门[85]
社交和家庭生活受限	• 我为了能钓鱼，花了很多钱买特殊的装备……但从来没有用过，因为我甚至不能从这里步行到汽车[66] • 我没法出去走走，我没法和（丈夫）一起出去，今早他出去散了会儿步，我却没法和他一块去[13]
生活质量低	• 非常令人沮丧。有时你不得不为自己打气，然后提醒自己，这个世界上还有人比你过得更不好[85]
感到恐惧或恐慌	• 我无法面对它……我有恐慌发作……每周两到三次……曾经崩溃过……哭的像个孩子……有好几次我都只想把头往墙上砸[33]
（过度）保护性家庭支持	• 过多的照顾和关注；她（妻子）极为关心我[37] • 当我丈夫帮助我时，我会很沮丧。我知道他没错，但我就是很难接受[85]
认同感丧失	• 我再也不是从前那个我了（……）我的家人看到我变成这样感到很难过[85]
对他人的依赖逐渐增加	• ……你们是一起的，不是和我一起，……也不是和 Christine 一起……我俩是一起的……比如上下楼梯的时候……我会对 Christine 说，你下楼的时候带上我之类的[33]
尴尬	• 所有事情她（妻子）都要帮我，但大多数时候我都不想被帮助，因为这会让我感到尴尬[37] • 这个病是一个秘密……你不希望被别人知道你患有这种病……宁愿自己一个人斗争……我也决不会承认自己患有这个病……我不会的[34]
孤独	• 我现在再也见不到曾经能当作是朋友的人了，再也见不到了，逐渐消失了，我只靠我自己[13]

（续表）

患者需求	复　述
了解疾病	• 人们通常对此（疾病）一无所知。有人对发生在自己身上的疾病完全不了解 [34]
管理症状和药物	• 当你过度疲劳需要休息时，你再不能像过去那样不停歇……明白这一点非常重要，和管理呼吸困难一样重要 [82]
健康的生活方式	• 我觉得保持体能比运动更重要……要在下次生病前保持体能水平，不要让它再次滑落……这就需要斗争到底！只有这样才能真正感到积极向上 [82]
管理情绪和忧虑	• 为可能发生的变化做好计划，可以采取哪些步骤？找哪些人？有哪些选择？ [82]
积极生活	• 这令人沮丧，但你得克服它……知道这完全是自己造成的，简直太糟糕了……竭尽所能，保持积极，享受你所拥有的，因为生活把握在你自己手中，你可以把它过好也可以把它过坏……[8]
实际支持	• ……当要上楼睡觉时，一旦到了楼上我妻子会帮我调高氧气，然后我再开始脱衣服、上厕所，等在楼上安顿下来，我便呼喊她调低氧流量……等早上起床时再反过来做一遍 [33]。
经济支持	• 我自己没有交通工具，也没有钱坐出租车 [78] • 这些药物价格高昂，还没有任何服务的支持 [37]
家人和医疗专业人员的支持	• 我不得不让女儿带我来，我会给她增加很多负担，她自己本身的工作就已经很多了 [78] • 本来应该我照顾他，因为他是糖尿病患者所以我一直觉得应该我是他的照护者……而事实恰恰相反，他成了我的照护者。没有他，我无法应对……[86] • 当他（她的伴侣）给 COPD 护士打电话说他现在状况不好时，被告知必须给我们的 GP 打电话，不然没有用 [86]
社交和娱乐生活	• 我不能提前制订计划，因为我不知道头一天晚上能不能睡好，早上起来我避免做任何事情，因为我根本做不了。这有时真的挺令人沮丧的。我希望我能穿上外套出门，能和家人一起去度假、购物 [85]
独立	• 有的事情你是可以自己做的，认识到这一点很重要……这就是自我管理 [82]
导引服务	• 令人难过的是，当我的 GP 说他治不了我的失眠时，我就到呼吸科诊所去了，结果那里的（医疗专业人员）又说我应该去看 GP[86]

表 29-2　慢性呼吸系统疾病发展进程中有关照护者经历和需求的代表性真实复述

照护者的积极经历	复　述
逆境中的个人成长	• 当然，这些困难使我们成长。我们会更多地关注周围的事物，也许这就是让我们精神上成长的一种方式 [37]

（续表）

满足感	• 他很感激我做的这些，这让我感到满足；知道自己在帮助他人让我感到高兴 [50]
奉　献	• 当我看到她有好转时，比如当以前的那个她出现时，我会感到喜悦。这让我和她都很开心。然后你会开始享受这些小时刻 [36]

照护者的负面经历	复　述
身体健康	• 好吧，她太大太重了。每次帮她洗澡时，我的背和胳膊都会疼。也许是我抬她的方式错了 [36] ？ • 这让你筋疲力尽，真的，你只想找个角落待着，能有几分钟的平静与安宁，但你没有 [66]
情　绪	• 我一直很担心，我不能让他一个人在家，因为可能会发生什么 [37]
社　交	• 我们的生活质量下降了。我们两个以前会出去跳舞。我们喜欢跳舞，然后现在这些都停了 [50] • 我们不去散步、不去度假，家庭聚会也停止了。我们非常孤立 [37]
经　济	• ……患有 COPD 意味着她的入院情况不稳定且不相同，而且由于情况可能会发生巨大变化，无法明确出院日期。实际上，妈妈住院会花费我更多的钱，因为汽油价格每天都在波动，然后还要确保她所需要的东西都有……但是，不幸的是，COPD 并不是绝症 [50]
认同感丧失	• 有时这就像又养了个孩子，因为你有责任感，我认为他是我的责任。我觉得他不是任何其他人的责任，所以不管什么时候你都必须考虑在前头……[50]
睡眠问题	• 你晚上无法入睡。我们晚上都是醒着的 [4]

照护者的需求	复　述
缺乏有关疾病及其管理的知识 / 信息	• 尽管对这种疾病一无所知，但我们终生都会学习。事关我妻子的疾病，我有兴趣了解和学习所有的知识 [78] • 作为照护者，我认为最需要的是有人能告诉我，我和他分别都有哪些权益可以用来让我帮助他获益。如果我能得到一笔津贴，我就可以用它来帮助他，这样当我走了，他也不用担心会被用在别人身上 [50]
难以管理患者和他们自己的情感需求	• 一切都发生了改变，我们的生活全都颠倒了！就情绪状态而言（……），我们的生活停止了！[37]
社会支持	• 我放弃了曾经喜欢的、需要离开家的活动 [37]
经济支持	• 这些药物价格高昂，还没有任何服务的支持 [37]

（续表）

实际帮助	• ……当情况变得像一团乱麻，而你根本不知道这是怎么回事时，就应该请人来做一个居家评估。当这个人到你家里来做完评估然后对你说"可以帮您改善现在的情况"，那感觉真是太好了 [56] • 是，是有人站出来，就只是给了你点微不足道的鼓励，不是吗？你回想一下，三个星期过去了，医院的医生都说了些什么 [4]
缺乏医疗专业人员的沟通和支持	• 当我去医院想找人咨询时，我根本见不到他们。他们总是在研究新药，但却没有人能让我咨询，没人有时间。我觉得这很让人沮丧 [50]

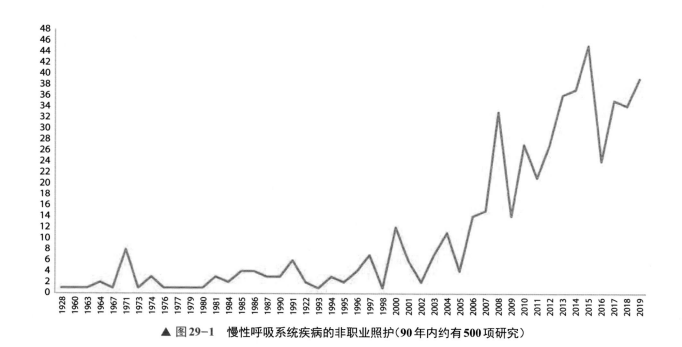

▲ 图 29-1　慢性呼吸系统疾病的非职业照护（90 年内约有 500 项研究）

从有关 COPD 的文献中总结了一系列用于评估照护情况的工具及其使用方法（表 29–3）[62]。还有另外两种工具用于直接确定照护人员的需求：照护者示警温度计（carers' alert thermometer）[63] 和照护者支持需求评估工具（carer support needs assessment Tool）[58, 64]。有关这类工具的综述指出，需要开发新的工具以及更好地了解这些现有工具中的心理评估工具 [65]。

总之，需要更早期、更全面的干预措施来支持患者和照护人员的需求，以提升这些受 CRD 影响的人们的幸福感。这一需求被描述为"获得更多呼吸的空间"[32, 51]。PR 已被提议作为解决此需求的一种选择 [55-66]，因为它可以使家庭积极参与照护 [67]。

表 29-3 用于评估 COPD 对照护人员影响的心理评估工具 [62]

维 度	工 具
心理状态和心境	• 贝克抑郁自评量表（Beck depression inventory） • 流调中心抑郁量表（center for epidemiological studies depression scale-10） • 老年抑郁量表（geriatric depression Scale） • 医院焦虑抑郁量表（hospital anxiety and depression scale） • 抑郁症筛查量表（patient health questionnaire） • 心境状态量表（profile of mood states） • 90 项症状清单（symptom checklist-90）
负担/心理痛苦	• 照护者负担量表（caregiver burden scale） • 照护者困难评估指数（carers' assessment of difficulties index） • 亲属应激量表（relative stress scale） • 主观应激量表（subjective stress scale） • Zarit 照护者负担量表（Zarit burden interview）
生活质量	• 欧洲生活质量问卷 VAS（european quality of life questionnaire VAS） • SF-36 简明健康调查量表（medical outcomes study questionnaire SF-36） • 生活质量指数 – 通用版本（quality of life index – generic version） • WHO 生存质量量表 – 简表（WHO quality of life questionnaire-BREF）
其他维度	• 照护者反应评估量表（caregiver reaction assessment） • COPD 功能障碍指数（COPD disability index） • 健康感知问卷 11 项（当前健康）[health perceptions questionnaire 11（Current Health）] • 疾病心理社会适应量表 – 简表（psychosocial adjustment to illness Scale-SF） • UCLA 孤独量表（UCLA loneliness scale）

注：UCLA. 加州大学洛杉矶分校，VAS. 视觉模拟量表

三、通过呼吸康复对参与慢性呼吸系统疾病历程的家庭予以支持

PR 的积极获益已得到广泛证明 [21, 68-76]，但缺少更广泛的可及性和能力以使更多符合纳入标准的患者参加 [77]。很少被提及的方面是将 PR 项目视为一项成功的适应程序，以支持患者及整个家庭顺利适应整个 CRD 病程 [78]。这意味着应在选择（selection）、优化（optimization）和代偿（compensation）的 SOC 模型中整合 PR，该模型侧重于个体参与的过程，以最大化收益和最小化损失，而这是由日常需求和功能下降所决定的 [79]。

教育和社会心理支持被公认是 PR 干预措施的组成部分 [75]，尽管还有许多需要改进的 [80]。它通常包括提供有关疾病、治疗和健康生活方式、症状管理和社区资源的信息，还包括从事照护工作和处理疾病相关问题的培训，以及解决问题的能力和情绪管理策略 [80-83]。PR 干预措施的这两个组成部分对患者和照护者都有用。鉴于 CRD 对照护人员的影响，照护人员认为对他们也有用就不奇怪了。

……我认为 PR 项目遗漏了配偶或照护人员是一个大错误。我觉得在项目的这一部分中应有一个成分是包含他们的，因为他们总说："你在

做什么？你要死在家里的跑步机上吗？你要在家举重吗？他现在应该做什么来维持效果？"[56]

研究表明，将家庭成员纳入 PR 项目在多个领域都是有益的，如理解和应对疾病、更多交流、更加警惕、获得疾病相关知识和管理策略、获得其他和自己相同情况的人的支持以及体力活动水平提高[81, 84]。事实证明，将家庭成员纳入 PR 的教育和社会心理部分可以改善应对策略和整个家庭对疾病的社会心理适应性，且不会干扰患者已获得的益处[67]。

最近，有人提出用 PR 来支持 CRD 患者的照护人员[53, 55, 56, 66]，但是研究仍然非常有限。鉴于 CRD 整个病程中对患者和照护者的支持是当前所需，这一问题值得进一步关注。

四、真实世界中患者和照护者感言

描述了患者和照护者在整个 CRD 历程中的真实感言。要求患者写出他们的经历，使用半结构化问题对照护者进行访谈同时进行记录和抄写。为了清楚起见，对答复进行了编辑。

（一）患者 1 的感言

LD 夫人，69 岁，mMRC 4，FEV_1 0.9L（40%pred），FEV_1/FVC 34%，GOLD D

我今年 69 岁，患 COPD 很多年了，它改变了我的生活，让做饭、铺床、洗澡和穿衣服等日常活动越来越难。好多人说呼吸病看不出来，这是真的。我坐着时看起来很好，但当我从椅子上站起来或走进洗手间时，很快就会遇到麻烦。我全天都要使用氧气。

还有情感上的挑战。与 COPD 患者一起生活最重要的就是找到正确的支持。我的家人和朋友非常支持我，尽管他们中有些人仍然不能体会当我无法正常呼吸时有多难受。我的爱人在我日常生活的方方面面都给予帮助，从准备饭菜到洗衣服。

我的呼吸科医师将我转诊行 PR，我可以诚实地说这挽救了我的生命。我了解了如何应对这种疾病，如何正确呼吸以及哪些运动有所帮助。我对自己的疾病以及如何与它共同生活有了更好的了解。我在康复机构交到了的朋友，他们给予我支持。我们的处境相同，所以可以相互交谈并理解这种疾病多么具有挑战性。

我仍然喜欢开车，而且到哪儿都开车。我的汽车后备厢中有一个轻便代步车，可以在外出购物时使用。我还有一个助行器，用于参加医生的预约门诊或康复机构面诊。我最近和爱人一起乘坐了飞机。我对携带氧气旅行有点担心，但是航空公司很棒，我的氧气公司确保我有足够的电池供便携式氧源使用。但是，我无法独自完成旅行。

生活绝对是艰难的，但我学会了尽力而为。有一些真实情感的挑战。随着年龄的增长，我担心自己的状况。我在康复机构结识的许多朋友都去世了，这让我越来越多地思考死亡以及如何面对死亡。我常常感到难过，很容易哭泣，还时不时有抑郁发作。我曾有惊恐发作病史，所以我的医生给我开了小剂量抗抑郁药，很有帮助。我一直是一个喜欢社交的人，很少在家。现在仍然还会外出和拜访朋友，但不像以前那样频繁。患 COPD 后，在身体和精神上都具有挑战性。但是，在朋友、家人和康复中心的大力支持下，我过得很好。

（二）患者 2 的感言

RD 先生，72 岁，mMRC 3，FEV_1 0.9L（27%pred），FEV_1/FVC 24%，GOLD D

我的故事开始于 2010 年的早上，当时厨房的桌子放着一杯咖啡和几根香烟。那时我自认为得了支气管炎，正在自行口服非处方药来缓解症状。突然，我出现了严重的呼吸困难。我的妻子打了急救电话。我立即吸上了氧气并被送往了医院，我被诊断为 COPD 基础上的急性支气管感染。我知道，历经 50 年，我最终必须戒烟了。我阅读了有关 COPD 的所有内容，然后意识到，我这么多年来的呼吸短促不仅仅意味着身体不适。

这次我成功了。激励我的目标是拖着氧气走出每一步。戒烟后，我的体重开始迅速增加，所以我参加了减重项目，学习如何正确饮食。戒烟是我一生中最难的事，减 90 磅（41kg）则比较容易。我感觉好多了，呼吸改善了，睡眠呼吸暂停消失了。

我的呼吸科医生将我转诊至每周三天的 PR 项目。该项目给了我规律运动的知识和信心。从该项目结束后，我的呼吸和体能水平达到了近十多年来最佳水平。我现在能坚持每周三天在健身房继续做同样的运动，而且已经持续好几年了。

我了解到，患 COPD 生活的关键是能量节省技术。由于早晨是我能量水平最高的时候，因此我会利用这段时间做需要体力的活动，包括家务、出门办事、购物和做饭。在完成一天的主要活动之前，我尽量不吃饭。我不会强迫自己超过舒适水平，我时刻准备着随时改变自己的计划。我在超市会使用购物车，如果天冷，我不会去户外。

我找到了我的理想步行速度。如果我与其他人在一起，我会明确表示这是我能走的最快速度，然后他们通常就会减速。当遇到斜坡时，我会根据需要适当休息。我还最大化洗手间的可用机会。我了解了使用小型便携式血氧仪监测氧饱和度的重要性。

我现在加深了对可能发生的急性加重的认识。我每年都会注射流感疫苗。如果发烧，我第二天就会去寻求治疗。我知道我的病情很严重，并且已经了解到，尽管我的生活质量并不理想，但比以前要好得多。我接受了无法再做某些事情的事实。我享受每一天，享受每一口空气。

最大限度地降低 COPD 影响的秘诀是良好的营养、体力活动、专业照护、向他人学习、能量管理和积极的心态相结合。引用 Willie Nelson 说的话："早知道我能活这么久，我就会更好地照顾自己。"

（三）患者 3 的感言

BL 夫人，62 岁，mMRC 3，FEV_1 0.72L（32% pred），FEV_1/FVC 40%，GOLD D

从前司空见惯的人、地方和事物现在都成为挑战。我的耐心被逐渐消耗。我现在没有时间或兴趣听闲聊，因为现在时间对我来说如此宝贵。感染需要更长的时间才能恢复，并且让我喘不过气来，感觉就像我脖子上有个套索在收紧。将会生病的恐惧永远存在。我经常需要使用抗生素和支气管扩张药治疗。我还能像这样做几次？

COPD 需要大量的精神自省，我对上帝和宗教的信仰受到质疑。对于我们许多人来说理所当然的小事，起初我会很遗憾我做不了，然后就接受了，最终羡慕这一切！我以前所知的生活现实现如今已完全不同了，这使我经历了强烈的情绪波动，包括恐惧和抑郁。当我首次确诊时，我以为如果不采取任何行动，我的寿命将会更长。现在我精疲力竭地上床睡觉，精疲力竭地醒来。有一次，当我睁开眼睛醒来，心中有一线希望和一点喜悦，也许我没有生病，可以做所有的事情。但最后还是认清了现实。生活是一场战斗，为了每一次的呼吸。我努力重新适应自己的新生活。

对我来说，患 COPD 的生活是学习呼吸和应对日常挑战。我曾经乐于帮助别人，但是现在，我别无选择，只能把自己放在第一位。接受自我爱护和自我照护是一个艰难而又难受的挑战。发现 PR 这一方法是天赐之福。呼吸康复中心是一个非常特别的地方，那里的人很友好、知识渊博、有奉献精神、富有同情心、体谅人、坚强且积极。患者们的情况都相同，拥有相同的经历和恐惧，与恶魔在同一条道路上前进。我们所有人都参与同一场战斗，努力学习如何应对、如何呼吸、如何接受，不断向前，创造更好的新现实。交到了很多好朋友。COPD 是无期徒刑。焦虑使呼吸更加困难。在家里，您会缺少理解、支持和鼓励。可能会产生孤独感，有被困住的感觉。

维持健康快乐的关系非常困难。性和亲密关系几乎是不可能的。在所有的关系中的身体和情感联系都受到了极限的考验。伴侣双方必须学会互相让步、理解、有耐心和同理心，这样才能历经疾病和健康获得真爱。我总在担心会成为家人和朋友的负担。

我以为我会一直工作到 70 岁，我曾希望直到生命的最后一天我都在跳舞、打高尔夫球、享受沙滩。而现在，这些都成为梦想。曾有一段时间我可以在一天内完成打扫房子、全天候上班、照顾孩子和跳舞。我对自己很生气，为什么要抽烟，为什么不好好照顾自己？如今在这个新的现实中，只是周围有人用了香水、古龙水、剃须乳都可能会引起我急性加重……这非常令人沮丧。

爬楼梯是一项巨大的挑战，同样的还有去杂货店购物、打扫房屋、烹饪和洗衣。抑郁和乏味会促使进食，然后体重增加，进一步引起呼吸困难。脑海里有个声音让我"加油，加油，加油"，但我的身体却说"不行，不行，不行"。

伴有 COPD 的生活是以坚定的积极态度学习呼吸和应对日常挑战。

（四）非职业照护者 1 的感言

MD 先生，72 岁，照顾患 COPD（GOLD 4 D）的妻子

我从早上 6:30 开始新的一天，打扫前一天晚上没清理的厨房，晾干盘子然后收起来。之后我开始做早餐，唤醒我的妻子，给她服药，让她做呼吸运动。早餐后，我就收拾东西、看会报纸，然后我们去杂货店购物。有时（我的妻子）是去预约门诊。下午我做家务或购物。当我的妻子小睡时，我会看看与我的园艺爱好相关的电子邮件。有时我会做做园艺工作，然后准备晚饭，打扫卫生，晚上 8 点至 10 点我们一起看会儿电视。这是非常忙碌的一天。

我偶尔会和孙子们一起，但这是最困难的。我想再做更多的工作，但这让她感到厌倦。我的妻子一直认为这是体力工作，但我很健康，而且精力充沛。问题是当我出去开几个小时的会或带孩子们出去时，我会担心她怎么样。这比体力活动带来的压力更大。我妻子中风过，还有乳腺癌，除了呼吸病外，她还有很多其他问题。我比以前更担心她了，因为她越来越爱看 IPAD 和吃东西之类的。但泡茶、开关她所需的任何电器都是我来做。大部分的体力劳动是由我完成的。庆幸的是我还有精力。

过去我们常请人来家里聚聚，但现在不能再那样做了。偶尔我会照看我儿子的两个孩子。作为照顾者没有什么特别的益处，但我对能够做这件事感到很高兴。患有 COPD 的人都是很不容易的，不是说只要多小心就可以使病情好转。有时我的妻子会感到沮丧和抑郁，即使有些事情以她的体力可以做到，但她精神上还是希望被照护。

我经常没有自己的时间。出门时间不能太长，不能去钓鱼。我再也没有那种自由了。我有时会因为照顾妻子而感到压力，同时还要履行其他的家庭责任。我女儿最近过得很艰难，我也因为没有足够的时间照顾她而感觉压力很大。我并不怨愤，这是事实，我能接受它。但我担心未来，因为她是 COPD 晚期，没有人能告诉我会发生什么。没有我的话，我的妻子没法生活，只能去疗养院。

到目前为止，即使我没有正确的饮食和足够的运动，我的健康也没有受到影响。然而，我的生活受到了限制。我不能请朋友来吃饭，因为她

不喜欢；我也不能和他们一起出去吃晚饭，因为我必须在家。我是她唯一可以依赖的人。如果孩子们来帮她，她会感到很累，因为每一件小事她都必须教他们怎么做。所以她总说你们爸爸会做的，他知道怎么做。如果 PR 项目中有课程是指导照顾者解决这些问题的，会很有帮助。我们承诺过要互相照顾，就像现在这样。我意思是说她也会为我做同样的事情。

（五）非职业照护者 2 的感言

NC 女士，68 岁，照顾患 COPD（GOLD 3 C）的丈夫

我照顾我丈夫生活的方方面面。我洗衣、做饭、购物，为他预约门诊，帮他取药，注意他的氧疗。一天通常从早上 7 点开始。我丈夫起得比我早，看他喜欢看的报纸。我们吃一个简单的早餐，当我遛狗时，他和他的冰壶朋友去喝咖啡。在那之后，我们会坐下来谈论早上的事情。这是一个很好的社交时间。一天剩下的时间里，他大部分时间都在玩电脑或者看电视，而我则在家周围做事，带着狗散步，练习钢琴。傍晚我们会一起看新闻，晚上 6：30 左右一起吃晚饭，晚上 9：30 左右上床睡觉。这就是我们平常的一天。

我们不能再像以前那样经常去餐厅吃饭了，因为如果洗手间在楼下，对他来说就很困难，但我们会去邻居家串门，他们也会来我们家。他现在还能独立做些事。只要是他能做的事，即使没法立马做完，他也还是会尽力在白天把它做完。如果他不做这些事了，我就知道是他的疾病加重了。因为要下楼，他再也不能去他的车间了。他变得越来越需要我照顾，他会说："不，我今天花了太长时间才弄完。我开始呼吸困难了"。但是我不会阻止他尝试。

开车现在对他来说很不容易，他需要有人在旁边才能有安全感。再也不能像以前那么快的完成一件事了，这令我们俩都很沮丧，我不得不寻找其他的处理方法。

他非常依赖我，我不能离开一整晚去看我的孙子。幸运的是，我们没有经济负担。我有来自家庭的支持，可以减轻一些压力。但是我真的很担心随着他的情况会越来越糟，我今后还有没有能力照顾他。当他说他的呼吸不太顺畅时，我就会很紧张，我会担心他得了肺炎。如果他的病情继续加重，我就得找个人来家里帮我们了。如果他能继续做他以前做的事，那就太好了。但事实摆在面前。我的身体还可以，我有其他的消遣，如钢琴、我的狗和冰壶。另外，当我把孙子们带到家里来时，他会很愿意，他们都是好孩子。

我们是夫妻，所以我们互相照顾。婚礼上我们彼此都做出了承诺——无论疾病还是健康。他是我的责任，我乐于照顾他，不想要任何其他的人来接手。我会尽可能长久地照顾他。我喜欢把事情都组织好，所以我需要提前准备好急救电话等一些可以让我寻求帮助的东西。我不想自欺欺人，我想知道会发生什么事，什么时候意味马上会发生这些事。他的病情总会加重的，所以我需要知道该怎么办、可以依靠谁以及到那时可以给谁打电话，来帮我尽可能长时间的将他留在家里。

五、结论

本章介绍了 CRD 患者和照护者的经历和需求，强调了需要医疗专业人员评估和管理他们，以使干预措施更加个体化，为这些患者提供更好的照护，而且须在日常生活中进行管理。患者和照护者都认为 PR 是有益的，但照护者很少参与。这需要在今后的研究和临床实践中予以重视。引用语和感言为我们提供了真实世界的观点，激励所有参与 CRD 照护的人们做得更好。

六、总结

　　CRD 患者生活的每一天都在面临挑战，这些挑战往往源于特定的需求，既有负面的经历，也有积极的经历。从患者和他们所爱的人的角度认识到这些需求和经历是照护改善和个体化的第一步。医疗专业人员对于支持整个家庭来说起着关键作用，但经常存在沟通上的障碍。可以将 PR 看作是一个成功的适应过程，用以支持患者和整个家庭适应整个 CRD 病程，然而很少看见有关它的干预性研究文献。本章向患者及其所爱发声。有助于我们理解 CRD 患者的生活，强调了需要医疗专业人员评估和管理 CRD 患者个体化照护的需求和经历，并为该领域的未来研究提供了一些指导。

致谢：我们非常感谢患者和照护人员愿意提供感言。这项工作是在 Programa Operacional de Competitividade e Internacionalização-POCI 资助的项目下，通过 Fundo Europeu de Desenvolvimento Regional-FEDER（POCI-010145-FEDER-028806 和 POCI-01-0145-FEDER-007628）和 Fundação para a Ciência e Tecnologia（PTDC / SAUSER / 28806/2017; UIDB / 04501/2020）开展的。

第四篇
运动训练的新方法
New Approaches to Exercise Training

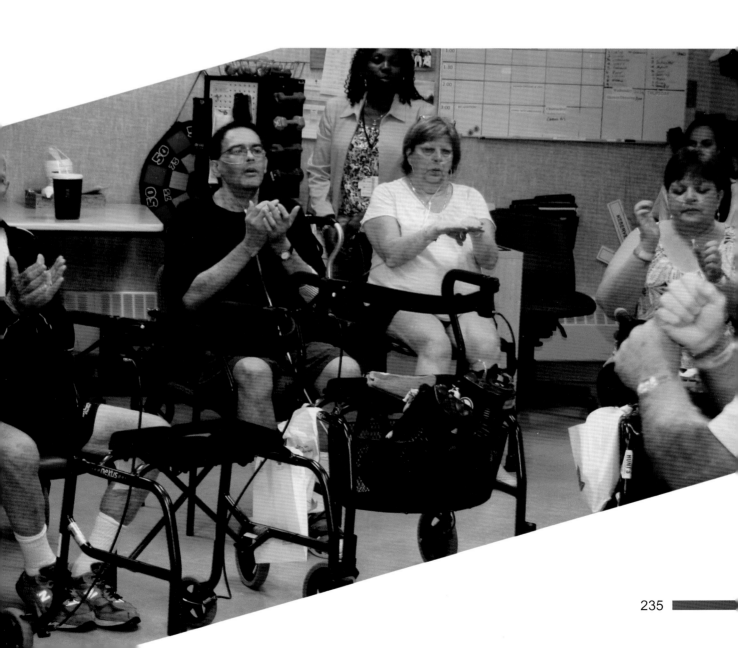

第30章

通气受限的慢性呼吸系统疾病患者的分区有氧运动训练

Partitioned aerobic exercise training of ventilatory-limited patients with chronic respiratory disease

Thomas E. Dolmage　Roger S. Goldstein　著

要　点

- 通气受限的慢性呼吸系统疾病患者分区有氧运动训练具有理论与生理基础。
- 其发展遵循循序渐进的逐步调查方法。
- 呼吸康复中，在增加心肺适能方面，采用单侧下肢功率自行车的分区有氧运动训练方案效果优于常规的双下肢训练。
- 运动训练策略可以有与常规训练相同的变化。
- 此种简单的训练方式已经成功用于"现实的"呼吸康复项目中。

一、概述

PR 中，在增加心肺适能方面，采用单侧下肢功率自行车训练的分区有氧运动训练效果优于常规的双下肢训练。其治疗效果是通过 COPD 患者的 $\dot{V}O_{2max}$ 运动耐量来评估。运动训练策略可以有与常规训练相同的变化，而且此种简单的训练方式已经成功运用"现实的"PR 项目中。

二、背景

PR 是 COPD 以及其他 CRD 患者管理的重要部分。包括近期 McCarthy 等[1] 发表的 Cochrane 系统综述在内的大量研究表明，PR 能够缓解呼吸困难与疲劳、改善情绪、提高运动能力、增强控制感觉（掌控力）和自信（自我效能），这些

获益尤其在严重疾病患者中更明显。传统形式的 PR 已得到广泛认可，并且公认的是对 COPD 患者没有必要进行比较 PR 与常规治疗的 RCT 研究[1, 2]。Cochrane 综述也指出，单独进行运动训练与进行复杂的 PR 治疗项目相比，患者的运动能力的提高没有显著差异。这支持提高患者运动能力的基础和必要组成部分是有氧运动训练这一论点[3, 4]。现在的关注点已经转移到更好地确定 PR 实施过程中的其他组成部分的作用，例如，训练地点、监督、训练强度、获益的维持。为达到最大化患者获益，应根据患者疾病的诊断、严重程度与运动耐量为患者提供个体化运动训练项目。与健康人不同，重度呼吸系统疾病患者的通气受限，甚至在低强度运动训练时也受限，因此个体化治疗包括为患者寻找能最大化训练刺激的

最合适训练方式，这为提供有效有氧运动训练带来了显著挑战。

（一）是否需要改进我们的运动训练方法？

呼吸困难是 CRD 最主要的临床表现，并随着疾病发展而更为严重。多个呼吸专业协会均建议将 PR 纳入所有 CRD 患者的标准化治疗中[4-11]，而有效的有氧运动训练为 PR 的重要组成部分[1]。然而，一些患者由于严重的呼吸困难[12-14]而不能耐受有氧运动训练的强度，只有强度足够才能达到运动训练的生理适应性改变，从而改善功能和健康相关结局[1, 15, 16]。例如，在 Maltais 等[13]有里程碑意义的研究中，目的是确定中至重度 COPD 患者的有效有氧训练处方的可行性，包括强度（80% 的基线最大功率）和持续时间（30min）。现有的结论是，在 12 周的渐进性训练之后，患者能够耐受 30min 训练的强度为最大强度的 60%。42 名患者中只有 5 名（15%）能够耐受 80% 最大强度（图 30-1）。

充分认可目前 COPD 患者训练方法是其对功能性运动能力、呼吸困难、HRQL 结局上可以产生较小但在临床方面非常重要的影响[17]。尽管如此，这些小的提高依旧可能被高估，因为常规反应和预期偏倚没有在 PR 的 RCT 中被量化。

（二）评估有氧训练的重要性

$\dot{V}O_{2max}$ 是评估心肺健康和心肺适能的金标准，反映肺、心脏、循环系统运输氧气到组织以及组织线粒体利用所输送氧气的综合能力。$\dot{V}O_{2max}$ 是决定运动表现以及发病率与死亡率的重要因素，与健康人和包括 COPD 在内的慢性疾病患者的死亡率相关。健康与 $\dot{V}O_{2max}$ 的关系已经被公认为全因死亡率的一项重要生产函数。生产函数是经济学名词，这意味着输入与输出的关系。Everett 等[18]通过 $\dot{V}O_{2max}$ 评估死亡（输出）减少与心肺适能（输入）增加的概率，结果为增加适

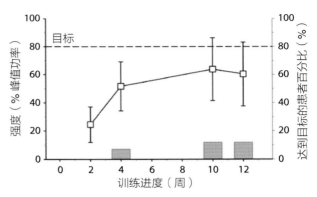

▲ 图 30-1　通气受限的重度呼吸疾病患者在 12 周康复训练项目结束之前，不能耐受目标强度持续时间的训练
理想状态下，患者训练开始时可以在目标强度下训练 30min。然而，在 12 周训练之后，患者能够进行 30min 训练的平均强度为峰值的 60%（方形），仅有 15% 的患者能够耐受推荐的 80% 目标强度（方柱）[引自 Maltais F et al. *Am J Respir Crit Care Med.* 1997；155(2):555–61.]

能的运动训练项目能够减少 10 年内全因死亡率约 20%。$\dot{V}O_{2max}$ 也有助于生理上验证有氧运动训练的质量和有效性。

尽管 $\dot{V}O_{2max}$ 是有氧运动训练的公认生理学依据，但多数 PR 项目未使用 $\dot{V}O_{2max}$ 评估训练结局。推测生理状况改善和 $\dot{V}O_{2max}$ 的增加是由于进行了 PR[19]，是基于 Casaburi 等[20]的研究，在其研究中，纳入了 11 名 COPD 患者，比那些典型的进行 PR[21]患者要更为年轻，疾病程度也相对较轻。这 11 名患者每次进行 45min 高强度运动训练，每周 5 次，持续 8 周。结果是高强度运动训练提高了运动耐量，降低相同功率下的通气量，但是没有提及 $\dot{V}O_{2max}$。Casaburi 等的一项随访研究，共 25 名患者，采用更为典型的 PR 训练项目，每周 3 天，持续 8 周[21]，结果表明可以增加 $\dot{V}O_{2max}$（尽管观察到的肺功能改善也可能是由于 PR 期间优化了支气管扩张药物）。但只有这两项小样本量且无运动专家指导运动训练的研究（尽管执行良好）支持了 COPD 患者通过有氧运动训练改善生理状态这一结果[20, 21]。多个试验表明对干预措施（有氧训练）的反应过程（心血管适能），

测得 $\dot{V}O_{2max}$ 改善，同时作为结果，是否会带来治疗结局（如 QoL）的改善很少有研究涉及，所以仍需要进一步研究。这些研究显示 COPD 患者 $\dot{V}O_{2peak}$ 提高有限 [22-24]，有些研究报道并没有提高 [25-28]。

综合所有资料，进行 PR 的 COPD 患者在有氧运动训练后 $\dot{V}O_{2peak}$ 并未提高。因此，对于明显通气受限的严重疾病患者，在现有已经取得的训练效果外，应寻求新的提高训练刺激的运动训练方法。而分区运动训练就是一种新的训练方式。接下来内容将详述对通气受限患者进行分区运动训练的理论依据、研究成果和可行的实施方式。

（三）分区训练在慢性呼吸系统疾病中的发展

通气受限患者分区运动训练的发展是遵循科学研究的合理进阶：明确需求、建立运动表现模式的理论基础、研究急性反应以及训练效果。

当开发另一种专门的运动训练方法时，我们想到了分区的理念，即正压通气支持（参见第 45 节）。机械辅助减轻了通气负荷，从而增加了运动耐量，这是改善生理及运动表现的有效训练刺激 [29]。为了设计 RCT 来评估 PR 期间这种辅助的作用，我们希望在有辅助训练数周后预测没有辅助情况下变化的幅度。我们回顾了能反映有氧能力的指标，如 $\dot{V}O_{2max}$ 和运动表现 [30-33]。全身最大耗氧能力（即 $\dot{V}O_{2max}$）的受限是由心血管系统运输氧气到特定肌肉的能力所决定 [34]。另外，这些指标反映了氧气运输和肌肉利用氧气的能力。我们使用有创的研究 [35, 36] 数据来证实指标的预测结果，并推理外周肌肉的改善能够显著提高全身的（功能性）表现。这个结果让我们产生这样一个想法，即对通气受限的患者是否能够将外周肌肉训练单独作为训练的目标？是否能通过将运动训练分区，即较少的肌肉参与，这样进行运动训

练能否缓解患者的通气受限呢？

由于这种缓解通气受限的方式比较独特，我们让两名已经完成双下肢恒定功率运动试验的患者，尝试以单侧下肢在一半阻力下进行测试，使得肌肉的特定功率保持不变。患者在进行单侧下肢功率自行车训练时能够耐受的训练时间显著长于双下肢功率自行车，这表明通过分区运动训练能够缓解通气受限，允许患者参与的肌肉接受更高的训练负荷（图 30-2）。

（四）最大氧气运输和利用的决定因素

在意识到我们也许发现了与传统训练方式一样且不需要新技术就能产生有效改变的方式之后，依旧存在一个问题：这种训练方式是否能够增加全身的适应性和整体的运动表现。我们推测只有当训练能够加强心血管能力时才可获得全身性的获益。在健康人群中，使用单侧下肢功率自行车的分区运动训练没有得到全身运动的改善 [34, 37, 38]。由参与肌肉量少而使心血管需求较少并不能达到与不分区、全身性运动训练的总耗氧量一致，因此达不到适应。举一个极端的例子，一个人如果想对拇指肌肉进行有氧训练可以进行高强度的拇指外展，这会增强拇指的有氧运动能力但是对全身有氧运动能力的改善效果微乎其微。少量肌肉活动仅需要较低水平的氧气消耗，并不能引起中央（心脏和血液系统）适应。

一项分两部分的初步研究 [39]，9 名健康人进行单侧下肢功率自行车增量测试，$\dot{V}O_{2max}$ 仅为双侧下肢功率自行车测试 $\dot{V}O_{2max}$ 的 75%。换言之，对于健康人，进行单侧下肢功率自行车运动训练时需要达到最大强度才能产生与中等到高强度双下肢功率自行车测试时相同的中央心血管反应。相反，对于通气受限的 COPD 患者使用单侧下肢功率自行车可以达到相同的氧峰值（图 30-3）。这个关键发现支持如果患者能够耐受足够的

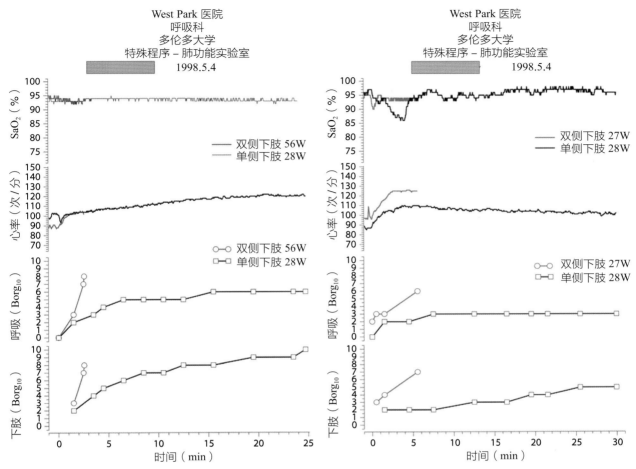

▲ 图 30-2 探索性试验：两名 COPD 患者分别采用单侧和双侧下肢功率自行车的耐力测试，直至不耐受

在相同阻力负荷下，单侧下肢功率自行车训练的时长显著长于双侧下肢功率自行车时长

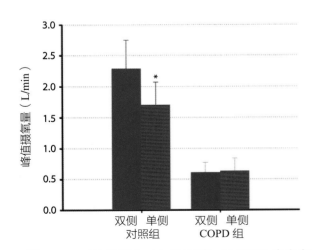

▲ 图 30-3 对比健康人（左侧柱形）与 COPD 患者在单侧和双侧下肢功率自行车训练中的峰值摄氧量

健康对照组显示受限的原因从中央心血管转变为外周肌肉，原因在于不能达到相同的 VO_2；另外，对于 COPD 患者，尽管使用单侧下肢也能够达到相同的峰值摄氧量 [引自 Dolmage TE，Goldstein RS. *Chest.* 2006 February；129(2):325–32.]

训练时长，单侧下肢功率自行车训练可作为单独的有氧训练模式。在单侧功率自行车训练中募集的肌肉（为双下肢训练时的 50%）能够产生与双侧下肢训练相同的中央心血管反应[39]。与健康人不同，在增量测试中，COPD 患者为达到相似的 VO_{2peak}、通气状况、心率（双侧下肢试验时分别为 105%、94%、95%）有着相同的中央心血管需求。即，对于通气受限的 COPD 患者，进行单侧下肢功率自行车训练时仍有足够的肌肉活动以达到与双侧运动相同的 VO_2，并且最大心率和分钟通气量均相似。

这项初步研究的第二部分[39]，健康组与患者组完成单侧和双侧下肢恒定功率自行车测试，基本模拟高强度训练部分。健康组进行单侧下肢功率车测试（82W/单下肢）可耐受的时间基本为进行等阻力双侧下肢功率车测试（163W/双下肢=82W/单侧下肢）可耐受时间的 2 倍。因此，总做功大小相近。而 COPD 患者进行单侧下肢功率车测试（19W）可耐受的时间几乎为双侧测试（38W）的 4 倍，这意味着进行单侧试验患者所做的功为双侧时的近 2 倍（表 30-1）。这些发现表明可以在不影响中央心血管反应的情况下完成肌肉做功增加（外周刺激），这为将来进行比较单侧和双侧下肢有氧运动的 RCT 研究提供了必要的理论依据。

在 Bjørgen 等进行的共有 19 位受试者[41]的研究报道后，我们随后报道了共有 18 名 COPD 患者的相似 RCT 研究。这两项研究均对患者随机分为单侧下肢训练组与双侧下肢训练组。两项研究中患者疾病严重程度和运动训练的模式存在细微差别。在我们的研究中，患者（平均年龄 63 岁，FEV_1 占预计值的 39%，$FEV_1/FVC=36\%$；$\dot{V}O_{2peak}=0.88L/min$）每周进行 3 次治疗，持续 7 周，两组患者均进行最大总持续时间为 30min 的训练。其中双侧下肢训练组持续进行 30min 训

表 30-1　健康对照组与 COPD 患者组的高强度持续抗阻耐力测试的结果

	健康对照组（n=9）		COPD 患者组（n=9）	
	双下肢	单下肢	双下肢	单下肢
阻力（W）	163 [31]	82 [16]*	38 [13]	19 [6]*
耐受时间（min）	4.07 [0.89]	7.63 [4.98]*	6.42 [2.96]	23.39 [8.63]*
总功（KJ）	39.66 [9.80]	35.64 [21.38]	14.04 [6.52]	26.52 [11.94]*

均值 [标准差]；* 组间有显著差异（$P<0.05$）

健康组两种不同模式所做的总功相近，而 COPD 组采用单侧下肢训练坚持的时间比双侧下肢训练长 3 倍，且总功为其的 2 倍 [引自 Dolmage TE，Goldstein RS. *Chest*. 2006 February；129(2):325-32.]

练，单侧下肢训练组一侧下肢完成 15min 训练后同样另一侧肢体进行 15min 训练。在 Bjørgen 等研究中的患者疾病程度相对较轻（平均年龄 61 岁，FEV_1 占预计值的 43%，$FEV_1/FVC=51\%$；$\dot{V}O_{2peak}=1.47L/min$），每周训练 3 天，每次训练 4min 后休息 3min，重复 4 组，持续 8 周。中等强度训练为 10min 的双侧下肢功率自行车热身训练。单侧下肢训练组每侧下肢均完成 4 组间歇训练，故双侧肢体共完成 8 组训练，为双侧下肢训练组时长的 2 倍。两组患者均在能力范围内渐进性完成目标训练时长，取得了相似的观察结果。单侧下肢训练组完成预计训练强度的速度比双侧训练组要快，导致最终单侧训练组患者可耐受的阻力几乎与双侧训练组所耐受的阻力相同（图 30-4）。这两项 RCT 研究均发现主要的结局指标 $\dot{V}O_{2peak}$，单侧下肢功率车训练组优于传统的双侧下肢功率车训练组。

在随后的一项实用研究中，将单侧下肢功率自行车训练整合为标准 PR 项目中，作为首选的有氧训练方式，结果证实其为一种简单的、廉价的能够提供足以引起改善全身 $\dot{V}O_{2max}$ 的专门化肌肉刺激的训练方法[42]。重要的是，对 COPD 患者进行单侧下肢运动训练对于其其他方面的结局指标没有产生不利结果。反而是间接证据表明单侧下肢功率车训练与标准 PR 相比可能会提高 PR 对结局指标，如 6MWD 和 HRQL 的改善[42]。

对于单侧下肢功率自行车训练接受度不高的原因可能在于：①仅有两项小样本量的 RCT 研究证明其比传统双侧下肢训练的有效性；②关于什么是引起 $\dot{V}O_{2max}$ 改变的 MCID 缺乏分析；③与传统运动训练相比的非盲研究，结果可能会有夸大其训练效果的偏差。尽管存在这些限制，推荐使用 $\dot{V}O_{2max}$ 变化 40ml/min 是非常重要的，图 30-5[44]所示为两项 RCT 研究[40, 41]和两项非对照试验[42, 45]。总的来讲，他们建议在统计学上有显著意义的量

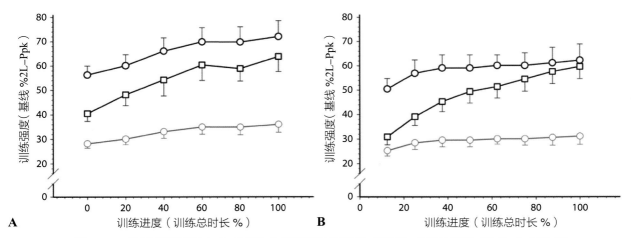

▲ 图 30-4　单侧下肢训练组（正方形）与双侧下肢训练组（圆形）的训练强度（均数 ± 标准差）

平均训练强度以峰值阻力（Ppk）的百分比来表示，Ppk 是通过训练前递增运动测试所测得。注意两组均随时间进阶。另外，双侧下肢训练组计算每侧肢体的肌肉强度（灰色圆）[图 A 经许可转载，引自 Dolmage TE，Goldstein RS. *Chest*. 2008 February；133(2):370-6，© 2019 Elsevier. 版权所有；图 B 引自 Bjørgen S et al. *Eur J Appl Physiol*. 2009;106(4):501-7.]

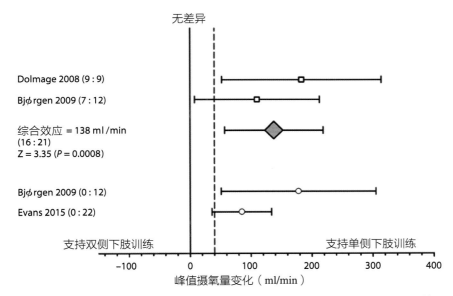

▲ 图 30-5　单侧与双侧下肢功率车训练对 COPD 患者峰值摄氧量影响的比较

水平线上的矩形代表研究效果的点估计，其置信区间为 95%。正方形的宽度代表研究对集合效应估计的相对权重。菱形代表集合效应估计，它是置信区间的宽度。垂直线划分了建议的 MID。也包括两个无对照的研究（圆圈）[引自 Evans RA，Goldstein RS. *Minerva Pneumol*. 2011；50(1):47-61；Evans RA，Goldstein RS. Pulmonary Rehabilitation. In：*Handbook of Pulmonary & Critical Care Medicine* 1st ed. New Delhi，India：Jaypee Brothers Medical Publishers Ltd；2010.]

值应该被定义为具有一定临床意义[17]。

（五）支持肌肉分区训练的其他观察

如果能证明常规的全身训练不能持续有效地产生肌肉变化，采用分区训练，单独训练一小群肌肉，可以缓解通气受限以允许更多的肌肉活动和适应，从而产生有意义的变化。已有研究发现在对 COPD 患者进行常规全身高强度有氧训练后，患者大腿肌肉中的氧化酶活性不会随着训练而有所改变[46, 47]。然而，和健康对照组相比，膝关节高强度伸展的分区训练可提高伸膝肌的最大线粒体呼吸[47]。与对照组相比，试验组经过干预后的肌肉最大呼吸没有差异，表明线粒体复合物功能正常。这支持了 Wagner 的假设[48]，即这些患者肌肉传导水平低更多的原因是因为缺乏活动和缺乏有氧刺激，而非肌肉功能障碍。对于重度 COPD 患者，通过避免通气受限来训练小块肌肉，肌肉氧利用率可以恢复到正常水平。Bronstad 等的研究显示，限制为单一肌群的高强度训练可有效恢复 COPD 患者的骨骼肌功能。该研究反对存在与疾病本身相关的骨骼肌"功能障碍"[49]，并提供了证据表明，通过适当的运动，骨骼肌的特性和能力可以恢复正常。

单侧下肢运动训练可产生与重复节律性收缩和代谢超负荷相关的疲劳[50]，这可能影响耐力运动训练的有效性。这种训练策略可能会对在运动期间通常不会出现疲劳的患者出现某种类型的收缩性疲劳，带来结果改善[51]。

在通气受限患者中，单侧下肢运动时劳力性低血氧饱和度比常规双侧下肢运动时要少[39, 52]。我们有理由认为在康复性单侧下肢功率车运动训练中，严重呼吸困难伴氧饱和度降低和为维持动脉血氧饱和度高于"严重"水平（如 84%）[4]所需补充的辅助供氧将大大减少。在临床上，这对于患者的居家运动处方制订非常重要。

支持分区训练有效性的一种方法是确定是否以不同的形式起作用。指南推荐对 COPD 患者使用电刺激[6, 9, 11]，因为它仅需满足较少的通气需求就可引起肌肉变化，这也是一种不明显的分区训练形式。验证该构想的另一个论据是在其他中央心血管受限而无通气受限的患者群体中进行测试。比如，对于心脏"中央"功能受限的患者，单侧下肢高强度训练比常规有氧训练更有效[53, 54]。

（六）非 COPD 慢性呼吸系统疾病的分区运动训练

如果外周肌肉因使用减少而导致退化，那么对 IPF 患者进行单侧下肢训练也是合乎逻辑的。Evans 等[52]对 IPF 患者进行的一项研究，在实验室模拟运动训练的过程中，分区有氧运动训练可提高运动耐力，即与双侧下肢功率车训练相比，参与者单侧下肢训练能达到双倍工作负荷。因此，加入 PR 的 IPF 患者，分区训练是进行运动训练的有效方法。已证实抑制酪氨酸激酶的新药制剂能够减缓 IPF 的进程[55-57]。这种新方法也为 PR 改善临床上稳定的患者功能提供了机会[4, 39, 52]。

三、应用

（一）抗阻

分区训练的目的是增加全身的有氧能力，尤其是参与移动的大肌群。如果要有效地产生适应，所有的运动训练都需要抗阻。并且，"抗阻"训练不是增强力量的训练，所有合理的力量训练都是"分区的"。这个阻力可以来源于重力和自身重量，如步行，也可以来源于重物、弹力带或功率自行车的摩擦力。重要的是通过重复的收缩使肌肉一直处于非持续的高代谢负荷中，该负荷相对于力量和爆发力仍然较低。分区可以应用于任何旨在提高有氧能力和耐力的收缩模式，包括间歇、间断或正弦运动。以外周性适应为目标的分区训练对中央心血管系统有较高的要求和持续时间。否则，只使用少量肌肉的分区训练应该与募集大量肌肉的训练相结合。通过增加阻力和持续时间，单独或联合渐进性的增加负荷是改善的基础。

（二）单侧下肢功率自行车

对于中至重度 CRD 患者，功率自行车运动是一种简单、可行、有效的分区有氧训练。在可控的大范围负荷下利用下肢大肌群，并且由于与传统的骑车相似，它不需要患者很长的学习时间。其主要优点是，在通气受限的患者中，单侧下肢功率车训练时所需的肌肉可以提示中央通气受限的程度 [39]。由于它不影响对训练的中央心血管反应，因此可以作为一种主要的、独立的有效训练方式 [40-42]。

（三）功率自行车力学

功率自行车必须能够支持单侧训练。功率自行车可以设计为自由轮或固定轮，以驱动重轮产生阻力。为了安全起见，许多功率车都有一个"自由转动"的装置，当踏板没有压力时，可以将踏板曲柄从重轮上分离出来。这个简单的棘轮系统由一个齿轮（小齿轮）和一个旋转的弹簧夹在手指（棘爪）组成。在向前蹬时，棘爪锁住齿的斜边并与小齿轮接合。当静止或后退时，棘爪在倾斜的齿上滑动，不会接合小齿轮驱动飞轮。因为旋转踏板并不总是与飞轮啮合，下肢屈肌必须将踏板向上拉，以使运动侧下肢处于合适的位置，以便进行下一轮运动。标准的自由轮功率自行车不适用于分区运动，因为不易募集较弱和较易疲劳的膝关节和髋关节。最重要的是，实际上并没有进行分区运动，只是重新分配肌肉活动从静止下肢的伸肌变为活动下肢的屈肌活动。确定自行车是否有自由轮系统的简单测试是，当只用一只踏板、小负荷（25～50W）、没有脚夹的情况下，踏板不会平稳滑动。或者，如果用手转动曲柄来转动飞轮，当停下来时候不会感到阻力。

COPD 患者单侧下肢功率自行车的研究使用了固定轮功率自行车（图 30-6），参与者可以无须练习舒适得骑车。在有固定轮的情况下，旋转踏板始终与重轮接合。因此，踏板带动飞轮旋转，通电的旋转飞轮将反过来转动踏板。这种简单的设计可以应用于电子和机械制动系统，而不影响校准电阻。禁用或不安装"自由转动"装置，就会提供一个"固定"飞轮，这样利用飞轮的惯性将运动下肢带到循环顶点，以便下一次推动。与传统的双侧自行车运动一样（类似于步行时的肌肉活动）限制了伸肌的运动。附在功率自行车侧边的杆为非运动下肢提供了一个位置，使其不受踏板的影响。功率自行车旁边的盒子也有同样的效果。一个简单的检查方法是在没有使用脚夹的情况下，患者以预期最高功率骑行。脚应该与踏板保持接触，并被带到循环的顶部，以便下一次动作。在患者所需的相对低功率训练范围内，用同样的功率单侧下肢和双侧下肢进行功率自行车测试需要相似的摄氧量，这证实收缩模式没有明显改变。如果重轮中储存的动能较大和（或）受试者产生的功率相对较低（单侧下肢小于 100W），那么固定轮功率自行车有利于自然循环，因此飞轮上的阻力也较低。一些公司以小成本提供固定飞轮功率自行车或修改现有的功率自行车。自行车修理服务也可以以低廉的价格拆除自由轮装置。大多数广告上称之为"旋转自行车"的固定功率自行车也使用了固定轮设计。

我们发现 PR 中单侧下肢功率车是可行且有效的，参与者很喜欢，也会推荐给其他患者。如果固定轻的飞轮，或为了满足更适应患者的高功率需求（＞200W 单侧下肢），不足以屈曲腿部，此时可以在非活动踏板上增加配重。Burns 等 [58] 利用这种减少屈肌活动需求的方法，使用生理反应与双侧下肢自行车相似的自由轮功率自行车实现单侧自行车运动。旋转的未占用曲柄臂（尤其是与重轮相连的曲柄臂）的任何安全问题都可以通过一个屏障来解决，以保护受试者不受旋转踏板的影响，并支撑不活动的肢体。

两种功率自行车的设计都有优点和局限性。固定的齿轮使受试者可以轻松地从右下肢过渡到左下肢，而无须在曲柄臂之间平衡转移，这种方式更适合临床和家庭环境。使用平衡器不需要卸载和安装飞轮上的固定轮，这使得容易完成从单侧下肢到双侧下肢功率自行车的过渡。

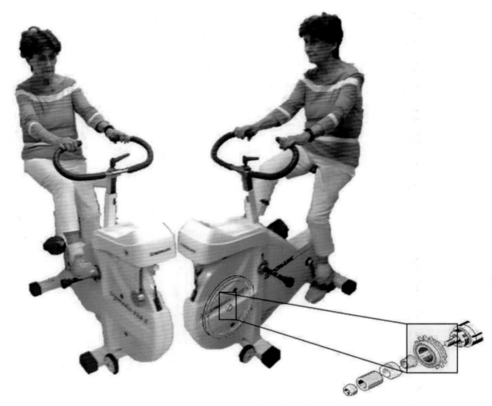

▲ 图 30-6　单侧下肢功率车的左右侧视图

显示患者（在知情同意的情况下）用左下肢踩踏，右脚放在头管中间固定的横杆上，避开未使用的右踏板。示意图突出显示了从飞轮轮毂组件上分解的自由轮链轮 [经 ATS 许可转载，©2019 American Thoracic Society. 版权所有。引自 Evans RA et al. *Ann Am Thorac Soc*. 2015 October；12(10):1490-7. *The American Journal of Respiratory and Critical Care Medicine* is an official journal of the American Thoracic Society.]

（四）如何在临床环境中使用单侧下肢功率自行车

我们在这里描述一个基本场景，其中单侧下肢功率自行车是主要的有氧运动训练方法，使用固定车轮功率车，每节目标是 30min 的连续运动训练，每周至少完成三节。

第一步是通过逐步递增的双侧下肢功率自行车运动测试来确定患者的功率车功率范围。无负荷蹬车 3min 后，功率每分钟增加 10W 至不耐受。第一次单侧下肢功率车训练中的初始功率可设定为基线试验中最高功率的 35%。第一节训练的强度有意降低来使参与者轻松进入训练项目，避免气馁。在此基础上，采用循序渐进的方法，提高综合强度和持续时间。单侧下肢训练的持续时间目标为每侧 15～30min。我们根据呼吸困难的症状 [59] 来确定持续时间和强度的增加 [20, 21, 40, 42]，以最大限度安全地增加训练刺激。当连续三节都可耐受（运动结束时 Borg ≤ 5）时，运动强度可增加 5W。PR 的所有其他运动训练，如每天的最适速度步行 [60]、下肢和上肢力量训练和每日呼吸训练，都是该项目的补充。

四、总结

对于 CRD 患者，分区运动训练可以有效得最大限度使外周肌肉和血管产生适应性反应，是可行、有效的。作为 PR 的一部分，单侧下肢功率自行车训练的应用为临床医生提供了一个机会，使 PR 的影响超过传统低强度运动。

第 31 章

全身振动训练
Whole-body vibration training

Rainer Gloeckl　著

要　点

- 全身振动训练（whole-body vibration training，WBVT）的一个核心机制是"张力性牵张反射"，会引起不自主的肌肉收缩，尤其是在下肢。
- WBVT 期间的运动训练与地面常规训练心肺需求相似。
- 有多种可用的 WBVT 平台技术：对结局的影响尚不清楚。
- 运动和平衡能力严重受损的患者从 WBVT 中获益最多。
- WBVT 作为一种独立的干预措施，能够改善慢性呼吸系统疾病患者的运动表现和 QoL，甚至可以提高全面呼吸康复项目的获益。

一、概述

1881 年，J.M. Granville 第一个认为机械振动对疼痛有治疗作用[1]。直到 20 世纪 80 年代，WBVT 才被用作运动员的一种训练方式。然而，有关 WBVT 的学术论文通常以"还需要进一步研究"结尾，这反映了当时对 WBVT 效果的认识仍然有限。大量的 WBVT 研究存在方法学上的缺陷，比如样本量较小[2]。此外不同研究人群和各种各样的 WBVT 方案和方法导致了 WBVT 效果的不确定性[3]。

二、WBVT 平台技术

一般来说，WBVT 的特征是对站在振动平台上的物体施加外部刺激产生振动（图 31-1）。

现在有许多不同的 WBVT 装置，利用各种机械原理诱发全身振动（whole-body vibration，WBV）。大多数平台依赖于两种最常用的能量传输系统中的一种或两种（图 31-2），但技术质量各不相同。一种装置将振动同步传递到双脚（也称为垂直振动），而另一种装置使用侧边交替模式，类似于站在跷跷板上。因此，这两种技术解决了两种不同的神经生理运动模式。到目前为止，只有少数研究直接比较这两种方法的效果。研究已经发现，与同步 WBVT 平台相比，侧边交替 WBVT 平台可以诱导更多的肌肉刺激（通过肌电图测量）[4]和生长激素分泌[5]。这些急性反应是否可以转化为功能能力的长期获益尚不清

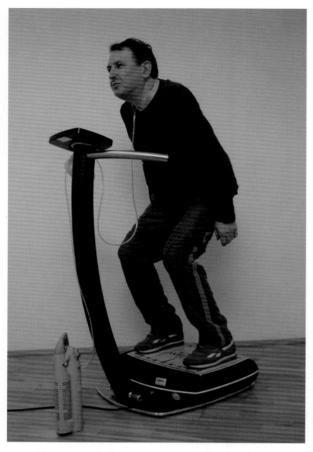

▲ 图 31-1　一位重度 COPD 患者在进行全身振动训练

楚。无论如何，WBVT 不应该被看作是一个特定运动形式的独特术语。

仔细了解参数对于合理解释 WBVT 干预非常重要，如设备模式、振动频率、峰间位移、持续时间、训练等。为了提高有关 WBV 研究的质量，国际肌肉骨骼和神经元交互作用协会（International Society of Musculoskeletal and Neuronal Interactions）就如何充分描述 WBVT 干预提供了建议[6]。表 31-1 列出了 WBVT 研究中应叙述的相关条目。

（一）WBVT 的主要作用

WBVT 的效果可分为即时与长期影响，在一个 WBVT 组合训练后就能观察到患者下肢远端血液循环增加[7]，肌肉性能与平衡能力提高[8] 以及生长激素分泌增多[9]。而在各个生理系统中均有报道其长期影响。WBVT 的核心机制是由"张力性振动反射"引起的，该反射能够刺激肌肉尤其是下肢远端肌肉收缩[10]。这项由机械振动引起

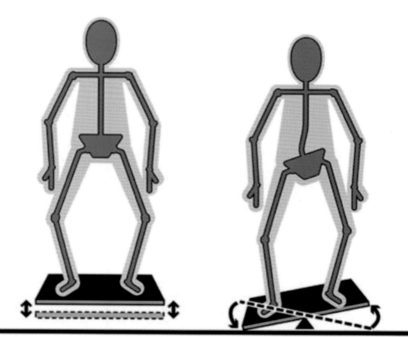

同步振动　　　　　　　　双侧交替振动

▲ 图 31-2　全身振动运动中振动传递的两种主要模式图示
在同步模式下，两条腿同时伸展。在双侧交替模式下，左右下肢相位相反

表 31-1　WBV 治疗研究中所需项目列表

WBV 设备相关事项
- 商用设备，品牌名称与类型
- 振动类型：垂直，双侧交替或其他
- 振动频率（Hz）
- 振动的峰间位移（mm）
- 振动参数的准确性，最好基于合理研究的试验结果或参考文献
- 如果条件允许，请提供是否评估脚打滑的信息
- 研究过程中振动设置的改变
- 选择特定振动设置的原因

研究参与者相关事项
- WBV 期间的辅助设备：如自由站立时无辅助设备；紧握栏杆；躺在倾斜桌上；其他
- 鞋子类型：赤脚；袜子；鞋子；其他
- 参与者站立在板上时的身体位置 / 姿势（如膝盖和臀部的角度、单腿或双腿站立、足尖或足跟承重、躯干直立或向前倾斜）
- 描述在板上进行的运动（如静态或动态练习）

引自 Rauch F et al. *J Musculoskelet Neuronal Interact.* 2010 Sep;10(3):193-8.

的反射通过刺激纺锤体和高尔基体，在骨骼肌中产生了较高的运动单位募集率。目前认为 WBVT 最重要的结构性效益来自于神经生理[11]。其他 WBVT 效益的可能机制包括增强姿势控制与平衡能力，改善肌肉协调性，如主动肌和拮抗肌的复杂相互作用[12, 13]。已证明 WBVT 也是一种有效的训练方式，可以防止运动相关的肌肉萎缩和骨密度降低[14]。

近几年来，尽管有关 WBVT 的研究尚无定论，但许多相关综述总结出 WBVT 在大部分慢性疾病与病症中可能是一种有效的训练方式，如骨质疏松，肌纤维痛，CF，多发性硬化症，Ⅱ型糖尿病，盆底肌无力，慢性下背痛等。

（二）慢性呼吸系统疾病患者 WBVT 的基本原理

在过去的几十年中，耐力与力量训练已经成为 CRD 患者运动训练项目的主要部分[15]。尽管如此，仍需在不同层面上进一步评估和补充运动方式，以应对如 COPD 等疾病的肺外表现。当考虑 WBVT 的一般效果如改善肌肉力量、平衡或骨密度时，则在 COPD 患者中应用 WBVT 非常合理[16]。这些方面与 COPD 患者高度相关。因此，WBVT 被认为值得加入 COPD 患者的运动训练中。最近的一项研究提出，COPD 患者功能运动能力获益可能与平衡能力和神经肌肉适应性的改善有关[13]。尽管 WBVT 组和常规训练组患者的肌力没有显著变化，但是在 WBVT 平台训练组的 COPD 患者，肌力的改善更大。这支持以下假说，即治疗效应主要与神经肌肉适应有关。

近年来，越来越多的证据表明 WBVT 对 COPD 患者运动能力有益[17]。

（三）COPD 中 WBVT 与常规对照的比较

Pleguezuelos 等的 RCT[18] 研究了 WBVT 对 COPD 患者肌肉力量和功能参数变化的影响。60 名稳定期男性 COPD 患者（FEV_1 占预计值 35 ± 10%）被随机分组到 WBVT 组或无任何干预措施的对照组。WBVT 组患者在一个垂直振动平台（Fitvybe®，Gymnauni，Belgium）上进行为期 6 周的训练，每周 3 次。训练计划包括以 35Hz 的频率进行静态蹲姿练习，每组持续 4 × 30s，共

做 6 组。6 周后，WBVT 组患者在 6MWD 中表现出显著且临床相关的增加，为 81 ± 9m（$P <$ 0.001）；而对照组患者 6MWD 仍保持在基线水平。两组等速膝关节屈肌和伸肌肌力的主要结果参数均无明显变化。

Braz 等[19]使用随机对照交叉设计对 11 名 COPD 患者（FEV_1 占预计值 15% ± 11%）进行了类似的研究。患者在一个垂直平台（powerplate，London，UK）上接受了为期 12 周的 WBVT 项目（每周三次有监督的）。受试者以静态半蹲姿势站立，膝关节角度为 120°～130°。训练采用 30～60s 短时工作的 WBVT，频率为 35Hz，持续 10～20min。对照组患者未接受任何干预。12 周时，WBVT 组患者的步行距离显著增加了 64m，而对照组与基线相比减少了 15m。WBVT 组的 QoL（采用 SGRQ 评估）有明显改善。

Furness 等使用非随机交叉设计进行了效力试验[20]。16 名 COPD 患者（FEV_1 占预计值 59% ± 19%）在居家有监督使用双侧交替平台（amazing super health，Melbourne，Australia）进行 WBVT 治疗，每周两次，共 6 周。患者站在振动平台上，膝关节弯曲至 53° ± 19°，频率为 25 Hz，峰间值位移为 2 mm（每节持续时间未报道）。在第 6 周，发现功能表现有显著改善（$P < 0.05$）（计时起立步行测试从 11.3 ± 1.9s 到 9.8 ± 1.9s；五次重复坐立起测试从 18.5 ± 3.4s 到 15.1 ± 2.4s）。报告还指出，步态的各种运动学变量如步幅长度、步幅时间和步幅速度都有显著改善。经过 2 周的洗脱期后，患者再进行 6 周的假 WBVT（sham WBVT），也使用 25Hz 但峰间值位移为 0mm。在此期间，功能表现没有进一步变化。

（四）COPD 中 WBVT 与传统训练的对比

Gloeckl 等的 RCT 研究[21]在多学科短期 PR 项目的基础上，研究 WBVT 作为一种附加运动

方式的效果。82 名重度 COPD 患者（FEV_1 占预计值 38% ± 11%）参加了为期 3 周的住院 PR 项目，他们每周进行 5 天的常规耐力和力量训练，每天约 60min。患者被随机分配到两个干预组中的一个：在双侧交替振动平台（Galileo®，Novotec Medical，Germany）上以高频率（24～26Hz）进行 3 × 3min 的双边动态下蹲练习；对照组在没有 WBV 的情况下进行等量的下蹲练习。WBVT 组 6MWD 的增加明显高于对照组（64m vs. 37m；$P < 0.05$）。在进行 WBVT 的患者中，功能运动表现测试（五次重复坐立起测试）所需的时间也有临床[22]相关程度的改善（−4.0 ± 4.8s vs. −2.0 ± 3.1s；$P = 0.067$）。两组患者的 QoL 改善（采用 CRQ）具有可比性。结论：WBVT 对晚期 COPD 患者是一种有效可行的运动方式，可以提高全面 PR 项目的效果。

比利时的一项研究中，62 名 COPD 患者被随机分为常规力量训练或 WBVT 项目，进行为期 12 周的 PR 项目[23]。与抗阻训练组相比，WBVT 组在 6MWD 中达到临床显著改善的患者较少（6MWD：+35m vs. +60m，$P = 0.05$）。这项研究的结果表明了 WBVT 不应该取代传统的运动方式，而是应该作为一种辅助手段。

（五）COPD 急性加重期 WBVT

Greulich 等的 RCT 研究[24]探究 COPD 患者急性加重住院期间 WBVT 的使用情况。40 名 COPD 患者（FEV_1 占预计值 36% ± 16%）在接受相似的药物治疗的同时，被随机分组到两种不同干预措施组中。两组每天接受 30min 的 CPT，重点是呼吸训练，以提高分泌物清除。WBVT 组在双侧交替振动平台（Galileo，Novotec Medical，Germany）上进行高频率（26hz）的运动，每天 3 × 2min。虽然患者只住院 1 周，但这项研究的作者报告说，WBVT 组的患者获得了非常显

著的获益。对照组患者在出院时表现出运动能力和 QoL 恶化，而 WBVT 组患者在这些结局方面显著改善（6MWD：–5m vs. +96m，$P < 0.01$；CAT：对照组：24 ± 9 分到 23 ± 7 分；$P =$ 不显著，WBVT 组：29 ± 6 到 25 ± 6；$P = 0.02$）。这项试验的另一个重要发现是，WBVT 组中白细胞介素 –8（一种炎症标志物）的降低更为显著（$P = 0.04$）。

（六）WBVT 对于非 COPD 适应证的获益

WBVT 在一些非 COPD 慢性呼吸系统疾病中的作用也有前人研究。Koczulla 等用假 –WBVT 作对比来研究 WBVT 对间质性肺疾病患者的疗效[25]。经过 3 个月（每周三次）的训练，主动 WBVT 组患者 6MWD 明显增加 35m。此外，仅在干预组训练后才观察到肌生成抑制蛋白显著减少。

两项观察性研究也报告了对 CF 患者进行 WBVT 干预后，患者的功能能力显著改善[26, 27]。然而，这些研究都是未设对照组的小样本观察性试验。

在肺移植术后患者中也有关于 WBVT 的研究。在一项观察性研究中，肺移植接受者住院期间在 WBVT 平台上进行训练，术后几天刚从重症监护病房转出就开始训练。患者运动能力增强，无任何不良事件发生[28]。德国的一项 RCT 使用 WBVT 作为肺移植术后患者 PR 项目中的一种补充训练方式[29]。将患者随机分为在地板上或在 WBVT 装置上（每周 3 次，每次 24～26Hz，$4 \times 2min$）做下蹲运动。结果发现，在常规耐力和力量训练基础上采用 WBVT 作为附加训练方式的肺移植患者，在 PR 过程中功能运动能力显著提高（如 6MWD 改善：对照组 +55m，WBVT 组 +83m，$P < 0.05$）。这些研究均未报告任何与运动相关的不良事件。

（七）重症监护室内的 WBVT

重症监护室患者使用 WBVT 的情况也有人研究。最近的两项可行性研究将 WBVT 应用于卧床制动的患者[30, 31]。床身倾斜 25°，WBVT 平台固定在床尾，患者脚放在平台上可获得一定的压力。以 24hz 的频率，每隔 3min 使用一次双侧交替的 WBVT 平台。为了确定这种 WBVT 方法的安全性，研究者对患者生命体征和血流动力学进行了测量。这些研究证明了在重症监护病房住院患者中应用 WBVT 的可行性，因为没有发现 WBVT 平台技术任何显著的临床安全问题。下一步的研究应该集中于 WBVT 在预防重症监护室获得性肌无力中的有效性。

（八）COPD 患者 WBVT 期间的急性心肺需求

Furness 等在澳大利亚的一项研究[32]通过分析主客观反应研究 WBVT 的急性影响。17 名中度 COPD 患者（FEV_1 占预计值 $52\% \pm 18\%$）分别进行 WBVT 和假 WBVT（SWBVT）两种训练。每次训练包括：$5 \times 1min$ 的双侧交替振动平台训练（amazing super health, Melbourne, Australia），在 2mm 峰间值位移（WBVT）处或 0 mm 峰间值位移（SWBVT）处膝关节屈曲 20°。参与者被告知 SWBVT 干预是一种"超低频"振动干预，与 WBVT 干预非常不同。患者血氧饱和度在 WBVT 期间降低 1%，而在 SWBVT 期间没有变化。在 WBVT 和 SWBVT 中，自我感知呼吸困难的变化从"非常轻微"到"轻微"。WBVT 期间主客观反应的急性变化无临床意义。结论：短时间站立在振动平台上可被视为 COPD 患者无呼吸困难的一种运动模式。

另一项针对重度 COPD 患者的研究（FEV_1 占预计值 $38\% \pm 8\%$），探究在有或无 WBVT 时下蹲运动的代谢需求[33]。结果发现，无论是否有 WBVT，蹲式运动通气效率相似 [分钟通气量（minute ventilation，VE）/ 二氧化碳生成量（carbon dioxide production，V'CO$_2$）：WBVT 时 为 38.0 ± 4.4，无 WBVT 时为 37.4 ± 4.1，P=0.236]。深蹲运动 3min 后，WBVT 患者摄氧量从 339 ± 40ml/min 增加到 1060 ± 160ml/min，而没有 WBV 时增加到 988 ± 124ml/min（P=0.093）（图 31-3）。然而，有和没有 WBVT 的蹲式运动在血氧饱和度（90 ± 4%vs.90 ± 4%，P=0.068）、心率（109 ± 13 次 / 分 vs. 110 ± 15 次 / 分，P=0.513）或呼吸困难方面没有显著差异（Borg 呼吸困难指数 5 ± 2 vs. 5 ± 2，P=0.279）。结果表明，与无 WBVT 的深蹲运动相比，重度 COPD 患者在有 WBVT 时的心肺反应相似。这一发现支持了 WBVT 在重度 COPD 患者中的可行性和安全性。

（九）WBVT 在 COPD 患者临床中的应用

现有的研究使用了不同的振动装置（垂直或双侧交替），不同的振动频率和峰值位移以及各种类型的练习。因此，目前还不能得出 COPD 患者 WBVT 的最有效参数。然而，根据 WBV 装置的功能原理，双侧交替运动频率＞20Hz，垂直平台运动频率＜35Hz（表 31-2）可改善肌肉功能。已证明这些频率可最大限度地增加下肢肌肉的神经肌肉活动 [34]。最近一项对 COPD 患者的研究表明，在垂直 WBVT 平台上，高频率（35hz）比低频率（25hz）会诱发更明显的心脏、代谢和呼吸反应 [35]。然而，目前尚不清楚这些需求较高的心肺适应性调节是否会使功能能力产生更大的改善。

从实践经验来看，根据具体的训练目标，几组 30s 到 2min 的持续 WBVT 是合适的。COPD 患者在 WBVT 最常用的运动是动态或静态下蹲。而关于哪一种方式更突出，目前还没有研究。然

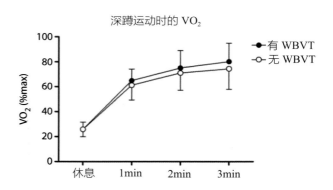

深蹲运动时的 VO$_2$

▲ 图 31-3 在有 WBVT 或无 WBVT 的深蹲练习中，VO$_2$ 的变化
[引自 Gloeckl R et al. *ERJ Open Res.* 2017 Jan;3(1).]

而，可以推测，静态和动态运动的结合对改善下肢肌肉功能最为有利。最近发表的一项研究表明：①高振动频率；②使用额外的训练负荷；③交替振动平台引起膝部伸肌肌电活动最高 [36]。姿势中，膝关节屈曲 60° 和前脚站立似乎能最有效地激活伸膝肌群和足底屈肌肌群 [36]。一些 WBVT 设备还提供振动手柄或固定在平台上的带子，使上肢能够等长运动。这些应用于上半身的振动训练对 COPD 患者是否有用或有效还未研究。

众所周知，为了防止天花板效应而改变训练内容，可以取得运动训练项目的更大效益。因此，在 WBVT 项目中改变振动参数、练习和附加载荷是有用的。

对于 COPD 患者，WBVT 可用于疾病的所有阶段。轻度 COPD 和功能状态保存良好的患者，以及终末期 COPD 和运动能力显著降低的患者，可以成功地进行 WBVT。最近的研究表明，运动能力和平衡功能严重受损的患者可从 WBVT 中获益最多 [13]。

由于已证明机械振动技术能增加咳痰量，因此也可以设想 WBVT 平台上的某些位置将振动传递到胸腔，从而增加分泌物清除。然而，这种方法尚未得到系统的研究。

表 31-2　慢性呼吸系统疾病患者进行全身振动训练的实用建议

基础
- 运动能力和平衡能力严重受损的患者可在 WBVT 中获益最大，应参考这种运动模式
- 振动不可置于头部！
- 纠正：屈膝和（或）支撑面窄的站姿（在双侧交替 WBVT 平台上）
- 开始时脚的位置较窄（在双侧交替的 WBVT 平台上）
- 双足间距大时，不要完全伸直膝盖（在双侧交替的 WBVT 平台上）
- 双足站在与振动轴的对称位置（在双侧交替的 WBVT 平台上）
- 缓慢并有控制地进行练习

第一次使用 WBVT 的实用建议
- 指导者应在 WBVT 设备上演示练习（尤其对焦虑和（或）虚弱的患者有用）
- 告知患者 WBVT 治疗后小腿区域发痒是正常的
- 开始时选择双足距离近的站立姿势（在两侧交替的 WBVT 平台上），微屈膝，如有必要，允许在开始时握住把手
- 开始时选择低频率，持续时间为 1～2min
- 患者应尝试不同的姿势（改变身体重心从前向后、从左到右、屈曲和伸直膝关节等）
- 改变振动频率以感受差异
- 询问患者的敏感性

慢性呼吸系统疾病患者 WBVT 技术建议

训练频率	每周 2～3 次
振幅	≥ 2mm（1mm 振幅 =2mm 峰间位移）
WBVT 频率	双侧交替 WBVT 平台（频率越高，强度越大）：24～26Hz
	垂直 WBVT 平台（频率越低，强度越大）：25～35 Hz
强度	增加运动强度或增加额外重量
持续时间	每组 30～120s，练习 2～4 组
练习内容	不同形式：小到深的深蹲运动、足跟抬高、肺阶运动、上台阶 – 下台阶等

美国胸科协会（ATS）主页上有"如何在慢性呼吸系统疾病患者中进行 WBVT"（www. thoracic. org/members/assemblies/assemblies/pr/videos/wbvt. php）

除了增加功能性能力外，WBVT 还可用于其他用途。COPD 患者经常跌倒风险增加或出现并发症如肌肉减少症、骨质疏松症。WBVT 可能是一种有益的运动策略，可以应对和改善这些问题。此外，用于关节松动和肌肉放松的 WBVT 频率可用于改善患者肌肉骨骼系统的灵活性以及脊柱和胸廓的活动性。

三、总结

虽然 WBVT 并不是医学运动训练的新方法，但是很少有人研究其在 COPD 患者中的应用。然而，越来越多的证据表明，与基于自主肌肉收缩的常规训练相比，WBVT 可通过非自主反射引起肌肉收缩，作为常规训练的一种有效辅助方法，对 CRD 患者，尤其对重度 COPD 患者有益。WBVT 可作为提高 COPD 患者传统训练效果的有效补充手段。

第32章 神经肌肉电刺激
Neuromuscular electrical stimulation

Matthew Maddocks　Isabelle Vivodtzev　著

要　点

◆ 神经肌肉电刺激（neuromuscular electrical stimulation，NMES）允许在心肺系统低水平时进行局部肌肉训练，使运动训练更适合严重呼吸困难的患者。

◆ 训练强度是 NMES 临床有效性的主要决定因素，而不是电流强度或任何其他刺激参数。

◆ NMES 对肌肉无力和萎缩有效，在部分患者中，转化为功能运动能力的提高。研究尚没有发现改善症状负担和 QoL。

◆ NMES 的优势和具体的获益在功能严重障碍的患者最为明显，例如，那些不能行走或进行传统运动训练的患者。

一、概述

本章节讨论将 NMES 作为一种运动训练的方法。第一部分讲述电诱导肌肉收缩的生理学原理，各刺激参数的影响，以及如何在临床中优化 NMES 设置。第二部分把 NMES 的研究证据作为一个整体看待，分析何时单独使用 NMES，以及何时把 NMES 作为 PR 中一种训练替代或辅助方法使用。最后探讨了 NMES 在康复中扮演的角色，并指出了在什么情况下可以发挥最佳效果。

二、神经肌肉电刺激的原则

（一）神经肌肉电刺激的定义

电刺激可用于各种临床情况，包括用于神经康复中与疼痛相关的[1, 2]功能性电刺激的电诱导镇痛和用于预防和治疗肌肉萎缩和肌无力的 NMES[3-7]。与 CRD 患者相关的文献大多提到后者，即把 NMES 作为改善肌肉功能的运动训练策略的一种选择。

NMES 通过表面皮肤电极传递电流从而作用于骨骼肌上。电流由刺激器产生，以刺激肌内轴突神经末梢并超过运动阈值来诱导重复非自主肌肉收缩[8]。20 世纪 50 年代，人们首次引入 NMES 预防因制动（去神经支配或关节损伤）导致的功能退化[5, 9, 10]，在航空航天领域中也有应用。随后在体育运动中，NMES 被用于提高成绩或减少训练期间的关节压力（如滑雪、马拉松）。20 世纪 90 年代末，NMES 作为心脏病患者耐力运动训练的一种方法 [11, 12] 用于临床当中。随后在 21 世纪早期，用于 COPD 患者 [13, 14] 的治疗中。

（二）生理角度

NMES 的一个重要特征是运动单位的激活顺序，这与自主收缩时的生理募集模式有很大不同（1965 年 Henneman 等提出的"大小原则 –size principle"）。事实上，NMES 诱导了一种独特的募集类型，它不是 Henneman 定律中"严格"的相反关系，而是与电极片下从皮肤表面到被刺激肌肉之间的空间募集有关 [15]。因此，即使在诱发水平相对较低的情况下，NMES 也倾向于激活快速运动单位（即"无序"募集）[16, 17]。这种类型的募集显著影响电诱导肌肉收缩时的代谢需求，增加了对磷酸肌酸的需求，导致无机磷酸盐 / 磷酸肌酸比率比肌肉自主收缩时高出 2～5 倍 [18-20]。因此在恢复期，耗氧量、肌肉血流量和乳酸产量也增加了。在 NMES 强度为最大自主收缩（maximal voluntary contraction，MVC）的 30%～50% 时，需氧量与 MVC 时的需氧量相似 [21, 22]。因此，允许每次刺激之间有足够长的休息时间是一个非常重要的考虑因素（参见刺激参数中的占空比）。然而，NMES 训练的主要预期获益是肌肉质量（横截面积）[23-25] 的增加，以及肌肉纤维横截面积 [26] 产生的能量增加，从而导致肌肉力量的增强。在普通人群中，认为电诱导的肌肉肥大与生长因子 [MyoD，胰岛素生长因子（IGF）–BP4] 和肌肉转录（肌细胞生成素）增加有关 [27]。在 COPD 患者中，NMES 训练后肌肉横截面积改善的合理性通过激活 IGF–1/Akt 途径得到证实，这更有利于合成代谢平衡 [28]。此外，尽管快速易疲劳（糖酵解）纤维是主要募集对象，但 NMES[29-31] 之后，也有报道肌纤维类型转变为更持久的表型，通过毛细血管作用和氧化酶 [30, 32, 33] 的增加。

（三）神经生理学角度

NMES 除了对外周系统有影响，其也对中枢神经系统起作用，通过募集整个指挥和能量产生链。事实上，NMES 诱导动作电位双向传播，导致反射性刺激感觉纤维（肌肉和皮肤传入纤维），这反过来又增强皮质运动通路的兴奋性 [34-37]。因此，急性 NMES 的作用无法绕过中枢神经系统。单侧 NMES 训练项目可能会增加肌电活动、神经激活 [38] 和对侧（未受刺激）肌肉的自主力量 [39]，从而产生交叉训练的效果。NMES 的这一核心效应解释了为什么 COPD 患者肌肉力量的改善常常远高于肌肉质量的改善（见下文）。此外，它还证实了一种可能性，即 12 节训练是必要的，这足以引起健康受试者肌肉力量的增加 [40]。因此，NMES 可能不仅使肌肉质量增加，而且还作用于肌肉中枢激活，后者是严重 COPD 患者的肌肉力量被抑制的重要部分 [41]。

（四）NMES 期间的通气需求

晚期 COPD 患者也可以使用 NMES，主要原因是 NMES 对通气（或呼吸困难）的影响可能很小，因此严重通气障碍的患者也可耐受这种形式的肌肉训练。这一观点最初基于健康受试者中的观察，在这些受试者中，NMES 期间通气量变化不大 [20, 42]，高强度刺激（MVC 的 30%～50%）时，VE 仅增加 7L/min，心率平均增加 4±3 次 / min[20]。事实上，NMES 更少引起 COPD 患者的通气和心率增加，这证实 NMES 对心脏和呼吸系统仅产生最低程度的刺激 [43]。尽管在 NMES 后会感到下肢疲劳，但仍观察到以上结果，这证实了 NMES 可在心肺系统低水平下引起局部肌肉刺激的优势 [43]。

（五）刺激参数

NMES 训练在肌肉收缩和休息阶段之间交

替进行。这是由交流或脉冲兴奋电流引起的。在COPD 患者中，双向脉冲电流是最常用的，因为它能最大限度地减少发生皮肤和神经损伤[44, 45]，与交变电流相比，它减少了肌肉疲劳[46]。在收缩期，应用特定的刺激频率来诱导肌肉收缩，而在静息期，采用低于运动纤维去极化阈值（即不能诱发肌肉收缩）的刺激频率或完全不刺激（图32-1）。每个阶段的持续时间以及活动时间 / 总时间（刺激时间 + 休息时间）的比率，也称为占空比（duty cycle）[47]，因研究而异。使用不同的刺激频率、振幅和占空比可以获得不同的效果。

1. 频率

虽然，低频率（1～10Hz）的刺激容易维持，产生的疲劳也比高频率刺激要少，但人们一致认为其产生的力量水平较低。此外，高频率（35～100Hz）被用来诱发强直性肌肉收缩，以募集大量的肌肉单位并产生最大的力量[6, 48-51]。事实上，高频率或低频率的影响并不一定局限于特定的肌纤维类型[26, 31, 52]。在 COPD 患者中，最常

用的刺激频率为 35～50Hz（甚至 75Hz）。

2. 脉冲持续时间

建议的脉冲持续时间或脉冲宽度根据刺激肌肉群的大小而变化[53]。一般来说，脉冲持续时间为100～400μs 适合肌肉训练[49]。脉冲持续时间越长，产生的力越大[54]。短脉冲持续时间（100～300μs）适用于小腿三头肌、胫骨前肌或指伸肌[53] 等肌群，而对于较大的肌群（包括股四头肌或腓肠肌），则首选 300～400μs 的长脉冲持续时间。

3. 占空比

目前尚不确定最佳的占空比（收缩时间与总时间的比率），使肌肉充分工作而不会导致过度疲劳。建议范围在 10%～50%[55-57] 之间。占空比是一个重要的考虑因素，因为在训练过程中出现明显的肌肉疲劳可能会影响 NMES 强度或训练次数，从而影响训练项目的整体效果[51]。

4. 强度

NMES 的强度是计划训练项目时需要考虑的最重要一点，因为刺激强度直接影响运动单位

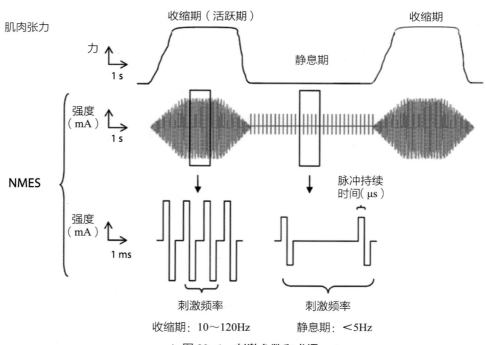

▲ 图 32-1　刺激参数和术语

的募集，从而影响刺激过程中达到的肌肉力量水平[58-60]。重要的是，受试者之间和受试者个体在特定强度的 NMES 下产生的肌肉收缩存在差异[61, 62]，在消瘦的患者中尤其如此[63]。在大多数训练项目中，通常首先使用最大可耐受强度，然后在初始阶段和整个训练过程中逐步增加。

因此，最佳刺激参数包括 100~400μs 的双相矩形脉冲，以 35~50Hz 的刺激频率在最高耐受电流强度下传输，足以最大化股四头肌肌张力。然而，NMES 的有效性更多依赖于个体内在的神经肌肉特性（如浅表运动神经分支），这决定了肌肉产生的张力水平，而不是外部可控因素（如电流特性）[55]。在实践中，评估 NMES 训练强度的一个更好的方法是将 NMES 诱导的肌肉力量描述为 MVC 的百分比。在 COPD 患者中，电流大小与患者肌力和临床结局（如步行距离）的变化有密切关系[28]。最重要的是，只有当电流强度达到阈值时，或当电流强度在整个训练过程中不断增加时，才会出现功能性获益（图 32-2）[28]。在本研究中，在 NMES 训练后功能运动能力的最佳改善者是收缩强度为 15% MVC 或更高的人群[28]。

另一项包括了大量 COPD 患者的研究，NMES 产生 15%~25%MVC 的肌肉收缩，临床上步行能力显著改善[64]，表明这一刺激范围是 COPD 的治疗窗[65]。因此，NMES 训练强度，而不是电流强度或其他任何刺激参数，是 NMES 有效性的主要决定因素。强烈建议在一次或两次治疗期间单独监测 NMES 诱发情况，并尽可能将其表达为 MVC 的函数，以达到尽可能高的 NMES 训练强度[65]。这会增加 NMES 治疗成功的可能性，另外，可在早期识别那些不太可能对 NMES 产生反应的患者[43]。

（六）对 NMES 的耐受性以及优化调整

患者对 NMES 治疗的耐受因人而异[66]。相

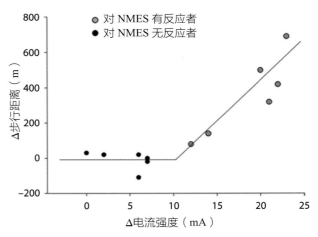

▲ 图 32-2　NMES 训练反应与可耐受刺激强度有关

当一部分（约 20%）的慢性病患者可能无法耐受 NMES[43]，因此他们可能认为 NMES 的治疗效果不佳[28]。尽管如此，80% 的 COPD 患者能够耐受 NMES 治疗，与抗阻训练的依从性相当，达到 80%[67]。已知年龄、性别[68]、身体成分[69]、人体阻抗[66] 和耐受疼痛的差异是普通人群能维持高强度 NMES 治疗的原因。在 COPD 患者中，良好的身体素质、FFM 高、较低的系统性炎症（如白细胞介素 –6 水平低）以及对不适感的高耐受性表明患者能够充分耐受 NMES 治疗，因此可作为是否能达到预期治疗目标的良好预测指标[43]。相反，对 NMES 的耐受性与心肺需求和 NMES 引起的肌肉疲劳无关[43]。

测量 NMES 诱导产生的肌肉力量可确定患者对 NMES 的耐受程度，在 NMES 治疗的前两周应至少达到 10%~5% 的 MVC[65]。将 NMES 诱导产生的力量表示为 MVC 的一部分并不总是标准的（如非常虚弱的患者），甚至不可能的（如一些危重患者）。临床的替代解决方案是：①确保刺激下可见肌肉收缩；②鼓励患者在整个治疗期间增加电流强度，目标是总体增加至少 10mA；③允许患者在刺激期间自主肌肉收缩[33]。在刺激期间可见肌肉收缩是衡量治疗效果的一个重要标准，一般应在第一阶段 NMES 治疗中达到目标。

然而，产生可见肌肉收缩的 NMES 电流强度可能不足以引起临床改善[43]。Maffiuletti 等[65] 提出适用于 COPD 患者群体的 NMES 治疗的其他实用性建议：①使用大规格电极，从而匹配大腿的尺寸，尽量减少电流密度和最大限度地提高患者的舒适度和肌肉的募集；②将电极尽可能放置在远离肌腹的位置，理想情况下，也可放置于运动点（电极位置可用标记勾勒出来，以帮助患者放置电极）；③让患者尽快控制 NMES 单元强度；④每次治疗间隙可稍微调整电极位置和髋关节 / 膝关节角度，以优化不同部位的肌肉募集[65]。

通常认为肌肉自主收缩训练优于 NMES 治疗。事实上如前所述，这两种情况下的肌肉收缩存在几个方面的不同，包括肌纤维的空间募集，在 NMES 治疗中更多的是募集表面肌纤维[15]。在 NMES 治疗期间，同时募集的肌群数量有限。这些有限的肌群会限制 NMES 对健康人群整体功能状态的影响[70]。然而，在伴随肌力减退的 COPD 患者中[71]，与自主肌肉收缩训练比较，NMES 可产生同等程度的肌肉力量和功能活动改善。其优点还在于可以在住院后立即进行 NMES 治疗，即使此时患者存在肌肉痉挛[72] 和自主运动较少[41]，以及由于力量不足或呼吸受限而无法行走的情况。

三、神经肌肉电刺激的临床效果

（一）治疗效果的总体证据

两篇 Cochrane 系统综述总结了 NMES 治疗的临床证据。Hill 等[73] 报道了 COPD 患者通过 NMES 进行治疗的情况，并进行了两组对照试验：① NMES 治疗与常规治疗的对照；② NMES 治疗与另一种运动治疗，以及单独使用其他治疗的对照。在这七项研究中，与对照组相比，单独 NMES 治疗可增加外周肌力（标准化均数差，（standardized mean difference，SMD）为 0.34%；

95% 置信区间（95%CI）为 0.02～0.65）和股四头肌耐力（SMD=1.36%；95%CI 0.59～2.12）。同时 6MWD[均数差（MD）为 39.3m] 和亚极量症状限制测试（MD=3.6m；95%CI 2.3～4.9）增加。与此同时，运动可降低下肢疲劳的严重程度（MD=−1.1；95%CI −1.8～−0.4），表明外周肌肉功能的变化与运动表现直接相关。另外九项研究比较了在使用或不使用 NMES 的情况下，另一种运动治疗的效果。研究结果显示 6MWD 总体而言有所改善（MD=25.9m；95%CI 1.1～50.7），但对外周肌力的改善不明显（SMD=0.47%；95%CI −0.10～1.04），并且数据有限以至于无法评估股四头肌的耐力或大腿肌肉维度。该对照受限于运动类型，从在门诊 PR 中进行中度到高强度运动到在重症监护室或高依赖病房中使用被动或主动辅助运动不等。后者的临床效果更明显，证据显示 NMES 治疗缩短了患者第一次从床上坐起的时间（5 天；95%CI −8.6～−1.4）。

第二篇综述[74] 关注 NMES 针对晚期疾病患者的治疗。虽然这些研究与之前的 COPD 研究有所交叉，但是补充了 NMES 治疗针对晚期肺癌和心力衰竭患者的研究。在这 12 项研究中（n=781），与对照组相比，NMES 治疗能明显增强股四头肌的肌力（SMD=0.53%；95%CI 0.19～0.87），两者之间的差异大约为 1kg；然而，在某些患者组别中，会出现高于基线值 20% 的情况。通过 NMES 治疗后，肌肉质量有所增加，但效果取决于所采用的评估方式。精确的成像方式，比如 CT 能检测到可能被生物电阻抗分析法忽略的微小变化。在功能运动表现方面，NMES 有助于 6MWT（MD=35m；95% CI 14～56），但不包括增量步行试验或使用功率自行车进行 CPET，因为这些试验可用的数据较少。

在这两篇综述中，总体研究结果支持 NMES 作为治疗 COPD 和晚期疾病患者肌力减退的有效方法。NMES 应被视为一种合理的运动训练刺激方法。NMES 治疗后出现的不良反应很少，并且只会存在轻微的不良反应。不到 5% 的患者在最初几天治疗结束后报告存在肌肉不适，随后症状消退。不到 1% 的患者报告出现与黏性电极有关的皮肤持续性红斑。没有证据表明 NMES 治疗会增加严重不良反应的风险。

（二）NMES 作为单独干预

在大量的关于 NMES 单独治疗的研究中[64]，将 52 名有呼吸困难的重度 COPD 患者（MRC 呼吸困难分级：4 或 5 级）随机分为两组，一组为 NMES 组（350μs，50Hz，30min，每日 1 次），另一组为对照组，进行为期 6 周的股四头肌训练。NMES 治疗组的刺激强度在可耐受的情况下增加，而安慰剂组的设备有所限制，患者可感受到 NMES 刺激，但不引起强直收缩。在 NMES 治疗组中，6MWD 的 MD 变化更明显（35.7m；95%CI 10.5～60.9），超过 MCID。该研究报道股四头肌质量和肌力改善，表明下肢肌群结构和功能的改变可以提高全身运动表现（图 32-3）。在访谈中，患者报告，经过 NMES 治疗后，日常生活中的功能得到改善（如厕或爬楼梯变得更容易或户外活动能力的提高）。该研究也进行了随访，在停止 NMES 治疗后仅 6 周，其作用发生减弱。这就强调在临床实践中规定时间期限的必要性，并应在研究中评估更长时间后的治疗效果。

当患者病情加重和（或）需要住院治疗时，NMES 治疗的另一个可能作用为促进疾病快速恢复。Greening 等[75] 在其早期康复试验中针对 NMES 治疗进行了研究，并将其与常规治疗比较。住院后将 NMES（300μs，50Hz，30min，每日 1 次）列为治疗的重要组成部分，绝大多数（90%）的患者将 NMES 治疗作为首选抗阻训练。但在短暂的住院治疗期间（通常为 3～4 节），患

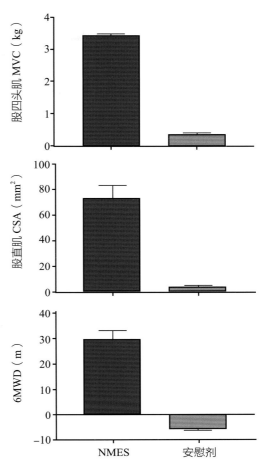

▲ 图 32-3 晚期 COPD 患者接受 NMES 治疗后肌肉和运动表现的变化

者一般仅能完成少量的 NMES 治疗，并且对居家康复训练的依从性较差。正如其他人所报道[76]，与对照组相比，治疗组患者在门诊使用 NMES 进行 PR 的接受率较低（22% vs. 14%）。对此的一种解释是，没有证据显示患者住院期间在短暂接受 NMES 治疗后身体状况出现好转，可能是由于当前的治疗已经满足他们的康复需求。因此，在进行治疗时，应明确其作用，并且重要的是应知晓 NMES 治疗不能替代全面的 PR。

（三）NMES 作为选择性治疗

在一项大型的有效性对照试验中，Sillen 等[77] 随机将 120 名伴有下肢无力的 COPD 患者分为高频率、低频率 NMES 治疗组（15Hz 或 75Hz，

20min，每日 2 次）和抗阻训练组，进行为期 8 周的住院康复治疗。结果表明这三组患者的运动耐量均较基线有所提高，但股四头肌力量仅在接受高频率 NMES 治疗和抗阻训练的患者中有所增强。因此，电流刺激强度是训练反应重要的调节因子。对于低频率电流，则需要高强度的刺激以产生足够的训练负荷此时许多患者感觉不舒适。与伴随高频率 NMES 治疗的抗阻训练相比，NMES 治疗会使肌力产生变化，但差异不明显 [77]。这一发现挑战了自主抗阻训练产生更强肌肉适应能力这一假设。对此的一种解释是，在病情加重期间，患者可以继续进行 NMES 治疗，但必须停止抗阻训练。因此，在该研究中，作者将低强度有规律的 NMES 治疗与间断的抗阻训练进行比较，结果表明后者对股四头肌的力量影响不大。

目前，尚无针对 NMES 治疗和耐力训练的 RCT 研究，Coquart 等 [78] 进行了一项观察性研究，提供了评估性数据以支持在临床实践中使用 NMES 治疗。入选居家 PR 项目的 189 名患者进行了为期 9 周的抗阻训练、教育以及社会心理支持治疗，同时接受治疗师每周一次的随访监督。对于补充性训练，患者可通过功率自行车或 NMES 治疗（300μs，50Hz，30min，每日 2 次）进行耐力训练。当采用台阶试验进行评估时，治疗师可对在基线水平耐力表现较差的患者进行 NMES 治疗。其基本原理是，如果患者无法在基线达到最低水平，就无法进行任何强度的周期性训练，从而无法实现有意义的适应性改变。因此进行 NMES 治疗是最适合患者的。进行 PR 治疗后，功率自行车组和 NMES 治疗组的功能性活动和运动能力的改善程度相似。此外，有相似比例患者报告总体健康状况发生显著变化。这两项研究都是在基于临床体征和诊断的情况下，将 NMES 整合到临床实践中的典型示例。

（四）NMES 作为辅助性治疗

在一些 PR 项目中，运动训练以耐力为基础，对下肢肌群的肌力和质量影响很小。抗阻训练可以提高整体肌力，但是如果没有专业设备的辅助，训练强度就会受到限制，尤其是在需要经常使用自身重力进行抗阻训练的家庭环境中。由于 NMES 治疗能够增强肌力，因此可将 NMES 作为一种辅助性治疗 [79]。虽然这一理论比较合理，初步的数据也支持这一点 [80]，但来源于两个独立试验的数据并不支持在 PR 中将 NMES 作为常规治疗。

Tasdimer 等 [81] 将 27 名患者分为 NMES 治疗组和安慰剂组，研究在为期 10 周的 PR 治疗中加入 NMES 治疗是否会对功能性运动表现产生增量影响。两组患者的股四头肌力量、症状和健康状况都发生了变化；然而 NMES 治疗组患者的 ISWT 表现显著降低。所使用的 NMES 治疗剂量（300μs，50Hz，20min/ 次，每周 2 次）可能是次优的训练剂量。实际上该治疗方案并没有产生额外的增强肌力效果，所以运动表现的差异可能是一个偶然的发现。NMES 可能会导致局部出现疲劳，并影响 PR 中的其他训练。NMES 治疗组的患者在跑台上训练的强度较低，因此应考虑到会出现该结果。

在一项大型的研究中 [82]，将 73 名重度 COPD 患者随机分为两组：有或无居家 NMES 辅助的 PR 组（400μs，35Hz，30min，每周 5 次）。尽管患者对 NMES 治疗的依从性较好，但通过 6MWT 进行评估时，没有证据表明 NMES 能进一步改善患者的运动功能。此外，有人认为，NMES 治疗的附加需求可能是一些患者的负担。仅在单纯的 PR 组中（无 NMES 治疗），SGRQ 总分和症状子评分有所改善，而在 PR 联合 NMES 治疗组中，症状子评分较差。作者认为，进行

NMES 治疗的额外时间是这一发现的相关驱动因素[82]。

四、神经肌肉电刺激在康复过程中扮演的角色

NMES 为伴有严重限制症状的晚期疾病患者提供机会进行规律运动训练（尽管强度较低），从而扩大了 PR 的范围。研究表明，NMES 可以加速危重患者的功能恢复[80]，提高严重呼吸困难患者的功能运动能力[64]，并允许急性加重期的患者也可以进行运动训练[77]。尽管如此，NMES 治疗对身体功能的改善不是很大，单独的 NMES 治疗并不能减轻总体症状或改善总体健康状况。因此，如果患者可以使用常规运动方式进行持续的耐力或抗阻训练，则这些训练是首选，因为这些训练的强度更高并且涉及多个肌群和症状。另外，不支持常规使用 NMES 作为辅助训练。NMES 的其他治疗作用较弱，并且治疗作用会因其附加需求而抵消。如果患者无法进行持续的耐力或抗阻训练，只能进行低强度的抗重力训练，那么 NMES 是一种可行的治疗方案。在临床决策中应考虑的因素包括可获得的监督水平、呼吸困难的严重程度、用力反应、患者对 NMES 治疗的偏好和耐受性以及 NMES 训练强度。

五、总结

NMES 治疗是一种旨在提高外周肌肉表现的训练方法。NMES 治疗强度可以通过双向脉冲、宽脉冲、高频率电流优化，但患者的耐受性和固有的肌肉特性也有重要作用。NMES 会造成疲劳，因此只有总训练时间的一部分用于主动刺激。根据目前的证据，NMES 治疗最适合肌肉无力或呼吸困难、常规运动方式受限的患者。研究表明，在特定的群体中，NMES 可以在短期内改善肌肉力量和运动表现。长期进行 NMES 治疗是否能进一步改善健康状况并帮助患者回归传统的运动方式仍有待观察。

第33章

水中康复的作用

A role for water–based rehabilitation

Renae J. Mcnamara   Jennifer A. Alison   著

要 点

◆ 水疗是利用水的静水压、浮力和水流冲击力等特性让患者在水中进行运动治疗，以缓解患者疼痛或改善躯体功能的一种支持性治疗方法。

◆ 当患者无法耐受陆上运动时，建议将水中运动训练作为合适的替代方案。

◆ 证据显示，伴有其他合并症的COPD患者可进行水中运动训练，能让患者更好地坚持运动并获得良好的健康结局。

◆ 在浸水之前需要进行适当的风险评估、筛查和教育，以确保水疗安全。

一、概述

陆上运动对COPD患者的益处毋庸置疑。但由于相当数量的COPD患者存在合并症、躯体功能障碍或疼痛，因此无法进行陆上运动训练，并且上述情况会因抗重力运动而加重。

水中运动是指在水中进行肢体运动以产生治疗效果，并且有研究表明，独特的水疗环境是COPD患者容易接受的一种有效的运动方式[1, 2]。特别是水环境对身体的影响小，可以让身体自由活动，并能带来健康获益，因此，水中运动适合不能进行抗重力运动的COPD患者及陆上运动受限的患者[3]。

二、水疗

传统意义上，水中疗法被称为"水疗"，该术语被用来描述一种广泛的利用温水作为介质及使用其物理特性以达到治疗效果的治疗方法。水疗（hydrotherapy）包括冲浴疗法、矿泉浴、温泉浴及冷热交替疗法，并且这些术语很常用，通常被认为是水疗（aquatic therapy）的同义词；但这些治疗方法不包括用于恢复或维持健康水平的常规水疗。水疗可追溯到公元前2400年，当时温水矿泉浴用于治疗。水疗池的温度通常为33.5～34.5℃，该温度为热平衡温度，即保持身体温度既不升高也不降低，对人体中心温度没有影响。因此，建议将该温度范围用于多种疾病的治疗，并允许患者长时间浸泡[4]。

水疗是一种相对较新的术语，用来描述在水中进行物理治疗，目的是帮助康复、改善或维持功能、防止功能退化或出现损伤[4]。水中运动训练是指将身体沉浸在水中进行运动训练。本节，浸浴疗法被定义为头部露出水面，身体直立浸入，而不是将头部浸入水中的水上活动（如游泳），这需要特定的技能和技巧。

（一）水疗环境

与干燥陆地相比，由于水的静力学和流体力学原理，因此其环境比较独特，能够产生多种生理和生物力学效应。作为水疗环境工作者，了解水的特性及水中的运动和力学非常重要。静水压是施加在浸入物体所有表面上的压力，且会随深度的增加而增加。浮力是与重力方向相反的上推力，既可通过提供助力来促进物体运动，也可形成阻力来抵抗物体的运动。水对移动物体产生阻力可形成湍流和阻力效应，这种阻力随着在水中移动物体表面积的增加和运动速度的增加而增加。

在进行水疗前，必须进行全面的陆上评估，以确定患者是否适合进行水疗。合适的陆上和水中治疗结局评估指标也应在考虑范围内。

（二）水中浸没的生理学

浸没过程中患者的躯体会发生显著的生理变化，主要源于静水压、水温和浮力，这些特征能确保在水中浸没时进行运动治疗的安全，且具有临床意义。

静水压在水中随着身体位置的变化而变化，直立状态比平躺受静水压的影响更大。浸水和随后的直立姿势静水压会在许多方面影响呼吸和心血管系统[5]（表33-1）。对身体健康的人来说，浸水对呼吸和心血管系统的不良影响可以迅速且容易地克服；但是，呼吸和心脏疾病患者会发现最开始难以适应浸入水中，并需要一段时间来适应静水压将血液转移至胸腔的状况及水对胸腔压迫而增加的呼吸做功[6]。然而，尽管浸水会导致通气受限，但是即使是严重的COPD患者，同样可以安全地进行水中运动且不会出现与临床相关

表 33-1 直立状态浸入水中的主要生理变化

呼吸系统	心血管系统
• 横膈膜上移	• 循环血容量增加
• 肺活量降低	• 每搏输出量增加
• 肺总量降低	• 心输出量增加
• 功能残气量降低	• 心率下降
• 补呼气量降低	• 外周血管阻力降低
• 呼吸道阻力增加	• 组织灌注增加

的血氧饱和度降低或不适感[7]。可通过降低水的深度来减少施加在身体上的静水压，从而尽量减少直立浸在水中产生的不良反应。

水的温和性是水疗的一个吸引人的特色，因为温水可以减少由于血管扩张引起的疼痛，能使与疼痛相关化学物质的循环和扩散增加[8]。在温水中远动产生的温热觉及机械感受器刺激激活了粗纤维，并关闭了传导伤害性刺激的闸门[8]。温水通过抑制交感神经系统的兴奋性也可有助于减轻痉挛，并促进肌肉放松。随着在水中运动量的增加，使胶原蛋白延展性增强，这意味着由拉伸引起的疼痛的阈值会进一步增大。

水的浮力减轻了关节负荷，从而减小了机械应力，进一步降低了疼痛感。因此使活动变得容易，关节活动范围扩大，滑液能在关节软骨中充分流动[8]，在齐颈深的水中（水面平对 C_7），人体只承载约10%的重量[9]，随着水深度的降低，承重比例增加。当水面平对剑突水平时，人体约30%的重量，而浸没至髂前上棘水平处，则需承载约50%的体重[9]。

三、COPD 患者的水中运动训练

1996 年发表的文章对重度 COPD 患者（FEV_1 占预计值<35%）接受水中运动训练的可行性和安全性进行了研究。结论是：一次 15min 的次极量上身运动会导致血压、肺功能和血氧饱和度轻微下降，改良 Borg 呼吸困难评分从 4 分（呼吸

困难比较严重）增加到 5 分（呼吸困难严重）[7]。但是，尽管如此，患者仍能很好地耐受水中治疗[7]。由此，出现了大量文献支持将水中运动训练作为 COPD 患者的一种运动训练方法。

在一篇系统综述中，作者对 COPD 患者可进行水中运动训练进行了论证。其中包括五项 RCT 研究，将监督下的水中运动训练与陆上运动训练和（或）不进行运动训练进行了对比[1]。每次 35～90min，每周在门诊进行 2～3 次，持续进行 4～12 周的水中运动训练[1]，这是国际上通用的 PR 项目[10]。在改善功能运动能力（通过 6MWT 评估）和最大运动能力（通过 ISWT 评估）方面[1]，水中运动训练与陆上运动训练无明显差异。另外，与陆上运动训练相比，水中运动训练能显著提高患者的运动耐量（通过 ESWT 评估），这表明水中环境能比干燥陆上运动训练产生更强的耐力训练刺激[1]。这种更强的训练刺激是在每次运动时水的静水压和湍流阻力形成的。水中运动和陆上运动训练对 QoL 的改善程度相当。但与陆上运动相比，水中运动训练对疲劳的改善程度更加明显[1]。重要的是，在 COPD 患者中，水中运动训练不会出现严重不良反应[1]。在该系统综述之后，其他学者又进行更多的试验，其结果进一步证实了水中运动训练对于 COPD 患者的获益，并得出结论，水中运动训练与陆上运动训练一样在 COPD 患者中的获益相当[11, 12]。

为了能有效地开展水中运动训练，该训练计划必须被 COPD 患者接受，并且易于进行。尽管温暖和有浮力的水对患者进行水中运动很有吸引力，但也有些患者可能不太接受水中治疗，尤其是考虑到潮湿的空气、池中的化学物质、湿滑地板导致跌倒风险增加，以及需要穿脱衣服。虽然如此，COPD 患者对水疗环境还是可以接受的，并且对包括水温、室内温度、淋浴和更衣室设施在内的环境很满意[2]。此外，个人喜好能提高对于水中运动治疗的依从性，同时发现患者可以自由运动使依从性显著提高[2]。有两篇研究显示，与干燥陆上运动训练相比，COPD 患者更倾向于在水中进行运动训练[1]。虽然温水水疗设施可能不能广泛普及，但可以利用公共游泳池来进行水中运动训练。

COPD 患者进行水中运动训练的生理学基础与治疗原理

患者在水中进行运动使生理反应发生改变。水中运动肢体产生的阻力会使在低运动强度时感觉费力，因此感觉到劳累也增加[13]。与陆上运动相比，COPD 患者水中运动时在限定的次最大耗氧量下平均心率更低[14]。与同等强度的陆上运动相比，水中运动同样会出现呼吸困难和主观用力程度评分较高的情况[3]。这可能与水中运动的强度较高有关，或者是由于静水压压迫胸部所致。COPD 患者感觉在水中休息时呼吸困难的情况比在陆地上更严重，类似于重物压迫胸腔的感觉。在浸入水中过程中，呼吸阻力增加的好处是能够训练呼吸肌，从而增强吸气肌力量[3]。

在比较两种不同环境下的运动训练时，由于水环境和陆地环境的明显差异，很难直接匹配运动强度和量化负荷。浮力、密度和阻力会影响水中的运动治疗。虽然陆上和水中的训练频率和持续时间较容易匹配，但考虑水的物理特性影响，因此训练强度和类型的匹配也容易混淆。迄今为止，关于水中运动和陆上运动的对照研究中，尽管治疗师努力使训练的肌群和期望的强度相匹配（采用 0～10 分的改良 Borg 呼吸困难和主观用力程度评分量表得分为 3～5 分），但可能由于水上运动强度更大，患者感觉在水中运动时呼吸困难和费力程度更高，因此，水中治疗能产生较好的治疗效果。最近的一项研究报道了 COPD 患者的水中运动和陆上运动训练项目的量化及匹配[11]。

步行训练的速度应达到 6MWT 平均速度的 75%，由于水的物理特性，水中步行训练的强度为陆上训练强度的 1/3[11]。力量训练的强度为 1RM 的70%。同样考虑到水的物理特性以及手腕和脚踝重量等因素，水中运动训练需额外增加 14% 的重量[11]。

COPD 患者在水中进行的运动通常与在陆地上进行的运动相似，包括耐力训练（步行和功率车）和力量训练。由于浮力的作用影响了患者双脚的抓地能力，因此在水中行走很困难，通常类似于慢跑。跳跃、单脚跳、双脚跳、星型跳、摆腿和剪刀腿式的运动使用的肌肉群与在陆地上步行时类似，因此可以代替步行或慢跑。在水中骑车需使用定制的液压自行车。患者可以坐在漂浮装置上利用双下肢进行骑车运动；也可以用腿支撑在水池的角落里，或者抓住水池边缘或栏杆进行骑车运动。通常在水中使用浮漂（不是重物）进行力量训练，并且训练是通过抵抗浮力进行的（与陆上的抗重力相反）。

水中运动训练可以单独或小组形式进行，由医疗专业人员指导多人进行同样的运动，或是包括多个运动训练单元的循环课程，一个单元接一个单元进行。如果设备供应有限（如水上自行车或水上跑步机），后者则是最合适的。

水中运动的间隔时间通常很短，因为持续存在的阻力会导致患者出现疲劳及运动强度的降低。全身、双侧肢体，甚至是重复的单侧肢体运动都可以达到高强度运动。尤其后者适合于身体某部位疼痛或活动受限的患者。COPD 患者最佳的运动训练处方、测定运动强度的方式及水中运动实施尚待明确。

在评估、处方开具、示范和训练开始后，应定期评估 COPD 患者的水中运动训练计划（通常每周一次），并根据需要进行调整和（或）进阶。迄今为止的研究都是基于是否达到预期呼吸困难

和（或）主观用力程度评分来进行运动进阶。水环境的主要优点是能够通过调整运动方式来减轻生理性负荷或应力，以适应个人的损伤或疼痛，或者增加人体做功。

通过多种方式调整水中运动以增加其训练强度，使用水的流体静力学和流体动力学原理，如抵抗浮力、增加运动的速度和范围、增加移动杠杆力臂的长度、增加在水中移动的肢体或器材的表面积（如从拳头到杯形手再到五指张开）、通过减小水深来增加承重，在水中从定向运动变为向不同方向移动，以增加水的湍流和阻力，从接触地面变为悬浮于水中，增加冲击和增强式运动（即快速运动和跳跃，以推动身体向上），并通过拳头、溅水和踢打动作打破水的表面张力。更多可以增加运动强度的方法包括：非对称性运动、增加浮漂或负重设备、改变运动节奏或改变运动轴或平面。

将更复杂的运动纳入训练项目中，对呼吸系统症状和躯体损伤较轻的患者来说是一种挑战，对需要取得训练进阶的患者来说也是一种挑战。各种各样的训练，如深水跑、系绳跑、花样游泳、水上自行车、水上越野训练机和水上跑台，均可提高和保持患者对水中运动训练的兴趣。

最后，所有的水疗项目都应与陆上治疗项目相结合，因为我们在陆地上生活，肌肉必须能够进行抗重力收缩。尽管会伴有损伤或疼痛，但仍需要患者能耐受陆上负重运动。

四、影响下肢功能因素和水疗

（一）COPD 患者的合并症和功能障碍

COPD 是一种复杂的疾病，除了心血管系统疾病和糖尿病等公认的合并症外，其他慢性合并症也可能影响患者的功能表现和健康状况。此外，伴有慢性合并症的患者其康复可能更加困难，或者相反的，陆上运动训练可能会加重这些

情况[15]。在肥胖人群中，体重超标可能会对运动的时间和强度有所限制。据报道，COPD 合并膝关节和髋关节骨性关节炎等肌肉骨骼疾病会导致运动训练受限[16]，而合并心血管系统疾病、代谢性疾病和骨质疏松症，可能对 PR 的部分结局指标产生不良影响[17]。

据报道，在接受康复治疗的 COPD 患者中，肥胖症的患病率高达 40%[18]，并且与在休息和费力时的呼吸困难增加[19]和 PA 下降[20]有关。高达 55% 的 COPD 患者存在骨骼疾病，如关节疾病和关节炎[18]，并且显著降低了 PR 对运动耐量和 QoL 的有利影响[21]。通常情况下，由于过大的压力会给关节带来额外的负担，因此，通常会将肥胖症和肌肉骨骼疾病联系在一起。疼痛在接受 PR 治疗的人群中发病率很高，其中以胸痛和下肢疼痛最为常见[22, 23]。在 COPD 患者中，疼痛与症状和 QoL 的临床相关性呈负相关[24]，并且会限制 PA[23]。疼痛还会因限制活动、分散注意力和降低训练依从性来影响 PR 的实施[25]。参加 PR 项目的 COPD 患者中伴其他合并症的发病率研究较少，因为康复临床试验研究通常会将合并有多种疾病的患者排除在外，尤其是存在对进行陆上运动有限制的疾病。

（二）合并影响下肢功能障碍患者的水中运动训练

COPD 患者通常存在合并症，并且会影响其功能表现和康复进程。接下来将简要论证水疗在慢性合并症中的作用。

尽管水疗为移动和运动训练提供了独特的条件，但在设计和制订具体的运动训练计划时，必须考虑肥胖、肌肉骨骼或骨科疾病的病理变化[4]。疼痛通常是阻碍正常生理功能和日常生活活动的主要限制因素。由于浸入水中和温度对放松和疼痛感知的影响，因此，水疗非常适合于伴随疼痛

的患者[6]。在水中，由于静水压、湍流和水温升高对神经末梢的感觉溢出效应，痛觉可能会受到抑制。除了可以放松肌肉和减轻关节肿胀外，水疗对患者情绪的改善可能也会发挥一定作用[6, 26]。

水疗环境对肥胖症患者来说是非常合适的，因为浮力作用可以减轻下肢关节负荷。在关节负荷减轻的情况下，水中运动在改善心血管系统适能方面优于陆上运动，同时对运动频率、持续时间和训练强度的限制较小[6]。水中运动训练对肥胖患者身体成分的影响证据多种多样。尽管一些关于深水跑步和浅水循环训练的研究报道称患者的体重或身体成分没有变化，但其他研究结果报道身体成分和体重显著降低[27]。因此，想达到减轻体重的效果，似乎至少需要进行 8 周的干预[27]。

大量的文献报道了骨关节炎和类风湿关节炎患者进行水疗的效果。监督下进行 4～20 周，每周 1～3 次，每次 30～60min 的水中运动训练，结果显示关节的灵活性、功能性运动能力、力量、关节活动度、QoL 和 ADL 均得到改善。此外，疼痛、关节压痛和张力也会减轻，这与改善情绪和功能障碍有关[28-31]。

水疗常用于治疗慢性腰痛。水中运动训练项目通常包括跳跃、慢跑、主动关节活动度训练和力量训练。在最近的一项系统综述中，监督下持续进行 4～15 周的水疗，每周 2～5 次，每次 30～80min，其结果显示疼痛明显减轻且身体功能增强[32]。

当负重训练受到下肢关节置换后遗症的限制时，水可以作为运动介质，使受影响的关节在减低负荷的情况下进行康复训练。全膝关节置换术后的患者在急性期过后即可开始为期 6 周的水中运动训练，可增加步行距离，改善关节活动并减轻疼痛，并在术后 6 个月内维持效果[33]，对爬楼梯的力量、关节僵硬和水肿的改善明显[33]。同样，全髋关节置换术后的水中康复能够改善疼

痛、关节僵硬和功能，且疗效能持续至治疗结束后的 6 个月 [34]。

（三）伴有下肢功能障碍 COPD 患者的水中运动训练

在一项关于 COPD 患者进行水中运动训练的系统综述中 [1]，其中一篇针对性研究了因身体合并症导致传统陆上运动训练受限的 COPD 患者 [3]。研究的合并症包括肌肉骨骼疾病（如骨关节炎、类风湿性关节炎、慢性下腰痛），骨科疾病（如下肢关节置换），神经系统疾病和肥胖症 [3]。考虑到不同的运动环境，应尽可能地选择水中和陆上相似的运动强度、持续时间和训练肌群。水中运动的依从性略高于陆上运动 [3]。许多人因合并症（如急性或慢性膝关节疼痛）加重而不得不停止陆上运动训练，但在水中运动的患者并未发生这种情况 [3]。水环境似乎减少了身体损伤对运动功能的影响。临床结局方面有更多的积极进步 [3]，因此应鼓励患者坚持水中运动训练，并允许伴有下肢功能障碍的患者进行高强度训练，从而提高运动能力和 QoL，而这种情况在陆地上是不可能的 [3]。COPD 患者合并有肥胖症（BMI $\geq 32 \text{kg/m}^2$）的亚组人群中，水中运动和陆上运动可引起相似的体重变化，其减重效果优于未进行运动训练的人群 [35]。

五、水中运动训练的注意事项

水疗环境是一个高风险环境，因为有可能发生严重的不良事件。因此，识别和管理风险，并意识到不这样做的原因很重要。参与者和工作人员必须考虑到以下相关安全因素 [4]。

- 足够的安全设施和无障碍设施，包括游泳池通道、更衣室、淋浴和卫生间设施；游泳池大小；水深；患者功能障碍程度、水中独立性以及使用的治疗技术。

- 游泳池、设备和地板表面的定期维护；泳池化学物质管理；微生物检测；水过滤和消毒系统；空气通风以及处理原则（粪便、尿液、血液等）。

- 针对潮湿环境以及可能出现的需要生命支持和泳池救援等医疗紧急情况，对工作人员进行教育和安全培训。泳池的大小将决定患者与工作人员的比例。

- 浸入水中之前对工作人员和患者进行健康筛查，其中应包括病史、当前用药、健康和认知状况，特别是关于浸水和运动的生理作用、感染状况、与认知和焦虑有关的风险及进出游泳池所需的辅助程度（表 33-2）。

- 必须明确患者功能障碍程度和水性。

- 患者必须能够证明自己有能力处于适当的水深处并能够安全使用器材。

- 用于个人卫生（进入游泳池前先淋浴）、手部卫生、呼吸道卫生和咳嗽礼节的感染控制方法。

- 保持充足的水分很重要，如有需要，应鼓励工作人员和患者休息，并在结束时补充水分。

- 监测疲劳和皮肤保养（工作人员和患者）。

- 相关速效药物应放在游泳池边。

六、COPD 患者进行水中运动训练的注意事项

在考虑或开始对 COPD 患者进行水疗时，还应考虑辅助供氧，这不属于水疗的禁忌证 [36]。氧气输送装置应安全地固定在池畔，并且输送管道的长度应该足够，以确保能穿越水池。另外，管道必须具有合适的接口（如鼻导管）。应定期检查氧气输送管道是否漏水或破裂，在需要吸氧患者的周围水域应留有足够的空间，以避免患者或其他泳池使用者纠缠。如有需要，应建议患者在

表 33-2　进入游泳池前应考虑的健康筛查示例

人体系统	注意事项
心血管系统	心脏状况；血压；周围性血管疾病
呼吸系统	休息和用力时的气促；铜绿假单胞菌；呼吸道感染
中枢神经系统	癫痫 / 癫痫发作史
胃肠系统	大便失禁；腹泻
泌尿生殖系统	尿失禁；尿道感染；尿道分泌物；月经来潮
感染状况	空气传播传染；多重耐药菌；血源性感染；癣；足底疣；单纯疱疹
皮肤	开放性伤口；感觉改变；皮疹；化学敏感性
眼、耳	视力障碍；听觉受损；感染；佩戴镜片 / 眼镜
其他情况	炎症急性期；对热敏感；放疗；病态肥胖；恐水；行为 / 认知异常；糖尿病；淋巴水肿

进入泳池前使用短效支气管扩张药，并在泳池旁提供该药物。工作人员应提醒 COPD 患者，由于存在压迫胸部的静水压，其呼吸困难可能在浸入水中开始时就加剧。另外，焦虑可能是水中呼吸困难的一个诱因或促发因素。治疗时，工作人员应结合缓解呼吸困难的治疗技术。同时，患者应始终将胸部露出水面，并采用前倾姿势和上肢支撑来缓解呼吸困难。COPD 患者，尤其是同时伴有分泌物潴留，在进行水中治疗时应保持足够的水分，并且工作人员必须提供清除分泌物的方法。如果 COPD 患者因病情加重而不适，应帮助其离开泳池。建议尿失禁的患者在入水前确保膀胱排空。

七、总结

COPD 患者，尤其是同时伴有下肢功能障碍或肌肉骨骼疼痛的，可能无法耐受高强度的负重训练来取得满意的治疗效果。水能让肢体自由运动，并减轻疼痛，它的物理特性可以增加运动时的阻力，同时在减重的情况下进行更大范围的活动。这使得水中运动能最大限度地提高患者功能水平和 HRQL。对于正在接受 PR 的 COPD 患者来说，水中运动训练为陆上运动训练提供了有效的替代方法。

COPD 患者的久坐状态与轻体力活动

Sedentarism and light-intensity physical activity (in COPD)

Kylie Hill　Zoe Mckeough　Daniel F. Gucciardi　著

第 34 章

要　点

- COPD 患者在大部分清醒时间里久坐不动，这对他们的健康是有害的。
- 在进行呼吸康复项目时，虽然临床医生经常鼓励患者多参与体力活动，特别是中到高强度的体力活动，但 COPD 患者实现并维持这种行为改变的情况很少见。
- 即使进行了呼吸康复，COPD 患者每天也要进行一次 30min 的步行，但这也不太可能充分抵消他们在余下清醒时间中久坐不动所产生的不良后果。
- 减少久坐时间是 COPD 患者一个新的生活方式目标，应在呼吸康复期间实现这种行为改变，并考虑引入理论上可行的方法。

一、概述

久坐行为是指在清醒状态下保持坐姿、斜躺或卧姿时，消耗的能量 ≤ 1.5MET 的行为[1]。常见的例子包括看电视、阅读和在电脑上工作。在这些姿势或活动中所花费的时间称为久坐时间，其特征是骨骼肌卸载负荷。久坐时间的长短与不活动是两个问题，后者是指很少参与 PA[1]。表 34-1 总结了久坐和活动的特征以及各类行为示例可能的组合。这些行为之间的区别很重要，因为对一些人来说，减少久坐的时间可以增加参与 PA 的时间，从而成为一个独立的生活方式目标。

自 20 世纪中期以来，许多研究报道均指出，与年龄和性别比例相似的同龄人相比，COPD 患者的 PA 水平较低[2, 3]。流行病学研究表明，在这一人群中，低水平的 PA 会对重要的疾病预后，如住院风险和死亡率产生影响[4]。这些数据激发了人们对提高 COPD 患者参与 PA 的兴趣。但研究的结果充其量是有限的[5]。最值得注意的是，众所周知，PR 可以减轻呼吸困难和疲劳症状，并增加运动耐量[6]，但对改变日常 PA 的参与性几乎没有作用[5, 7]。在这一领域工作十多年后，我们认识到，增加这一人群的 PA 是非常具有挑战性的，可能需要采取多模式、长期和跨学科的方法。

尽管我们在清醒时间的能量消耗会有波动，从久坐的极低能量消耗到剧烈运动的极高能量消耗[8]，但在健康和疾病方面，人们一直关注进

表 34–1　久坐和活动情况的可能组合

	长时间久坐	短时间久坐
经常参加 PA	大部分时间都花在阅读 / 看电视上，每天走 30min	当地旧杂货店的义工（站着服务顾客），每天步行 30min
参加 PA 少	大部分时间都花在阅读 / 看电视上，不进行任何规律运动	当地旧杂货店的义工（站着服务顾客），不进行任何常规运动

行中到高强度体力活动（moderate-to vigorous-intensity Physical activity，MVPA）对身体的益处 [9]。许多公共卫生活动建议成年人每周至少应完成 150minMVPA。推荐成年人首选进行 MVPA 产生的效果令人惊讶，因为推荐的对身体有益的 PA 量（如每天约 30min）不足清醒时间的 5%[8]。在许多人群中，尤其是 COPD 患者，每天大多数时间都是在低能耗中度过，其中包括大量的久坐时间 [10-12]。现在我们知道，久坐会对健康产生不良影响。即使我们能够增加 COPD 患者对 MVPA 的参与程度，但每天步行 30min 也不太可能抵消大部分休息时间内久坐所产生的不良后果 [13]。

二、我们对 COPD 患者的久坐时间了解多少？

COPD 患者的久坐时间通过自我报告方法（即问卷 / 日记）和活动监测仪（即仪器）进行测量。一篇系统综述，综合了 10 篇文献，比较了自我报告方法和基于仪器测量的方法，结果表明，COPD 患者在清醒时久坐的中位时间约为 359min/ 天（269～390min/ 天）[14]。由于自我报告的方法通常会低估久坐时间 [15, 16]，因此，下面将特别关注 COPD 患者使用仪器测量的久坐时长。

国际上有几项研究报告了 COPD 患者使用仪器来测量久坐的时间 [2, 11, 17-25]。每天久坐的绝对时间大约为 434～763min 不等。这种较大的

差异很可能与以下两个测量因素有关。首先，活动监测仪可以戴在身体的不同部位，然后使用不同部位的数据来量化他们的久坐时间。一些活动监测仪可根据设定的活动计数水平（例如，Actigraph wGT3X-BT 报告，矢量幅度计数每分钟低于 2000 的为久坐时间）或能量消耗水平（例如，SenseWear Armband 报告，花费能量消耗≤1.5MET 活动的时间为久坐时间），而其他人则结合不同身体部位的加速度计采样数据（例如，activPAL，带腿部传感器的腰围式 Dynaport 活动监测仪）。这种设备通常被视为金标准，因为界定当前行为是久坐时需要考虑身体位置 [1]。

其次，佩戴活动监测仪的时间差异很大，早期大多数针对 COPD 患者的研究均要求参与者在早晨醒来后佩戴监测仪 12h，以此来测量久坐时间 [2, 17-19, 26]，而最近的研究报道则要求参与者应佩戴监测仪 24h。重要的是，由于睡眠不同于久坐行为，在要求参与者佩戴活动监测仪 24h 的研究中必须描述如何将夜间睡眠时间排除在久坐时间之外 [11, 22]。不出所料，有研究报告，与佩戴 24h 的时间方案（每天约 676～763min）[11, 22] 相比，佩戴 12h 的绝对久坐时间要短（每天约 434～487min）[2, 19]。为了解释佩戴时间的差异，久坐时间通常表示为清醒时佩戴仪器时间的百分比，COPD 患者的久坐时间为清醒时佩戴仪器时间的 58%～72%。即使将久坐时间表示为佩戴时间的百分比，使用 24h 的佩戴时间方案仍然更准

确，因为在最近一项针对比利时老年人的研究表明，年龄≥ 65 岁的人早晨久坐时间最少，大部分久坐时间都集中在晚上[27]，若使用佩戴 12h 的方案将会遗漏数据。

还有一些研究比较了 COPD 患者与健康同龄人的久坐时间[2, 20-23, 25, 26]。简言之，COPD 患者比健康人久坐时间更长。值得注意的是，当对 COPD 患者和家人的久坐时间进行比较时，尽管两组的运动动机相对相似，但 COPD 患者累积的久坐时间还是更长[28]。对久坐不动的频率和持续时间进行更为复杂的分析有助于深入了解久坐时间的累积方式。一项关于 COPD 患者的研究报道指出，如果在分析过程中考虑到所有累积时间＞1min，其中 40% 的时间为久坐时间，46% 用于低强度体力活动（light intensity physical activity，LIPA），只有 14% 用于 MVPA[24]。久坐时长的中位持续时间明显多于 LIPA 和 MVPA，分别为7min、3min 和 2min[24]。

三、久坐行为对普通人群和 COPD 患者健康有何影响

大量证据表明久坐对健康产生各种不良影响。一项针对普通成年人群进行的研究报道指出，久坐时间与心血管系统疾病、癌症和 2 型糖尿病的风险增加及心血管系统疾病、癌症相关死亡以及全因死亡有关[29]。值得注意的是，这些综述中的某研究将电视观看时间计入久坐总时长[29]。这一观点一直存在争议，因为看电视的时间可能会与其他因素混淆，例如，吃零食、不良的社会经济因素和心理健康因素也会导致不良的健康结果[30]。最近的前瞻性研究表明，保持坐位的时间与糖尿病没有关联[31, 32]，因此仍需进一步的研究以充分了解一般成年人群中久坐对健康的不良影响。虽然与久坐时间相关的不良健康后果风险可以通过进行高水平 PA（即每天 60～75min

的中等强度 PA）来抵消[29, 33]，但是这一发现与 COPD 患者很少进行高水平的 PA 没有多大关联。

有数据表明，在普通人群中，久坐时间的累积也会增加健康风险。来自澳大利亚[34]和美国[35]的数据均表明，与较短时间内累积的久坐时间相比，长时间不间断累积的久坐时间会增加心血管代谢的危险因素，如腰围增加和空腹血糖升高，而与总的久坐时长无关。然而，更详细的问题，比如人们应该多长时间结束久坐以及结束久坐后活动多长时间可缓解这种风险的增加，目前尚不清楚，且有待进一步研究。

有证据表明久坐会对 COPD 患者产生不良影响。久坐在心脏代谢危险因素、糖尿病、全因死亡及 COPD 相关死亡率方面似乎有相似的不良影响[36-38]。只有一项研究评估了看电视的时间与 COPD 相关死亡率之间的关系[37]。结果表明，与每天看电视少于 2h 的人相比，每天看电视超过 4h 的日本男性因 COPD 死亡的可能性为后者的 1.64 倍[37]。两项使用仪器测量 COPD 患者久坐时间的研究报告[36, 38]中有一项研究显示，每天久坐超过 8.5h 的 COPD 患者死亡率高出 4 倍[38]，另一项研究报告久坐时间与代谢变量（如腰围）及血糖水平呈正相关[36]。初步研究表明，COPD 患者久坐时间与疾病更严重[39, 40]和健康感知水平（包括心理健康差）相关[40]。

四、久坐行为不利的生理基础

久坐时间导致心脏代谢风险增加的原因可能与进行 MVPA 降低心脏代谢风险的原因不同。流行病学数据显示，将进行 MVPA 的时间调整为少量和中等量时间后，与久坐相关的风险通常是比较合理的[41, 42]。降低与 MVPA 相关心脏代谢风险的最完善机制是经血流介导的内皮功能改善[43]。这种适应似乎取决于 PA 的强度，而 LIPA 的影响最小[43, 44]。相反，久坐时间太长不利于骨

骼肌的新陈代谢，从而无法利用甘油三酯和葡萄糖[45]。这是因为肌肉无法收缩会导致骨骼肌脂蛋白脂肪酶活性的急剧下降，从而降低骨骼肌的虹吸以及利用甘油三酯供能的能力，并阻碍对葡萄糖的摄取[45]。脂蛋白脂肪酶也参与抗炎过程，并与线粒体生物发出的信号有关[13]。COPD 患者中，久坐时间与中等强度 PA 时间相关，与氧化应激、炎症和衰老信号通路相关的基因表达密切相关[12]，并产生心脏代谢风险[46]。因此，久坐时间过长不利于健康，经常进行肌肉锻炼则可能对健康有益[13]。事实上，针对动物和人类研究的数据显示，久坐导致骨骼肌代谢功能下降，而通过进行 LIPA 得到改善[45, 47, 48]。当 COPD 患者进行 PA 时，几乎都是 LIPA[11]，似乎对该类人群有益处[49]。

五、采取干预措施以减少 COPD 患者久坐时间的注意事项

对 COPD 患者来说，采取减少久坐时间的干预措施似乎是一种特别实用的选择。也就是说，COPD 患者与同龄人相比心血管和代谢疾病的发病率高[50, 51]。此外，由于许多 COPD 患者，特别是那些处于疾病晚期和（或）存在多种合并症的患者，无法参加足够强度或持续长时间的 PA 来降低患心血管系统疾病或代谢性疾病的风险，因此，需要进行 LIPA 来替代久坐，并将此确立为理想生活方式的目标[8]。对于那些急性加重期严重呼吸困难或从该状态中缓解的患者来说，这可能是一种更理想的选择[52]。

COPD 患者长时间久坐者临床特点有肺功能指标中肺活量较差[12]、过去 12 个月中急性加重次数多、运动能力低和缺乏活动动机、需要长期吸氧以及家人陪伴[53]。据报道，参与低水平 PA 的 COPD 患者特征是合并其他疾病、CAT 评分低、BODE 评分差，呼吸困难导致更多功能受限及很有可能与很少进行 PA 的爱人在一起生活[28, 54, 55]。

中重度 COPD 患者似乎也害怕运动（即运动恐惧症），这与他们对呼吸困难的感知密切相关[56]。在计划进行针对性的治疗以减少 COPD 患者久坐时间时，可能需要考虑这些问题。

尽管有大量研究探讨了干预对 COPD 患者 PA 的影响[5]，但很少有关于干预对久坐时间影响的研究。该领域的大多数研究都集中在诸如 PR 之类的常规干预方法上，或者着眼于增加 PA，而不是把减少久坐时间作为一个独立的生活方式干预目标。探究康复治疗效果的研究表明，PA 几乎无法引起相关变化[5, 7]。因此，毫不奇怪，对久坐时间的影响充其量是模棱两可的[11, 23]。那些更有可能改变久坐时间、或在运动训练后额外进行 LIPA、或接受特定行为改变干预措施[58, 59] 的患者会有更强的运动方面自我效能[10, 57] 和运动耐量[23]。在急性加重期间或加重之后立即进行其他形式的康复治疗[60]，尝试减少久坐时间似乎因不能长期坚持而受阻[61]。

尽管当前用于治疗 COPD 患者的临床实践指南未提供如何减少久坐时间的相关信息[62]，但已有数据可以指导临床实践。首先，针对普通人群（主要是上班族）的研究回顾表明，在成功减少久坐时间方面最有希望的行为改变方法包括教育、说服、解决问题、目标设定、回溯行为目标、反馈和自我监督、社会支持、久坐对健康的影响、提示 / 暗示和社会环境重构[63]。可穿戴技术的使用有助于目标设定，自我监督以及进行提示或暗示，是一个日益受关注的领域[64]，并且似乎在大多数 COPD 患者中已被广泛接受和使用[65]。其次，一项针对成年人（主要是超重和肥胖人群）进行的 RCT 的 Meta 分析探索了干预措施对久坐时间的影响，结果显示，那些明确将久坐时间作为独立 PA 干预信息的研究，其变化更大[66]。这表明干预信息的特异性可能比较重要。最后，进行了一项 Delphi 研究，在该研究中，专

家和 COPD 患者认为减少久坐时间是重要的方法[67]。大家认为以下方法可能是重要的：呼吸困难和对呼吸困难恐惧的管理、解决较差的运动积极性、优化症状管理和行为改变的自我效能、目标设定、教育、运动训练、并发症管理和社会支持[67]。

针对久坐行为形成了一种从传统信息到增加 MVPA 参与时间的典型转变。它包括将活动概念化为骨骼肌频繁、短暂的收缩[13]。在改善餐后代谢方面，参与 LIPA（慢走）似乎可以产生与中等强度 PA（如快走）类似的效果[47]。虽然只是推测，但有可能通过鼓励参与 LIPA 来减少久坐时间（特别是长时间不间断的久坐时间），可能有助于维持 PR 所获得的疗效。专门针对减少 COPD 患者久坐时间的研究日益增多[61, 68]。

六、COPD 患者久坐行为的科学研究

考虑到久坐行为的复杂性及其在多种生活环境（如交通、休闲）中有意或无意的累积模式，有必要采取多因素方法来理解多种生活环境（如家庭、社会、社区）的关键决定因素[69]。以行为改变理论和方法为基础的跨学科方法为解决分散和减少久坐时间的行为目标提供了最可行的方法[70]。行为改变轮是一种广泛使用的以循证的设计和理论清晰的干预框架，因为它提供了一种比较系统和全面的方法来确定需要处理的行为来源，以实现行为改变，同时可以增强行为改变的干预作用，以及丰富行为改变的方法类别[71]。从本质上讲，人们需要能力、机会和动机来执行一种特定的行为，行为系统中这些成分的任意组合都可以作为干预目标。行为改变理论（如对能力的信心）和相关的构架（如自我效能、自尊心）为这些关键的决定因素提供了额外的指导，特别是在明显障碍和促成因素方面[72]。通过对 9 种干预功能和 93 种行为改变技术的考虑，我们可以了解如何影响行为改变。例如，对长时间久坐的

健康风险（心理能力）的知识有限，可能需要进行关于该行为不利于身体健康（行为改变技术）的教育（干预功能），同时向个人传达相关知识（理论领域）[73, 74]。最后，7 大方法类别可用于支持实施干预措施（如财政、立法、规章）。在图 34-1 中提供了行为改变轮（behaviour change wheel）的可视化描述。

行为改变轮通过 8 个步骤为专业人士及感兴趣的人提供了更好行为改变方式的步骤和架构。Cavalheri 等[75]详细介绍了关于减少 COPD 患者久坐时间的假设性研究。从研究的角度来看，虽然已经将行为改变轮的组成部分告知了其他人（如自发的行动计划与护士的支持相结合[77]），但只有一项研究应用了行为改变轮所包含的 8 个步骤来开发针对 COPD 患者的干预方法，即早期 PR 和病情加重后的活动[76]。尽管如此，在其他临床条件下[78]和普通人群中，仍有许多应用行为改变轮 8 个步骤进行干预的例子（如减少公务员的久坐时间[74]；接受和参加国家卫生服务机构的戒烟服务[79]）。建议研究人员参考此类示例，以启发如何应用或调整行为使改变轮匹配其 PR 目标的灵感。

临床医师还可以利用行为改变轮来指导康复过程、制订个体化和合适的治疗方案，这些方法可以用来更好地实现个人目标，以减少或缩短久坐的时间。在这方面，尤其是在选择和设定目标及确定需要改变的行为方式方面，让最终执行者（即 COPD 患者）参与决策过程至关重要。Cox 等[76]提供了一些很好的问题，这些问题可以用来指导临床医师与 COPD 患者的访谈，以了解他们的能力（如你对久坐行为了解多少？久坐之后站起来的感觉如何？），机会（例如，你从家人那里得到什么帮助来结束久坐不动的时间，坐 30min 后起来站立 30s？你如何利用你的家庭环境或以任何方式改变它来帮助你定期站起来？）

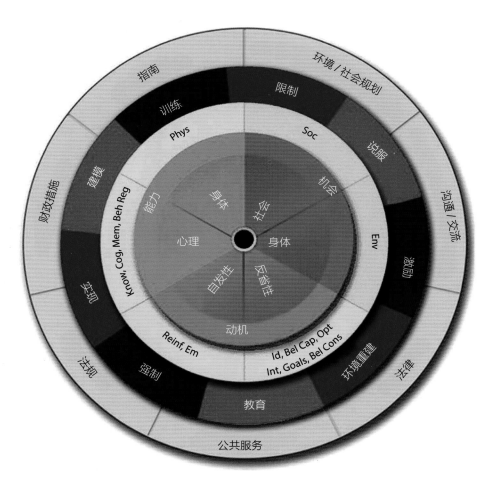

▲ 图 34-1　行为改变轮：COM-B 模型位于核心（轮最内层），由理论域框架（第 2 内层轮）支持

9 大干预功能（第 2 外层轮）作为决定内圆行为的关键因素。最外层为可能影响 9 大干预功能有效性的方法类别

Soc. 社会影响；Env. 环境背景和资源；Id. 社会 / 职业角色和身份；Bel Cap. 关于能力的信念；Opt. 乐观；Int. 意图；Goals. 目标；Bel Cons. 关于后果的信念；Reinf. 强化；Em. 情感；Know. 知识；Cog. 认知和人际交往能力；Mem. 记忆、注意力和决策过程；Beh Reg. 行为监管；Phys. 身体技能

引自 Michie S et al. *Implement Sci.* 2011;6:42.

和动机（如你有多大的信心能每隔 30min 站起来一次？当你站起来结束久坐的习惯时，你该如何奖励自己呢？）。COPD 患者也可通过交谈来确定个性化策略。例如，一项有效的"站起来你就胜利了（stand up victoria trial）"试验，旨在减少伏案工作的久坐时间[80]，参与者在健康教练的帮助下制订策略，使他们可以站起来，少坐，多走动，从而与他们的偏好、工作角色和工作环境相一致。与电话活动相关的常见策略（如当他们结束一个电话后站起来）、工作任务（如步行到同事面前进行面对面的交谈，而不是使用电子邮件）、身体感觉（如当你感到累或不舒服时站起来）、工作环境（如使用楼梯而不是电梯），工作架构（如午休时散步）、社交维度（如当你看到别人也站着的时候也站起来）、交通和通勤（如把车停在离办公室远的地方）和提示（如使用时钟、秒表或提醒）。最近一项对 COPD 患者的研究也采用了类似的方法[68]。表 34-2 展示了针对开展 PR 的临床医师利用行为改变轮的 8 个步骤改变行为的实例。在这个例子中，需要解决的目标行为是（临床医师）没有向参加 PR 的 COPD 患者提供有关选择减少久坐时间作为生活方式目

表 34-2　针对临床医师选择减少久坐时间作为生活方式目标的八步行为改变过程实例

阶　段	步　骤	考虑的关键因素	实　例
	用行为学的术语来定义问题	• 家中长时间久坐	• 临床医师对 COPD 患者在家中久坐时间提供的建议不充分
	选择目标行为	• 每天减少 30min 的久坐时间	• 临床医师向 COPD 患者提供的关于减少/消除久坐时间的建议越来越多
	制订目标行为	• 每隔 30min 站起来四处走动 1min	• 临床医师向 COPD 患者提供建议，在呼吸康复治疗开始和结束时每隔 30min 起立 1 次
了解 行为	确定需要改变的地方	• 临床医师是否具备实现目标行为的能力（身体和心理）、机会（社会和身体）和（或）动机（自发和反省）	• 身体能力：N/A • 心理能力：①对减少久坐时间可能带来的健康获益了解有限；②需要记得提供建议；③需要明确传达什么内容及如何传达相关知识。 • 身体机会：①对患者进行 PR 教育的时间有限；②需要利用现有资源为患者提供信息 • 社会机会不是必要的：N/A • 自发性动机：久坐行为建议/咨询需要成为习惯/患者教育的例行部分/设定目标 • 反省性动机：①不相信结束久坐时间对 COPD 产生积极影响；②认为提供关于久坐行为的建议是在职责范围（专业角色）内；③传递建议的信心

阶 段	步 骤	考虑的关键因素	实 例
确定干预措施	确定适当的干预功能	• 就步骤 4 中确定的关键决定因素而言，影响行为改变的最显著干预功能是什么？考虑个人及其环境的 APEASE（可承受性、有效性、实用性、可接受性、不良反应和安全性以及公平性）标准是至关重要的。行为分析、干预功能和行为改变技术之间的联系可以使用行为改变轮[8]来绘制	• 与教育、说服、训练、环境重建、建模和实现相关的干预功能符合 APEASE 标准 • 激励（无法负担、不切实际、不可接受）、强制（不切实际、不可接受）和限制（不切实际）与 APEASE 标准不符
	确定政策类别	• 当临床医师或研究人员对改变方法感兴趣时，这一步骤是有趣的	• 沟通/交流、指南、法规、环境、社会规划和公共服务符合 APEASE 标准 • 财政措施（不可行、不可接受）和法律（不可行、不可接受）不符合 APEASE 标准
确定内容和实施方法	识别行为改变的技巧	• 实施干预功能所需的"有效成分"或个别技术是什么？考虑 APEASE 标准对于选择行为改变技术至关重要	• 教育：关于影响健康的信息（5.1） • 说服：关于社会和影响环境的信息（5.3） • 训练：指导如何执行动作（4.1） • 环境重建：向环境中添加对象（12.5） • 建模：示范行为（6.1） • 实现：目标决定行为（1.1）、解决问题（1.2）、计划行动（1.4）和行动的自我监控（2.3） （括号中的数字表示行为改变技术分类别和数字）[79]
	确定交付方式	• 如何向临床医师提供行为改变技术（如面对面、电话、信息技术或某种组合）关于 APEASE 标准的考虑根据个人或群体的喜好和需要调整交付方式至关重要	• 包括关于久坐时间的关键信息（如决定因素、后果）会培训（如目标设定）的教育研讨会 • 在康复中心的关键区域（如功率车、跑台前）添加吸睛的海报 • 展示有丰富经验从业者完成这一行为的"真实世界"示例视频

标的建议。

七、总结与结论

在健康和疾病方面，为了降低罹患心血管系统疾病的风险，应注重增加 PA，特别是参与 MVPA。但是，近十几年的研究表明，COPD 患者完成 PR 项目后，很难实现 MVPA 的持续增加。即使在使用推荐量的 MVPA 来降低心血管系统疾病风险的人群中，这也只占了清醒时间的一小部分，并且不太可能避免因长时间久坐而产生风险。在一般人群中，久坐时间对健康的影响已得到充分证实。初步但令人信服的数据日益增多，这些数据证明久坐对 COPD 患者具有相似的不良影响。这就需要考虑替代性、实用性和可实现的生活方式目标，例如，减少久坐时间和增加对 LIPA 的参与。尽管目前还没有循证指南支持通过行为改变来解决 COPD 患者久坐时间的问题，但临床医师可以从这一领域的早期工作中得到启示，例如：①在非临床人群中有效的策略；②最近的 Delphi 研究提出了临床医师和患者在试图减少久坐时间时非常重要的方法[67]；③由行为改变理论形成的实例。

第五篇

非 COPD 疾病

Diseases Other than COPD

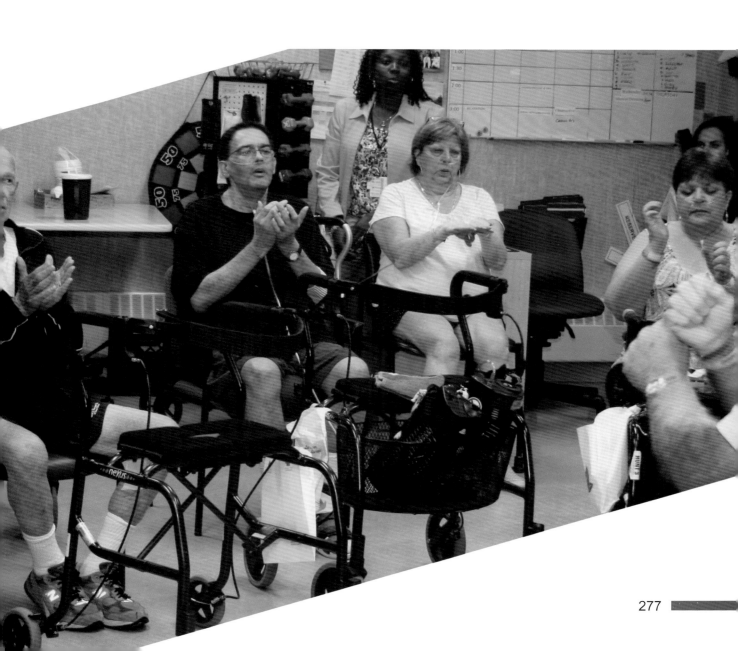

多病共存患者

The multi-morbidity patient

Roberto Tonelli　Ernesto Crisafulli　Stefania Costi　Enrico Clini　著

要　点

◆ COPD 患者多为老年患者，常伴有多种合并症（多病共存 COPD 患者）。

◆ 对多病共存 COPD 患者进行评估是康复过程的重要部分。

◆ 虽然合并症的总体数量并不影响呼吸康复的依从性和结局，但特定的合并症可能对患者康复的效果产生影响。

一、多病共存 COPD 患者

虽然 COPD 确诊依靠肺功能，但众所周知，它不仅仅是一种呼吸系统疾病[1]。伴随着肺组织和气道破坏，COPD 患者常常存在多种临床合并症[2]。多种肺外临床表现的发生，越来越加深了人们对 COPD 这一异质性疾病的认识。事实上，日常的临床实践证实了 COPD 患者如何代表由多种慢性疾病组成的复杂体[3]。合并症的存在严重影响了患者的健康状况和 QoL，并对患者住院率及生存率产生重要影响[4]。基于合并症在 COPD 疾病发生发展过程中的重要作用，我们非常有必要采取相关干预措施，以期将患者的治疗方案最优化[5]。干预途径包括药物治疗、康复项目以及行为治疗，有益作用预期会影响 COPD 和伴随疾病[3]。

COPD 患者常存在多种合并症可能与多种因素有关。起初我们认为系统性炎症反应起源于肺部，但进一步的研究发现肺组织与外周血中的炎症因子并不具有相关性，因此我们摒弃了这一假说[6]。同时，有一部分的 COPD 稳定期患者并没有表现出系统性炎症反应[7]。此外，COPD 患者炎症反应程度与合并症的类型及数量并无直接关系，合并症不仅仅局限于疾病晚期的患者，不同程度气流受限的患者均可发生[8]。

研究发现，合并症对一些 COPD 患者的病情严重程度具有决定性的影响。为了强调这一概念，GOLD 委员会在 2011 年第二次修订中将合并症纳入了 COPD 的定义[9]。合并症与 COPD 规范治疗的相关性越来越备受重视[10]。根据遗传易感性背景的模型，不同的状况在对常见危险因素（如吸烟、饮酒、营养、暴露于空气污染和缺乏 PA）做出反应时以不同的速度进展，似乎更好地解释了 COPD 与合并症之间的绝对相关性[3]。与此同时，近年来"合并症"这一概念逐渐被表述为"多病共存"，同时还给出了一种囊括代谢异常和危险因素的共享模式（不一定是相关性最强的），对 COPD 存在多种合并症患者的临床表型进行定义，即多病共存 COPD 患者[11]。这两个术语在本节中是同义词。

在不同的研究中，多病共存 COPD 患者发病率有所不同，这取决于所评估的患者、所采用的评估方法以及研究中对疾病的定义标准[1]。在一项关于稳定期 COPD 患者合并症发生率的分析中，32% 的患者合并一项合并症，39% 的患者合并两种或两种以上的合并症[12]。Barr 等进行的一项研究表明，COPD 患者平均约合并 9 种合并症[3]。表 35-1 列出了 COPD 患者常见合并症。

心血管疾病是影响 COPD 患者的最常见疾病之一[14]。相较于无不可逆支气管阻塞的患者而言，COPD 患者患心血管疾病（如缺血性心脏病、心律失常及严重心力衰竭）的风险增高了 5 倍[15]。此外，将吸烟因素纳入后，轻度到中度心血管疾病（包括高血压、冠状动脉粥样硬化性疾病和周围血管疾病）风险比与同年龄段的对照组增加了 3 倍[16]。亚临床急性内皮功能障碍始于 COPD 病程的早期，促使动脉硬化，易导致冠状动脉粥样硬化性疾病和缺血性心脏病[17]。社区动脉粥样硬化风险（atherosclerosis risk in communities，ARIC）研究和心血管健康研究（cardiovascular health study，CHS）的综合数据显示，3 期或 4 期 COPD 患者高血压患病率更高（OR 1.6%；95% CI 1.3～1.9），在校正了年龄、性别、种族、吸烟、BMI 和受教育程度的影响后，相较于对照组，心血管患者住院和死亡风险更高（OR 2.4%；95% CI 1.9～3.0）[18]。在这个大型队列研究中，高血压的患病率为 40%[19]。尽管报告的患病率略有差异，但据估计心力衰竭在 COPD 患者中存在的比例超过 20%～25%[20]。Curkendall 等发现，

表 35-1　COPD 患者常见合并症的发生率：
文献报道数据 ᵃ

心血管疾病	
高血压病	32%～55%
冠心病	16%～53%
左心室收缩和（或）舒张功能障碍	5%～24%
肺动脉高压	10%～91%
脑卒中 / 脑血管疾病	4.8%～9.9%
糖尿病或代谢综合征	10%～52%
骨骼肌功能障碍和肌肉质量减少	10%～50%
骨质疏松、骨质减少和骨关节炎	8%～69%
焦虑 / 抑郁	6%～80%
支气管扩张	＞70%
贫血	7.5%～33%
阻塞性睡眠呼吸暂停	10%
肾功能不全	2%～43%
胃食管反流	17%～78%
肺癌	9%～17%

a. 详细内容见正文和参考文献列表

在调整年龄和其他心血管危险因素后，COPD 患者发生心力衰竭的风险比对照组高 4.5 倍[20]。Caram 等的一项研究指出，左室舒张功能不全的患病率较高，这与疾病的严重程度有关[21]。同样，50% 的 COPD 患者出现肺动脉高压，并且在病情更严重的患者中比例更高[22]。最近的一项大型回顾性分析了在 COPD 患者中，脑卒中的患病率和发病率是如何增加的，表明呼吸系统疾病和某些卒中亚型之间存在潜在的关系[23]。

流行病学研究发现糖尿病的高发病率，尤其

是在高血压、脑血管疾病和冠状动脉疾病并存时，这可能会对他们的预后产生影响[18, 24]。与普通人群相比，COPD 患者中代谢综合征的发生率是普通人群的 2 倍[25-27]。对体成分有负面的影响，FFM/FM 的改变会影响通气功能、运动耐量和骨骼肌功能[28]。骨骼肌功能障碍的特征是肌肉纤维类型的改变，高氧化应激和能量代谢降低[29]，并与力量、耐力和运动能力下降有关，导致 QoL 较差，住院和死亡的风险较高[30]。轻中度 COPD 患者 FFM 低多达 10%～15% 和严重 COPD 患者 FFM 低多达 50%[30-32]。低 BMI 和肥胖，特别是在疾病的晚期，与 FFM 的显著减少密切相关[30]。COPD 患者的组织失衡也会影响骨骼，虽然 COPD 和骨质疏松之间的因果关系仍有待确定，但最近的数据显示，骨质疏松在 COPD 患者中非常普遍，约 50% 的患者受到骨质疏松的影响[33]，其中发病率最高的患者是较严重的气流阻塞人群。骨质疏松症常引起髋关节和椎体骨折，影响 COPD 患者的活动能力，对其功能状态有严重的负面影响。此外，脊柱后凸与椎体减压骨折相关，损害通气能力，并改变呼吸力学，加重了呼吸衰竭[34]。

COPD 相关焦虑和抑郁发病率很高，约 42% 的 COPD 患者、60% 伴呼吸衰竭的 COPD 患者具有相关症状[35]。抑郁症状会降低 QoL、身体功能、社会互动和治疗依从性，并增加疲劳和医疗使用。在中重度肺气肿患者中，焦虑的存在使呼吸困难加重并影响运动表现[35]。已证明慢性低氧血症为认知功能障碍的潜在风险，据报道，77% 的伴慢性呼吸衰竭的 COPD 患者存在认知功能障碍[36]。

据报道，COPD 患者支气管扩张的患病率很高（高达 70%），特别是在晚期患者中[37]。一项前瞻性研究对 201 名 COPD 患者进行了 48 个月的随访，结果显示，在均衡了年龄、共病和气道阻塞的严重程度等因素后，合并支气管扩张与更高的死亡率具有相关性[38]。Du 等的 Meta 分析结果显示，支气管扩张的存在显著增加稳定期 COPD 患者的死亡风险[39]。

阻塞性睡眠呼吸暂停（obstructive sleep apnoea, OSA）是 COPD 患者常见的合并症，患病率约为 10%。据报道，相较于无合并症 COPD 患者，合并 OSA 的 COPD 患者，发病率和死亡率显著增加，QoL 显著降低[40]。

在 COPD 患者中，胃食管反流病（gastro-oesophageal reflux disease，GERD）的发生率为 17%～78%。它通过作用于迷走神经介导的支气管收缩反射和肺的少量误吸直接影响疾病的严重程度[41]。GERD 的存在似乎增加了该病急性加重的风险，并可能影响疾病进展[42]。

COPD 患者中正细胞正色素性贫血的患病率在 7.5%～33%，贫血与炎症和慢性疾病相关，是 COPD 最常见的贫血类型[43]。Cote 等的研究表明，较低的血红蛋白水平预示着 COPD 患者呼吸困难和疲劳的增加以及运动能力的降低[44]，而且这些患者再入院风险增高，医疗花费增加。一些研究报告慢性肾病患病率在 COPD 患者中增加，患病率在 1.5%～43%，并且有严重的负面预后影响，因为这影响了高碳酸血症酸碱平衡的代偿[45]。此外，肺癌也是一种常见的合并病，患病率为 9.1%，对患者症状和临床结局都有严重影响[46]。

二、多病共存 COPD 患者：一种康复模式

对于 COPD 患者，合并症的存在是之后医疗使用率增加的最重要预测因素之一，与住院风险增加、呼吸道症状增加、功能状态差和社会能力受损有关[18, 47]。COPD 的社会和经济负担因合并症而显著加重，其数量与该疾病的年度总花费成

正比[47]。事实上，三种或三种以上合并症的存在是 COPD 患者健康状况受损的最重要先兆之一[48]。值得注意的是，与重度或极重度 COPD 患者相比，合并症对轻中度气流受限的患者健康状况的影响更大[49]。在受呼吸限制影响较小的 COPD 患者中，合并症对运动能力和功能状态的影响更为明显。在均衡了年龄、性别和烟草暴露等因素后，与无合并症 COPD 患者相比，伴有相关心血管疾病、肌肉骨骼损伤、糖尿病、贫血和生理障碍的 COPD 患者通常呼吸困难更严重，功能表现更差[50]。

考虑到合并症对残疾、功能状况和医疗花费的重要负担，旨在治疗合并症以减轻其严重程度的干预措施是必不可少的。PR 联合优化药物治疗可能提供一种干预范式，通过其运动训练、社会心理支持、关注自我管理和行为改变[51]，可以有效地影响多病共存 COPD 患者的复杂性。鉴于有循证学依据的治疗方法（如规律运动和 PA）不仅适合有阻塞性呼吸障碍的患者，而且还适合心血管疾病、肌肉骨骼疾病、代谢综合征和大多数其他慢性病患者，因此 COPD 患者可能代表一种康复模式[52-55]。在这种模式下，体力训练和行为改变的多种有益作用可能对改善整体健康状况产生协同作用。

当 COPD 患者加入 PR 项目时，应该仔细评估影响身体表现的合并症的累积效应，识别和管理这些合并症可以促进产生对 COPD 的有益影响，反之亦然。如果早期干预确实可能影响 COPD 和合并症的发展轨迹，那么在选择患者时识别合并症，并在 PR 项目中监测患者对于安全性至关重要。同时我们需要对康复前的病史进行详细评估，特别要考虑与 COPD 相关的最常见合并症的体征和症状[55]。这一初步评估需要谨慎注意，因为推荐患者进行 PR 的医疗人员可能并没有充分识别和治疗患者的合并症。同时应该提供

焦虑和抑郁筛查问卷，以明确患者的基本心理和认知状况[56]。

同时，医师需要对下肢疲劳、跛行症状以及平衡、跌倒风险进行评估，以期确定对患者运动训练和活动的受限情况。近期的全血细胞计数、生化检查、骨密度和简单的认知状态、心理功能或睡眠障碍的评估结果应予以回顾。对于呼吸困难与气流受限严重程度不成比例的 COPD 患者，建议做心电图及 CPET。以往未曾诊断的心力衰竭可以在应激测试中被诱发，而脑钠肽可提供有用的信息[57]。对于已确诊的心力衰竭患者，需要确定下列运动的禁忌证：运动耐量进行性下降、近 3～5 天内静息或用力时出现呼吸困难、轻微运动出现的心肌缺血、糖尿病控制不佳、急性全身疾病或发热、近期出现的栓塞、血栓性静脉炎、活动性心包炎、心肌炎，中重度心脏瓣膜疾病、3 周内心肌梗死、近期发生的心房颤动[58]。行 CPET 可以避免过于剧烈或不利的训练项目[54]。对于有严重心律失常（有或无除颤器）、运动性缺血、严重肺动脉高压或左心室功能不全病史的患者，至少在运动训练初期，给予远程监测是有价值的[59]。

为了确定安全的运动参数，协作方法是有用的，病例管理者（care manager）与非呼吸系统专家共同协作，包括心脏病学家、风湿病学家、骨科医师和理疗医师。转诊的医疗人员通常会针对并发症给予诊断测试或会诊意见，PR 团队可以自由地推荐具体的补充干预措施，如营养咨询、心理保健、认知测试等[51]。

PR 工作人员应该接受培训，以识别与 COPD 相关的最常见合并症的症状和体征，因为有些症状在首次评估常被漏诊。自我管理的教育包括使得患者认识和监测已知的合并症相关的任何变化，如不稳定型心绞痛或心律失常。这类教育内容包括体重管理、糖尿病控制、血压监测、心理健康、

保持肌肉骨骼健康和良好的睡眠质量[51, 55]。

三、多病共存如何影响呼吸康复的结局

有关合并症对转诊行 PR 治疗的 COPD 患者影响的研究表明，合并症具体情况及疾病的组合，可能影响 PR 项目依从性和结果，而合并症的数量没有影响（表 35-2）。

Carriero 等的回顾性研究[60]报道了 114 名有严重合并症的 COPD 患者，参与为期 8 周的 PR 项目，对同时合并的慢性疾病对 PR 结局的影响进行了探究。结果表明，最常见的合并症是代谢紊乱（71.1%），其次是心血管疾病（67.5%）、呼吸系统疾病（59.9%）、心理问题（21.1%）和骨关节疾病（10.5%）。缺血性心脏病和焦虑/抑郁的存在降低了 PR 后健康状况和呼吸困难的改善程度。在合并症数量与 PR 结局之间没有明显相关性，在完成者与未完成者之间，合并症数量和种类没有统计学差异（约 18%）。

一项大型观察性回顾性队列研究中，Crisafulli 等[61]指出，通过自我报告的查尔森指数评估，合并症的存在对 PR 的结局为负相关。呼吸困难和健康状况的改善随着并发症的数量而变化。相较于一种合并症及无合并症患者，具有两种或两种以上合并症的患者自觉呼吸困难更多（依据 MRC 评分），而 QoL（依据 SGRQ 评分）达到 MCID 的却很少。代谢性疾病和（或）心脏病的存在与功能运动表现的改善呈负相关（通过 6MWT 和 SGRQ 评估）。

在随后的一项纳入 316 名中至重度 COPD 患者的前瞻性研究中，相同的研究者指出，骨质疏松症与 6MWD 改善呈负相关，与其既往研究不同，没有发现包括高血压、血脂异常、糖尿病、冠心病和慢性心力衰竭等其他合并症与 PR 结局不佳相关[62]。

Garrod 等报道抑郁患者比非抑郁患者完成

PR 的可能性低[63]。心血管合并症对 PR 后 QoL 改善的负面影响也有报道[63]。Von Leupoldt 等[64]对完成了 3 周门诊 PR 项目的 238 名 COPD 患者进行研究，结果发现，焦虑和抑郁与呼吸困难改善程度相关性差。然而，此前 Young 等评估预测依从性因素的研究中，未发现焦虑或抑郁对 4 周的 PR 结局有影响[65]。

与非肥胖患者相比，肥胖患者通常有较差的基线健康状况和运动表现[66]。然而，无论是回顾性研究[67]还是前瞻性研究[68]，BMI 的增加都没有影响 PR 后的效果。与各个级别的肥胖相比，已发现超重是 PR 疗效的独立预测因子[69]，这可能是由于 BMI 值较高的患者去适应作用增加所致。

综上，最初的研究表明，有多种合并症的患者，特别是有代谢疾病、缺血性心脏病和心脏损害的患者，从 PR 中获益的概率较小或功能获益少。最近的研究发现，可能只是特定的合并症，并非合并症总数影响 PR 的完成和从 PR 中获益的程度。在一项针对 32 名 COPD 患者的前瞻性研究中，Charikiopoulou 等表明，有或无合并症的患者中，呼吸困难程度、QoL 和运动表现改善的程度相似[70]。Naz 等对参加 8 周 PR 项目的 211 名 COPD 患者进行了回顾性研究，在 6MWT、血气分析、呼吸困难程度、QoL 和焦虑方面得出了类似的结论[71]。与此相反，Walsh 等报道，一项纳入 203 名 COPD 患者的队列研究中，代谢疾病的存在是 PR 后 6MWD 改善的独立预测因子[72]。2017 年，Tunsupon 等报道，在 165 名接受 PR 的患者中，合并心脏病的患者在呼吸困难症状方面比无心脏病患者有更大的改善[73]。为了支持这一观点，Hassan 等一项前瞻性研究共纳入 40 名 COPD 患者参加 PR，结果是骨质疏松症的存在与更好的康复反应相关[74]。PR 似乎对所有 COPD 患者都有益处，而与合并疾病的存在、

表 35–2 合并症对 COPD 患者呼吸康复影响的相关研究

研究者	患者人数	研究设计 / 场所	结 局
Carreiro[60]	114	回顾性研究，门诊患者	缺血性心脏病对健康状况的改善有负面影响 心理症状预示症状改善较少
Crisafuli[61]	2962	回顾性研究，门诊及住院患者	代谢性疾病与 6MWD 增加呈负相关 心脏病与健康状况改善呈负相关
Crisafuli[62]	316	前瞻性研究，门诊患者	骨质疏松症与 6MWD 改善呈负相关
Garrod[63]	74	前瞻性研究，门诊患者	抑郁患者的退出风险比非抑郁患者高得多
Greening[66]	601	回顾性研究，门诊患者	在运动表现和健康状况方面，不同 BMI 患者之间没有观察到差异
Von Leupoldt[64]	238	前瞻性研究，门诊患者	焦虑对 PR 后 6MWD 无影响 抑郁与呼吸困难的改善减少有关
Ramachandran[67]	114	回顾性研究，门诊患者	肥胖患者和非肥胖患者在 6MWD、健康状况、无支撑举臂和功能表现方面的改善没有差异
Sava[68]	261	前瞻性研究，门诊患者	肥胖和超重对 PR 后的改善程度没有影响 肥胖患者的步行能力（不包括功率自行车）较差
Vagaggini[69]	60	回顾性研究，门诊患者	心血管疾病与 6MWD 和健康状况缺乏改善有关，超重与 6MWD 改善更为显著相关
Walsh[72]	203	回顾性研究，门诊患者	代谢疾病与更好的 6MWD 改善相关
Young[65]	81	前瞻性研究，门诊患者	依从性差患者比依从性好患者有更多的心理症状
Hassan[74]	40	前瞻性研究，门诊患者	PR 项目有更好的反应
Naz[71]	211	回顾性研究，门诊患者	不同 CCI（Charlson comorbidity index 查尔森合并症指数）评分值在 6MWD、呼吸困难程度、肺功能测试、血气分析、QoL、焦虑、抑郁评分无差异
Charikiopoulou[70]	32	前瞻性研究，门诊患者	无合并症或仅有一种合并症的患者与有两种或两种以上合并症的患者相比，在 6MWD、呼吸困难程度、QoL 方面没有观察到差异
Tunsupon[73]	165	回顾性研究，门诊患者	与无心脏疾病的患者相比，心脏疾病患者的呼吸困难评分有更大的改善，而合并骨科疾病患者在 PR 后呼吸困难改善较小，但在临床上也有明显改善

6MWD. 6min 步行测试

数量或性质无关。

四、个体化呼吸康复对多病共存患者的效果

一旦明确了全面的健康状况，就应制订符合个体目标的实际康复项目。针对不同的合并疾病优化的 PR 可能会对呼吸系统疾病本身和合并症的病程产生积极的影响。McNamara 等研究了以水中运动训练对肌肉骨骼或神经系统合并症以及肥胖患者的影响[75]。进行水中、陆上运动训练和对照组的比较，干预措施为每周 3 次，每次 1h，共 8 周的运动训练。研究发现，在有合并症的 COPD 患者的 ESWT 距离和 CRQ 的疲劳部分方面，水中运动训练明显优于陆上运动训练和对照组。对于那些因下肢功能障碍而导致无法进行负重训练的 COPD 患者，推荐进行水中运动训练。

已证实 PR 不仅对 COPD 患者有益，而且对代谢综合征、心血管疾病和肌肉骨骼疾病患者也有益[52, 76, 78]。体力训练，包括耐力训练和抗阻训练，是心力衰竭或 2 型糖尿病患者的一种有循证依据支持治疗方法[57, 79]。已证明 PR 可以稳定甚至逆转 COPD 和其他慢性脏器疾病患者的外周骨骼肌结构和功能变化[29, 30]。

PR 对 COPD 患者心血管结局和心血管合并症的总体影响仍是一个值得关注的领域。众所周知，运动训练和营养支持可以降低心血管风险。运动训练还能减少抑郁和焦虑，而抑郁和焦虑本身与心血管事件有关[80]。运动训练和营养支持对腰围、空腹血糖水平和代谢综合征都有益[81]。有两项研究报道有氧训练能够改善 COPD 患者的动脉硬化[82, 83]，但是在随后的一项更大规模的研究中并没有证实平均主动脉脉搏波速度有任何改变[77]。

五、结论

在纳入 PR 的 COPD 患者中，多病共存（合并症、并发症）很常见。早期识别合并疾病情况对于进行安全、精确和全面的 PR 项目是非常重要的。虽然合并症的数量并不影响 PR 项目的依从性和结局，但特定的合并症可能对项目取得的效果会产生影响。针对特定合并症的亚组患者给予个体化 PR 项目是一项有待优化的新的临床进步。

六、总结

COPD 患者多为老年人且合并有多种疾病的复杂的人群，在已存在肺和气道损伤的同时，多存在着其他疾病。识别这些相关疾病是确定患者功能障碍，并适当转诊进行全面康复的重要一步。文献表明，合并症的数量并不影响多病共存 COPD 患者的依从性和 PR 的结局。尽管如此，特定的合并症可能对康复的获益程度产生特殊影响。因此，为了优化康复，临床工作者应该了解与多病共存 COPD 患者相关的特定需求。

哮喘的呼吸康复

Is there any role for pulmonary rehabilitation in asthma?

Elisabetta Zampogna　Martina Zappa　Antonio Spanevello　Dina Visca　著

第 36 章

要　点

◆ 哮喘是一种以慢性气道炎症为特征的异质性疾病。

◆ 人们越来越意识到非药物治疗和药物治疗对哮喘患者的重要性。

◆ 呼吸康复可以提高运动能力、控制哮喘发作和改善生活质量。

◆ 针对特定患者需求适当调整临床治疗。

一、概述

2013 年，ATS/ERS 发表联合声明，将 PR 定义为"一项基于全面患者评估的为患者定制的个体化综合干预，包括运动训练、教育和行为改变，旨在改善慢性呼吸系统疾病患者身体和心理状况，促进长期坚持增进健康的行为"[1]。从第一份声明发表以来，有关慢性呼吸系统疾病的全身影响及 PR 可能产生的影响方面，已经有许多科学进展[2,3]。而 PR 中的大部分研究都集中在 COPD 上[1]。

哮喘是一种影响全球 2.35 亿人的慢性呼吸系统疾病[4]。它是一种异质性疾病，特征是慢性气道炎症与长期呼吸道症状，如喘息、气短、胸闷和咳嗽，这些症状和气流受限程度随时间和强度的变化而变化。如《全球哮喘防治指南》（*Global Initiative for Asthma Guidelines*，GINA）所述，哮喘的有效诊断依赖于详细的病史、体格检查和特异性检查，以确定治疗方法[5]。

哮喘患者在日常生活中可能会因为害怕在运动中或运动后出现呼吸系统症状加重而避免或限制运动，这种态度往往会导致一个有害的健康循环，包括厌恶参加体育活动，日常活动的整体水平较低和体适能较低[6]。运动训练有助于避免 COPD 患者发生这种恶性循环。因此，我们推测有氧运动可能对哮喘也有益处。迄今为止的研究都只针对单一的非药物治疗效果，而不是研究多因素方法。在哮喘中，劳累性呼吸困难是高度易变症状[7]。许多患者，特别是那些呼吸困难感觉不重的，运动时因下肢疲劳受限的要比因呼吸困难受限的多[8]。功能障碍的另一个原因是全身性糖皮质激素的使用，这是哮喘的常见治疗方法。皮质类固醇激素对于哮喘患者的影响是众所周知的，包括类固醇激素所致肌病的风险及骨骼肌耐

力的变化 [9, 10]。

治疗哮喘的主要目标包括完全控制症状、对日常生活活动受限进行最佳管理并减少急性发作风险 [1, 5, 6, 11, 12]。非药物和药物治疗结合的综合管理更有可能成功。已证明 PR 可提高运动能力 [13-15]、控制哮喘（即急救药物使用和（或）急诊就医次数）、改善 QoL，并减轻呼吸困难、焦虑、抑郁和支气管炎症 [13-16]。

二、患者

关于能够预测谁能从 PR 中获益的基线因素很少，特别是按疾病严重程度分层时。到目前为止，已有数据表明，疾病程度重、未控制或控制不佳的老年患者在日常活动和运动训练中似乎更受限 [4]。RCT 研究显示，中至重度持续性哮喘患者的改善更明显 [13-15, 17]。最近的一项研究 [14] 表明，任何程度的哮喘患者（GINA 分度），都可从 PR 中获益，包括呼吸道症状、肌肉疲劳、静息时血氧饱和度和运动表现。PR 对有吸烟史和基线运动耐量较低的年轻患者更有益。然而，还需要进行更多的前瞻性研究，以更好地确定可能最受益的患者特征，并评估综合 PR 各组成部分在改善疾病控制方面的有效作用。对哮喘患者进行 PR 系统评估的另一关键部分是识别和管理加重哮喘症状的因素，如合并症，包括肥胖、OSAS 和支气管扩张 [18-20]。因此，临床医师应该制订特定的 PR 项目，作为一个额外的机会来帮助各种严重程度的哮喘患者。

应依据每位患者的临床情况及合并症调整康复干预措施，因此，为了达到更有效的康复干预效果，需要对患者的一般情况、哮喘控制程度和健康状况进行初步评估。

PR 由跨学科团队执行，该团队由医师领导，与其他医疗专业人员（如物理治疗师、作业治疗师、呼吸治疗师、护士、心理学家和营养师）密切合作。尽管团队也会根据每个康复中心医疗专业人员配置情况而有所不同 [1]，但更重要的是团队所需技能，而不是专业人员数量。

三、干预措施类型

关于给哮喘患者提供的 PR 项目没有明确的方案。每个治疗措施，如监督下的有氧训练、教育支持、呼吸训练、营养干预和心理咨询，这些都证实在慢性呼吸系统疾病中是有效的 [1, 10, 13-17, 21-28]，这些也是哮喘非药物治疗的一部分，在全面的哮喘管理策略中扮演着关键角色 [5]。然而，很少有研究证明全面的 PR 项目在哮喘管理策略中是有益的 [10, 13-17]。

（一）运动训练

PR 中运动训练通常包括耐力 [6] 和力量训练 [13, 16, 29]。对于一些哮喘患者来说，运动可以引起支气管收缩（运动诱发哮喘）。有氧训练可以降低轻、中度运动的分钟通气量，从而降低运动诱发哮喘的可能性 [30]。没有证据表明运动训练对哮喘症状有不良影响 [6]。

- 住院患者和门诊患者都可以进行耐力训练。可以选择"连续训练"或"间歇训练"。前者指的是没有设置休息的运动训练 [13-17]，后者指的是低 - 高强度的训练，期间穿插休息 [10]。这两种形式可设置为 8~12 周，每周 2~5 次，每次 30~40min。运动负荷是基于 CPET（60%~70% 的最大耗氧量）[10, 16] 或 6MWT（从测试最大心率的 80% 或理论最大功率负荷的 50% 开始），并根据症状增加或减少 [31-33]。

- 力量训练也可在临床应用。运动处方应根据一次重复的最大重量（一次重复可以举起的最大重量）、测力计直接测量或粗略地通过坐 - 站转移测试评估。要求患者进行一组外周肌肉的练习，先负重或不负重，然后进行10 次重复，之后训练负荷增加 2%～10%[13]。训练频率为每周 3～5 次，共进行 15～20 次。

- 并没有证实呼吸肌训练对哮喘患者功能有决定性的影响[34]，因此未列为 PR 的常规项目。
- 呼吸训练可能有助于控制哮喘症状[26]，多达 30% 的患者报告说对症状的控制有帮助[35]。呼吸训练包括膈式呼吸、鼻呼吸和缓慢呼吸，通常在主要关节活动和主要肌群伸展时进行。呼吸训练还包括呼吸屏气控制和放松运动[26, 36]。干预由经验丰富的医疗专业人员一对一或小组进行。可以在每日基础训练上增加约 20～30min 呼吸训练或进行自我训练项目。

（二）教育和自我管理

已证实有关患者病情的教育支持和信息有助于控制哮喘[37-39]。自我管理培训对于正确使用吸入性药物、确定哮喘控制不佳和识别哮喘加重尤为重要。经过专门培训的医疗专业人员（哮喘教育工作者）来帮助患者提高对病情的了解，从而更好地控制哮喘[40, 41]。此外，在与其他医疗专业人员联系和咨询时，应提供教育支持机会。有许多方法来进行教育，包括一对一教育、小组会议、印刷材料、视频和线上资料。时间通常为 10～20min，具体根据不同模式而定。

（三）营养支持

肥胖是哮喘的主要危险因素，超重和肥胖患者患哮喘的可能性增加 38% 和 92%[18]。此外，肥胖会导致控制不佳哮喘表型，表现为临床控制不佳、QoL 更差、肺功能降低，对皮质类固醇激素反应差及更多的社会心理症状[42-44]。GINA[5]推荐所有肥胖哮喘患者减重，因此应将减重纳入 PR 中。

（四）心理咨询

焦虑常见于哮喘患者，在许多慢性呼吸系统疾病患者中也是如此。治疗包括药物或非药物干预手段。减少呼吸困难和增加运动训练的最有效方法是使用认知行为疗法（cognitive behavioural therapy，CBT），发现并讨论患者的自我感知、想法、症状的感觉和解释，以更好地自我分析和减少喘息和呼吸困难等症状的不良影响。与常规治疗相比，CBT 可提高 QoL、改善哮喘控制和减轻焦虑水平[40]。传统上，心理咨询是由具有心理健康经验的医疗专业人员单独或以小组形式面对面进行。

四、总结

PR 在哮喘中的应用仍处于早期阶段，其有效性证据有限但仍令人鼓舞。它似乎适用于各个阶段的哮喘，PR 项目的重点随患者需要而变化。关于最佳方案的特点、内容、合适的持续时间和地点，均需要进一步临床研究以明确。

神经肌肉疾病

Neuromuscular disorders

Miguel R. Gonçalves   John R. Bach   著

要 点

◆ 神经肌肉疾病患者会出现进行性呼吸肌无力，最终出现呼吸衰竭。

◆ 无创机械通气可提高神经肌肉疾病患者的生存率和生活质量，但是，当延髓肌功能受损时，无创通气效果不佳，吸气成为主要问题，需气管切开术才能恢复血氧饱和度及延长生存期。

◆ 无创正压通气与人工和机械辅助咳嗽相结合，作为神经肌肉疾病患者合并急性呼吸衰竭的一线干预措施，可通过纠正低通气和提高咳嗽效果而显著改善结局。

◆ 无创气道正压辅助可以为肺活量很小或没有的患者提供持续的呼吸机支持，并可以为伴有严重呼气肌功能障碍的患者提供有效的咳嗽流速。

一、概述

通常认为神经肌肉无力或障碍（neuromuscular weakness/disorders，NMD）患者的评估和管理类似于肺或气道疾病患者。这种观念是不适当的，将可能导致不必要的急性呼吸衰竭（acute respiratory failure，ARF）出现，采用气管切开以进行急性和长期通气支持 [目标分钟通气量（targeted minute ventilation，TMV）]。 有症状高碳酸血症患者可通过夜间无创通气支持（noninvasive ventilatory support，NVS）缓解症状。但初期也可以通过传统的低跨度双水平气道正压通气（positive airway pressure，PAP）或无创通气（noninvasive ventilation，NIV）缓解症状。当完全没有足够的呼吸肌休息或通气支持时，NIV 设置为持续 PAP 和双水平 PAP。因此应管理患者使用最适宜的 NVS。随着吸气肌无力进行性加重，睡眠时使用延长至白天也使用，最终会失去不依赖呼吸机的呼吸能力（ventilator-free breathing ability，VFBA），此时，患者需要持续的 NVS（continuous NVS，CNVS）以 及 MI-E 来清除气道分泌物。

2010 年 4 月，来自 18 个国家的 22 个研究中心的临床医生达成共识，报告了 1623 名 1 型脊髓性肌萎缩（spinal muscular atrophy type 1，SMA1），杜氏肌营养不良（Duchenne muscular dystrophy，DMD）和肌萎缩性侧索硬化症（amyotrophic lateral sclerosis，ALS）的 NVS 使用

者，其中 760 名最终需要 CNVS，从而延长了近3000 患者年（patient-years）。其中有 4 个中心对呼吸机依赖的患者常规拔管，250 名以上的此类患者均未进行气管切开术。由此可见，无创通气支持可以避免采用气管切开来进行长期的通气支持。在本章中，我们将探讨如何长期和在拔管期使用这些方法，以及如何对"呼吸机依赖"患者进行气管切开套管拔管。

二、病理生理学

由于膈肌功能障碍导致端坐呼吸，即仰卧位时无法呼吸，通气功能不全 / 衰竭只发生于夜间；这种情况可以是全部吸气肌衰竭所致；可以是中枢呼吸驱动不足所致，也可以是病态肥胖或胸壁限制导致呼吸肌做功增加所致。许多通气功能不全的患者在不使用呼吸机的情况下可存活数年，会有端坐呼吸、高碳酸血症及其相关症状和风险、以及代偿性代谢性碱中毒，这会抑制中枢呼吸驱动。碱中毒可使大脑适应高碳酸血症而没有明显的 ARF 症状。没有使用 NVS 的高碳酸血症患者，特别是那些接受辅助供氧的患者，会发展为严重的高碳酸血症，最终会因 CO_2 麻醉和呼吸暂停而昏迷。当有症状的高碳酸血症患者接受NVS 时，血气分析会恢复正常，并且随着肾脏排出过量的碳酸氢根离子，症状和碱中毒得以缓解。由于在清晨中断 NVS 后需要作深大呼吸以维持正常的 $PaCO_2$ 和血 pH，呼吸困难使得日间辅助通气时间增加，直到需要 CNVS。部分呼吸肌功能衰竭和自己的呼吸肌不能维持肺活量的患者仅在夜间使用辅助呼吸，白天则依靠舌咽呼吸（glossopharyngeal breathing，GPB）进行肺通气。

呼吸肌分为三类：吸气肌、用于咳嗽的呼气肌（主要是腹部和上胸廓）以及延髓神经支配肌（bulbar-innervated muscle，BIM）。即使吸气和呼气肌需要完全支持，肺活量为零的患者，使用

NVS 已经超过 65 年而没有气管切开，但仍无有效的无创通气措施来辅助 BIM 功能。然而，即使完全没有 BIM、任何骨骼肌功能、肺活量的SMA1 患者也可以在没有气管切开的情况下存活25 年以上。由此可见，上运动神经元疾病引起的痉挛和喘鸣是必须行气管切开术的原因，而不是BIM 瘫痪本身。因此，对于脱机困难的患者，气管切开术的唯一适应证是上运动神经元病变，这种病变会导致上气道关闭至一定程度，使 MI-E无效，而且唾液误吸导致血氧饱和度基线低于95%[1]。因此，上运动神经元 ALS 患者需气管切开，而肌病或下运动神经元疾病患者则不需要。

三、什么是呼吸肌辅助？

吸气和呼气肌辅助设备和技术，包括通过手法或机械为机体传递力量，或间歇对气道施以压力以帮助吸气或呼气肌功能。设备可作用于机体，包括通气，但这些设备远不及 NVS 有效，故不作讨论。呼气时施加于气道的负压有助于咳嗽，就像吸气时对气道施加正压给吸气肌提供辅助一样。持续气道正压（continuous positive airway pressure，CPAP）对通气无辅助功能，对原发通气障碍患者没有帮助。

四、患者评估

有日常行走能力但通气储备减少的患者常主诉劳力性呼吸困难，也会出现晨起头痛、疲劳、兴奋和嗜睡[2]。对于使用轮椅的患者来说，除了并发上呼吸道感染（upper respiratory infections，URI）期间可能会出现焦虑、失眠和呼吸困难外，其他时间症状可能都很轻微。我们还观察到患者出现呼吸急促、使用辅助呼吸肌、音量低和痛苦。严重时，嗜睡、发绀、反应迟钝，甚至 CO_2麻醉。

评估需要 4 项设备：肺活量测定仪、峰流速

仪、二氧化碳分析仪和血氧仪。分别于坐位和仰卧位测量肺活量（vital capacity，VC），其差异应小于 7%。由于睡眠时低通气更加严重，因此仰卧位 VC 测量更为重要。当仰卧时的 VC 远低于坐位时，则睡眠时使用 NSV 是必要的。肺活量测定法也可用于监测 GPB 和气体推挤入气道（air stacking）的治疗效果，即通过简易呼吸器或容量呼吸机连续输送气体以保持最大肺容积。最大容积称为最大吸气量（maximum insufflation capacity，MIC）。学习 GPB 的患者通常可以达到与 MIC 相同的最大单次呼吸量，有时甚至更大 [3]。但当嘴唇力量弱无法通过嘴进行有效的吸入空气时，还可以使用鼻接口或唇封完成（图 37-1）。

咳嗽峰值流速（cough peak flows，CPF）使用峰流速仪（access peak flow meter，Healthscan Products Inc.，Cedar Grove，NJ）测量。270～300L/min 是维持有效咳嗽的最小流速 [4]。对于 VC 小于 1500ml 的患者，可以通过气体推挤达最大肺容量和声门打开同时行腹部推压辅助测量 CPF（图 37-2）[4]。

对于没有基础呼吸系统疾病的稳定期患者，无须进行动脉血气测定。除了不适之外，25% 的患者因此操作引起的疼痛导致过度充气 [5]。无创连续血气监测，包括二氧化碳和血氧，可以提供更多有用的信息，尤其是在睡眠期间。

虽然所有症状明显且肺容量减少的患者都需要进行 NIV 来缓解症状，但如果症状不典型时，可以进行夜间无创血气监测。用于测量呼气末 $PaCO_2$ 的二氧化碳分析仪和血氧仪必须能够对数据进行汇总 [2]。这些研究居家进行最为方便。任何有疑似症状的患者，如伴有 VC 降低、多次夜间血氧饱和度低于 95% 和夜间 $PaCO_2$ 升高都应进行夜间 NVS 试验。一般来说，只有接受了不恰当的氧疗患者才会发展为 CO_2 麻醉，而 ARF 通常是由无效的咳嗽和气道分泌物管理障碍引起的，因此，任何使用 NVS 后情况比之前更重的患者都应中止 NVS，并依据诊断在 3～12 个月内重新评估。

对于 VC 正常但有症状的患者，血氧饱和度下降不明且没有明显的 CO_2 潴留，应怀疑睡眠呼吸障碍并进行多导监测。肥胖低通气的患者也应接受 NVS，而不是 CPAP 或低跨度双水平 PAP 治疗。肺活量降低的 NMD 患者不推荐进行多导睡眠监测，因为测定的呼吸暂停或低通气往往由于中枢性或阻塞性造成而非吸气肌无力引起。此外，无症状 NMD 患者根据多导睡眠结果进行 NIV 治疗，由于只降低了呼吸暂停低通气指数而

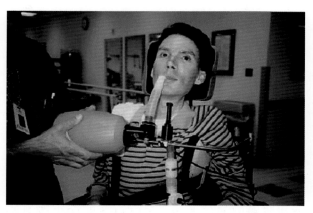

▲ 图 37-1　杜氏肌营养不良患者用简易呼吸器将气体推挤入气道

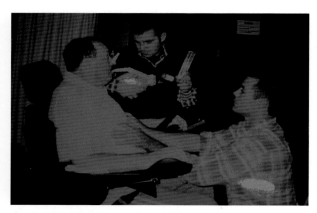

▲ 图 37-2　气体推挤达到深吸气容积和腹部推压 / 挤压测量辅助咳嗽流速

CO_2 并未正常，因此可能既不会延长寿命也不会改善 QoL。

五、干预目标

干预目标是维持患儿肺和胸廓顺应性，促进患儿肺和胸壁正常发育，全天保持正常的肺泡通气，并最大限度地提高 CPF。长期目标是避免 ARF 事件，尤其是在并发肺部感染期间，避免住院治疗以及无须气管切开术即可延长生命。困难拔管的患者可以拔除导管续贯 NVS 及 MI-E。这些目标可以通过在门诊和居家评估、训练、指导患者来实现。

六、长期管理

（一）目标一：保持肺顺应性及肺的生长发育

由于患者肺脏难以扩大至预计吸气容积时，其顺应性下降。当 VC 减少时，最大吸气量也仅为肺容量的一小部分。像四肢关节一样，肺脏需要定期活动以防止胸廓挛缩和肺萎陷。对不能进行气体推挤的婴幼儿只能通过深吹气、空气吸入或夜间 NVS 来实现[6]。MIC 超过 VC（MIC exceeds VC，MIC-VC）的程度客观地量化了声门的关闭，从而量化了 BIM 完整性[3]。对于不能关闭声门因而不能气体推挤训练的患者，必须使用 MI-E（一种压力循环呼吸机，压力 $50\sim70cmH_2O$）或者呼气阀关闭的简易呼吸器将气体被动推挤入气道。最大被动气体推入量为肺吸气量（lung insufflation capacity，LIC）[7]。

膨肺（lung expansion）治疗的主要目的是增加 VC 和最大化 CPF（图 37-1），维持或改善肺顺应性，减少肺不张，有利于 NVS。对 282 名 NMD 患者肺功能评估中，VC、MIC 和 LIC 的平均值分别为 $1131\pm744ml$、$1712\pm926ml$ 和 $2069\pm867ml$[7]。通过气体推挤可获得更大的肺容积，这也使得患者在需要时可以提高音量及发出呼喊。

因为任何可以进行气体推挤的患者也都可以使用 NVS，如果患者因呼吸衰竭而插管，无论 VFBA 如何，都可以很容易地直接拔管续贯 CNVS。无 NVS 经验且无 VFBA 的患者拔管时更有可能引起焦虑、恐慌、呼吸机不同步、窒息，有时还会再插管。

在患者的 VC 下降到预计值的 70% 之前，应指导他们每天至少进行 2～3 组，每组 10～15 次的气体推挤。鉴于 VC 的重要性，NVS 预置呼吸机辅助 / 控制模式采用容积控制而非压力控制。

婴儿不能进行气体推挤，因此，儿童和所有婴儿出现反常呼吸均需要睡眠 NVS 来逆转反常呼吸和预防漏斗胸，也可以促进肺生长发育[8]。深吹气治疗也可以通过经鼻或口鼻接口，定时将气体吹入肺中。儿童在 14～30 月龄时就可以接受深吹气治疗[7]。

（二）目标二：保持正常肺泡通气

持续有效的身体呼吸机可以是间歇式腹压呼吸机（intermittent abdominal pressure ventilator，IAPV）或通气带。它包含一个间歇性充气弹性气囊，放置在患者外衣下的紧身胸衣或腰带内（图 37-3）。该气囊通过正压呼吸机循环充气。充气时使膈肌向上移动强制呼气；放气时重力导致腹腔内容物和膈肌下降被动吸气。躯干角度需大于等于 30° 以保证通气效果。如果患者有吸气能力或有 GPB 能力，可以增加 IAPV 吸入的空气量。IAPV 通常会将潮气量增加 300～1200ml。通常建议呼吸耐受时间少于 1h 的患者白天使用 NVS[10]。

无创间歇正压通气支持

NVS 可以通过唇封、鼻 / 口鼻无创输送气体来进行夜间通气支持。经口和经鼻 NVS 都是开放式系统，需要使用者依靠中枢神经系统反射来

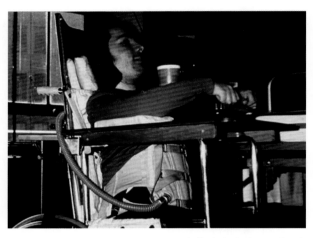

▲ 图 37-3　一位 44 岁的杜氏肌营养不良患者，日间使用间歇性腹压呼吸机（Exsufflation Belt™，Respironics International Inc，Murrysville，PA），夜间使用唇封通气（lipseal ventilation）19 年，腰带内的气囊连接到呼吸机回路（如图所示），然后腰带置于患者衣服下面，位于腹部

防止睡眠时过量漏气[2, 11]。主动呼吸机回路用于日间经咬嘴或经鼻 NVS，以抵抗呼气末压并促进气体推挤入气道。尽管许多中心通常规定的输送量范围为 700～1500ml，但大多数患者更倾向 1200～1300ml 的输送量。这种高容量有助于空气吸入，并允许患者生理上改变潮气量并增加咳嗽流速。辅助供氧和镇静剂会使 NVS 有效性下降。

目前有许多可商购的口鼻面罩（CPAP 面罩）。可以尝试其中几种，并鼓励患者交替使用。主动呼吸机回路应使用无排气孔的接口或带有胶带密封入口的有排气孔的接口，而在需要进行压力预设被动环路通气时，应使用有排气孔的接口。

过度的吸气漏气可以通过使用一个封闭的无创系统避免，如使用唇封 - 鼻导管系统（lipseal-nasal prong systems）。这种接口在睡眠时通过嘴和鼻子输送空气，并且需要的带子压力最小。不仅提升皮肤舒适度，并最大限度地减少漏气量。也可以通过维持正常的日间 CO_2 及避免辅助供氧和镇静剂来维持通气驱动以减少漏气。

通过一个 15mm 的弯咬嘴进行 NVS 是一种实用的日间 NVS 方法。部分患者将其置于牙齿之间[12]。大多数情况下，口含咬嘴紧贴着口唇。可以使用一个可弯曲的金属支撑臂连接在轮椅上，或者将咬嘴固定在电动轮椅控制装置上——最常见的是吸吹、下巴或舌头进行控制（图 37-4）。患者通过唇和牙齿固定咬嘴。为了固定咬嘴并使用它时不漏气，需要一些颈部动作和嘴唇功能。软腭必须向颅后方向移动以封闭鼻咽。此外，患者必须打开声门和声带，扩张下咽，保持气道通畅。对于已经经气管切开套管接受通气的患者来说，这些正常的反射运动可能需要几分钟的时间来重新学习[12]。

经鼻 NVS 最适合在睡眠时使用，但也适用于婴儿和那些由于口周肌肉无力、下颌张开不充分或颈部活动不充分而无法固定或持有口嘴的患者。尽管如此，经鼻 CNVS 仍是气管切开术可行的替代方法[2]。

腹胀在 NVS 使用者中时有发生。当患者在轮椅上时，通常通过排气缓解。但是，严重时它会增加呼吸机依赖，往往需要进行肛管排气或胃造口术以排出空气。

尽管许多患者每天有三次积极的膨肺，通常可达到 $60cmH_2O$ 的压力，并且常常配合 NVS 治疗超过 50 年，2000 多名 NVS 使用者中仍有 1 例发生了气胸。分泌物引流障碍尽管通常是 NIV 的并发症或限制因素，但它最常见的原因仍然是 MI-E 使用失败和 NVS 的设置。

（三）目标三：呼气肌辅助以增加咳嗽流速

手法辅助咳嗽是使用气体推挤并进行腹部推压以打开声门。通过气体推挤可获得更高的肺容积，与无辅助 CPF2.5 ± 2.0L/s 相比，辅助 CPF 为 4.3 ± 1.7L/s[3]。对能够进行气体推挤的 NMD 患者进行的 364 次评估中，坐位时平均 VC 为 996.9ml，平均 MIC 为 1647.6ml，尽管 CPF 为

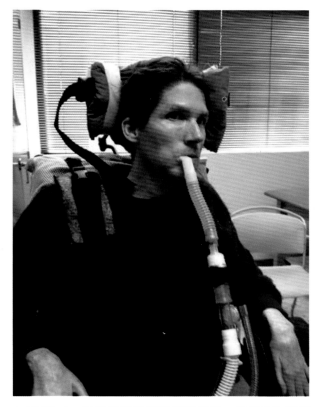

▲ 图 37-4　47 岁杜氏肌营养不良患者，使用 24h 咬嘴间歇正压通气 27 年，目前肺活量为 0ml。15mm 弯的咬嘴器固定于电动轮椅的下巴 / 舌头控制装置附近

2.3L/s（＞2.7L/s 及能够清除气道分泌物的最小值），但平均辅助 CPF 为 3.9L/s。这是区别能否通过咳嗽有效预防肺炎及 ARF。尽管 VC 或 MIC ＜ 11，仍无法产生有效的 CPF 则表明上呼吸道阻塞，应通过喉镜检查评估是否存在可逆性损害[4]。

机械辅助咳嗽指使用 MI-E（40～60cmH₂O）联合呼气时推压腹部。MI-E 通过口鼻接口、简单的咬嘴或经喉或气管切开套管在 60～70cmH₂O 下使用。经气切套管使用时，气囊（如果存在）应充气。虽然 MI-E 可以手动或自动循环传送，但手动循环有助于照护者 - 患者的呼吸过程的协调，但是需要用手进行腹部推压，固定患者身上的接口并控制机器。

一次治疗包括大约五个 MI-E 循环，然后进行短时间的正常呼吸或使用呼吸机以避免过度充气。过程中通过调整吸气和呼气时间以最大限度地扩张胸部，然后立即排空肺。治疗一直持续到不再排出分泌物并且纠正与分泌物有关的血氧饱和度下降为止。在肺部感染期间，可能需要每隔 30min 使用一次。

MI-E 也可用于婴幼儿。这些年幼患者可以逐渐习惯并能够不哭或不关闭声门来实现有效使用。年龄在 2.5～5 岁之间的大多数儿童能够配合并适时咳嗽。咳嗽辅助装置的咳嗽声可触发 MI-E，从而便于婴幼儿使用。此外，呼气时的腹部推压也适用于婴儿。

无论是通过上呼吸道还是通过留置气管导管，常规的气道吸痰 90% 会遗漏左主支气管[14]。而 MI-E 在左右气管提供相同的呼气流量兼具舒适和有效性，且没有吸痰带来的不适或气道损伤[15]。对大多数患者来说，深部吸痰无论是经气管导管还是经上气道的都可以停止使用。

MI-E 清除气道分泌物和黏液后，VC、肺血流量和血氧饱和度均可立即改善[16]。67 名"阻塞性呼吸困难"患者在治疗后发现 VC 立即增加了 15%～42%，而 NMD 患者在 MI-E 治疗后发现 VC 增加了 55%[17]。我们观察到，MI-E 清除了合并肺部感染的呼吸机辅助 NMD 患者的气道分泌物，VC 改善了 15%～400%（200～800ml），血氧饱和度趋于正常[18]。

七、舌咽呼吸

当不使用呼吸机或突发呼吸机故障时，GPB 可以为 VC 低或为 0 和呼吸耐力差的患者提供正常的肺泡通气[20, 21]。声门打开带动空气进入肺部，每次推入后声门就关闭。一次呼吸通常包括 6～9 次吞咽，每次 40～200ml（图 37-5）。GPB 的效率可以通过肺计量仪监测每次推入的气体毫升数、每分钟呼吸次数、每次呼吸推入次数。具体操作见培训手册和视频[20]。

尽管严重的口咽肌无力可能会限制 GPB 的

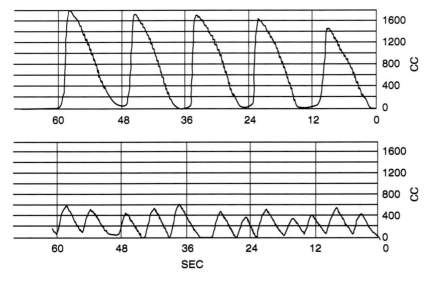

◀ 图 37-5　肺活量为 0 的患者日间通过舌咽呼吸测得正常的分钟通气量（每次呼吸 6 ～ 8 次吞咽，每次吞咽 60 ～ 90ml，每分钟 12 次呼吸）。许多患者的最大舌咽单次呼吸容量可以超过 3000ml

使用，但我们已经治疗了 13 名 DMD 呼吸机使用患者，除了使用 GPB 以外没有呼吸耐力[20]。大约 60% 没有自主呼吸能力并且延髓肌功能良好的呼吸机使用患者，可以使用 GPB，并能够停止呼吸机使用几分钟甚至整天[20-22]。GPB 在留置气切套管的情况下很少使用。其安全性和多效性是选择无创通气时辅助而非气管切开的另一原因。

由于延髓肌肉组织总体来说是完整的，因此高水平脊髓损伤（spinal cord injury，SCI）患者适合采用 GPB 进行 VFBA 和拔管后续贯 NVS（表 37-1）[21, 22]。

八、血氧饱和度监测及反馈方案

慢性肺泡低通气导致血氧饱和度降低、高碳酸血症患者，可以通过血氧饱和度反馈调整 NVS 的使用。将血氧饱和度警报值设为 94%，患者可以通过深呼吸或使用咬嘴或经鼻 NVS 来使 CO_2 和 O_2 正常[20]。随病情发展，患者需要增加 NVS 时间，最终变成 CNVS。

持续的血氧饱和度反馈在 URI 中尤其重要。不能坐位的婴幼儿咳嗽不足以预防 URI 肺炎和 ARF，患者在血氧饱和度低于 95% 时需使用 MI-E[23]。当使用 CNVS 时，血氧下降通常是由于支

表 37-1　脊髓损伤患者的管理

水平[a]	VCml	延髓功能 / 颈部功能[b]	日间	夜间
高于 C_1	0	不完全 / 不完全	TIPPV	TIPPV
C_2—C_3	<200	完全 / 不完全	EPR	N/MIPPV
低于 C_2	> 200	完全 / 完全	MIPPV/IAPV	N/MIPPV

EPR. 膈神经电刺激；IAPV. 间歇性腹压呼吸机；MIPPV. 咬嘴间歇正压通气；NIPPV. 经鼻间歇正压通气；TIPPV. 气管切开间歇性正压通气

a. 脊髓损伤水平；

b. 适当的颈部功能包括足够的口腔和颈部肌肉控制，旋转、颈伸颈曲，以咬住和使用 IPPV 的咬嘴；充分的延髓功能以防止唾液误吸，以至 SpO_2 基线降至 95% 以下

气管分泌物堵塞，如果不能迅速清除，可能会导致肺不张和肺炎。因此，指导患者使用 NVS 和 MI-E 维持正常的血氧饱和度以避免肺炎、ARF 和住院。对于频繁患气管炎的成年患者，可能需要尽快使用 MI-E。

九、远期结局

（一）SAM1

我们报告了 17 名经气切套管通气的 SMA1 患者，平均年龄为 78.2（65～179）个月[24]。27 名患者有 25 名在气管切开后立即失去了自主呼吸的能力。在进行气管切开术之前尚无言语能力的 21 名患者中，在气管切开术后都仍没有言语能力。另外，72 名使用 NVS 的 SMA1 患者的平均年龄为 86.1（13～196）个月。13 名在 52.3（13～111）个月死亡。75 名中有 67 名可以言语交流。目前，至少有 18 名 SMA1 患者年龄在 10 岁以上、10 名超过 20 岁，尽管没有骨骼、BIM 功能、没有 VC 且需要 CNVS，但没有行气管切开[25]。其他人也报道了 SMA1 患者的 CNVS 依赖性（图 37-6 和图 37-7）[26]。

（二）DMD

仅夜间 NV 使用患者中，101 名最终成为 CNVS 依赖者，从（7.4±6.1）岁持续到（30.1±

6.1）岁，其中 56 名患者仍然存活。101 名中有 26 名持续依赖 NV 而不需要住院。8 名持续气管切开机械通气患者拔管序贯 NVS。31 名持续呼吸机依赖患者采取拔管续贯 NVS 和 MI-E。这些 DMD 患者中至少有 8 名存活至 48 岁以上，其中 4 名 CNVS 超过 25 年。其他人也报道了 CNVS 延长了 DMD 患者的寿命[27]。

（三）ALS

在 176 名夜间使用 NVS 的 ALS 患者中，有 109 名（42%）患者在需要气管切开之前使用 CNVS 治疗约 10 个月。

十、呼吸机依赖患者的气管插管拔管

我们制订了 NMD 患者专用拔管标准和新的拔管方案，见表 37-2。一旦符合标准，将拔除经口/鼻插管以利于拔管后行 NVS 和 MI-E。治疗

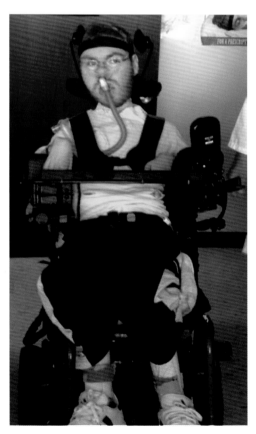

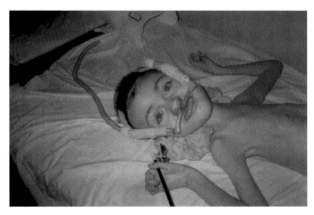

▲ 图 37-6　1 岁无创通气依赖的 1 型脊髓性肌萎缩患儿

▲ 图 37-7　同图 37-6 中的患儿，现在 17 岁

表 37-2　呼吸机依赖患者的拔管标准

- 无发热和白细胞计数正常
- 在充分通气支持和正常呼吸频率下，吸气峰压小于 30cmH$_2$O 时 PaCO$_2$ 40mmHg 或更低
- 不吸氧状态下 SpO$_2$ ≥ 95% 达 12h 及以上
- 通过机械辅助咳嗽和经插管吸痰血氧饱和度低于 95% 得以纠正
- 清醒，配合，未使用镇静药物
- 胸片显示病灶吸收或好转
- 气囊放气时，上呼吸道有足够的漏气供发声

师、护士，特别是家庭和护理人员，需在拔管后根据 SpO$_2$ 反馈进行 MI-E。当 SpO$_2$ 下降到 95% 以下时，MI-E 至少每 30min 使用一次。无须辅助供氧[28]。

十一、呼吸机依赖患者的气切套管拔管

1990 年和 1991 年，对高位创伤性 SCI 患者拔管后常规序贯 NVS 治疗[21, 22]。对于呼吸机依赖的 SCI 患者，气切套管拔管（decannulation）与气管插管拔管（extubation）的原则基本相同。任何呼吸机依赖患者，如果 BIM 足够保证唾液误吸不会导致基线血氧饱和度持续下降，则可选择拔管序贯 NVS 和 MI-E。无 VFBA 且 VC ≥ 250ml 的气管切开患者在拔管后均可发展为 VFBA。大多数在拔管后 3 周内可耐受仅夜间 NVS。气切套管拔除有利于言语及吞咽，所有拔管患者在方便性、言语、吞咽、美观、舒适和安全方面均优先选择 NVS 而非气管切开通气[29]。

十二、总结

对于许多渐进性衰弱的 NMD 患者而言，建议进行简单呼吸肌功能评估而非适合原发呼吸系统疾病的全套肺功能评估，以及使用 NVS 和 MI-E 而非氧疗和支气管扩张药物，可以避免住院和 ARF。然而，那些发展为 ARF 并已插管且不能通过自主呼吸试验的患者仍可以拔管续贯 NVS 联合 MI-E，从而避免气管切开，前提是病理学不是伴有上运动神经元病变的喘鸣和痉挛。因此，需要一种完全不同的评估和治疗模式以优化 NMD 患者管理。

间质性肺疾病

Interstitial lung diseases

Nicolino Ambrosino　著

第 38 章

要　点

◆ 间质性肺疾病患者存在呼吸困难、运动能力下降、健康相关生活质量降低、疲劳和难以控制的咳嗽。

◆ 呼吸康复项目适用于间质性肺疾病患者。

◆ 各种运动训练方式可与辅助供氧联合或单独应用。

◆ 需要进一步研究来明确辅助供氧在康复项目中的作用。

◆ 其他方法如：咳嗽、焦虑和抑郁的管理、患者教育和多学科协作可能有效。

一、概述

间质性肺疾病（interstitial lung disease，ILD）包括 IPF、结缔组织病（connective tissue disease，CTD）的并发症、职业病、过敏性肺病或药物毒性，此类患者存在进行性加重的呼吸困难、运动能力下降、HRQL 降低、疲劳以及持续难以控制的咳嗽[1]。与其他慢性呼吸系统疾病相似，大约 30% 的 ILD 患者存在焦虑和抑郁，疾病晚期及合并症多的患者更容易出现[2]。

ILD 患者的外周肌肉功能障碍是导致运动能力和 PA 下降、HRQL 降低以及疲劳感加重的重要原因[3-7]。ILD 患者的每日步数比年龄匹配的健康对照人群少 65%。PA 水平最低的患者 HRQL 也最差，有研究表明，每日步数少于 3300 步的患者死亡率更高，并与肺功能状况无关[8, 9]。对于 IPF 患者，4m 步速是一种简单的体能测定，可作为虚弱的替代指标，是全因病死率和非预期住院率的独立预测因子[10]。其他常用于评估阻塞性肺疾病患者运动能力的测试也适用于 ILD 患者[11-13]。

ILD 患者外周肌肉功能障碍受长期全身类固醇激素使用的影响[14]。如：类风湿性关节炎的患者，股四头肌力量的下降与疾病病程、受累关节数量以及类固醇的使用有关[15, 16]。在系统性硬化症及其他自身免疫性疾病中，更严重的骨骼肌功能障碍与治疗药物、疾病病程以及伴随疾病是全身性还是局灶性有关[17]。

二、全面症状管理

尽管现代医疗水平取得了一定进展，但 ILD

患者仍然面临着严重的疾病负担[18-21]。ILD 患者非常需要 PR 和氧疗等支持性治疗（表 38-1）[1, 22-24]。

三、呼吸康复

PR 项目，对于 COPD 患者有效，经适当调整后或许也可用于 ILD 患者。越来越多的研究证实了这种干预的有效性[25, 26, 29-34]。大部分研究侧重于耐力（有氧）和抗阻运动训练，通常还包括教育、自我管理、营养建议、压力管理和社会心理支持。康复项目会持续 5～12 周，其中每周有≥ 2 次监督课程。总体而言，ILD 患者 PR 的临床获益程度与 COPD 患者相似[27]。这些获益与疾病的病因和严重程度无关[28-30]。

研究发现，与其他疾病类似，ILD 患者 PR 项目的获益在 6 个月后下降，这种下降与患者不能坚持康复，缺乏监督，以及疾病进展有关[31, 32]。近期一项系统综述发现 IPF 患者的 PR 只能改善短期运动能力和 HRQL[33]。另一项 RCT 发现，经过 6 个月的 PR，患者的运动能力、健康状态和肌肉力量得到改善，但 PA 没有改善[34]。Dowman 等的研究[35]发现，运动训练可以提高 ILD 患者的运动能力和 HRQL，其中石棉肺和 IPF 的患者获益高于 CTD-ILD 患者。基础功能越差的患者，获益越大。除 CTD-ILD 患者外，其他患者康复训练 8 周所带来的获益将在 6 个月

表 38-1　间质性肺疾病患者的需求

- 充分的信息
- ILD 专业人员
- 对疾病的认知
- 早期和明确诊断
- 家属参与
- 社会心理支持
- 姑息疗法
- 治疗
- 症状缓解
- 氧疗
- 康复

后逐渐下降。那些能够严格执行运动处方的患者获益更大。肺功能更好，肺动脉压更低（病情更轻）的患者能获得更持久的获益[35]。Wallaert 等研究发现纤维化特发性间质性肺炎的患者通过 8 周居家 PR，可以改善运动能力、焦虑、抑郁和 HRQL，但 PA 没有发生变化[36]。一项回顾性研究发现，经过了 3 周的 PR，合并 IPF 的肺气肿患者临床获益要低于单纯 COPD 患者[37]。

需要接受肺移植的严重 IPF 患者也可以从 PR 中获益，一项研究发现能够完成 PR 项目的患者 2/3 会从中获益。患者的基线特征不能分辨哪些患者可以完成 PR 项目。疾病严重程度的指标也不能预测 PR 后的获益[38]。尽管目前研究结果非常鼓舞人心，但其获益的潜在机制以及 ILD 患者的最佳 PR 项目组成尚有待进一步研究明确。

一项全球调查显示，74% 的 PR 项目中包含 ILD 患者[39]。ATS 的 IPF 治疗指南以及 ATS/ERS 的 PR 声明，以及其他医疗专业协会都支持对 ILD 患者进行 PR[21, 25, 40, 41]。尽管部分协会尚未将 PR 纳入 ILD 的标准治疗中[42]，但大部分参与 PR 的临床医生都认为大多患者将从中获益。

（一）项目组成

1. 运动

每组运动时间为 1h：15min 呼吸训练，包括柔韧性训练和牵伸训练，30min 心血管（有氧）运动训练和 15min 上、下肢力量（抗阻）训练[43]。目标为至少完成 20 组有监督运动加无监督运动（通过日记或活动记录仪记录）。初始项目应当序贯维持项目，并且两者都应根据患者的功能障碍程度，匹配个体化目标。

在运动前需对患者进行首次评估，以确定患者的训练方案和进度。比如，步行、功率自行车、爬楼梯、上肢运动、抗阻训练、柔韧性和平衡训练等。总的来说，PR 包括平地和跑台

上步行，然后进阶到坡度步行和爬楼梯。还应包括其他有氧运动，如功率自行车（持续或间歇）。抗阻运动用于训练力量和耐力。当选择抗阻运动时，在较低的重量下，进行多组、多次的重复训练可以提高耐力（如上肢耐力训练）；而在较高的重量下进行较少重复次数的训练可以提高力量。与COPD患者类似的PR项目也可用于ILD患者，但应当对方案进行调整，包括更严格的临床监督和根据脉搏血氧饱和度监测给予辅助供氧。

2. 耐力训练

理想情况下，耐力训练应在递增运动测试[44]之后进行，目标是将训练时间延长至20～30min，训练强度尽可能达到6MWT所测量或估算最大负荷的50%～70%[45]。但临床上，许多患者无法完成递增运动测试，他们的运动量远远低于最高水平。运动进阶是基于采用改良Borg评分量表的呼吸困难和疲劳评分来确定[46]。例如，在完成30min耐力训练（如跑台步行）后，通过增加速度和坡度来进阶。当步行时，可通过增加速度和距离来进阶。采用功率自行车运动时，速度保持不变，可以逐渐增加阻力的瓦数。如果患者运动更多因下肢疲劳或肌肉骨骼疼痛受限，可采用与呼吸困难评分相似0～10分的VAS来评分。

负责的治疗师必须根据呼吸困难评分以及血氧饱和度、心率、血压等的反应不断重新评估运动项目的进展情况。

3. 抗阻训练

选择起始重量应针对较大肌肉群，并允许患者至少重复10次所选的运动[47]。对于非常严重的ILD，以患者上下肢的自身重量作为"起始重量"就够了。对于耐力训练，运动以20次重复作为1组，此后重量可逐渐增加，从10次重复开始。力量训练以10次重复作为1组，继而可将重量增加到患者可承受的最大值。

应当进行功能性运动，包括爬楼梯、踏步、坐到站或间歇训练。许多ILD患者也能从姿势运动中提高柔韧性和平衡能力。CTD患者往往存在骨骼肌肉受限，需要调整运动方案。严重下肢关节或肌肉功能障碍的患者可以从水中运动训练中获益。疼痛和僵硬也会限制关节活动，负荷量应减少。

4. 氧疗

ILD患者运动中缺氧要比其他慢性呼吸系统疾病患者更加严重，而运动可能加重肺动脉高压，从而导致患者出现先兆晕厥[48-50]。因此工作人员必须有在运动训练过程中进行辅助供氧的经验。Root等近期通过GP跟踪器监测发现，对氧气需求低的IPF患者活动范围更大。疲劳是每日步数的独立预测因子[51]。

辅助供氧能否预防运动诱发的肺动脉高压尚不确定。尽管更好的组织供氧是一种临床优势，并能改善运动表现，但最近一项研究发现吸氧与不吸氧相比，患者的超声心动图并没有明显区别。低氧性血管收缩也许是ILD患者运动时肺动脉压升高的机制之一[52]。运动期间辅助供氧，使血氧饱和度保持在86%～90%以上[22]。然而，最近一项系统综述结论是，尽管氧疗可以改善运动能力，但却不能改善运动相关性呼吸困难[53]。在运动期间，移动供氧或短脉冲辅助供氧治疗运动诱发低氧血症的效果仍然没有定论，部分原因是发表的研究数量少且质量差[54]。最近，Dowman等报道，在运动期间，吸入50%浓度的氧气1h，并不影响生物标记物，是一项安全的操作，并可以改善运动耐量、氧饱和度以及呼吸困难[55]。在一项多中心前瞻性交叉试验中，对伴有运动性低氧血症的ILD患者进行为期2周吸氧与不吸氧，移动氧疗能改善HRQL[56]。一项非随机研究发现，PR联合夜间无创通气对合并高碳酸血的ILD患者是可行的，可以显著提高运动能力和HRQL[57]。

（二）其他项目组成

1. 咳嗽管理

咳嗽在 ILD 患者中非常常见，并严重影响 HRQL。它常先于运动相关性呼吸困难出现，是病情进展的独立预测因子[58]。咳嗽是多种因素造成的，包括机械、生化和神经感觉等。咳嗽的治疗非常具有挑战性，包括治疗并存疾病如胃 - 食管反流等，以及联合使用止咳药物，如类固醇和阿片类。新型抗纤维化药物，如吡非尼酮和尼达尼布可能在缓解咳嗽方面发挥一定作用，物理治疗、言语治疗技术如喉卫生、咳嗽抑制和湿化，也有一定帮助[18-20, 59-61]。

2. 焦虑和抑郁管理

焦虑和抑郁在 ILD 患者中非常常见，并可能阻碍患者参与 PR。但在 PR 过程中，特别是当运动与教育和社会心理支持结合时，往往能改善患者情绪。因此，在多学科团队中加入心理学家是非常有帮助的[22]。

3. 教育

教育和自我管理是 ILD 患者 PR 的重要组成部分，因此其内容应该是针对该疾病的。患者希望了解自己的病情，并希望临床团队坦诚的告知疾病。患者特别感兴趣的内容包括疾病知识、症状管理（特别是针对呼吸困难和咳嗽）、临床检查、药物治疗、自主性、运动、氧疗和临终问题，以及其他减轻疾病症状的方法。患者还需要能够识别病情加重[62]。在一项定性研究中，Morisset 等强调以下几个方面未达到患者的需求，其中包括当前的教育模式、对情绪健康的关注不足、缺乏对教育内容的具体建议以及在项目背景下实施教育[63]。作为自我管理的一部分，人们对肺功能自我监测越来越感兴趣[64]。

4. 多学科协作医疗

整合多位医疗专业人员的协作医疗可以作为 PR 的一部分。这对于临终患者可能具有特别的价值。多学科协作应当基于患者和照护人员的身体、心理、社会和精神需求。这种方法可以减轻晚期 ILD 患者的痛苦[65]。最近一项有关晚期 ILD 的 RCT 研究，由呼吸医师、姑息治疗医师、物理治疗师和作业治疗师组成的医疗团队，对晚期 ILD 患者进行 8 周治疗[66]。结果发现干预组患者的掌握情况、呼吸困难程度和生存率都有改善，尽管后者还需要进一步研究来证实。遗憾的是，这些治疗还没有得到充分使用[67]。

5. 呼吸康复转诊

虽然 ILD 病情的快速进展限制了一些患者进行 PR[36]，但并没有研究来确定一个"阈值"，超过这个阈值的患者很难从 PR 中改善。传统观点建议 ILD 患者尽早转诊行 PR。也有些相反的研究表明功能障碍最重和功能受限较轻的患者最有可能从 PR 中获益[28, 29, 43]。新型抗纤维化药物可以使患者获得一段时间的临床稳定，这为 ILD 患者行 PR 创造了更多的机会，让部分患者可以通过 PR 改善症状和功能[18-20, 59]。与 COPD 患者的 PR 一样，ILD 患者可以从药物和非药物治疗中获益。

四、结论

以呼吸困难和 QoL 下降为特征的 ILD 患者可从 PR 等干预措施中获益。PR 有效的证据日益增多，同时也要认识到，若 ILD 患者存在严重呼吸困难、先兆晕厥、运动诱发低氧血症以及合并肌肉骨骼功能障碍时，必须对 PR 项目进行相应调整。

五、总结

ILO 患者会面临进行性加重的呼吸困难、运动能力下降、HRQL 差，疲劳和慢性难以控制的咳嗽等诸多问题。药物治疗可以改善上述情况。

　　PR项目对COPD患者有效，经过调整也可以用于ILD患者。尽管一些协会尚未将PR纳入ILD患者的标准治疗，但普遍共识认为，大多患者将从中获益。

　　尚需要更多的研究明确氧疗在提高运动能力以及作为PR项目的辅助手段方面的作用。其他治疗方法，如咳嗽、焦虑和抑郁的管理，教育部分以及多学科协作医疗也有助于ILD患者的治疗。

化脓性肺疾病的管理

Management of suppurative lung diseases

J. Michael Nicholson　Roger S. Goldstein　Dmitry Rozenberg　著

要 点

◆ 支气管扩张的常见病因对呼吸系统的影响是持续的分泌物潴留、组织损伤和黏膜纤毛功能受损。

◆ 气道廓清技术可以帮助清除痰液,是呼吸康复的重要部分。

◆ 呼吸康复能改善支气管扩张和囊性纤维化患者的肺功能、运动能力和生活质量。

◆ 运动训练可能对呼吸肌和四肢肌肉有不同的影响,但支气管扩张和囊性纤维化患者使用吸气肌训练证据仍然是有限的。

◆ 积极感染控制是囊性纤维化患者呼吸康复的一个重要方面。

一、背景

传统上,运动训练和PR多针对COPD患者。但指南推荐非COPD患者也应考虑PR[1, 2]。有证据表明PR对化脓性肺疾病患者是有益的[3]。PR的目的是将运动训练与自我管理策略相结合,其中包括气道廓清技术(airway clearance techniques,ACT),特别是支气管扩张患者[1]。PR能给支气管扩张和COPD患者带来相似的生理获益,因为这二者均以气流受限、呼吸困难、疲劳和频繁的感染加重为疾病特征[1, 2]。本章将重点讨论包括CF在内的成人支气管扩张的管理以及生理功能上的影响。

支气管扩张是一种慢性肺部疾病,其特征是持续不断的脓性痰液分泌,以及呼吸困难、疲劳和反复肺部感染[4]。通常情况分为CF和非CF支气管扩张。非CF支气管扩张通常在成年后才会被诊断,有多种病因,包括原发性或继发感染。COPD、结缔组织病和免疫缺陷病也可能与支气管扩张相关[5]。只有大约50%支气管扩张的病因能被明确[6]。

CF是一种常染色体隐性遗传疾病,大约每2500名新生儿中有1个病例。它主要累及肺、胰腺外分泌腺和肝脏[7]。CF的呼吸系统并发症包括呼吸道感染急性加重、咯血和气胸。目前CF患者的管理取得了显著进展,加拿大的平均预期寿命为50.9岁,比过去30年有了显著增加[8]。相较于不经常急性加重患者,经常急性加重患者肺功能会快速下降[9]。无论年龄或疾病严重程度，CF 患者平均每天治疗的时间在 1.5h 以上，其中大约 30min 的 ACT[10]。虽然本节将不涉及肺移植这一主题，但它仍是提高 CF 患者生存率的关键因素。第 42 章将重点讨论肺移植的运动训练。

尽管每一类支气管扩张症的病因可能不同，但对呼吸系统的影响是相似的。无论 CF 和非 CF 支气管扩张，都会造成支气管分泌物过度黏稠、呼吸力学及气体交换受损，并导致肺功能下降[11]。黏膜纤毛清除障碍会导致持续的分泌物潴留，而且很难清除。这会导致慢性炎症，进而引起组织损伤和气道重塑，从而进一步影响黏膜纤毛的功能[12]。分泌物潴留和微生物滋生会对气道造成损害，这与持续定植和慢性炎症相关[13, 14]。如图 39-1 所示，炎症和感染反复发作又造成频繁的急性加重[15, 16]，被称为 Cole 恶性循环假说[14, 17]。

二、非囊性纤维化支气管扩张的医疗使用

非 CF 支气管扩张相关住院率一直在上升。

一项来自美国长达 13 年（1993—2006 年）的大型研究显示，男性和女性按年龄调整后的年平均患病增长率分别为 2.4% 和 3.0%[18]。因此，识别住院相关的危险因素和缓解疾病加重的策略变得越来越重要。稳定的非 CF 支气管扩张患者若出现严重肺部情况急性加重者（呼吸衰竭需要类固醇激素或住院治疗）会使其肺功能严重下降[19]。虽然对非 CF 支气管扩张患者肺部情况恶化尚无统一共识[9]，但有一些研究表明，因频繁病情加重需要使用抗生素者，其肺功能存在快速下降的趋势[20, 21]。一项研究显示，即使在病情加重 3 个月后，高达 25% 的患者未能恢复到基线肺功能水平[22]。非 CF 支气管扩张患者死亡率增加相关的临床因素包括高龄、合并 COPD[23]、铜绿假单胞菌定植、肺功能差和 SGRQ 活动评分减低[24]。

三、慢性咳痰的影响

慢性痰液积聚会导致气道阻塞，这减小了气道直径和加重气流受限。BTS 支气管扩张管理最新指南建议，在疾病发展的早期就应开始进行

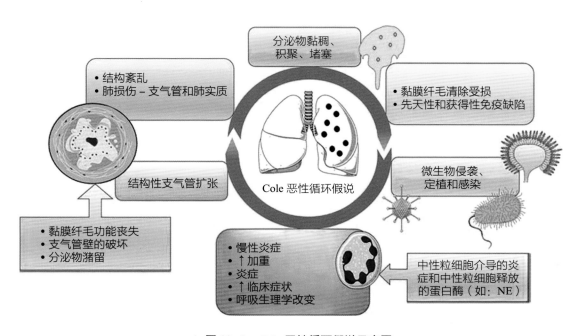

▲ 图 39-1　Cole 恶性循环假说示意图

NE. 中性粒细胞弹性蛋白酶，↑. 增高 [经许可转载，引自 Chandrasekaran R et al. *BMC Pulm Med*. 2018 May 22;18(1)：83.]

ACT[25]，并根据需要定期复诊及调整（图 39-2）。因此，需要寻找有助于痰液清除的治疗技术[26]。气道廓清技术是 PR 自我管理部分的重要一点，包括体位引流、自主引流、主动呼吸循环技术、呼气正压（positive expiratory pressure，PEP）、振荡 PEP 和高频胸壁振荡（high-frequency chest wall oscillation，HFCWO）。没有证据表明哪一种技术，在非 CF 支气管扩张中会优于其他技术，且患者对每种技术的偏好不同[27, 28]。气道廓清技术有助于减少细菌负荷，但其对急性感染加重的影响仍不清楚[29]。每种 ACT 对气道都有相似的作用，能短期改善痰液的清除效果；但是，在 ACT 停止后的 1 天内，效果就会减弱[30]。

四、支气管扩张的生理改变

非 CF 支气管扩张对患者的临床影响主要基于四个独立因素：气流受限、呼吸困难、肺过度充气和支气管扩张程度[31]。支气管扩张可发生气道重塑，可能由于慢性气道炎症，加之气道壁特性的改变使气道管径容易变窄[32]。气流受限主要是由于中小气道内膜病变引起，呼气相 CT 图像可见衰减减弱，而不一定是大气道异常扩张所致[33]。

气道弹性减退和远端气道狭窄引起肺过度充气。膈肌处于非功能位[34]，导致吸气肌做功增加。气体陷闭和弥散功能减低可能被低估[35]。因此，非 CF 支气管扩张通气受限可由多种不同机制造成。

支气管扩张的通气受限会导致运动耐量和自我报告 PA 降低[36]，这可以通过运动训练来改善。生理上，呼气末正压能开放气道，防止气道动态塌陷，增强呼气流速[37]。有氧运动能促进痰液排出[38]，因为儿茶酚胺的增加和运动时身体振动会引起支气管扩张[3]。有限的证据表明，有氧运动还可以通过自主神经系统途径改善离子通道的调节[39]并增强机体抗炎反应[40]。

五、气道廓清技术的获益

近期指南建议，一旦诊断支气管扩张，应转诊到支气管扩张诊治中心，以加强气道廓清技术[25]。考虑到支气管扩张病因的异质性以及通气受限和痰量的差异，确定最优化的 ACT 可能是一个挑战[29]。联合应用 ACT 有可能改善支气管扩张症状、HRQL 和生理指标。一项随机交叉研究比较了 3 个月每日两次 ACT（使用振荡 PEP）与无 ACT[41]。根据莱斯特咳嗽问卷（Leicester

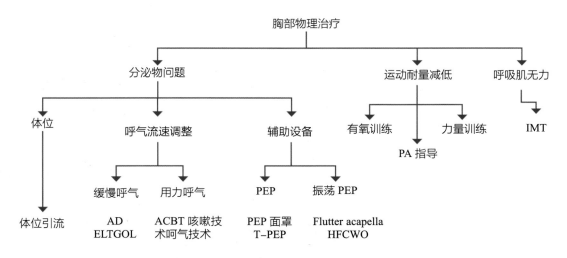

▲ 图 39-2　基于任务的临床经验胸部物理治疗流程图

AD. 自主引流；ELTGOL. 侧卧位开放声门缓慢呼气；ACBT. 主动呼吸循环技术；PEP. 呼气正压；T-PEP. 短暂 -PEP；HFCWO. 高频胸壁振荡 [经许可转载，引自 Polverino E et al. *Eur Respir J.* 2017 Sep 9;50(3).]

cough questionnaire，LCQ），咳嗽相关的 HRQL 有显著改善。另一组研究者比较了以下三组患者：①传统的胸部物理治疗技术（手法叩拍）；② HFCWO 装置；③不接受任何 ACT 的对照组[42]。根据呼吸困难、咳嗽和痰液量表，传统 ACT 和 HFCWO 与对照组相比，能显著减轻咳嗽、咳痰和呼吸困难。两种 ACT 方法均能改善 FEV$_1$ 和 FVC，且 HFCWO 组与传统胸部物理治疗相比，咳痰量明显增加。与对照组相比，HFCWO 还能改善静态肺容量和呼吸肌力量，然而，无论是胸部物理治疗还是 HFCWO 都不能改善气体交换。以上这些结论得到了最近 Cochrane 综述的支持，并证实了各种 ACT 对症状、HRQL 和咳痰均有积极作用[30]。

六、非囊性纤维化支气管扩张的呼吸康复

现有的研究已经证实 PR 对非 CF 支气管扩张有积极的作用。在 23 例特发性支气管扩张患者的亚组中，12 周的 PR 方案显著改善了肺功能[43]。PR 后平均 FVC 值由 66% 提高至 74%（P=0.02），同样残气量由 211% 降至 197.5%（P=0.048）。在一项对 108 名非 CF 支气管扩张患者进行 3 周的 15 次住院 PR 项目研究中，PR 患者的 6MWD 增加了 35m。多因素回归分析显示，男性、存在气流受限（FEV$_1$/FVC＜0.7）和前一年有频繁加重是影响 PR 后 6MWD 改善的独立决定因素[44]。另一项研究中予以支气管扩张患者时长 6～8 周，每周两次，每次 60～90min 的有监督训练，跑台的初始速度设定为 6MWT 基线速度的 70%，且每周逐渐进阶[45]。其中 95 名患者完成了 PR，6MWD（平均增加 53.4m；95%CI 45.0～61.7）和 CRQ 总分（平均改善 14 分；95%CI 11.3～16.7）显著改善。PR 后患者的运动能力（20.5m；95%CI 1.4～39.5）和 CRQ 总分（12.1 分；95%CI

5.7～18.4）的改善能持续 12 个月。Lee 等学者对轻中度非 CF 支气管扩张患者进行的 RCT，证实 8 周的运动训练对 6MWD（32m; 95%CI 21～45）和 ISWD（64m; 95%CI 40～82）均有中等影响[46]。运动训练处方以当前 PR 指南[1]为基础，包括步行、功率自行车、四肢肌肉力量训练。

（一）运动训练结合吸气肌训练

一项 RCT 对比了三组为期 8 周的 PR 训练项目的效果，分别是：① PR 联合 IMT；② PR 无 IMT（假 IMT 组）；③对照组，不进行运动训练[47]。运动总持续时间为 45min，包括跑台、功率自行车和登梯训练。患者以 80% 的峰值心率进行运动训练。随后没有维持项目。与对照组相比，虽然 PR 组患者的峰值摄氧量没有变化，但基于 ISWD 判断的运动耐量有显著改善。加入 IMT 并没有使 ISWD 显著增加，有趣的是假 IMT 组与 IMT 组对比，对吸气肌力量的影响相似。3 个月后，PR 联合 IMT 组维持运动能力的改善，而假 IMT 组未见改善，这表明 IMT 在维持某些运动训练效果方面可能有作用。

（二）运动训练结合气道廓清技术

另一项 RCT 对比联合了 PR 的 ACT 与单独使用 ACT[48]。结果显示 PR 联合 ACT 组在 ISWD 和耐力步行测试（endurance walk test，EWT）有显著改善，且此作用能维持至 PR 停止后的 12 周（图 39-3）。完成 PR 后 QoL 指标、LCQ、SGRQ 均得到了改善，并持续至 12 周。在一项多中心 RCT 中，通过与对照组对比，发现经过 8 周监督下的有氧和力量训练联合 ACT，其功能能力得到了短期改善（ISWD 或 6MWD）[49]；但是，在 6 或 12 个月的随访中这些改善不能维持（图 39-4）。在随后 12 个月观察发现，与对照组相比，运动训练组的急性加重减少 { 中位数 1[四分位数间距（IQR）1-3] vs. 2（1-3），P=0.01}。尽管呼吸

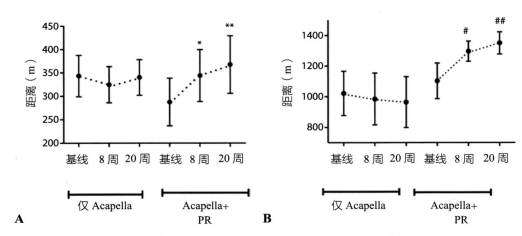

▲ 图 39-3　单独完成气道廓清技术或联合呼吸康复治疗后的通过（A）ISWT 和（B）EWT 测得的运动能力（平均距离 ± 标准差）

P 值代表两组之间的差异。*. *P*=0.03；**. *P*=0.04；#. *P*=0.01，##. *P*=0.003（经许可转载，引自 Mandal P et al. *Respir Med.* 2012;106：1647–54.）

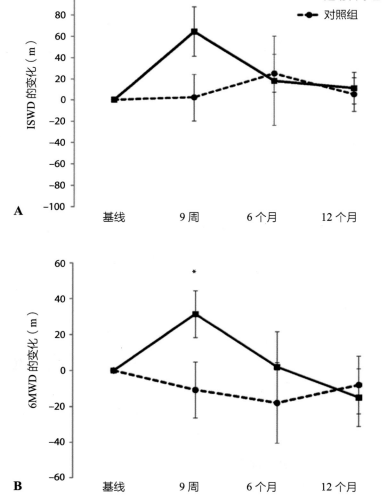

◀ 图 39-4　运动训练对（A）ISWD 和（B）6MWD 的影响

数值用平均值（95%CI）表述，**P＜0.05，运动训练组与对照组比较（经许可转载，引自 Lee AL et al. *Respir Res.* 2014;15:44.）

急性加重有所减少，呼吸困难和疲劳症状有所改善，但患者咳嗽相关的 HRQL 并未得到改善。这一结果可能由于研究人群只是轻到中度的肺功能损害，平均 FEV_1 占预计值 74%。值得强调的是，这项研究中 PR 项目完成的依从性高达 90%，高依从性定义为：在 8 周的训练期间内完成了 16 节训练中的 12 节。然而，由于没有维持运动项目，PR 后的 6 个月和 12 个月时运动能力显著下降至平均值，这与 COPD[50] 或 ILD[51] 等其他慢性呼吸系统疾病的研究结果相似。

总之，运动训练和 ACT 是非 CF 支气管扩张管理的基本要素。运动训练和 ACT 对患者的气道廓清、功能能力、骨骼肌功能，以及 HRQL 均有益处。适用于非 CF 支气管扩张患者的许多治疗策略也适用于 CF 患者。关于 CF 特殊方面将会在随后介绍。

（三）囊性纤维化患者运动训练面临的特殊挑战

CF 患者在进行 PR 时会遇到极其特殊的挑战。基于固有疾病管理，遵循感染控制实践指南存在着一些困难[52]。一项已完成的观察性研究，某个 CF 康复中心共有 76 名患者转诊行运动训练。根据铜绿假单胞菌感染者的基因分型，发现 4% 的感染者是由于患者间的接触性感染所致[53]。CF 基金会感染控制指南 2013 年更新版推荐，仅当没有其他 CF 患者在同一房间时才进行运动[52]。因此，当 CF 患者在互相影响的公共场所进行运动时，问题就会显露出来。有些患者可能无法耐受在运动时佩戴阻挡飞沫传播的外科口罩[54]。一旦患者离开了训练室，物体表面及患者接触过的地方都要用环保机构注册的消毒剂进行消毒[52]。另一问题就是患者的依从性[55]。成人 CF 患者自我报告显示坚持运动训练项目的比例仅为 24%[56]。另外，CF 患者日常热量需求较高，在此基础上运动训练会消耗更高的热量也应该考虑[57]。因此，感染控制预防措施、时间管理、营养需求等都是 CF 患者在运动训练时需要考虑的特殊方面。

（四）囊性纤维化患者运动时的生理变化

CF 患者的运动耐量减低是多因素造成的。CF 患者在运动过程中会存在通气受限的情况[58]。患者生理死腔与潮气量的比值升高，即使在那些病情较轻患者中也是如此[59]。尽管部分 CF 患者在静息状态下血氧饱和度正常，但运动过程中会出现血氧饱和度下降，这一现象可能是由于运动时通气 - 血流比例失调引起[60]。近期一项来自单中心的回顾性研究，观察到 75 名 CF 患者中（年龄 12～41 岁），17 名患者在极量运动时血氧饱和度有显著的下降（<90%）[61]。

CF 患者通常会增加呼吸频率以代偿增加的通气负荷。这是导致无效死腔通气的一个重要原因。有氧运动和力量训练时观察到增加呼吸频率的后果是肺动态过度充气（dynamic hyperinflation，DH）增加。一半以上轻 - 中度 CF 患者中，与没有出现 DH 的患者相比，由于 DH 降低了峰值摄氧量，成为功率自行车时运动耐量减低的一个重要因素[62]。同样，四肢的力量训练也会造成 DH[63]。有两项研究发现，出现 DH 的个体 FEV_1 值更低；但在一项研究中观察到，只有那些患严重肺部疾病的患者才有静息状态下的过度充气（即静态过度充气）[63]。

（五）囊性纤维化患者运动耐量减低的临床意义

多项研究表明，CF 患者中那些运动能力较低的预期寿命更短[64-66]。一项为期 3 年的儿童和青少年（7～19 岁）纵向研究，对规律运动组和对照组（一般活动）进行了比较，结果表明在肺功能逐年下降的情况下，规律的运动对患者肺功能的保护作用更大（平均斜率 FVC% 预计值：-0.25 ± 2.8 vs. 2.4 ± 4.2，$P=0.02$；FEV_1% 预计值：-1.5 ± 3.6 vs. -3.5 ± 4.9，$P=0.07$）[67]。然而，尽管最近英国调查指出医疗人员将运动测试与训练列为"重要"级别，但 CF 患者的运动训练作为一项评估方式或治疗干预措施并未被充分利用[68]。事实上，在这些中心中，仅有超过 25% 的在之前的 12 个月对成人 CF 患者进行了运动测试，或提供了运动训练项目。

七、囊性纤维化患者的体力活动

PA 涵盖的范围广泛，患者可以将这些选择融入日常生活，但又不同于结构化的运动训练项目，后者有重点的活动、强度和持续时间[69]。国际 PA 问卷（international physical activity questionnaire）评估包含习惯性 PA 的总时间，并记录了高强度、中强度和低强度（步行）PA 的耗时。结果表明成人 CF 患者较非 CF 的同龄人 PA 少[70]。但是，已证实中等强度的 PA 可通过增强细胞受体转运和增加肌肉血管形成来改善胰岛素的敏感性[71]。同样，PA 水平与骨密度增高也有关[72]。

Troosters 等研究表明，缺乏 PA 是 CF 患者运动耐量减低和骨骼肌无力的重要原因[73]。与对照组相比，尽管每天的步数和低 PA 的时间与同年龄段的对照组没有明显差别，但患者花在中等强度活动（> 4.8Met）上的时间减少了。在接受运动测试时，75% 的 CF 患者表现出有氧运动能力和肌肉力量（股四头肌力量）受损。骨骼肌的质量与力量的减少是成比例的，表明肌肉结构有保持完整的可能性。已证实股四头肌力量是肺功能独立的预测因素（图 39-5），这也强调了该类患者群体运动耐量减低和身体适能的多因素性质[73]。

八、囊性纤维化对骨骼肌功能障碍的影响

支气管扩张患者肌肉质量减少的发病率较

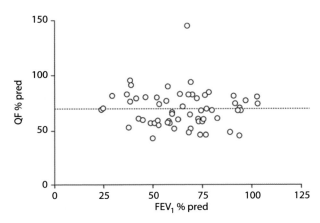

▲ 图 39-5　囊性纤维化患者股四头肌力量与肺功能损害的关系
FEV_1. 第 1 秒用力呼气容积；QF. 股四头肌力量；%pred. 占预计值百分比；（虚线），健康对照组正常下限（经许可转载，引自 Troosters T et al. *Eur Respir J.* 2009;33：99-106.）

高，且与支气管扩张的病因无关[74]。导致骨骼肌功能障碍可能的因素包括慢性系统性炎症[75]、氧化应激[76]、营养不良、电解质紊乱[77]和频繁使用皮质类固醇激素[78]。与非 CF 支气管扩张、ILD[79]或 COPD[80]等其他呼吸系统疾病相比，CF 患者的骨骼肌功能障碍可能有所不同。这一差异的原因可能是骨骼肌中发现的 CF 跨膜传导调节因子（CF transmembrane-conductance regulator, CFTR），它可能会影响肌肉代谢和运动耐量[81]。已证实成年 CF 患者骨骼肌无力（特别是股四头肌）与肌肉质量减少[82]和肌肉代谢异常[83]有关。

有趣的是，并非所有骨骼肌系统都会受到 CF 的负面影响。稳定期 CF 患者和对照组比较，结果显示前者膈肌和腹肌厚度更大，这与呼吸肌训练的结果一致[84]。这也表明了并非所有骨骼肌都会像股四头肌那样出现肌肉萎缩。由于逐渐增加的阻力和弹力做功，以及频繁咳嗽，呼吸肌可能适应了这种被强加的通气负荷。即使是那些身体素质良好的患有 CF 的运动员，与同年龄段的健康对照组比起来，他们也会表现出四肢肌代谢缺陷[85]。

九、囊性纤维化患者的气道廓清技术

ACT 仍是 CF 患者必要的一项治疗策略[86]，肺功能短期改善可能由于分泌物从外周气道向中央气道的转移[29]。虽然目前还没有 ACTs 对 CF 患者加重风险影响的专项研究，但早期一项儿童的里程碑式的研究发现，用力呼气技术与传统的胸部物理治疗（体位引流联合用力呼气技术称为 "huff"）相比，ACT 有明显的获益[87]。联合组的 FEV_1 下降了 1.9%，但比单独用力呼气技术组的 4.7% 下降要少。最近一项试验显示跑步机进行的有氧训练能帮助清除远端气道的痰液，但是它清除中央气道的痰液效果差于 PEP 加呵气。因此，建议在常规有氧运动中加入咳嗽和呵气技术，以最大限度地清除气道中的分泌物[88]。

一项 Meta 分析比较了不同的胸部物理治疗技术对 CF 患者气道清除的影响，结果显示标准胸部物理治疗组与未经过治疗组的患者相比，痰液排出更多[89]。标准胸部物理治疗联合运动训练，持续时间从 7 周到 12 个月不等，与单独的胸部物理治疗相比，其 FEV_1 值显著增加。然而，这一增加在运动停止后不能维持。造成 FEV_1 改善的一个可能机制是 CF 患者特殊的呼吸道上皮，已证实鼻腔呼吸道上皮的钠通道受到了抑制[90]。研究人员证明中等强度的运动能部分阻断呼吸道上皮的钠通道，导致分泌物黏稠度因水分增加而降低。一项评估 CF、运动性哮喘患者和健康对照组鼻腔上皮细胞电位差的研究阐明了这一理论[91]。功率自行车运动训练降低了鼻电位，因此降低了 CF 患者的钠离子转运，但不会降低哮喘患者或健康对照组气道中的钠离子转运。这表明 CF 患者运动过程中，液体的重吸收可能会减少，从而对气道液体分泌产生保护作用，使分泌物更易移动以有效清除。

目前认为有几种机制与分泌物清除有关。其中一种机制是因为增加了分钟通气量和呼气峰值流速比，这使得 PEP 升高。这有助于通过低气-液湍流机制推动分泌物流向口咽部。此外，研究证明跑步机运动训练可以独立降低痰液的黏稠度和弹性，这是由于下肢运动造成的躯干振动引起的。这也有助于解释相较于功率自行车运动训练，能更有效清除 CF 患者分泌物[92]。此外，振动和振动手法叩拍也可以使 PEP 升高[93]。虽然不是所有 PEP 或手法叩拍技术都能使最大呼气流速比升高，但这些方法在气道廓清方面仍是有效的[94]。

（一）囊性纤维化患者运动训练及对肺功能的影响

目前，进行了一项为期 1 年的成人 CF 患者无监督居家运动训练的单中心 RCT 研究[95]。患者每 4 周随访一次检查其进程、给予鼓励，并确保训练进度。训练项目每周 3 次，每次分别包括 20min 的上肢和下肢运动训练。研究人员为患者提供了关于运动进阶的大致方案，增加训练计划期间的训练组数、重复次数和训练负荷。对照组则未提供任何调整活动级别的指导，但是允许他们自己增加 PA 水平。结果令人鼓舞，功率自行车运动训练改善了心率和乳酸水平，这表明了训练是有效的。在这 12 个月中，观察到 FEV_1 下降的趋势有所减弱（虽然不明显，与对照组的 174ml 相比，平均下降了 67ml），FVC 有了显著的改善（与对照组下降的 167ml 相比，有 46ml 的差异）。

尽管 β 受体激动药[96]或结合运动训练[97]能暂时使 FEV_1 升高，但最大耗氧量和功率的持续下降可能是呼吸功能下降、肌肉无力和机体整体状态下降的结果。一项针对成年 CF 患者的单中心研究指出，与健康对照组相比，试验组运动耐量显著降低，峰值需氧量与 FEV_1 密切相关[98]。

有趣的是，轻度或中度 CF 患者与健康对照组对运动的生理反应相似。这与重度患者（FEV_1<预计值的 40%）形成了强烈对比，后者呼吸困难更加严重，Borg 疲劳评分、无氧阈值、峰值心率均更低，呼吸储备也低于平均值。因此，肺外的因素诸如：心脏变时性功能不全（chronotropic incompetence）和骨骼肌功能障碍都是影响 CF 患者峰值运动的重要因素。

（二）囊性纤维化患者的吸气肌训练

最新的 Cochrane 系统综述表明，目前没有足够的证据支持推荐 CF 患者进行 IMT，且 IMT 应个体化进行评估[99]。遗憾的是，这些发现是基于 9 项 RCT，其中 5 项已经发表，包括 98 名患者[100-104]。从现有证据来看，并未有任何研究发现 IMT 对肺功能（FEV_1 或 FVC）有影响，在评估 HRQL 的 3 项研究中，只有一项研究表明 IMT 组在"控制"和"情绪"维度有改善[105]。同样，5 项研究中只有一项观察到 IMT 延长了运动持续时间[103]。因此，在提出其他推荐前，还需要在这方面做更多的研究。

（三）囊性纤维化患者运动及对 QoL 的益处

众所周知，运动对改善心肺功能、肌肉骨骼功能、痰液清除能力和 HRQL 有益。一项横断面分析研究使用囊性纤维化问卷（cystic fibrosis questionnaire）评估 HRQL，患者接受为期 6 月，每周 3 次，每次 1h 运动训练或标准 PA[106]。虽然排除了重度 COPD 的患者（FEV_1<35% 预计值），但结果表明 HRQL 的变化与有氧适能的改善有关。同样，另一项 RCT 通过居家运动训练项目研究改善 HRQL 的有效性[107]。运动训练组

接受为期 3 个月，每周治疗师电话监督，对照组只保持日常活动。通过 1RM 测试评估上肢的肌肉力量，运动训练组的上肢肌肉力量有了显著的改善，但这并没有改善 HRQL、6MWD 或肺功能，这可能与训练周期较短和缺乏个体化训练方案有关。在 Hebestreit 等的一项研究中，CF 患者接受为期 6 个月的有监督的、个体化的家庭训练项目，有氧运动能力、FVC 和 HRQL 均显著改善。HRQL 的改善似乎在那些将运动训练作为日常生活的患者中更为常见，同时也强调了需根据个体需求选择训练项目的重要性[108]。

十、总结

综上所述，非 CF 和 CF 相关支气管扩张患者通过运动训练可以显著改善运动能力、肺功能和 HRQL。随着对支气管扩张研究的深入，关于运动训练及其对疾病进展和加重的益处也将取得理论上的重大进展。越来越多的人主张所有类型的支气管扩张患者都参与运动训练，因为其对气道廓清、功能能力、肌肉骨骼功能和 HRQL 都有确切改善。已证实不同的训练方式均能够提高有氧适能和肌肉力量。关于改善运动训练长期维持的最佳策略以及运动训练对疾病加重和生存的影响，现有的文献报道还很有限。因此，需要进一步的研究帮助我们更好地理解运动训练对非 CF 和 CF 相关支气管扩张患者的益处。

声明：D Rozenberg 目前由多伦多大学 / University Health Network 的 Sandra Faire 和 Ivan Fecan 康复医学教授基金支持。无利益冲突。

重症监护室康复

Rehabilitation in the intensive care unit

Piero Ceriana　Nicolino Ambrosino　著

第40章

要　点

◆ 许多 ICU 幸存者甚至在急性事件发生后数年仍有持续的功能障碍和健康相关生活质量降低。

◆ 原因包括持续的神经和（或）肌病以及神经心理问题和认知障碍。

◆ 目前 ICU 患者早期活动已经被广泛认同和接受。

◆ 早期活动、物理治疗和气道廓清技术的方案对 ICU 患者有益，并且应当常规使用。

一、概述

现代重症医学的进展使重症监护室（intensive care units，ICU）患者的生存率明显提高，越来越多的幸存者出现重症疾病遗留问题。从 ICU 出院的患者，尤其是需要机械通气（mechanical ventilation，MV）的患者，其再住院和死亡风险增高[1-4]。许多幸存者甚至在急性事件发生后数年仍有持续的功能障碍和 HRQL 降低。造成这种情况的原因包括肌肉力量下降、持续的类似创伤后应激障碍的神经心理问题和认知障碍[5,6]。

二、急性疾病的结果

众所周知，长期卧床会造成骨骼肌无力和萎缩、关节僵硬和功能障碍、血栓和栓塞风险增加、胰岛素抵抗增加、压疮和皮肤皲裂、肺不张及分泌物潴留等并发症[7]。而危重症和入住 ICU

会加重所有这些问题，一是因为基础疾病，另外包括并发症、系统性炎症、分解代谢状态、氧化应激、溶酶体自噬、泛素蛋白酶体系统的破坏、药物治疗和感染性并发症。

入住 ICU 早期即可出现的骨骼肌无力和消耗，进展迅速，危重症早期患者下肢肌肉横截面积可迅速减少 20%[8,9]。膈肌萎缩速度更快更严重，尤其是脓毒症和 MV 患者，是早期自主收缩活动减少或抑制的结果[10-14]。MV 引起的膈肌萎缩严重影响撤机成功率、ICU 住院时间（length of stay，LoS）及并发症风险等临床结局[15]。

（一）定义

仅由危重症造成的外周和呼吸肌无力，被称为"ICU- 获得性虚弱"（Intensive Care Unit-acquired weakness，ICU-AW）。该定义包含一系列不同的病症，包括肌肉功能障碍的"危重病性肌病"（critical illness myopathy，CIM）和（或）神经功能障碍的"危重病多发性神经病"（critical illness polyneuropathy，CIP）。80% 的 ICU 患者都存在 CIP 或 CIM，取决于诊断标准和评估患者时 ICU 住院时长。ICUAW 也是造成长期肌肉无力、功能障碍和困难撤机的原因 [16, 17]。另一个相对少见的 ICU 并发症是 ICU- 获得性轻瘫（ICU-acquired paresis，ICU-AP），它与撤机失败和 ICU 死亡率显著相关。MV 持续时间、类固醇皮质激素和胰岛素使用、脓毒症、急性肾衰竭和血液系统衰竭都与 ICU-AP 相关 [18]。

（二）其他结果

危重症造成的其他不良后果还包括谵妄和微生物组（microbioma）破坏。谵妄是一种急性或亚急性精神状态改变，多达 80% 的 ICU 患者会出现，症状不一，主要表现为注意力不集中。它对住院 LoS、生存率和再次住院风险都有负面影响，有时还与长期认知障碍相关 [19, 20]。微生物组破坏是指胃肠系统、皮肤和肺等多个器官部位的菌群失调，有时在正常的菌群中存在特定的致病微生物。这会增加脓毒症的风险，并导致多重耐药细菌的长期定植和免疫防御功能损害 [21]。

三、肌肉无力的管理

多年来，"保守"的观点认为，危重症患者的活动和物理治疗是不安全的，应推迟到患者出 ICU 后再进行。通常认为患者病情过重，不能进行任何形式的 PA，并且活动可能导致腔内置管和血管内置管的脱落。以下是支持上述观点的观察结果。

- 卧床休息时肌肉耗氧量较低，有助于重要器官的修复。
- 较低的通气需求可降低呼吸机相关肺损伤风险，并可降低潮气量和吸入氧含量。

- 仰卧位可促进血流流向大脑，降低跌倒风险，减轻身体受伤部位疼痛。
- 血压和耗氧量降低可减少心脏负荷，降低心律失常和缺血风险。

但这一非常保守的观点并没有科学证据的支持，因此目前 ICU 患者早期活动已被广泛认同和接受 [22]。过去 15 年中，RCT、系统评价和专家共识都支持早期活动和物理治疗，包括活动和 NMES [23-32]。危重症患者的物理治疗技术见表 40-1。

（一）活动

尽管患者使用 MV、血管升压药或透析，但大多数患者都可在入 ICU24h 内开始活动。在患者临床状态稳定后开始活动更容易和安全，并可改善功能、认知和呼吸状况 [33, 34]。即使是昏迷或深镇静的患者也可以通过半卧位（如床头抬高45°）、经常改变体位、每天对所有关节进行被动活动、床旁踏车和 NMES [23, 28, 35] 达到一定程度的活动。最近一项 Cochrane 系统综述显示，与未接受物理治疗的患者相比，接受物理治疗的 ICU 患者可以更早离床且步行距离更远 [36]。然而，在日常生活活动、住院时长、肌肉力量和死亡率方

表 40-1　长期机械通气患者的物理治疗技术

肌肉无力的管理
- 被动和主动 - 辅助活动
- 持续旋转治疗
- 体位
- 主动肢体运动
- 外周肌肉训练
- 神经肌肉电刺激
- 呼吸肌训练

咳嗽增强技术
- 人工膨肺
- 叩击与振动
- MI-E
- 振荡通气

面，两组之间没有差异[36]。另一项 Cochrane 系统综述指出，ICU 中主动活动和康复不会影响短期或长期死亡率，但会改善活动能力、肌力以及入住 ICU180 天内的存活天数以及出院率[37]。

由于国际上 ICU 实践的多样性，包括多学科管理、患者日常目标设定、有无专职物理治疗师以及护士与患者的人员配置比例在内的因素都会影响早期活动实施[38]。

（二）体位

旋转治疗通过专门的病床，使患者按照预设的旋转角度和速度，持续沿纵轴进行每侧最大60° 旋转。该治疗可减少持续气道陷闭和肺不张的风险、降低呼吸道感染和肺炎的发生率、缩短气管插管的时间和 LoS[28]。俯卧位可减少残余肺容量和通气 - 灌注比例失调，在短期内改善气体交换[39]。

（三）肢体运动和外周肌肉训练

危重症患者进行骨骼肌训练，特别是在暂停镇静期间，可以增强肌力、改善功能状态、缩短LoS 并提高生存率[24]。被动、主动 - 辅助或主动抗阻运动的目的是维持关节活动度、增加肌肉力量和降低血栓栓塞风险[23]。一项研究表明，早期活动联合胸部物理治疗与单纯物理治疗相比，股四头肌力量和功能状态没有差异[40]。然而，接受早期活动的患者其步行总距离、股四头肌等长肌力和认知功能明显更好[40]。MV 患者早期活动基础上增加耐力和抗阻训练，可以改善出 ICU 后 6个月的心理健康状态[41]。增加辅助上肢训练对近期撤离 MV 患者是有利的[42]。

在对急性呼吸衰竭患者进行的一项 RCT 中，尽管两组患者都恢复了步行能力，但接受物理治疗师渐进式康复治疗的患者在运动能力方面有更大的改善，而且呼吸困难更少、呼吸肌和下肢功能更好[43]。撤机病房中接受强化物理治疗的困难

撤机患者，撤机成功的主要决定因素是吸气肌有足够的力量，因此物理治疗与 MV 撤机之间的联系变得更紧密[44]。

成功的撤机意味着负荷 / 力量平衡的恢复，因此提高肌肉力量和充分降低负荷（充分扩张支气管、加强气道湿化和分泌物的清除）是必不可少的。不同肌群可能有不同的恢复方法；如，膈肌功能障碍比四肢无力的发生率高出 2 倍，这进一步解释了为何撤机时间和外周肌力恢复时间不同步[2]。

有人认为物理治疗对长期 MV 患者的撤机有积极影响，但不进行物理治疗（包括活动）不符合伦理要求，因此很难采用随机对照方案证明[29]。最近的 ATS/CHEST 指南对 MV 超过 24h[45] 的成年患者康复方案、呼吸机撤机方案和气囊漏气试验做出了积极的建议。肺移植术后数天在 ICU 进行早期 PR 是可行的[46]。图 40-1 为气管切开患者在 MV 状态下进行上肢运动训练。

（四）神经肌肉电刺激

目前认为 NMES 是预防 ICU 神经肌病的一种手段。刺激下肢可以引起肌肉功能的改变，并且不会增加任何形式的通气压力，ICU 卧床患者应用也非常简单。然而，没有临床研究完全证

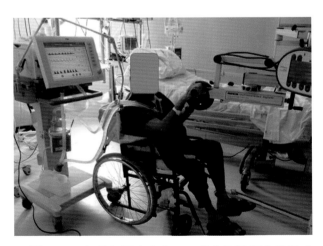

▲ 图 40-1　气管切开患者在 MV 状态下进行上肢运动训练

明，NMES 与常规训练相比对 ICU 患者的运动耐量有额外的影响[30]。腹肌电刺激对急性呼吸机依赖性四肢瘫患者来说也是一种临床可行的技术，它可以改善呼吸功能，使患者更快地脱离 MV[47-49]。一项 ICU 患者的单中心 RCT 发现，与标准化早期康复方案相比，早期床上下肢功率车联合股四头肌 NMES 并没有明显改善出 ICU 时的全身肌肉力量[50]。

（五）呼吸肌训练

ICU 患者呼吸肌无力、呼吸肌力量与呼吸系统负荷需求之间不平衡、心血管系统异常和过度使用控制 MV 可迅速导致膈肌功能障碍[10]。危重症患者呼吸肌训练不是标准实践的一部分，其理论基础仍存在争议。关于呼吸肌训练能否作为 PR 的组成部分，用于严重 COPD 患者或神经肌肉疾病患者，存在争论，已持续了 25 年[51]。然而，对 ICU 患者的研究表明，呼吸肌训练可使患者获益[52-54]。近期一项 Meta 分析指出，为长期接受 MV 患者进行吸气肌训练有助于缩短 MV 撤机时间[55]。

四、气道分泌物的管理

因黏膜纤毛功能障碍、咳嗽功能减退及吸气和呼气肌无力引起支气管分泌物潴留增加，导致医院获得性肺炎风险增加。此外，无效咳嗽和分泌物潴留是撤机失败的重要原因。用峰值咳嗽呼气流速评估咳嗽力量可以预测拔管成功率，这将影响 ICU 的 LoS、费用、发病率和死亡率。胸部物理治疗能够改善通气和气体交换、减少气道阻力和呼吸功，以此来预防此类并发症。有些人工辅助技术和机械装置可用于促进分泌物清除，便于拔管和拔管后呼吸衰竭的预防。然而，相关研究质量非常低，目前只能肯定这些干预的不良事件少，可用于 MV 患者[56-59]。

在对澳大利亚和新西兰 ICU 进行的一项前瞻性、横断面研究中，收集了当天气管插管和 MV 患者的数据。不到一半的患者使用了标准吸痰之外的分泌物清除技术。常用的分泌物清除技术有胸壁振动、人工膨肺（manual lung hyperinflation）、胸壁叩拍、体位引流 / 患者体位及其他技术（如活动）。半数 ICU 中这些技术由物理治疗师进行，其他由护士和物理治疗师共同完成[60]。

（一）人工膨肺

该技术旨在维持小气道通畅、防止肺不张或使塌陷的肺泡复张、改善氧合、增加肺顺应性并促进分泌物清除。人工膨肺的应用方案在不同 ICU 中各不相同[61]。对于 MV 患者，必须仔细考虑增加气体量、流速和气道压力可能产生的生理不良反应。人工或辅助 MV 都可以增加肺容量，这两种方法在清除分泌物方面的作用相似[62-64]。

（二）叩击与振动

手法叩击胸壁特定区域，并在呼气时在胸壁振动和压迫，使分泌物从远端向中央气道移动。这项技术可以配合体位引流帮助患者排出分泌物。在咳嗽能力正常的 MV 患者中，增加分泌物清除并不会引起血气和肺顺应性的显著变化[60]。

（三）机械性吸 – 呼辅助

这是目前使用最多的机械辅助技术，也被称为机械辅助排痰，用来促进分泌物清除，尤其是辅助神经肌肉疾病和咳嗽无力（咳嗽峰流速低于 250L/min）的患者清除增多的分泌物。其机制是用大量的气体冲击气道，并通过负压迅速排出气体。ICU 内 MV 患者，物理治疗期间使用 MI-E 与单纯 PR 相比，可排出更多的气道内分泌物[65]。有近期上呼吸道感染的神经肌肉疾病患者使用

MI-E 安全可靠，并可获益 [避免或延迟气管切开和（或）气管插管][66-70]。

（四）肺内叩击通气

这种机械装置可在气道内产生冲击效应，通过直接高频振荡通气促进分泌物清除，从而帮助肺泡复张。这项技术的有效性已在一些急性疾病得到证实。最近从 MV 撤机的气管切开患者中，常规胸部物理治疗联合肺内叩击通气可改善氧合和呼气肌功能，并显著减少后续发生肺炎的风险[71]。

五、预防认知障碍

ICU 患者谵妄发生率高，因此所有康复项目都应纳入解决认知功能障碍。英国国家卫生与临床优化研究所（National Institute for Health and Clinical Excellence，NICE）《预防成人谵妄指南建议》对有谵妄风险的患者采用多种干预手段。它强调了可能导致谵妄的关键临床因素，包括认知障碍或定向障碍、脱水或便秘、缺氧、感染、活动受限、药物、疼痛、营养不良、感觉障碍和睡眠不足[72]。近期的一项 Meta 分析指出，ICU 接受早期活动和物理治疗的患者可显著改善短期身体相关结局，如呼吸困难和 ICU-AW，但不影响与认知或精神相关问题（采用医院焦虑抑郁量表或无谵妄天数评分评估）[73]。最近的一项研究指出，ICU 的管理不仅限于物理疗法，还应纳入认知疗法，包括定向力、记忆力、注意力和解决问题能力的训练。将这两种疗法结合起来的临床获益尚待研究进一步明确[74]。

六、技术考虑

技术的选择在危重症患者康复中起着关键作用[75]。远程监测已被提议用于社区中严重疾病患者的监测，远程康复项目使患者能够在治疗师监督下进行居家康复训练，治疗师可以远程开具处方并调整康复策略和方案。这些新技术对监测和治疗 MV 患者的影响尚待进一步研究确定[76-78]。

七、结论

全球入住 ICU 人数以及并发症和死亡率的增加均表明，应对患者实施包括物理治疗在内的综合治疗方案，以促进患者功能恢复，并防止呼吸机依赖或撤机困难患者因长期不能活动的并发症。临床和科学证据表明早期活动和物理治疗安全可行，因此应在 ICU 中推广应用。限制早期活动广泛应用的因素包括：患者临床状况；治疗团队的结构和方案；治疗团队在 ICU 管理和 PR 方面的专业知识；结构设置问题，如计划、协调和职责。未来的结局预测指标将帮助我们识别那些最有可能从早期 ICU 康复中获益的患者。需要制订包括全身物理治疗和 PR 在内的综合方案，选取最佳方式管理危重症患者的复杂问题。

八、总结

许多 ICU 幸存者在急性事件发生后有持续的功能障碍和 HRQL 降低。造成这种情况的原因包括肌肉力量下降、持续的神经心理问题和认知障碍。

目前 ICU 患者早期活动的方法已被广泛认同和接受。随机对照研究、系统综述和专家共识都支持包括活动和神经肌肉电刺激方案在内的早期活动、物理治疗技术和气道管理。

第 41 章

慢性呼吸衰竭的病理生理学

Chronic respiratory failure–pathophysiology

Mafalda Vanzeller   Marta Drummond   João Carlos Winck   著

要　点

- 呼吸衰竭是指呼吸系统出现了氧合障碍伴 / 不伴二氧化碳排出障碍。
- 高碳酸血症呼吸衰竭定义为清醒状态下 $PaCO_2$ > 45mmHg（6kPa）。
- 慢性呼吸衰竭的诊断始于临床诊疗中怀疑其存在。
- 患者进行全面评估对确定呼吸衰竭的病因、指导和管理治疗策略至关重要。
- 诊治高碳酸血症呼吸衰竭患者时，需要持续评估血氧、二氧化碳浓度、呼吸肌和运动测试，必要时进行睡眠监测。

一、概述和定义

呼吸衰竭是指呼吸系统出现了氧合伴 / 不伴二氧化碳排出障碍。

虽然呼吸衰竭的原因是多样的，但共同的基本机制，诊疗的管理规范仍值得探讨。呼吸衰竭分为低氧血症伴 / 不伴高碳酸血症，可分为急性和慢性。本章的重点是慢性呼吸衰竭。

定义正常的血气分析数值远比想象中复杂，随着年龄的增长 PaO_2 下降，但下降程度这一点是有争议的。最常用的计算公式是：PaO_2（kPa）= 13.86–[0.036 × 年龄（年）]

因此，PaO_2 为 10.6kPa（79mmHg）对于 24 岁的男性可能是不正常的，但在 80 岁的女性却是"正常"值。动脉氧合低于正常水平被描述为低氧血症，而动脉 CO_2 分压，没有类似的年龄依赖性，当 > 6.0kPa（45mmHg）时诊断为高碳酸血症[1, 2]。

呼吸衰竭最初的定义主要是低氧血症，当动脉 PO_2（海平面）< 8.0kPa（60mmHg）时，就被断定存在呼吸衰竭。不一定伴有高碳酸血症，但当病情进一步发展，Henderson–Hasselbalch 缓冲失衡，导致碳酸堆积，酸中毒。如果酸中毒进展不迅速，且存在完全的肾脏代偿机制，可产生碳酸氢根，会变为"慢性"——一种代偿状态，使动脉血 pH 恢复正常[2]。

高碳酸血症呼吸衰竭（hypercapnic respiratory failure，HRF）定义为清醒状态下 $PaCO_2$ > 45mmHg（6kPa）。这个定义有些武断，但已被证实适用于临床[1]。当呼吸系统、肌肉泵（使肺膨胀和收缩的胸壁和呼吸肌）、大脑皮质和脑干神经元无法通过动态循环维持二氧化碳稳态[3]时，就会发生这种呼吸衰竭。

在许多病例中，HRF和低氧性呼吸衰竭并存。最初产生低氧血症的疾病可能会导致呼吸泵衰竭和高碳酸血症。相反地，促进高碳酸血症的疾病常常继发肺实质或血管疾病，会引气低氧血症。

二、综述

（一）慢性呼吸衰竭的发病机制

1. 低氧血症

由于肺气体交换效率降低，4个因素导致动脉低氧血症：通气灌注（ventilation–perfusion，V/Q）不匹配、低通气、弥散受限和真性分流。V/Q不匹配是最重要的因素。

在许多疾病中，当通气量出现轻微增加时，额外吸入的气体会分布到肺内灌注良好的区域，但相反的情况出现在灌注量超过有效通气量的区域（低V/Q状态），PaO_2就会下降。起初，这似乎令人惊讶，因为大多数与V/Q失调相关的疾病分布不均，并且来自高V/Q比率区域的补偿可能是预料之中的。

造成低氧血症的第二个重要机制是肺泡低通气，因为分钟通气量的下降导致全身缺氧。这一过程往往与V/Q不匹配并存，并倾向于加剧这种不匹配。在某些情况下，例如，在运动期间，总分钟通气量可能在正常范围内，但仍可能低于受试者的代谢需求，从而导致低氧血症。两个作用较小的机制是解剖分流和弥散受限。

2. 高碳酸血症

每分钟消除的二氧化碳体积（在稳定状态下等于人体所产生的）（$V'CO_2$）取决于肺泡气体中二氧化碳的浓度和肺泡通气（VA）。显而易见，传导气道不参与气体交换。肺动脉CO_2张力变化的肺部原因分析比较简单，相关关系为：$PaCO_2=$

$K \times VCO_2/VA$，VCO_2为机体产生的CO_2量，VA为肺泡通气，K为常数。

因此，VA不足，无论是由于总VA较低，还是由于不能通过增加VA来应对新陈代谢CO_2产生的增加，都将会导致动脉CO_2升高。VA受一系列因素的影响，其反映了通气泵的固有容量和对它的需求之间的平衡。

（二）通气调节

缺氧和高碳酸血症刺激颈动脉窦（外周化学感受器）和延髓腹外侧区的化学感受器（中枢化学感受器），反射性地增强胸部与呼吸相关的骨骼肌肉（如：膈肌、肋间肌、腹肌和颈部肌肉）活动，使通气泵受损、过度充气。化学感受器诱导的吸气和呼气肌活动的增强与动脉血气异常的严重程度成正比，并代表一个反馈控制回路，通过增大肺泡通气量以恢复。

在同样高碳酸血症的条件下，随着PO_2的下降，通气量呈曲线型增加。然而，低氧反应对当前的PCO_2（O_2–CO_2相互作用）水平有重要影响。当PCO_2处于低碳酸血症范围内时，在呼吸运动增强前PO_2一定会大幅下降（约55～60mmhg或更低）。高碳酸血症通过改变PO_2降低引起通气的变化，极大地增加了对缺氧的反应。

与低氧反应相反，在同等的氧合条件下，高碳酸血症反应在相对较大的范围内呈线性关系（静息时$PaCO_2$高于或低于40mmHg）。

高碳酸血症时的通气反应普遍受PaO_2水平的强烈影响，并随着PaO_2的降低而升高。事实上，低氧和高碳酸刺激相互作用，以增强呼吸运动。

睡眠对通气调节有相关的影响。在慢性疾病中，呼吸衰竭首先在快速眼动（rapid eye movement，REM）睡眠中被检测到，这是由于生理上呼吸驱动减弱和膈肌以外呼吸肌的弛缓，然后是在非快速眼动睡眠，最后是在清醒状态[4]。

HRF 对睡眠结构有相互的不利影响，导致慢波睡眠和 REM 睡眠的减少[5]；此外，睡眠剥夺降低了对 CO_2 必不可少的呼吸驱动[6]。因此，睡眠剥夺和 HRF 上显示的睡眠结构改变可能通过降低中枢化学感受器的敏感性导致高碳酸血症加重。

（三）通气供给与需求

通气供给是在不发生呼吸肌疲劳的情况下能够维持的最大的自主通气量。通气需求是在自主呼吸条件下的最小通气量，当两者维持平衡时，会导致稳定的二氧化碳分压（假设二氧化碳产量是固定的）。

正常情况下，通气供给大大超过通气需求。因此，分钟通气需求的较大幅度变化（如运动）可能不会导致高碳酸血症的发生。当通气供给大于需求时，PCO_2 升高（图 41-1）。

泵衰竭导致高碳酸血症的 3 个主要原因[7, 8]。

1. 控制呼吸肌的呼吸中枢功能障碍（麻醉、药物过量、延髓病变），导致呼吸中枢发出的驱动无法满足机体需求，或呼吸中枢反射性调整神经冲动以防止呼吸肌受损并避免或延缓疲劳。

2. 胸壁机械性损伤，如连枷胸、神经系统疾病（Guillain-Barré 综合征）和前角细胞疾病（脊髓灰质炎）或呼吸肌疾病（肌病）。严重的过度

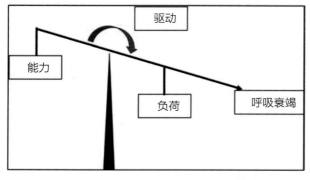

▲ 图 41-1　图示在高碳酸血症呼吸衰竭时呼吸驱动、呼吸负荷和肌肉能力之间的相互作用

充气，包括膈肌无力和吸气肌的机械动作减少，如急性哮喘发作，是造成吸气肌机械性受损的最常见原因之一。

3. 当吸气负荷过大时，吸气肌会疲劳。

呼吸控制系统传出通路任何部位的损伤均可能减少通气的供应。虽然许多疾病在传出通路上产生特定的异常（如膈神经和呼吸肌功能紊乱），但其中一些疾病会导致呼吸肌疲劳。此外，多种情况可能会导致通气需求超过供应（如急性哮喘、肺气肿、发热）（图 41-1）。

三、慢性高碳酸血症呼吸衰竭的病因

慢性高碳酸血症患者必须对抗肺部或胸廓升高的阻力（如脊柱后凸畸形、重度肥胖或神经肌肉疾病），或两者兼有（如硬皮病和多发性肌炎）（表 41-1）。

（一）慢性气流受限

这涵盖了慢性呼吸衰竭最常见的病因——COPD，但也与哮喘和支气管扩张等疾病相关，随着这些疾病的进展，会出现气流受限。

在这种情况时，临床上发现慢性呼吸衰竭之前，FEV_1 都会减少。通常，FEV_1 低于预计值的 35% 时，首先出现的异常是低氧血症，这主要是由于 V/Q 不匹配造成的。

随着肺力学的恶化，动脉中的 CO_2 也会增加。这与慢性过度充气时吸入阈值负荷（PEEPi）增加有关，但 CO_2 分压在不同患者之间存在差异，这提示导致这一过程的化学感受器敏感性 / 呼吸负荷存在个体差异。低于指定阈值的肺力学受损程度与低氧血症或高碳酸血症的程度之间没有可预测的关联，许多将动脉二氧化碳分压维持在正常范围内的患者在病情加重期间会发生急性 CO_2 潴留。

如前所述，呼吸衰竭首先是在 REM 睡眠中

表 41-1　慢性高碳酸血症呼吸衰竭的病因

肺和气道疾病
- 慢性阻塞性气道疾病（肺气肿、支气管扩张）

胸廓异常
- 脊柱后侧凸
- 胸廓成形术
- 肥胖
- 胸腔积液
- 神经肌肉病

肺部和胸廓疾病
- 多发性肌炎
- 系统性红斑狼疮

中枢神经系统异常
- 原发性肺泡低通气（Ondine's curse 综合征）

其他
- 电解质紊乱
- 营养不良
- 内分泌疾病

检测到的，这是由于生理上呼吸驱动力减弱和呼吸肌松弛所致。此外，COPD 经常与睡眠呼吸暂停综合征并存，而这些患有重叠综合征的患者可能更容易出现夜间上气道阻塞和氧饱和度降低，进而出现高碳酸血症[9]。

同时，合并左室功能不全会减少心排血量并增加静脉混合血，这可能导致严重的高碳酸血症和酸中毒，尽管如此，适当的治疗仍能使得患者症状迅速好转。

COPD 伴有持续性高碳酸血症呼吸衰竭的患者预后较差[10]。

慢性哮喘和支气管扩张的模式与 COPD 相似，提示是肺力学而不是个体病理决定了气体交换障碍的严重程度。

在增加化学物质对呼吸驱动与通气功能受限之间的平衡中一个重要的代偿机制是呼吸模式。在慢性阻塞性和限制性肺疾病中，采用浅快的呼吸模式以减少呼吸不适，同时保持分钟通气量。

然而，潮气量的相对下降进一步加重了 V_D/V_T 比，并能加重 CO_2 潴留。当血液的缓冲能力上升作为呼吸性酸中毒发生时的补偿时，这些问题中的一些得到了解决。

（二）胸廓和神经肌肉疾病

此时肺组织结构和气体交换能力未受损害，但维持肺泡充足通气的能力减弱。这可能是由于胸廓顺应性下降（如脊柱后凸畸形）或吸气肌力量下降（如神经肌肉疾病）。

由于夜间重度低通气和化学感受器敏感性下降，病态肥胖患者可能会出现低氧血症和高碳酸血症。

在神经肌肉疾病中，患者可能出现最大吸气压明显降低，如杜氏肌营养不良，或更特殊的病例，如孤立性膈肌无力，这种情况下气体交换异常可能只出现在特定的睡眠阶段。静息时气体交换的显著异常只见于疾病晚期，而且并非每个患者都会发生这种情况。肺泡低通气是低氧血症和高碳酸血症的主要机制，虽然继发性改变（如微型肺不张）可能是通气/血流量不匹配的一个因素。

（三）间质性肺病

尽管 ILD 代表了一大类疾病，但它们呈现出一种相对固定的生理改变。虽然结节病患者可能表现为严重的气流受限或混合性的通气功能障碍，但限制性通气障碍是常见的。通常情况下，ILD 到病程晚期才会出现静息气体交换的典型改变，而运动诱发的低氧血症则出现在病程早期，此时肺功能的变化不明显。使用多种惰性气体进行研究，发现了 V/Q 分布的双峰模式，肺的一些区域有正常的 V/Q 比例，而其他区域相对较少的通气，也就是说增加了生理性分流。这种情况在运动中会加重。

少数严重 ILD 患者在其疾病的晚期会发展为

CO_2 潴留和肺心病，目前有关的生理机制研究很少，但可能与COPD相似。

（四）非呼吸系统疾病

稳定期充血性心力衰竭患者常表现出 PaO_2 轻度降低和正常或偏低的 $PaCO_2$，这是由于肺水肿引起的气道陷闭所致。一些严重肝硬化患者出现所谓的肝肾综合征，并伴有原因不明的低氧血症，这是由于 V/Q 不匹配和肺循环中动静脉解剖分流所致。更常见的是重度阻塞性睡眠呼吸暂停低通气患者，白天出现低氧血症和继发于反复夜间上呼吸道阻塞和血氧饱和度下降而引起高碳酸血症。仔细检查这些患者通常会发现合并甲状腺功能减退或阻塞性肺疾病。

四、慢性呼吸衰竭——诊断

慢性呼吸衰竭（chronic respiratory failure, CRF）是所有肺部和（或）呼吸系统疾病的终末期阶段。从概念上讲，在生存期内，所有的慢性呼吸系统疾病患者都可发展为CRF。

CRF的病因可为多种多样，包括涉及血流动力学变化的疾病、影响控制呼吸的神经和肌肉的疾病、影响控制呼吸的大脑区域的疾病、影响气流或气体交换疾病以及影响胸廓的相关疾病，如表41-2所示。

（一）临床症状和体征

CRF的诊断开始于对其存在的临床怀疑，特异的临床症状和体征可能很少或没有发现，患者可能仅有轻度呼吸困难。然而，大多数患者均有呼吸系统症状，如严重呼吸困难、喘息、胸闷等。典型的CRF患者由于生理死腔的增加而导致分钟通气的需求量增加，所以呼吸急促是常见的体征，因为呼吸肌疲劳"启动了"辅助肌群。发绀（中央或外周）和杵状指是CRF的体征。神经系统表现包括坐立不安、焦虑、精神错乱、癫

痫或昏迷。重度高碳酸血症可出现扑翼样震颤。常见的心血管表现有心动过速和各种心律失常。

（二）诊断

在病史和体格检查之后，可能需要进一步的门诊检查来确定。血红蛋白升高可能意味着日间呼吸衰竭，静脉碳酸氢盐升高也同样如此。依据动脉血气分析（arterial blood gas analysis, ABGA）来确诊。ABGA不仅用于确诊，而且有助于区分急性和慢性呼吸衰竭，以及低氧血症和高碳酸血症。ABGA也是评估CRF的严重程度及其代谢影响的基础，并帮助指导治疗。

另一种常用的评估氧合的方法是脉搏血氧仪，它可以估计动脉氧饱和度（arterial oxygen saturation, SaO_2）[11]。血氧仪的优点是可以进行连续监测，但它不能提供 CO_2 分压[11]的信息。氧分压与氧饱和度的一般关系由氧合-血红蛋白解离曲线确定（图41-2）。该曲线受pH值、温度和 PCO_2 的影响。此外，几种罕见的异常血红蛋白分子会导致曲线右移（降低亲和力）或左移（增加氧亲和力）。临床有用的"标志物"为90%的血氧饱和度，其正常定位曲线表示 PO_2 约为8kpa（60mmHg）。当 $SaO_2 < 90\%$ 时，必须行 $ABGA$[11]。

二氧化碳浓度监测是指无创测量呼出气体中 PCO_2 以明确 CO_2 浓度随时间的变化[11]。CO_2 浓度与时间的关系用 CO_2 波形或 CO_2 描记图形表示。其形状的变化可用于诊断疾病状况，而呼气末 CO_2（end-tidal CO_2，$EtCO_2$——每次潮式呼吸结束时的最大 CO_2 浓度）的变化可用于评估疾病的严重程度和治疗反应[11]。$EtCO_2$ 的测量是通过在患者的手臂或耳朵上放置一个红外传感器来完成的。一束红外光穿过气体样品落到传感器上。气体中 CO_2 的存在导致落在传感器上的光量减少，从而改变电路中的电压，分析快速准确，是人体

表 41-2　慢性呼吸衰竭的病因及诊断方法

慢性呼吸衰竭的病因	诊断方法
影响血流动力学的疾病	
慢性肺栓塞	实验室检查，影像学
贫血	实验室检查
影响神经肌肉的疾病	
肌萎缩症	肺功能，PIM，PEM，SNIP，PSG
侧索硬化症	肺功能，PIM，PEM，SNIP，PSG
脊髓损伤	肺功能，PIM，PEM，SNIP，PSG
影响大脑区域的疾病（呼吸驱动）	
脑卒中	影像学，PSG
酒精中毒	实验室检查，PSG
呼吸抑制药	实验室检查，PSG
影响气流的疾病	
COPD	肺功能，影像学，运动测试
囊性纤维化	肺功能，影像学
哮喘	肺功能
支气管扩张	肺功能，影像学，运动测试
阻塞性睡眠呼吸暂停	PSG
重叠综合征	肺功能，影像学，PSG，运动测试
影响气体交换的疾病	
间质性肺疾病	肺功能，影像学，支气管镜
肺部肿瘤	肺功能，影像学，支气管镜
肺气肿	肺功能，影像学
影响胸廓的疾病	
脊柱后侧凸	肺功能，影像学，PSG
肥胖低通气综合征	肺功能，PSG

PIM. 最大吸气压力；PEM. 最大呼气压力；SNIP. 经鼻吸气压；PSG. 多导睡眠监测

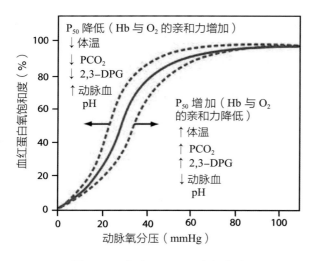

P₅₀ 降低（Hb 与 O₂ 的亲和力增加）
↓ 体温
↓ PCO₂
↓ 2,3-DPG
↑ 动脉血 pH

P₅₀ 增加（Hb 与 O₂ 的亲和力降低）
↑ 体温
↑ PCO₂
↑ 2,3-DPG
↓ 动脉血 pH

（纵轴：血红蛋白氧饱和度（%）；横轴：动脉氧分压（mmHg））

▲ 图 41-2　氧合 - 血红蛋白解离曲线

呼吸红外吸收能力的结果。CO_2 检测仪已成为麻醉的常规部分，而 $EtCO_2$ 现在已被常规用于滴定无创通气实验室的压力和监测治疗效果。CO_2 浓度监测或 $EtCO_2$ 提供关于通气、灌注和代谢（CO_2 是如何消除、输送和产生的）的即时信息，并补充脉搏血氧仪提供的信息[11]。

经皮肤测量 CO_2 水平，被称为经皮 CO_2（transcutaneous CO2，TCO_2）监测，是一种非侵入性的替代动脉血样，通过应用传感器测量通过皮肤扩散的 $PaCO_2$，将传感器加热到高于体温，以实现局部动脉化。TCO_2 与 $PaCO_2$ 之间可能存在实质性差异，大量研究表明二者相差约为 7.5mmHg[2]，临床推荐的监测部位为耳垂。当监测部位与此不同时，用户应将传感器的温度设置在 42℃以上，以获得最佳的精确度和精密度[12]。

在诊断 CRF 的同时，还必须寻找的可能的呼吸系统和（或）肺部疾病。引起低氧血症的常见慢性疾病的影像学表现很明显（如 COPD、ILD、支气管扩张、肺气肿等）。另外，主要的发现可能是全身性的，甚至可能是远离胸腔的，所以必须进行实验室、运动测试或其他检查。除 ABGA 之外，其他一些肺功能测试对 CRF 病因的寻找是有用的，有时也是至关重要的。下面详述这些

检查。

1. 呼吸功能测试

呼吸功能测试的临床作用包括各种呼吸系统疾病的诊断、严重程度评估、治疗监测和预后评估。在诊断方面，可以识别不同类型疾病的异常特征。呼吸功能通常被用来量化功能紊乱的严重程度或定位疾病可能的解剖部位，如气道、肺泡或胸壁。结果应与在健康人群中获得的参考值进行比较，并应根据临床和影像学结果进行评估。

肺量计测定是一项简单、无创的检查，可以动态测定 FEV_1 以及 FVC，计算出 Tiffeneaux 指数（TI），这是一个具有里程碑意义的 COPD 诊断指标。COPD 的特征为慢性气流受限，有时会进行性发展。对于 COPD，不仅要确定诊断，而且要确定气道阻塞特征，肺功能测定是必需的[13]。在诊断时应评估 FEV_1，而且每年都应评估气道阻塞进展情况[13]。对于重度或极重度气道阻塞（FEV_1<50% 预计值）的晚期 COPD 患者，应进行血气分析以评估 CRF 是否存在[13]。

体积描记法是静态评估肺容量、测得 RV（用力呼气后残余肺内的气量）、VC 和 TLC（VC+RV）。体积描记法测试时，受试者坐在一个大的密闭室内，对着封闭口腔的气阀轻轻地呼吸。由于刚性容积描记器内的压力随着肺容积的变化而变化，根据 Boyle 定律（压力乘以体积等于一个常数），这样可以计算出胸腔内气体容积，通过用力吸气和呼气，快速打开感应门，就可以计算出肺活量和剩余容积。这种方法可以测量肺内或肺外的任何空气空间的体积，这些空间在呼吸过程中分担压力变化，因此肺的通气不良（甚至完全不通气，如肺大疱）区域也包括在内。

在阻塞性肺疾病中，气道阻力的增加会导致严重的过度充气，从而减少吸气肌的机械优势并降低产生压力的能力。建议行体积描记法评估静态肺容积能更好地显示出整个呼吸的问题。大多

数有症状的气道阻塞患者 TLC 也有所升高。TLC 明显增加是肺气肿的特征，但这不是肺气肿患者特有的。在哮喘患者中也可以看到增加。TLC 的病理减少发生在一些限制性肺疾病中，如：肺纤维化疾病、胸廓限制（如脊柱后凸畸形）和中枢问题（如肥胖 – 低通气），所有这些都影响整个肺的扩张。

最近的另一种常用的肺功能测定方法是脉冲振荡测定法，可用于配合程度差或高龄的患者。是在潮式呼吸过程中在口部叠加一个小的振荡压力，由此产生的压力和流动信息被用来计算气道阻力。然而，在临床实践中，气道功能最常还是通过用力呼气的测试来评估的。

2. 呼吸肌功能

呼吸肌功能的测量可用于评估各种神经肌肉疾病的患者[14]。对于那些无法解释呼吸困难的患者，以及临床和放射线检查显示肺容积减少不明显的限制性通气功能障碍的患者，呼吸肌功能的测量有助于确认或排除肌肉问题。测量呼吸肌肉功能最简单的方法是让受试者对着闭合的气道进行强制静态吸气和呼气的努力[14]。一般来说，呼气肌（主要是腹部肌肉）在高肺容积时最有效，吸气肌（主要是膈肌）在低肺容积时最有效。PEM 或 MEP 通常在用力吸气后测得，PIM 或 MIP 是在 FRC 或 RV 位测得。然而，这些测试的正常值范围很宽泛，而且一些患者完成测试动作存在困难[14]。

对于气道阻塞的患者（如：COPD 或哮喘），呼吸肌检测结果的解读可能是复杂的，肺本身由于胸腔机械力学障碍引起的过度充气就会导致吸气肌功能受损，所以 COPD 患者的 PIM 值仅为同龄正常人的 1/3～1/2[14]。此外，高龄和营养不良导致的膈肌变化可能会进一步损害 COPD 患者的 PIM[14]。然而，在这类患者中，明显受损的 PIM 不一定能真实地反映出肌无力。这种情况时

MEP 不受过度充气的影响，可以用来评估是否存在真正的肌无力。神经肌肉疾病患者的这些参数经常会受到影响，程度从轻度到重度不等。

另一种评估吸气肌力量的方法是在用力吸气时测量，通过阻塞的鼻孔测量鼻腔内的压力[经鼻吸气压力（sniff nasal inspiratory pressure，SNIP ）][14]。许多患者表示这种方法比进行最大的静态动作容易，因此用力吸气技术可提供更多重复性好的结果。

更多关于横膈功能的具体信息需要使用食管和胃中的压力传感器测量跨膈压。这种技术只在少数中心可用。反应不成比例的膈肌无力或麻痹的一个简单、间接指标是仰卧位 VC 比直立位 VC 大幅度下降（超过 25%）。然而，单纯双侧膈肌麻痹或严重呼吸肌无力是很少见的，而且大多数呼吸肌无力患者多存在影响其他肌肉的疾病，不仅包括原发性神经肌肉疾病，如肌病、肌肉营养不良、运动神经元疾病和重症肌无力，还包括药物治疗相关的（如皮质类固醇激素）、内分泌和结缔组织疾病以及各种病因导致的恶病质。呼吸肌无力是影响撤机的常见的重要因素。

一氧化碳弥散能力（carbon monoxide diffusing capacity，TLCO）常广泛用于测定肺泡毛细血管膜和肺气体交换功能。由于多种病理状态（肺气肿、ILD、肺切除术后、血红蛋白降低）都会造成影响，因此弥散功能测定具有良好的敏感性，但特异性较差。受试者充分吸入含有极低浓度 CO 的混合气体，并在屏气 10s 期间测量气体的吸收率。当肺泡毛细血管膜面积和（或）体积缩小时，TLCO 就会减少，如间质性肺疾病和肺气肿。

3. 支气管舒张试验

包括吸入支气管扩张药后复测肺功能，通常是吸入短效 β$_2$ 受体激动药，如沙丁胺醇 200μg。一般认为相较于基线，FEV$_1$ 变异率＞ 12%，同

时增加≥ 200ml 可诊断为哮喘[15]。然而，重要的是吸入支气管扩张药后若肺功能没有明显改善并不能排除哮喘[15]，需进一步检查，即支气管激发试验。

4. 支气管激发试验

气道反应性描述了各种刺激引起急性气道狭窄的难易程度。非特异性刺激包括运动、吸入寒冷干燥的空气、吸入呼吸道刺激物（如二氧化硫）和药物（如组胺和乙酰甲基胆碱）。非特异性药物刺激引起的气道狭窄通常在几分钟内缓解；运动诱发哮喘在几分钟内，并在 1h 内缓解。气道反应程度可以用刺激物的剂量或浓度来表示，刺激可引起 FEV_1 下降；通常，引起 FEV_1 下降 20% 的组胺或乙酰甲基胆碱的剂量或浓度分别用 PD20 和 PC20 表示。过敏源吸入试验是气道对诱导物反应的良好模型，并证明了气道炎症、气道狭窄和气道高反应性之间的相互关系。

5. 运动测试

运动测试在复杂性以及测量的数量和类型上有很大的不同。简单的自定速度的步行距离测试，最常用的是 6MWT，旨在模拟现实生活中的情况，广泛用于全球失能的评估[15]。然而，该测试对疾病早期不敏感，并且有显著的学习效果，而且受动机和鼓励的影响。尽管如此，6MWT 能很好预测哪些患者可从使用移动氧源中获益[16]。

在往返步行测试中，受试者增加每分钟的步行速度，得出的结果重复性好，更接近基于实验室的最大性能测试[16]。

更可靠的测试包括在功率自行车或跑步机进行的 CPET。运动负荷通常以固定的量增加，每个级别持续 1～3min。测量包括心率、通气、气体交换（O_2 和 CO_2）和脉搏血氧仪所测的血氧饱和度。不断增加负荷，直到受试者因不适而无法继续，或直到被测试者叫停。由于相关风险，CRF 患者只有在绝对必要的情况下才进行 CPET。

进行运动测试的常见原因是评估呼吸困难的主要原因，特别是判断呼吸困难是由心脏或通气异常引起的[16]。如果患者在进行试验中达到了预期的最大心率，那么可以合理地推断，进一步运动受限是由于心血管系统决定的[15]。当患者在较低的心率时停止运动，其受限通常是由可达到的最大通气量决定的，因此很可能受限于呼吸系统疾病[5]。最大耗氧量（症状限制的最大摄氧量）是衡量整体运动能力的有用指标。将渐进式运动测试结束时的最大通气和最大心率与肺活量测量和年龄预测的最大通气和最大心率进行比较，可以得出限制运动表现的可能因素。正常情况下，休息时呼吸肌消耗的氧气不足全身耗氧量的 2%（即约 5l/min 或更少）。相比之下，晚期心肺疾病患者呼吸肌耗氧量可能超过全身耗氧量的 50%（即超过 125ml/min）。在增量测试中，使用简单的自评量表（VAS 或 Borg 量表）也可以有效地评估每个负荷下的呼吸困难程度。动脉氧饱和度降低常见于 ILD 和肺血管疾病[16]。

呼出气的分析传统上只有 O_2 和 CO_2，但其他低浓度的气体也值得注意。多年来，人们一直将呼出的一氧化碳浓度用来指导吸入治疗，以及确认是否确定为非吸烟。现在，用便携式分析仪就可以非常简单地进行测量。

6. 睡眠监测

除非患者目前的问题非常肯定与睡眠无关，否则对于 CRF 患者都应进行睡眠方面检查。I 级多导睡眠监测（polysomnography，PSG）是诊断睡眠障碍的金标准，但是，这种检测昂贵且费时，并且记录中有大量无用信息[17]。可以用一种更简单的方法进行评估，即使用 Ⅲ 级 PSG[17, 18]。此外，睡眠中断可以从多种信号中推断出来，最敏感的似乎是自主神经指标，如血压和脉搏的上升。身体活动也能为睡眠中断的程度提供一些指导。在临床实践中，大多数睡眠实验室已经不再使用Ⅰ级PSG设备，以减少等待的时间和节省医疗成本。Ⅰ级PSG设备适用于无法便携移动检查的患者，用于解决Ⅲ级PSG设备确诊不了的病例，并可用于进行NIV压力滴定[17, 19]。

Ⅲ级PSG设备可诊断睡眠呼吸紊乱（与肥胖相关或非相关的阻塞性睡眠呼吸暂停低通气综合征、中枢性睡眠呼吸暂停低通气综合征）[19]。Ⅰ或Ⅱ级PSG可用于诊断神经性睡眠障碍。Ⅰ、Ⅱ、Ⅲ级PSG的特点见表41-3。Ⅳ级PSG设备，夜间脉搏血氧饱和度测定，不推荐用于睡眠障碍的诊断，而仅用于其治疗效果监测。

7. 胸部影像学

尽管近年来科学技术突飞猛进，胸部X线仍然是胸部影像学的基础。胸片是CRF患者检查的一个重要部分。尽管数字化技术被用来克服传统放射的缺点，但胸片这一技术在过去几年里几乎没有什么特别大的变化。理想的胸片摄于患者直立位，在肺总量位下憋气，X线从后向前穿过胸腔，后前位成像。在让患者接受更复杂的成像技术，如CT检查之前，应该仔细阅读胸片，因为费用和辐射负担较低。

CT的基本原理与常规放射照相相同，即不同密度的组织对X线的吸收有差异。但是，CT更加敏感。由于CT的横断面性质，它可以准确定位在胸部X光片上仅一幅图所见的病灶。较高的CT分辨率提供了纵隔解剖的各组成部分和不同密度的肺结构的更多细节（如肺结节内的钙化）。

螺旋CT扫描的引入明显缩短了扫描时间，一次屏气就可获得整个胸部图像，因此，在呼吸困难患者和幼儿安静呼吸时，可以获得较好的诊断质量的影像。螺旋CT的原理是，当工作台

表41-3　Ⅰ级、Ⅱ级、Ⅲ级PSG设备的区别

	Ⅰ级PSG	Ⅱ级PSG	Ⅲ级PSG
鼻导管和（或）热敏电阻评估呼吸气流	是	是	是
脉搏血氧监测	是	是	是
体动传感器	是	是	是
胸部动度传感器	是	是	是
腹部动度传感器	是	是	是
EOG	是	是	否
EMG	是	是	否
EEG	是	是	否
睡眠技术员监控	是	否	否
居家检测	否	是	是
睡眠分期	是	是	否

EOG. 眼动图；EEG. 脑电图；EMG. 肌电图

移进机架时，X 线光束和患者周围的探测器持续旋转。

高分辨率 CT 扫描的层厚非常薄（1～3mm），并运用高空间频率重建算法生成高度详细的肺实质影像。该技术可发现亚毫米结构，并能清晰地显示间质性肺疾病细微复杂的形态，高分辨率 CT 扫描更适合间质性肺部疾病的诊断。

8.支气管镜检查和组织活检

诊断性支气管镜检查和组织活检是呼吸系统疾病检查必不可少的部分，应被视为补充性检查。纤维支气管镜检查通常在门诊进行，需要局部麻醉或镇静。因为检查可能导致 PaO_2 下降，建议鼻导管吸氧以保证 SaO_2 维持在 90% 以上。检查后应根据患者的需要（尤其是既往有 CRF 的情况），继续氧疗和用脉搏血氧仪监测血氧饱和度。支气管镜主要用于肺部肿瘤的诊断及确定能否手术，也用于 ILD 的诊断。在支气管镜检查中使用柔软可成像的管路，能对肉眼无法观察到的远端支气管或肺实质进行组织活检。许多疾病都有特异性外观改变，所以支气管镜检查的诊断并不仅仅依赖于组织活检。另外支气管镜检查在排除支气管内膜异常方面非常有用。

如果曾行纤维支气管镜检查未能做出诊断，且仍然需要取组织行病理检查，如果担心出现失控的出血，或考虑进行异物清除时，则推荐行硬质支气管镜检查。此外，对于一些复杂的治疗项目，如：激光治疗和支架的置入，可以用纤维支气管镜进行，但硬质支气管镜能够提供更好的支持。硬质支气管镜通常在全身麻醉和文丘里面罩供氧的情况下进行，适用于儿童。

五、总结

CRF 的诊断开始于临床怀疑其存在，诊断的依据为动脉血气分析。多种检测手段可用于确定 CRF 主要的病因，包括肺功能测试、睡眠监测（包括夜间氧—二氧化碳监测）及运动测试。辅助检查包括胸部影像技术和纤维支气管镜检查。

第 42 章

肺移植
Lung transplantation

Daniel Langer　著

要 点

◆ 随着肺移植术后生存率的提高，人们越来越重视提高移植术后患者的运动能力、功能独立和生活质量，以及降低代谢和心血管并发症的发生率。

◆ 即便是术后过程简单的肺移植患者，尽管肺功能获得了极大改善，也会持续存在肢体肌肉功能受损、运动耐量降低和生活质量下降。

◆ 移植前、后进行设计完善的门诊康复项目，包括有监督的运动训练，可有效改善肢体肌肉功能障碍、运动能力和生活质量。

◆ 未得到满足的研究需求包括缺乏足够有力的 RCT 研究来衡量康复干预措施对关键长期结局的影响，如生活质量和运动能力的持续提高、日常活动的参与情况、代谢和心血管并发症以及慢性器官排异反应的发生率。

◆ 远程监控（远程医疗）居家运动训练或计步器计量的步行干预，能否替代移植后短期或长期有监督的门诊康复措施，值得进一步研究。

一、概述

肺移植是治疗终末期呼吸系统疾病的公认治疗方法[1]。在过去的二十年里，器官保存、手术技术、免疫抑制和抗生素治疗等方面取得了长足的进步，提高了患者移植后生存率。2009 年 1 月至 2016 年 6 月，接受首次肺移植的 28 531 成人患者，中位生存期为 6.5 年[2]。与之相比，1999—2008 年为 6.1 年，1990—1998 年为 4.3 年（图 42-1）[2]。每年进行 20 例以上肺移植的中心手术结果明显优于移植手术例数较少的中心[3]。随着肺移植术后生存率的不断提高，越来越多的人开始关注提高这些患者的运动能力、独立功能和 QoL 的重要性[4-6]。

研究表明，尽管肺移植术后患者肺功能接近正常，但运动耐量减低和 QoL 下降通常会持续到移植后数年[4, 5, 7-14]。虽然与移植前相比，患者的总体 QoL 有了显著改善，但移植后其日常身体功能仍然受限[4, 5]。即使术后肺功能几乎完全恢复，这些损伤仍然持续存在。说明肺外因素与肺移植

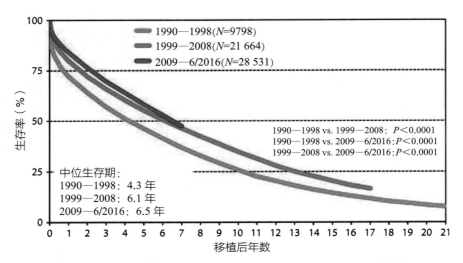

▲ 图 42-1　按移植年代划分的成人肺移植者 Kaplan-Meier 生存率

经 Chambers DC et al 许可转载，引自 *J Heart Lung Transplant.* 2018;37(10):1169-83.

后患者身体功能持续受损相关 [15]。而这些肺外因素可以通过设计完善的康复干预措施得到改善。导致拟行肺移植患者身体功能受损的重要因素有肢体肌肉功能障碍、活动少、体适能下降和营养不良 [16]。移植后，长期住院和入住 ICU、长期久坐和缺少活动、应用免疫抑制剂和器官排异反应都可能影响肺移植患者在运动耐量和 QoL 方面的恢复 [16]。

外周肌肉功能障碍是移植后运动能力持续下降的重要因素 [10, 11, 17-21]。研究表明，在移植前阶段，患者骨骼肌肉质量减少，骨骼肌力量和耐力下降 [22]。并且这些改变将持续到移植后 3 年 [23]。许多肺移植受者表述，下肢疲劳是限制运动的主要症状，而气短（呼吸困难）是大多数终末期呼吸系统疾病患者无法继续进行运动测试的主要原因 [20]。在因不同诊断接受肺移植的受者中发现了与终末期肺病患者相似的结构和功能改变，包括 I 型纤维减少和有利于无氧代谢的氧化酶的改变 [13, 20, 23, 24]。

长期使用与肢体肌肉萎缩和肌病相关的皮质类固醇激素 [25, 26]，以及钙调神经磷酸酶抑制药的免疫抑制药（已被证明对线粒体呼吸和肌肉重塑

有负面影响）[27, 28]，可能进一步导致移植后肢体肌肉功能障碍和运动能力受损 [23]。

基于客观的、使用加速度计的活动监测仪测定，拟肺移植患者在日常生活中活动量明显下降 [29, 30]。患者住院期间久坐时间增加，出院后早期不活动与移植前相仿 [31, 32]，移植后 3 个月及 6 个月后的日常活动参与率明显增加，但移植后 1 年内与年龄匹配的健康对照组相比，移植患者日常活动仍然减少（图 42-2）[32, 33]。移植后 1 年，肺移植受者的每日步数、站立时间和中强度活动分别比对照组少 42%、29% 和 66% [32, 33]。日常 PA 的参与度下降与体适能和 HRQL 受损有关 [32, 33]。

移植后日常 PA 和运动参与度的增加可能有助于提高运动能力，并降低实体器官移植后常见并发症的风险，如骨质疏松症、肌肉功能障碍以及代谢和心血管疾病 [2]。移植后体重增加是一个常见并发症，代谢和心血管疾病如高血压、糖尿病、血脂异常和高血糖是肺移植后最常见的 5 大并发症 [2, 34]。这些代谢综合征通常会因移植的特定因素而加重，如久坐的生活方式和免疫抑制 [35, 36]。在肝和肾移植受者中，代谢综合征疾病越多，移植物功能越差 [37, 38]。一些来自小型单中

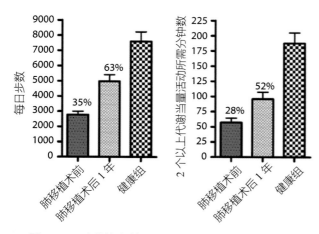

▲ 图42-2 肺移植术前（Pre-LTX）和术后1年（1yPost-LTX）患者的日常 PA 参与情况与年龄匹配的健康对照受试者（健康组）的比较

左图显示每日步数，右图显示需要2个以上代谢当量（MET）的活动所花费的时间。Pre-LTX 和 1yPost-LTX 列中的百分比是指这两组相对于健康对照组平均值 [图片引自 Langer D et al. *Respir Med.* 2012;106(5)：747-54; Langer D et al. *J Heart Lung Transplant.* 2009;28(6)：572-8.]

心研究的初步证据表明，运动训练或参加有规律的 PA 可能是干预移植受者代谢综合征的一种有前途的措施[39]。通过在移植后早期进行有监督的运动训练干预，或在移植后晚期通过生活方式 PA 项目，如使用计步器的步行干预，可以提高 PA 参与度和相关的健康影响。

鉴于移植受者的肌肉功能持续受损和身体功能受限，包括运动训练在内的康复项目应在改善这些患者的运动耐量、PA 水平、外周肌肉功能和身体功能方面发挥作用。以下将回顾移植过程不同阶段康复干预的现有证据。本节描述了移植前 PR（Pre-LTX）的获益，简要总结了术后住院期间可能有用的康复方式，最后回顾移植后早期（出院后12个月内）和晚期（出院后12个月以上）PR 的相关证据。基于循证和经验做出康复干预建议，并确定未来的研究方向。

二、肺移植前康复

康复在术前患者的管理中起着重要作用[15]。移植术前 PR 能够帮助患者在手术前保持或优化其功能状态[40, 41]。尽管患者术后肺功能立即改善，但考虑到在出院后早期（移植后12个月内）患者外周肌力进一步下降，运动能力和 PA 的自发恢复缓慢，术前康复依然很有价值（图42-2 和图42-3）[29, 31, 32, 42]。

所有阶段的运动处方应个体化，包括有氧训练和抗阻训练，并遵循一般运动训练的特异性、超负荷和渐进性的原则[43, 44]。康复可以为患者提供有关即将进行的手术、可能并发症和术后药物影响的全面知识基础[15, 41, 44]。由于运动能力受损是胸外科手术治疗结局和生存率的预测因素，康复治疗可能有改善手术结局的潜力[15]。最新的 ATS/ERS 关于 PR 的联合官方声明[45]中认同了移植前康复的可能获益。尽管拟行肺移植患者病情严重，但在方案合理的前提下，移植前康复是可行的，并且可以改善患者的功能运动能力和 QoL[40, 46, 47]。在一个由345名拟行肺移植患者组成的队列中，Li 等发现，6MWD 每增加100m，患者的中位住院时间缩短2.6天[48]。

对于拟行肺移植的患者，目前还没有关于运动训练和 PR 项目教育内容最佳方案的正式指南。在缺乏对比性研究和充分证据的情况下，遵循门诊 PR 项目的一般性建议可能是明智的。具体包括每周2～3天，至少6～8周的下肢和上肢多模式有氧运动和力量训练，在症状指导下以能耐受的最大强度进行训练[15]。吸气肌训练也可能对某些明显吸气肌无力的患者有用。应对患者进行密切监测，并将接受肺移植患者的基础疾病考虑在内[15, 41, 44]。

一般来说，严重运动受限和气体交换障碍的患者，会经常在活动中出现明显的呼吸困难症状[45]。因此，在运动期间经常需要辅助供氧[44]。与持续全身耐力训练相比，以下运动方式可以减少通气需求，如间歇性训练[46]、抗阻训练[49]或单侧下肢运动训练[50]，可能有助于确定训练期间

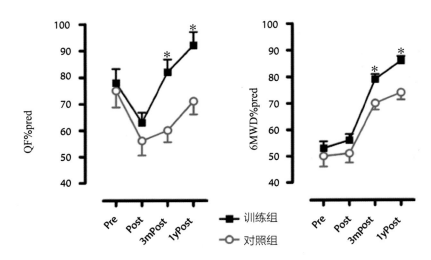

▲ 图 42-3　纵向评估一组患者队列中最大等长股四头肌力量（**QF**；左图）和 **6min** 步行距离（**6MWD**；右图），评估时间点为肺移植前（**Pre**），出院后即刻（**Post**），移植后 3 个月（**3mPost**）和 12 个月（**1yPost**），数据表示为特定于参与者人口统计学特征的标准参考值的百分比（**%pred**）

在出院后的前 3 个月内，随机分配一部分受试者接受有监督的运动训练（训练组）；另一组接受常规治疗（对照组）。*. $P < 0.05$
[图片引自 Langer D et al. *Am J Transplant.* 2012;12(6):1584–92.]

刺激肢体肌肉的最佳方案。

在缺乏正式指南的情况下，根据不同专业中心的经验，移植前运动训练和教育的建议内容见表 42-1 和表 42-2[32, 41, 44]。抗阻训练（与营养干预相结合）对提高肌肉力量和肌肉质量的具体作用，特别是对移植前虚弱的患者，以及这种干预对移植后恢复的影响，尚未得到充分的探讨，值得进一步研究[16]。

三、肺移植后早期康复

关于移植后早期阶段住院期间康复的研究较少。因此，以下大多数移植后即刻康复的建议主要基于共识或经验。

ICU 早期（术后 24h 开始）活动的重要性越来越受到重视[51, 52]。即使没有正式研究，早期活动的治疗原则对改善肺移植患者移植前、后肢体肌肉功能障碍可能非常有用。ICU-AW 是一个非常普遍的问题，与机械通气的持续时间，镇静药物、神经肌肉阻断药和皮质类固醇激素的使用以及 ICU 患者卧床导致的 PA 减少有关[53, 54]。

肌肉质量和力量的降低发生在入住 ICU 早期，与长期功能障碍[55] 和死亡率增加[54] 均有关。早期主动肌肉训练是减轻 ICU-AW 的理想治疗方法，已有研究证明，主动下肢抗阻训练是严重功能障碍患者有效、可行的治疗措施[41]。然而，在术后早期，有很大比例的患者无法进行任何主动活动，此时 NMES 可能是一种预防术后早期肌肉功能下降的替代治疗方案[56]。离开 ICU 后，应采取渐进的、更主动的治疗方法，主要集中于建立足够的下肢力量、平衡和步态，以确保患者的安全，并在出院前将跌倒的风险降至最低。

迄今为止，很少有人研究多学科住院康复在移植手术后急性期的效果。回顾性队列研究的初步数据表明，对于心脏和（或）肺移植后的虚弱患者，这是一个可行的治疗选择[57, 58]。表 42-3[41, 44, 49] 总结了移植后住院期间的康复建议。

四、门诊康复期（移植后出院 12 个月以内）

有研究显示肺移植后身体功能障碍持续存

表 42-1 肺移植术前康复教育内容建议

- 熟悉手术流程
- 围术期准备
  - 分泌物管理
  - 控制咳嗽技术
  - 激励式肺量计
  - 胸腔引流管
  - 伤口和疼痛管理
  - 早期活动的重要性
- 疾病教育专题
  - 症状的解剖学和生理学基础
  - 辅助供氧的重要性和正确使用
  - pH 特异性药物治疗的获益和风险
  - 日常生活活动的管理
  - 步速、能量节省技术以及何时停止训练

引自 Rochester CL et al. *Clin Chest Med.* 2014;35(2):369-89.

在，代谢和心血管疾病风险增加，并且普遍认为运动训练为该人群带来短期和长期效益，但仍缺乏运动训练对于实体器官和肺移植受者的 RCT 研究[16, 60]。近期一项系统综述，研究了实体器官移植后运动训练对健康的益处和风险，仅纳入了 15 项 RCT，其中肾移植 2 项、肝移植 1 项、心脏移植 9 项、肺移植 3 项[61]。

有关肺移植后康复的 3 项 RCT 中有两项是在移植后即刻进行的[32, 62]。Langer 等根据门诊 PR 项目的一般建议，探讨了监督性运动训练干预的效果。干预措施包括出院后立即开始的 12 周高强度、渐进式下肢耐力和抗阻训练（*n*=18）[32]。

表 42-2 肺移植术前康复的运动训练建议

- 首先评估血流动力学稳定性、运动能力（CPET）、氧需求（静息和运动时）、骨密度、BMI 和并发症。
- 患者评估包括心理、健康相关和通用（如 SF-36）QoL 问卷、呼吸困难问卷、手法肌力测试和 6MWT。
- PR 的运动训练部分包括在密切监督和持续监测下每周进行 2~3 天渐进式有氧运动和上肢 / 下肢力量训练。
- 运动训练应从低强度开始，并逐渐增加到个人所能承受的最高强度，训练期间保证充足的供氧。
- 有氧训练（连续或间歇）期间的强度设置：跑台初始速度应设置为基线 6MWT 速度的 65%~80%，或功率自行车设为 CPET 期间峰值负荷的 60%（连续训练）到 100%（间歇训练）。跑台和功率自行车的有效训练时间为每次 15~30min。
- 下肢和上肢大肌群抗阻训练的强度目标为 60%~80% 的运动范围，每次训练 2~3 组，每组重复 8~12 次。
- 训练强度进阶根据改良的 Borg 症状评分量表（0~10）中 3~5 分。有氧训练的主要症状是呼吸困难，而抗阻训练的主要症状是呼吸困难或肌肉疲劳。
- 高度重视患者 / 照护人员的教育、心理、饮食和作业治疗知识培训。
- 由于基础呼吸系统疾病的进展，需要经常对患者进行重新评估；有必要与 PR 以外患者的其他医疗人员保持密切沟通。

参考的运动处方引自 Langer D et al. *Am J Transplant.* 2012;12(6):1584-92; RochesterCL et al. *Clin Chest Med.* 2014;35(2):369-89; Wickerson L et al. *World J Transplant.* 2016;6(3):517-31.

表 42-3 肺移植术后住院期间康复建议

- 在 ICU，应尽早（如果可行，最早在术后 24h）开始早期活动（如直立体位、被动或主动的功率车、离床活动、下肢抗阻训练和 NMES）、呼吸训练、气道廓清和体位管理。
- 根据手术方法的类型，抬举和上肢活动范围的注意事项和限制会持续到术后 6 周。
- 由于切口疼痛和供肺失神经性咳嗽反射，需要指导和鼓励患者咳嗽。
- 在观察病房 / 普通病房，继续进行渐进式活动项目，持续注意处理神经性疼痛。
- 这一时期的主要重点应放在锻炼下肢肌肉力量、平衡和改善步态 / 爬楼梯能力上。需要对这些项目进行优化，以确保患者安全，并将出院前后跌倒的风险降至最低。
- 出院时应提供必要的医疗和辅助设备。

引自 Rochester CL et al. *Clin Chest Med.* 2014;35(2):369-89; Wickerson L et al. *World J Transplant.* 2016;6(3):517-31; Gosselink R et al. *Neth J Crit Care.*2011;15(2):66-75.

主要以改良 Borg 评分量表中下肢疲劳症状评分来指导训练强度的进阶。每周进行 3 次干预，并与接受更多日常 PA 指导的标准治疗对照组（ $n=16$ ）进行比较。Mitchell 等将注意力集中在骨质疏松症这一常见并发症上，研究了出院后 8 周开始，为期 6 个月的有监督的腰椎伸展运动训练项目（ $n=8$ ），与常规治疗（ $n=8$ ）对比，其对腰椎骨密度的影响[62]。两项研究均发现干预后两组之间差异显著。Mitchell 研究发现的获益仅限于骨密度的改善，而 Langer 等在几个临床结局上都发现了组间差异。出院后参加 12 周门诊运动训练的患者，移植 1 年后的最大递增 CPET 的峰值功率、6MWD（图 42-3）、股四头肌力量（图 42-3）、日常 PA 参与率（图 42-4）、身体功能以及 HRQL 的角色受限部分（SF-36）都明显得到了改善[32]。

3 项队列研究进一步调查了出院后即刻进行 8~12 周耐力训练（ $n=8$ ）[63, 64] 或耐力和抗阻训练相结合（均 $n=36$ ）[42., 5] 的效果。在这些研究中，发现峰值耗氧量[63]、6MWD[42, 65]、四肢肌肉力量[42, 65] 和 QoL[65] 都得到了显著改善。然而，在移植后这一阶段获得的队列研究结果需要谨慎解释。在没有对照组的情况下，难以将干预的效果与在此期间体适能、PA 和 QoL 的显著自然改善区分开来（图 42-3 和图 42-4）[66]。

总之，从数量有限的单中心小型研究中可以看出，有监督的运动训练的门诊康复可能有助于改善患者移植后早期的临床结局。然而，高质量、循证级别高的 RCT 数量有限。目前没有 RCT 研究运动训练对 QoL 的持续改善和日常活动参与度、生存率、代谢和心血管疾病的患病率以及成本效益等关键长期结局的影响[16]。要解决这些重要问题，就需要高循证级别、高质量、多中心的 RCT。由于移植后早期观察到各项结局明显的自然改善，这类患者的队列研究能提供的信息有限。表 42-4 总结了移植后早期门诊康复项目的建议。

五、移植后期阶段（移植 12 个月以后）

1 项 RCT 比较了为期 4 周住院 PR（ $n=30$ ）

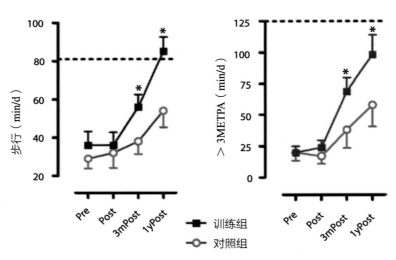

▲ 图 42-4 纵向评估一组患者在移植前（Pre）、出院后即刻（Post）、术后 3 个月（3mPost）、术后 12 个月（1yPost）的每日步行时间（步行，左图）和每日至少消耗 3 个代谢当量（6MWD，右图）的活动时间，数据以特定于参与者的人口统计学特征的标准参考值的百分比来表示
该队列的一部分随机分为训练组和对照组，训练组在出院后的前 3 个月接受有监督的运动训练；对照组则接受常规治疗。虚线表示在年龄匹配的健康对照受试者中观察到的平均值。*. $P<0.05$[图片引自 Langer D et al. *Respir Med.* 2012;106(5):747–54; Langer D et al. *Am J Transplant.* 2012;12(6):1584–92; Langer D et al. *J Heart Lung Transplant.* 2009;28(6):572–8.]

表 42-4　移植后早期门诊康复建议

- 门诊 PR 可在出院后立即进行。建立术后基线评估：运动能力（如 6MWT 或 CPET）和力量测试。
- 密切注意卫生措施（特别是当肺移植受者是加入标准门诊 PR 项目，而不是作为一个单独的群体进行康复时），以预防感染并降低急性排斥的风险。
- 应鼓励患者在小组门诊 PR 期间佩戴口罩，并在每次运动训练前后对手部以及训练设备手柄进行消毒。
- 个体化康复项目包括有氧、抗阻和柔韧性训练。
- 根据症状评分（主要是下肢疲劳评分，因为患者已不再受通气障碍的限制），进行有氧运动和抗阻运动的强度和持续时间进阶。
- 监测糖尿病和骨质疏松症等并发症；应避免包括过度屈曲和旋转的活动，以降低椎体压缩骨折的风险。
- 密切监测血糖，因为术后药物和皮质类固醇激素剂量变化影响需要调整血糖。
- 肺移植受者容易患腱索病[67, 68]。密切监测症状，避免因重复进行高阻力训练造成的肌腱过度负荷。利用间歇运动、充分热身和伸展运动来避免受伤。

引自 Rochester CL et al. *Clin Chest Med*. 2014;35(2):369–89; Wickerson L et al. *World J Transplant*. 2016;6(3):517–31.

与门诊物理治疗（n=30）在肺移植长期存活者中的效果（参与者的平均移植后时间为 234 周）[69]。两组患者间的运动能力和 QoL 未发现显著差异。两组患者在 6MWD（干预组为 45m，对照组为 24m）方面均取得了显著的组内改善（均 $p<0.001$）。组间差异的缺失是由于干预时间太短（4 周），还是由于"主动"干预措施不清晰。干预组包括上、下肢的耐力和抗阻训练，而对照组也包括"心血管运动"部分。然而，遗憾的是，这两组中的任何一组都没有明确规定训练强度。

3 项移植后期的队列研究均显示运动训练对肌肉功能和运动能力有积极影响[70-72]。Stiebellehner 等对 9 名患者（移植后平均时间为 52 周）进行 6 周功率自行车有氧耐力运动训练。患者每周训练 3～5 天，以最大心率储备的 60% 为上限，每周从 60min 开始，逐渐增加至 120min。在同等功率下，患者在最大运动能力和分钟通气量方面取得了显著统计学改善。这项研究的另一个有趣的特点是，在开始运动训练干预之前，对患者进行了为期 6 周的日常活动跟踪。与移植后早期的患者相比，在这一观察期没有发现自然的改善，使得该人群的队列研究结果更加可信（图 42-5）。

另外 2 项研究表明，在一组 12 名肺移植受者（移植后的平均时间为 156 周）中，家庭自行车耐力训练计划产生了积极的效果。患者每周训练三次，每次 30min，为期 3 个月，从峰值功率的 50% 逐渐加至 80%。研究者通过电话对患者进行监督，通过心率监测仪对训练过程进行远程监控。结果显示，受试者的耐力时间和 QoL 得到显著改善，此外，训练后受试者的肢体肌肉也出现了的特殊结构和功能变化。这些改变包括线粒体功能改善[70]，肌力增加[71]，氧化性 I 型肌纤维的增加[71]和 II 型肌纤维直径的增加[71]。健康对照组在相似的训练干预后，也能在四肢肌肉中观察到类似的结构适应性改变[70]。

慢性排斥反应是一个普遍的问题，常见于患者的长期移植后阶段[73]。其诊断依据是呼气流速下降，从而导致呼吸困难症状增加，功能性运动能力和 QoL 下降[64, 73]。将这些患者转诊到有监督的门诊康复项目是改善症状和日常功能的可行治疗选择。然而，到目前为止，没有相关的正式研究。

总之，这些从小型单中心研究中获得的数据表明，在移植后的长期阶段（在足够的训练时间和强度的情况下）运动能力和肢体肌肉功能的改善似乎是可以实现的。在这些患者中，带远程监控的家庭训练可能是完全监督下门诊康复的一个

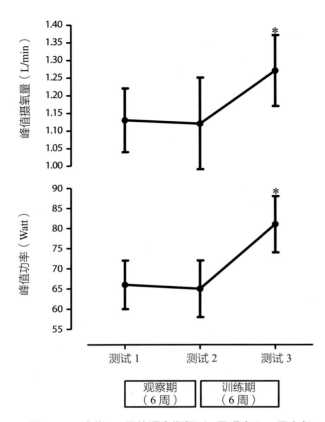

▲ 图 42-5　为期 12 周的研究期间（6 周观察和 6 周有氧耐力训练）的峰值摄氧量（上图）和峰值功率（下图）

数值为均数 ± 标准差。与基线相比 *. $P<0.05$ [图片引自 Stiebellehner L et al. *Chest*. 1998;113(4):906–12.]

可行的替代方案[71]。考虑到许多患者必须经过很远的路程才能参加有监督的门诊康复，这一点可能特别有用。因此，针对这一目标人群，基于通信技术的新兴远程干预措施可能是非常有前景的替代方案。到目前为止，使用计步器的步行项目的效果还没有在这一人群中得到测试，这

可能是有监督运动干预的另一个有意义的替代方案。

六、结论和研究需求

从有限数量的小样本单中心研究可以得出结论，包括有监督运动训练在内的门诊康复项目可以有效地改善移植前、后的肢体肌肉功能障碍、运动能力和 QoL。适当的训练参数，包括持续时间、频率和强度，是改善肢体肌肉功能和运动能力的必要条件。在缺乏对比研究和有效证据的情况下，门诊 PR 应遵循运动训练干预的一般建议。运动和 PA 干预对器官排异风险、存活率、感染率、心血管和代谢疾病的患病率以及 QoL 的短期和长期影响有待进一步探讨。基于远程监测（远程医疗）的居家运动项目或使用计步器的步行干预可能是长期移植后阶段监督门诊康复干预措施的有意义替代方案，因此值得进一步研究。

七、总结

本章回顾了移植过程中不同阶段康复干预的循证证据。提出了基于循证和经验的康复干预建议，并指出了未来研究的领域。

目前有限的证据认为，设计适当的康复干预措施可以有效地改善移植前、后患者的身体功能。远程监测康复或活动指导干预的潜在价值需要进一步探讨。

肺减容术的新旧方法

Lung volume reduction — old and new approaches

Nathaniel Marchetti   Gerard Criner   著

第43章

要　点

- ◆ 静态和动态肺过度充气是 COPD 患者呼吸困难的关键因素。

- ◆ 美国国家肺气肿治疗试验证实了肺减容术的疗效。

  - ● 肺上叶病变为主、运动耐量降低的肺气肿患者，外科肺减容术可以改善其生存率、呼吸困难、生活质量和运动表现。

  - ● 肺上叶病变为主、高运动耐量的肺气肿患者，外科肺减容手术可以改善其呼吸困难、生活质量和运动表现。

- ◆ 气管内单向活瓣置入可以有效地减少肺容积，并改善肺功能、运动能力和生活质量。

- ◆ 非均质性和均质性肺气肿患者，都可以从气管内单向活瓣置入中获益。

- ◆ 气管内活瓣只能在病变肺叶与同侧其他肺叶之间无旁路通气时方可置入。

- ◆ 与同侧其他肺叶存在旁路通气的重度肺气肿患者，若当地医疗条件允许，可选择置入气管内线圈或行支气管镜热蒸汽消融术。

一、概述

COPD 作为全球范围内一种常见病，具有很高的患病率、病死率，甚至仍有持续上升的趋势[1]。尽管药物治疗的疗效确切，但仍有其局限性，对晚期 COPD 患者来说，难以缓解其重度呼吸困难的症状，不能改善 QoL[2]。呼吸困难是 COPD 患者普遍存在的症状，对于晚期 COPD 患者，其导致呼吸困难最重要的生理机制之一就是静态及动态的肺过度充气[3]。对于过度充气的肺气肿患者，通过内、外科手段，或者近年来通过不同的气管镜技术进行肺减容，是重要的治疗手段。以上这些治疗手段在治疗晚期肺气肿患者中起到了重要作用，使其避免选择高致残率、死亡率的治疗，如：肺移植等[4]。本章重点介绍外科肺减容术（surgical lung volume reduction，LVRS）以及新兴的经气管镜 LVRS。

二、肺减容术的基本原理

COPD 是一种炎症性疾病，主要累及终末细支气管，由于气流受限导致气道并发症和肺气肿。气道炎症、平滑肌肥大、支气管周围纤维化和黏液堵塞，共同导致了小气道狭窄。肺气肿导致肺泡壁破坏，远端气道弹性消失，进而造成呼气时气道萎陷[1]。大多数 COPD 患者同时存在小气道病变和肺气肿，但是部分患者偏重于其中一种病理改变。呼气时肺内气体的排出由呼气时间常数决定，呼气时间常数是气道阻力和肺顺应性的乘积。因为肺气肿患者的气道阻力及肺顺应性均升高，所以呼气受阻，进而导致过度充气。随着肺气肿进展，逐渐下降的肺顺应性和胸壁弹性回缩力共同加重了过度充气和气体陷闭。在运动期间，由于呼吸频率增快，呼气时间缩短，EELV 进一步增加，导致动态肺过度充气[3]。运动时，EELV 升高限制了运动期间潮气量的增加。静态和动态的肺过度充气被认为是造成 COPD 患者呼吸困难的主要原因，导致呼吸功增加，加重了吸气肌的负担。此外，已证实极重度的静态肺过度充气与 COPD 患者病死率增加显著相关[5]。我们基于以上原理，自然理解降低肺容量能改善呼吸肌功能和运动表现，但是，不会直观地体现出 LVRS 如何改善 FEV_1。尽管 LVRS 的确能改善肺的弹性回缩力，但是因为术前患者肺弹性回缩力与 LVRS 术后 FEV_1 的增加并无显著相关性，因此，不能完全解释其可以增加 FEV_1 的原理[6]。LVRS 可以改变肺的体积，使肺更好地与胸廓的容积相匹配[7, 8]。这种改变，更多地降低的是 RV，而不是 TLC，因此 LVRS 术后患者的 VC 较前升高。由于 VC 升高，基于公式 $FEV_1 = FEV_1/FVC \times FVC$，术后 FEV_1 也会增加[7, 8]。如果 LVRS 仅仅通过切除肺脏上的囊腔和大疱，是不会改变肺的顺应性，因为这些空腔（囊腔和大疱）不会影响肺脏的弹性。在这样的假设条件下，RV 的下降就相当于上述被切除的囊腔和大疱的容积，同时 TLC 也会降低。但是，由于调整了肺

的体积使它更适应胸腔的空间，呼吸肌处于更佳的收缩前负荷状态，能更好地增加 TLC。因此，RV 下降较 TLC 下降更明显，结果导致 VC 增加。这一理论或许可以解释 LVRS 在单侧肺脏受累时疗效更佳[7, 8]。

三、外科肺减容术

（一）LVRS 发展历史

1959 年，Brantigan 首次报道了 33 名接受 LVRS 的过度充气 COPD 患者[9]。首先行一侧肺脏的减容术，至少间隔 3 个月后，再行另一侧手术，同时行外科肺神经离断术，有助于解决气道黏液生成及支气管扩张。虽然很多患者主观症状有所改善，但由于手术死亡率高达 18%，且术后未能客观评价肺功能，因此未在临床广泛使用[9]。直到 1995 年，Cooper 报道了 20 名接受 LVRS 肺气肿患者的疗效（未行完全肺神经离断），该治疗手段才重新得到大家的关注[10]。随后，同一团队报道了 150 名 LVRS 术后的病例，患者肺功能得到显著改善，且术后 90 天死亡率仅为 4%[11]。据报道，与术前相比，FEV_1 由 0.71（25% 的预计值）上升到 1.0L（38% 的预计值），$P<0.001$；RV 由 6.0L（288% 的预计值）降至 4.3L（205% 的预计值），$P<0.001$；TLC 由 8.4L（143% 的预计值）降至 7.2L（125% 的预计值），$P<0.001$[11]。Criner 等公布了首个关于 LVRS 的 RCT 研究，证实了 LVRS 对于晚期肺气肿的疗效[12]。37 名患者被随机分配到外科手术联合最佳药物治疗组或仅仅最佳药物治疗组，分配至后组的患者，药物治疗 3 个月后允许接受手术。最佳的药物治疗包括大剂量的支气管扩张药、氧疗和 PR。结果显示，与最佳药物治疗 8 周相比，LVRS 术后 3 个月，在 FEV_1（26 ± 6.9% vs.36 ± 13% 预计值，$P=0.005$）、FVC（68 ± 14% vs.80 ± 17% 预计值，$P<0.005$）、TLC（146 ± 26% vs. 125 ± 21%，$P<$

0.005）、RV（258±58% vs. 192±61% 预 计 值，$P=0.001$）和6MWD（282±100 m vs.337±99 m，$P=0.001$）方面均有显著改善[12]。随后另一项纳入48名患者的RCT单中心研究得出了类似结论，LVRS相比较于最佳药物治疗，能改善FEV_1、TLC、RV和往返步行距离[13]。但以上2项RCT，均未明确得出LVRS可以改善患者生存率，值得注意的是，在Geddes的研究中，5名未从手术中获益的患者其CT显示有弥漫性肺气肿。基于前期令人振奋的研究成果，接受LVRS的患者显著增多，但预后差异很大。从1995年10月至1996年1月，共有711名患者接受了LVRS治疗，术后1年死亡率高达26%，这一结果较之前报道显著上升[14]。美国国家卫生保健研究与质量管理处（Agency for Healthcare Research and Quality，AHRQ）和医疗保险与医疗补助服务中心（Centers for Medicare and Medicaid，CMS）均意识到需要设计一个前瞻性的RCT，来研究哪类人群适合接受LVRS并能从中获益，因此，设计了美国国家肺气肿治疗试验（national emphysema treatment trial，NETT）。

（二）NETT试验设计

NETT是一项多中心（17个研究中心）RCT，对最佳药物治疗组（包括PR）和最佳药物治疗联合LVRS组进行比较[15]。NETT试验的主要观察终点为患者的生存率和运动表现，次要观察终点为LVRS术后相较于单独最佳药物治疗组，其肺功能、症状、QoL的改善[15]。研究者们试图入组中至重度肺气肿患者，无论均质性还是非均质性肺气肿，入组的患者围术期发病和死亡风险较低，能够完成该项试验。具体入组和排除的标准详见表43-1。所有入组患者的药物治疗策略都遵循ATS指南，同时在他们随机分组前接受PR治疗（6～10周，16～20节课程）。随机分组

后，患者再次进行PR治疗（8～9周，10节课程），之后进入研究期间的维持治疗。

1. NETT中肺减容术和麻醉流程

17个研究中心所采用的外科术式并不完全一致，其中8个中心选择正中胸骨切开入路，另3个中心选择外科胸腔镜下手术（video-assisted thorascopic surgery，VATS），其余6个中心入组的患者随机接受上述两种术式的一种。每侧的肺会被切除25%～30%的肺组织，为了切除更多的病变肺组织，外科医生们会根据他们术中情况使用支撑修补材料加强对切口的缝合，以尽量减少术后气体渗漏。另外接受正中胸骨切开术式的患者，都会保留硬膜外导管以镇痛。无论是在手术室还是ICU，都期望患者在术后2h内拔出气管插管[16]。

2. 数据分析

如前所述，研究的主要观察终点是术后90天死亡率及患者心肺运动测试中运动表现的改善，研究者们在整个研究队列中都采用意向性治疗分析来进行结局汇报。NETT研究指导委员会预先设定以运动负荷增加超过10watt、SGRQ变化超过8分，就认定外科手术有临床意义的改善，能够显著改善发病率和死亡率。由于NETT研究的主要目的，是希望能判定哪种人群更适合接受LVRS，并能从中获益，因此，研究者们预先收集了以下因素来判定其是否与预后相关，包括：年龄、FEV_1占预计值的百分比、$PaCO_2$、RV占预计值的百分比、肺灌注显像、HRCT显示肺气肿为均质性或非均质性，以及胸片上肺过度充气的程度[16]。在研究进展过程中，以上数据收集的基础上，数据安全监察委员会（Data Safety Monitoring Board，DSMB）和研究指导委员会决定添加以下因素共同分析，包括：一氧化碳弥散功能（diffusion capacity of carbon monoxide，DL_{CO}）、最大运动能力、RV/TLC、分钟呼气量与

表 43-1 NETT 研究的入组和排除标准

入组标准	排除标准
男性 BMI ≤ 31.1kg/m², 女性 BMI ≤ 32.3kg/m²	既往有肺移植、LVRS、肺叶切除或正中胸骨切开术病史
波尼松用量 ≤ 20mg/d	心动过缓（<50BPM）、多源性 PVC、复杂的室性心律失常或持续的 SVT
HRCT 示双侧肺气肿	既往有运动相关的晕厥
FEV₁ ≤ 45% 的预计值	6 个月内有心肌梗死、LVEF<45%
TLC ≥ 100% 的预计值	6 个月内有充血性心力衰竭、LVEF<45%
RV ≥ 150% 的预计值	控制不佳的高血压（SBP > 200mmHg 或 DBP > 110mmHg）
PaCO₂ ≤ 60mmHg	反复呼吸道感染伴有明显咳痰
PaO₂ ≥ 45mmHg	严重的胸膜或间质性肺病
6MWD ≥ 140m	有明显临床症状的支气管扩张
无阻力功率自行车 3min	需要外科手术处理的肺结节
初始筛选前戒烟 4 个月以上	肺动脉收缩压峰值 ≥ 45mmHg 或平均肺动脉压 ≥ 35mmHg
心脏方面无以下情况：	活动时吸氧量需 > 6L/min 来维持血氧饱和度 ≥ 90%
不稳定型心绞痛	90 天内非预期体重下降 10% 以上
LVEF 无法通过心脏彩超评估	系统性疾病或肿瘤，预期生存期 <5 年
LVEF ≤ 45%	经 PR 治疗后 6MWD ≤ 140m
多巴胺负荷试验异常	无法完成筛查、基线、随访数据的收集工作

BMI. 体重指数；HRCT. 高分辨 CT；LVEF. 左室射血分数；PVC. 室性期前收缩；SVT. 室上性心动过速；SBP. 收缩压；DBP. 舒张压

分钟二氧化碳排出量之比、肺气肿是否主要累及上叶、呼气困难的严重程度、QoL、人种或民族和性别。

3. NETT 研究的主要结局

NETT 研究共筛查了 3777 名患者，之后入组了 1218 名，其中最佳药物治疗组 610 名，LVRS 组 608 名，患者平均随访 29.2 个月后，发表了第一篇病例分析报告[16]。分配至 LVRS 组的患者，几乎全部（580/608）接受了 LVRS，其中正中胸骨切开入路 406 名（占 70%），采用 VATS 者 174 名（占 30%），另外 21 名（3.5%）拒绝 LVRS，7 例（1.2%）患者在随机分组后，外科医生评估其不适合行 LVRS。相较于单纯药物治疗，LVRS 组 90 天死亡率明显升高 [7.9%（95%CI 5.9～10.3）vs.1.3%（95%CI 0.6～2.6）；$P<0.001$]。尽管手术组早期死亡率高（90 天），但随访后发现总体

死亡率两组间无显著性差异（RR1.01，$P=0.90$）[16]。

运动表现方面，LVRS 术后 6、12、24 个月，患者运动负荷增加超过 10W 的比例分别为 28%、22% 和 15%，而同期药物治疗组仅有 4%、5% 和 3%（以上所有时间点 $P<0.001$）。LVRS 术后的患者在 FEV_1、6MWD、呼吸困难症状以及 QoL 方面，都较单纯药物治疗组有显著改善[16]。

4. LVRS 组高死亡风险的识别

作为试验设计的一部分，NETT 指导委员会和 DSMB 设定 30 天死亡率＞8%，即不能接受并需终止研究。研究者们发现，对已行 LVRS 患者亚组分析，如果患者存在 $FEV_1<20\%$ 预计值合并 $DL_{CO}\leq 20\%$ 预计值或 HRCT 显示均质肺气肿，术后 30 天的死亡率高达 16%，而药物治疗组的死亡率为 0%（$P<0.001$）。而且，上述人群即使存活，在后期的运动表现和 QoL 评估方面，也改善不明显。因此，研究认为，因为死亡率高，$FEV_1 \leq 20\%$ 预计值合并 $DLCO<20\%$ 和 HRCT 显示均质性肺气肿的患者，不应接受 LVRS[17]。这一结论明确后，NETT 的排除标准随即得到了修改，排除了具备上述高危的患者[17]。剔除上述人群后，剩余 1078 名患者，行 30 天死亡率分析，LVRS 组 2.2%，药物治疗组 0.2%（$P<0.001$）。90 天死亡率，LVRS 组也区别于药物治疗组（5.2%vs.1.5%）。非高危患者接受 LVRS 后，相较于单纯药物治疗组，在 6MWD、最大运动表现、FEV_1 占预计值百分比和 QoL 等方面，都有显著改善[16]。

5. NETT 非高危患者 LVRS 结局

NETT 研究发现，基线数据中与死亡率相关的因素为 CT 影像上肺气肿的上下分布和随机分组前、呼吸康复治疗后的运动表现的区别；然而，可以预测术后 24 个月最大运动表现提升的因素只有 CT 影像上肺气肿的上下分布[16]。令人惊讶的是，基线数据中，没有可以预测 QoL 改善

的指标。根据患者的运动表现（高或低）以及肺气肿分布情况（上叶为主和非上叶为主）分为四个亚组。低运动能力界定为随机分组前、PR 治疗后，最大 CPET 中，女性负荷＜25W、男性负荷＜40W。290 名肺气肿上叶为主，且运动能力低的非高危患者，相较于药物治疗，LVRS 能显著降低死亡率（风险比 RR=0.47，$P=0.005$），且更容易在术后 24 个月获得 10W 的运动负荷改善（30%vs.0%，$P<0.001$），更容易达到 SGRQ 评分获得 8 分的改善（48% vs.10%，$P<0.001$）。419 名上叶为主的肺气肿，且高运动能力的患者，相较于药物治疗组，LVRS 并未带来死亡率的明显改善（RR=0.98，$P=0.70$），但获得 10W 的运动负荷改善（15%vs.3%，$P<0.001$）和 SGRQ 评分获得 8 分的改善（41%vs.11%，$P<0.001$）。

149 名非上叶为主肺气肿、低运动能力的非高危患者，LVRS 并未带来生存获益（RR=0.81，$P=0.49$）或运动负荷 10W 的提升（12% vs.7%，$P=0.50$）。然而，这群患者中，接受 LVRS 者，SGRQ 评分更易获得 8 分的改善（37%vs.7%，$P=0.001$）。220 名非上叶为主肺气肿、高运动能力的患者，相较于单纯药物治疗组，LVRS 组具有更高的死亡率（RR=2.06，$P=0.02$），且 LVRS 在运动负荷改善至少 10W（3% vs. 3%，$P=1.0$）、SGRQ 评分改善 8 分 2 个方面（15% vs.12%，$P=0.61$），均未表现出优势。

总结 NETT 的首次学术报告，结果表明即使排除了高危人群，相较于最佳药物治疗，LVRS 并不能改善总体死亡率，但在改善运动表现、缓解呼吸困难症状及提高 QoL 方面，LVRS 均表现出优势。基于之前的亚组分析，LVRS 仅会改善上叶为主肺气肿且低运动能力患者的生存率、运动表现及 QoL。虽然 LVRS 能改善非上叶为主肺气肿且低运动耐量患者的 QoL，但由于未能改善患者的死亡率、运动能力，因此这种获益并不值

得患者"冒风险"去接受手术。为了明确 LVRS 对晚期肺气肿患者生存率、运动表现及 QoL 的长期影响，NETT 研究者决定继续随访患者。

6. NETT 患者的长期随访

NETT 研究人员继续对入组的患者进行年度随访，通过核验社保死亡指数来获得长期生存率 [18]。在所有入组 NETT 的 1218 名患者中（包括高危组），中位随访 4.3 年的时间内，发现 LVRS 相较于药物治疗，能明显改善生存率（RR=0.85，P=0.02）（图 43-1A）。尽管最初预期术后早期死亡率增加，但 LVRS 仍可改善长期生存率。排除了高危组患者后，两组生存率的改善未见明显差异（RR=0.82，P=0.02）（图 43-1B）。LVRS 组术后运动负荷增加＞10W 的比例，第 1、2、3 年，分别为 23%、15% 和 9%，而药物治疗组仅有 5%、3% 和 1%（每个时间点 P＜0.001）。在 LVRS 术后第 1、2、3、4、5 年，有关 QoL 的 SGRQ 评分改善（＞8 分）比例分别为 40%、32%、20%、10% 和 13%，而单独药物治疗组，以上比例分别为 9%、8%、8%、4% 和 7%。这些差异在 4 年内是显著的（前 1～3 年，P＜0.001，第 4 年，P＜0.05）。持续随访 3 年，发现相较于单纯药物治疗，LVRS 能显著降低那些上叶为主肺气肿且基础低运动能力患者的死亡率（RR=0.57，P=0.01，图 43-1C），并能促使运动负荷增加＞10W、有关 QoL 的 SGRQ 评分改善＞8 分。然而，LVRS 并不能改善那些上叶为主肺气肿且基础高运动能力患者的死亡率（RR=0.86，P=0.19，图 43-1D），但在随访 3 年期间，发现在运动负荷增加＞10W 以及 SGRQ 评分改善＞8 分上有改善 [18]。

LVRS 并未改善非上叶肺气肿、低运动能力患者的存活率。虽然该类患者在接受 LVRS 后，SGRQ 评分更容易改善＞8 分，但是在随访 3 年的时间里，该优势逐渐消失，并且与单纯药物治疗组相比，运动能力并未见显著改善。在非上叶肺气肿、高运动能力患者的长期随访中，发现 LVRS 相较于单纯药物治疗，并未改善生存率，但会改善运动表现（＞10W）、改善 QoL（SGRQ 评分改善＞8 分）[18]。

NETT 通过长期随访，重申了 LVRS 在治疗晚期上叶为主肺气肿患者的获益，并证明了这些获益是持久的，包括临床主要终点事件，如：QoL、呼吸困难、肺功能和基线低运动耐量患者的生存获益。虽然 LVRS 并不能改善非上叶为主肺气肿患者的生存率，但能改善上叶为主肺气肿、基础低运动耐量患者的 QoL，但是这种获益并不持久。大部分专家均认为，权衡手术的风险/获益比后，不推荐非上叶为主肺气肿患者接受 LVRS。

这项纳入了 1218 例重度肺气肿患者的 NETT 研究，还有其他大量重要数据值得进一步分析，以便更进一步了解 LVRS 及肺气肿的病理生理机制。

7. LVRS 的手术死亡率和心肺并发症

在 NETT 研究中，共 511 名患者接受了 LVRS，90 天死亡率为 5.5%，观察到的唯一能预测手术死亡率的指标就是非上叶为主病变（HRCT），相对优势比（relative odds，RO）2.99（P=0.009）[19]。91% 的患者手术过程中是相对安全的，没有并发症，仅仅 2.2% 的患者出现一过性低氧血症，1.2% 的患者出现了心律失常。然而，在术后 30 天，58.7% 的 LVRS 患者出现了并发症，最常见的就是心律失常（23.5%），术后 30 天的其他并发症还有再插管（21.8%）、肺炎（18.2%）、再次入住 ICU（11.7%）和需要气管切开（8.2%）。接受 LVRS 的患者中，只有 5.1% 未能在术后 3 天内拔管 [19]。严重的呼吸系统和心血管事件发生率分别为 29.8% 和 20%。多因素逻辑回归分析显示，呼吸系统并发症多见于老年人

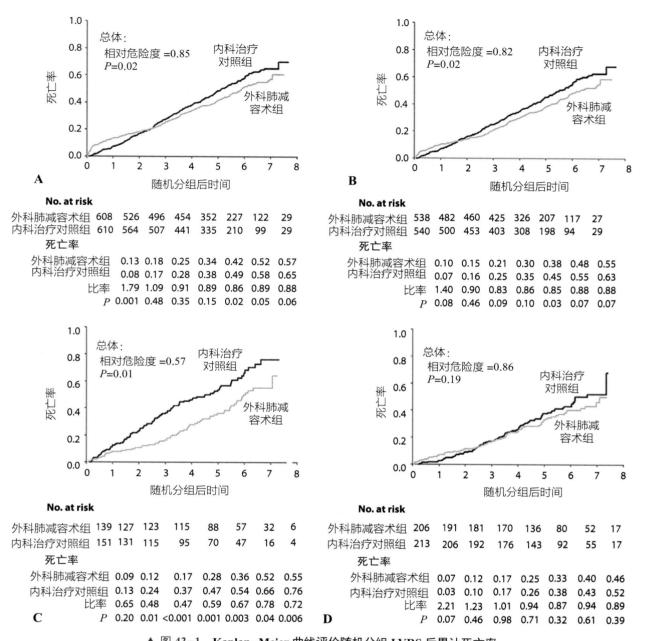

▲ 图 43-1　Kaplan-Meier 曲线评价随机分组 LVRS 后累计死亡率

RR 和 P 值代表的是中位随访时间 4.3 年时的数据差异。上图中每个点代表了每个时间点每组的危险人数、死亡率和 RR 值（LVRS 组：对照组），P 值评价有无统计学差异。A. 所有患者（n=1218）；B. 非高危患者（n=1078）；C. 上肺分布为主和基线低运动能力的肺气肿患者（n=290）；D. 上肺分布为主和高运动能力的肺气肿患者（n=419）[经 Naunheim KS 等许可转载，引自 *Ann Thorac Surg.* 2006；82(2):443.e19.]

（RO=1.05，P=0.02）、低 FEV_1 患者（RO=0.97，P=0.05）和 DL_{CO} 低的患者（RO=0.97，P=0.01）。心血管并发症多见于高龄（RO=1.07，P=0.004）、术前使用糖皮质激素（RO=1.72，P=0.04）和非上叶为主肺气肿患者（RO=2.67，P<0.001）[19]。

8. LVRS 术后气体渗漏

NETT 研究中 90% 接受 LVRS 的患者，在术后 30 天内出现了气体渗漏，这并不足为奇。尽管 30 天后 12% 的患者出现气体渗漏[3, 20]，但中位持续时间是 7 天。尽管可以选择术中固定技术、吻合器的品牌或术中辅助程序，比如：封堵伞、胸膜固定术，但并不能改变气体渗漏的发生率和持续时间。虽然上叶为主肺气肿和弥散功能下降的患者具有更高的气体渗漏发生率，但是，最高危的因素是胸膜粘连的存在。气体渗漏好发于高加索人种、FEV_1 或 DL_{CO} 降低、上叶为主肺气肿、应用吸入性糖皮质激素和胸膜粘连的患者[20]。出现气体渗漏的患者更容易出现术后并发症（57% vs. 30%，$P=0.004$）以及住院时间长（11.8 ± 6.5 vs. 7.6 ± 4.4 天，$P=0.005$）。但气体渗漏的发生不影响最终死亡率，另外仅有 4.4% 患者需要再次手术修补。

9. 灌注显像及 LVRS 患者的选择

NETT 研究的 1218 名患者中，对其中进行过基线肺灌注显像的 1045 名患者进行事后分析，以明确灌注显像能否预测 LVRS 的结局[21]。研究人员认为，任何上叶灌注<20% 全肺灌注的患者，可被定义为上叶为主肺气肿。在 284 名经 HRCT 定义的上叶为主肺气肿、低运动能力的患者中，202 名上叶区域低灌注。这些上叶低灌注的患者，LVRS 相较于药物治疗可以显著降低死亡率（RR=0.56，$P=0.008$），然而上叶灌注>全肺 20% 的患者，LVRS 与最佳药物治疗在死亡率方面无显著性差异（RR=0.97，$P=0.62$）。在 404 名经 HRCT 定义的上叶为主肺气肿且高运动能力的患者中，有 278 名上叶灌注不足，LVRS 也能降低其死亡率（RR=0.70，$P=0.02$）。剩余的 126 名上叶灌注>全肺 20% 的患者，两组的死亡率无差异（RR=1.05，$P=0.10$）[21]。在非上叶为主肺气肿患者中，上叶灌注这一因素并不能预测 LVRS 的预后。以上数据提示上叶为主肺气肿的患者，如果上叶低灌注，则 LVRS 能明显提高生存率。这一发现最可能的解释是，灌注显像增加了 HRCT 对区域性肺功能评估的附加价值。

10. NETT 研究中 α1- 抗胰蛋白酶缺乏患者 LVRS 的疗效

NETT 试验中总共随机纳入了 16 名重度 α1- 抗胰蛋白酶缺乏（AAT）肺气肿患者，其血清 AAT 浓度<80mg/dl，其中 10 名接受了 LVRS。AAT 患者 LVRS 术后 2 年死亡率较单纯药物治疗组高（20% vs. 0%）。同时 AAT 患者在 FEV_1 和运动能力改善方面也表现不佳，即使有获益，也难以维持持久性[22]。基于以上数据和事实，大多数医疗中心不向非上叶为主肺气肿的 ATT 患者提供 LVRS。

11. NETT 中 COPD 急性加重发生率的下降

NETT 研究中入组的 1024 名患者，其随机分组前、后的医疗保险数据都可以获得，进一步分析 LVRS 对 AECOPD 的影响[23]。研究者随访了 601 名 LVRS 和 603 名药物治疗的患者，随访持续至随机分组后 3 年。结果发现，相较于最佳药物治疗，LVRS 使 COPD 患者每年急诊就诊和住院率下降了 30%（0.27 vs. 0.37，$P=0.0005$）。LVRS 组首次 AECOPD 时间较药物治疗组有所延迟；然而，这一疗效直到随机分组后 150 天才得以发现。LVRS 术后 6 个月 FEV_1 值的改善，是首次 AECOPD 时间延迟的重要预测因素（HR=3.2，$P=0.002$）[23]。以上数据表明，即便是对于频繁 AECOPD 的患者，LVRS 也能降低术后 AECOPD 的频率。

12. LVRS 对氧疗的影响

NETT 采用血气分析、跑步机测试期间辅助供氧需求以及休息、运动和睡眠期间氧疗的自我记录，来评估 LVRS 对入组的 1078 名患者氧合的影响。在基线资料中，相较于 LVRS 组，药物治疗组的患者在跑台测试中极少需要辅助供氧，但在 6 个月（49% vs. 33%，$P<0.01$）、12 个月（50% vs. 36%，$P<0.001$）和 24 个月（52% vs. 42%，$P=0.02$），药物治疗组患者在跑台测试

中需要辅助供氧的比例明显增加。分析患者关于使用氧疗的自我记录，LVRS组中的患者在术后6、12、24个月需要氧疗的比例也低于药物治疗组。因此，术前因素多变量分析提示，基线氧合情况是迄今为止预测术后是否需要氧疗的最佳指标[25]。

13. LVRS对患者运动中呼吸模式的影响

NETT一个亚组研究入组了238名患者，通过在基线和术后6个月行极量运动测试，来评价LVRS对患者呼吸模式、气体交换和呼吸困难的影响[26]。在随机分组后6个月，相较于药物治疗组，LVRS组的患者具有更佳的最大分钟通气量（32.8L/min vs. 29.6L/min，$P=0.001$）、潮气量（1.18 vs. 1.07l，$P=0.001$）、心率（124beats/min vs. 21beats/min，$P=0.02$）和运动负荷（49.3W vs. 45.1W，$P=0.04$）。LVRS术后患者与单纯药物治疗组比较，在极量运动测试中呼吸困难程度轻微（4.4Borg vs. 5.2Borg呼吸困难量表，$P=0.0001$），通气受限可能性较小（49.5% vs. 71.9%，$P=0.001$）。术后6、12个月的随访中发现，LVRS组患者在运动中呼吸频率更慢、呼吸幅度更大，而且，术后6个月、24个月时通气死腔减少。以上这些数据说明，符合NETT入组标准的患者，LVRS可以使其运动时呼吸频率减慢、呼吸幅度加深，呼吸困难减轻，死腔通气减少，更有效地清除CO_2[26]。

动态肺过度充气是导致COPD患者活动受限和呼吸困难的关键因素[3]，LVRS可以减轻动态过度充气[27-29]。为了明确LVRS对患者极量CPET时动态过度充气的影响，我们分析了42名符合NETT入组标准的LVRS术后患者。相较于基线水平，术后6、12、24、36个月，患者在进行同等负荷的CPET时，具有更低的EELV。另外，该类患者运动时EELV与其6MWD改善（$r=-0.41$，$P=0.02$）和CPET的最大负荷瓦数增

加相关（$r=-0.54$，$P=0.001$）[30]。以上数据进一步支持了以下观点：LVRS不仅可以减轻动态过度充气，而这些改善与运动耐量提高相关。

14. LVRS对心脏的影响

重度肺气肿会导致气体陷闭和过度充气，从而导致胸腔内压升高，这与心脏受损有关[31-33]。一项研究入组了13名过度充气（TLC占预计值$139 \pm 24\%$）和气体陷闭（RV占预计值$272 \pm 64\%$）的肺气肿患者，运用心脏MRI来评价重度过度充气对心脏各参数的影响[32]。研究者发现：相较于11名年龄匹配的健康人，这13名重度肺气肿患者左室每搏指数（left ventricular stroke volume index）（$31 \pm 6ml/m^2$ vs. $50 \pm 7ml/m^2$，$P=0.001$）、右室每搏指数（right ventricular stroke volume index）（$32 \pm 7ml/m^2$ vs. $48 \pm 8ml/m^2$，$P=0.001$）和左室射血分数（$44 \pm 9\%$ vs. $54 \pm 7\%$，$P=0.0067$）都显著降低。肺气肿患者的胸腔内血容量也较健康对照组显著下降，胸腔内血容量与左室舒张末容积指数显著相关（$r=0.83$，$P<0.001$）[32]。以上数据表明：重度过度充气由于降低了胸腔内血容量，从而对心功能产生了负面效应。这些研究者还研究了LVRS对左心功能的影响，选取了10名接受LVRS的患者，在术前及手术结束时，患者处于仰卧位、气管插管及全麻状态下，行经食管超声心动图检查。他们发现，LVRS术后，心脏指数（$1.86 \pm 0.16L/(min \cdot m^2)$ vs. $2.60 \pm 0.18L/(min \cdot m^2)$，$P<0.001$）、心搏容量指数（$23.0 \pm 2.14ml/m^2$ vs. $30.8 \pm 2.72ml/m^2$，$P<0.001$）和每搏做功指数[$18.5 \pm 2.34(g/m)/m^2$ vs. $29.2 \pm 3.33(g/m)/m^2$，$P<0.001$]都较术前显著增加。左室舒张末面积指数，作为左心室前负荷的一个指标，在LVRS术后也显著改善[34]。

氧脉搏（VO_2/HR），作为一个每搏输出量的指标，LVRS对其的影响，这一个问题在NETT入组的718名患者中进行了研究，该组人群在入组和随机分组6个月后都进行了运动VO_2的检

测[35]。如果患者 RV/TLC 的比例下降≥4.43%，就可以定义为"缩减"（通过75%患者改善来确定）。在这一队列中，药物治疗组335名患者中有72名，手术组383名患者中有303名，都达到了缩减的标准。在6个月后的随访中，相较于药物治疗组，手术组达到缩减的患者在氧脉搏上的改善更加明显（18.9% vs. 1.1%，$P<0.0001$）。氧脉搏在患者不同状态下都有显著改善，包括静息（0.32ml/beat，$P<0.0001$）、无阻力踏车（0.47ml/beat，$P<0.0001$）和最大运动负荷（1.16ml/beat，$P<0.0001$）。而且，即便在经过对治疗、年龄、性别、BMI、肺气肿分布和弥散功能等因素调整后，氧脉搏改善率在 LVRS 组患者中更具优势（OR1.88，95%CI 1.30~2.72，$P=0.0008$）[35]。我们也发现在 LVRS 组（$n=16$），患者氧脉搏中位值在术后6个月增加，但在单独药物治疗组（$n=6$）未观察到上述变化。我们对静态、动态肺过度充气是否影响氧脉搏也进行了相应的分析[30]。发现 EELV/TLC 的比值和氧脉搏具有显著的负相关性（$r=-0.442$，$P=0.04$）。6个月时，静态肺过度充气减少（ΔFRC/TLC）与静息氧脉搏的增加具有显著相关性（$r=-0.449$，$P=0.03$），患者达到 $100\%VCO_2max$ 时，动态肺过度充气减少（ΔEELV/TLC）与氧脉搏的增加具有显著相关性（$r=-0.449$，$P=0.03$）[30]。

一项独立的研究，来试图了解 LVRS 对内皮功能是否具有影响。研究者选取了30名重症肺气肿患者，随访3个月，其中 LVRS 组（14名患者，另1名失访），药物治疗组（13名患者，另2名失访）。应用血流介导的血管舒张功能来评价血管内皮功能[36]。结果表明，LVRS 组 FMD 升高了2.9%（95%CI +2.1%~+3.6%，$P<0.001$），平均动脉压下降了9mmHg（95%CI -17.5~-0.05，$P=0.039$）。经调整年龄、包-年吸烟史、基线平均动脉压或平均 FMD 等因素之后，上述结论仍

然成立[36]。综上，上述数据说明，COPD 患者中肺过度充气对心功能有所损伤，LVRS 可以降低静息和运动时 EELV，进而改善心功能。

15. LVRS 对 BMI 的影响

COPD 患者中，低 BMI 与高病死率相关[37]。一项事后分析研究了 NETT 入组患者，分析了 LVRS 对 BMI 的影响。研究者发现：随机分组后6个月，与单纯药物治疗相比，低体重者（BMI<21）在 LVRS 术后更易出现 BMI 增加≥5%（37.97% vs. 17.65%，$P=0.02$）[38]。接受 LVRS 的正常体重者（BMI 21~25）在随机分组后6个月，也易出现 BMI 增加≥5%（23.67% vs. 3.57%，$P<0.001$）；但是超重者（BMI 25~30）和肥胖者（BMI>30）体重增加不明显[39]。LVRS 术后 BMI 增加≥5%的患者，相较于 BMI 增加<5%的患者，更容易获得 FEV_1 占预计值百分比（11.53%±9.31% vs. 7.55%±14.88%，$P<0.0001$）、6MWD（38.70±69.57 vs. 7.57±73.37m，$P<0.0001$）和 SGRQ 评分（-15.30±14.08 vs. -9.15±14.44，$P<0.0001$）等指标的改善。而且，LVRS 术后患者中，BMI 增加≥5%相较于 BMI 增加<5%，V_E/V_{CO2} 值更低（通气效率的指标）[3]。以上数据证明，低体重和正常体重者有望在 LVRS 术后，体重出现增加。另外一项研究发现，LVRS 会使患者静息能量消耗（resting energy expenditure，REE）下降8%，可能与术后呼吸肌氧耗下降有关[40]。而 V_E/V_{CO2} 的下降（通气效率升高），可能与肺容积下降相关，其导致了 REE 减少，进而体重增加。

16. LVRS：一项未被充分使用的治疗方法

自从2004年 CMS 批准 LVRS 以来，虽然有随机和临床对照试验的证据证实了其能改善具有一定特征肺气肿患者的肺功能、存活率和 QoL，但接受 LVRS 的患者人数并没有想象的多。在2004年初，共有254名医保患者接

受了 LVRS，而最近的数据表明接受该手术的人数更少。美国医保数据显示，2015、2016、2017 年，分别只有 22、24 和 22 名患者接受了 LVRS（CPT 编码 32491）[41]（数据库具体网址 http：//www.cms.gov/Research-Statistics-Dataand-Systems/Files-for-Order/NonIdentifiableDataFiles/PartBNationalSummaryDataFile.html）。以上数据并不包括商业保险支付的手术例数，但是显而易见，许多医保患者将有望获得行 LVRS 的资格。

一项单中心的回顾性研究，分析了一个 413 名患者的数据库（包括全面肺功能数据、CT 影像，并将肺气肿作为主要诊断），以确定根据 NETT 标准，从 LVRS 中获益的比例。研究者发现有 195 名不符合 NETT 入选标准，其中最常见的排除标准为预期生存时间少于 2 年的恶性肿瘤、既往有肺叶切除或胸骨切开手术史和存在肺动脉高压。研究者发现，413 名患者中 61 名（15%）是通过 CT 影像判定为上叶为主肺气肿，适合行 LVRS[42]。以上数据说明，这一大类人群可以从手术干预中获益。虽然并不能知晓未行 LVRS 的原因，NETT 的研究者分析了几个可能的原因，列于表 43-2 中 [43]。一些医生不愿推荐患者行 LVRS，一个可能的原因是：在 NETT 亚组研究中，即使是上叶为主肺气肿 / 低运动能力的患者，其生理结局差异明显。这种差异性可能是由于存在未被识别的不同程度的小气道病变所致，凭目前的术前检测手段无法发现这种小气道病变 [44, 45]。

四、肺减容的非外科手段

过去十余年，有研究者试图探索通过更小损伤、气管镜下操作的方式来进行 LVR，目前一些技术正在逐渐推广。气管镜术式，包括单向气管内活瓣置入、气道内放置自激活线圈、靶向破坏和重塑肺气肿组织以及气道旁路支架。

（一）气管内单向活瓣

在气管镜 LVR 技术中，有关气管内放置单向活瓣（endobronchial valves，EBV）的研究比其他方式更透彻。活瓣放置在肺段或肺叶水平的支气管内，阻断吸气时气体的进入，但是允许气体呼出及分泌物排出。这一治疗的目标是达到肺不张，进而减少肺容积。目前已有的实践是将活瓣放置在肺气肿和气体陷闭最严重的区域，因为该区域灌注很差，所以并不影响气体交换。目前有两种 EBV 的装置可供选择。一种是 IBV 支气管内活瓣装置（Spiration，Olympus，Tokyo，Japan），外形呈伞状，钛金属线框上覆盖有封堵器，允许气体和分泌物可以从活瓣外缘排出（如图 43-2）。Zephyr 支气管内活瓣装置（Pulmonx，Neuchâtel Switzerland）由镍钛合金支撑形成圆柱状骨架，有一个鸭嘴状的单向阀，允许气体和分泌物从活瓣中心排出（如图 43-3A 和 B）。图 43-3C 示 HRCT 显示左上肺严重肺气肿，图 43-3D 示气管内活瓣置入后左上肺完全不张。

表 43-2 在美国未行 LVRS 的可能原因

- NETT 中心、肺移植中心和其他 JCAHO 批准的中心发布的 LVRS 限制影响患者加入
- 术前检测过于复杂
- 门诊 PR 中心有限
- 临床医生对 LVSR 的获益认识不充分
- 曲解了 NETT 研究中高危群体死亡率的报告，认为所有重度肺气肿患者均是 LVRS 死亡的高危人群
- 存在创伤更小的气管镜术式
- 无法承受 LVSR 的费用

LVRS. 外科肺减容术；NETT. 美国国家肺气肿治疗试验；JCAHO. 医疗保健认证联合委员会

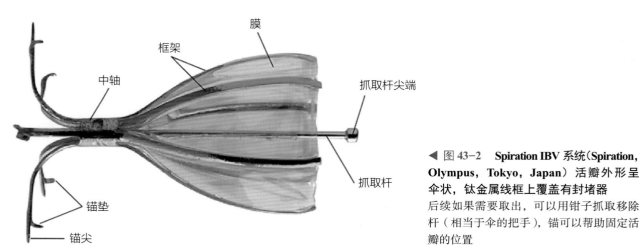

中轴
框架
膜
抓取杆尖端
抓取杆
锚垫
锚尖

◀ 图 43-2 **Spiration IBV 系统（Spiration, Olympus, Tokyo, Japan）**活瓣外形呈伞状，钛金属线框上覆盖有封堵器

后续如果需要取出，可以用钳子抓取移除杆（相当于伞的把手），锚可以帮助固定活瓣的位置

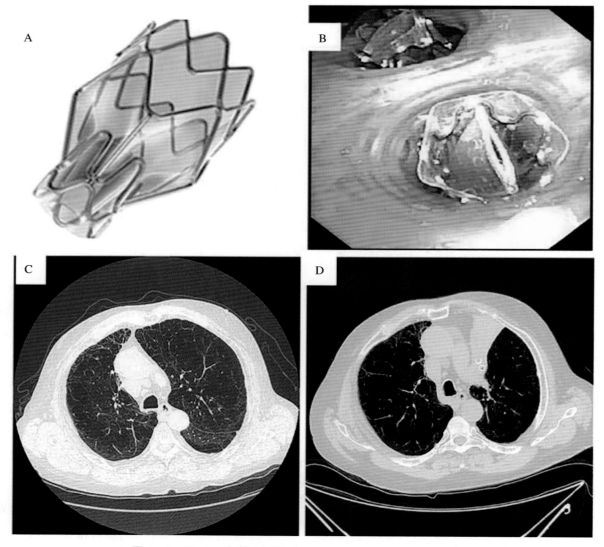

▲ 图 43-3 **Zephyr 气管内活瓣（Pulmonx, Neuchatel, Switzerland）**

A. 体外活瓣示意图；B. 气管镜下可见放置 Zephyr 活瓣后即刻可从活瓣中心排出气体；C. HRCT 示左上叶重度肺气肿；D. HRCT 示放置气道内活瓣后左上肺完全肺不张

气管内置入活瓣治疗肺气肿试验（endobronchial valve for emphysema palliation trial，VENT）是首个通过气管镜置入 Zephyr 活瓣，评估 LVR 的前瞻、随机对照研究[46]。VENT 试验中 EBV 置入组随机入组了 220 名患者，强化药物治疗组入组了 101 名患者。试验的主要观察终点为术后 6 个月 FEV_1、6MWD 的变化率。在试验中，研究者会将活瓣靶向置入在肺气肿病变最严重以及非均质性最严重的区域。

6 个月后，EBV 组 FEV_1 较前增长 4.3%（34.5ml），但对照组 FEV_1 较前下降了 2.5%（−25.4ml），而在刚进行完 EBV 后，FEV_1 较前增长 6.8%（60ml），与对照组有显著性差异（P=0.005）。相较于对照组，EBV 组 6MWD 平均增加了 5.8%（19.1m）（P=0.04）。而且，EBV 组在 QoL、呼吸困难、功率自行车峰值负荷和辅助供氧方面均较对照组稍有不同。被治疗肺叶间肺气肿病变的均质性和完整叶间裂的存在是唯一可以预测主要观察终点改善的因素。随访 6 个月时，肺气肿病变均质性差异 ≥ 15% 的患者，在 FEV_1 和 6MWD 两方面均有明显改善。在 EBV 组中，保留完整叶间裂的患者，FEV_1 在术后 6 个月可获得 16.2% 的增长（P<0.001），术后 12 个月可获得 17.9% 的增长（P<0.001），然而，叶间裂不完整的患者在术后 6、12 个月随访时发现 FEV_1 的增长率仅仅分别为 2.0% 和 2.8%[46]。

VENT 试验也在欧洲 23 个国家/地区开展，EBV 组随机入组 111 名，药物治疗组随机入组 60 名患者[47]。虽然与美国相比，欧洲进行的 VENT 研究执行力相对薄弱，但最终结果类似。在术后 6 个月随访时发现，EBV 组在 FEV_1、QoL 及 6MWD 方面均有微弱改善，但均较对照组有显著性或接近显著性改善。同样发现，对于保留完整叶间裂的患者，EBV 治疗组相较于药物治疗组，FEV_1 增长率更高（16% vs. 2%，P=0.02）。目标肺叶减容（target lobe volume reduction，TLVR）相较于基线 TLVR，保留完整叶间裂患者较无完整叶间裂患者更大（−55% vs. −13%，P<0.0001）[47]。以上两个研究都证实如果没有侧支通气，那么放置气管内活瓣可以通过降低肺容积来改善患者肺功能和 QoL。

目前有两种方法可以评估是否具有完整的叶间裂：一是通过 HRCT 定量分析叶间裂的完整性（fissure integrity，FI）；二是利用 Chartis 系统（Pulmonyx，Neuchatel Switzerland）进行支气管球囊阻塞并监测气流[48, 49]。Chartis 系统可以监测有无旁路通气，具体方式是通过气管镜的操作孔道，向目标支气管置入含流量和压力感受器的球囊导管，球囊充气后嵌顿在支气管中，可以监测到气流大小，如果没有旁路通气（叶间裂完好），监测器会显示呼气气流持续降低，直至消失。如图 43-4A 就是一个无侧支通气（collateral ventilation，CV）的示例，清晰地发现球囊漂浮导管尖端监测到气流终止；相反，图 43-4B 显示的是一位存在 CV 的患者，说明叶间裂不完整。若通过 HRCT 定量分析叶间裂完整性，那么 90% 的病例缺乏侧支通气[3]。但没有哪种手段是绝对完美的，据报道，在 FI 检测方面，Chartis 系统的灵敏性和特异性分别只有 77.8% 和 73.3%，而利用 QCT 分析 FI，具有 83.3% 的灵敏性和 66.7% 的特异性[48]。尽管在放置气管内活瓣之前，检测有无旁路通气十分必要，但是，尚未明确采用哪一种检测方法更优或是同时采用两种方法。

根据 VENT 试验的结果[46, 47]，之后的所有气道内活瓣的 RCT 研究均只纳入叶间裂完整的患者[51-56]。近年来，发表了两个关于 Zephyr 活瓣的重要的多中心 RCT。第一个试验，研究者对比了 65 名放置气道内活瓣的患者和 32 名对照患者。入组的患者均通过了 Chartis 系统评估，纳入标准包括：FEV_1 占预计值的 15%～45%，TLC 大于

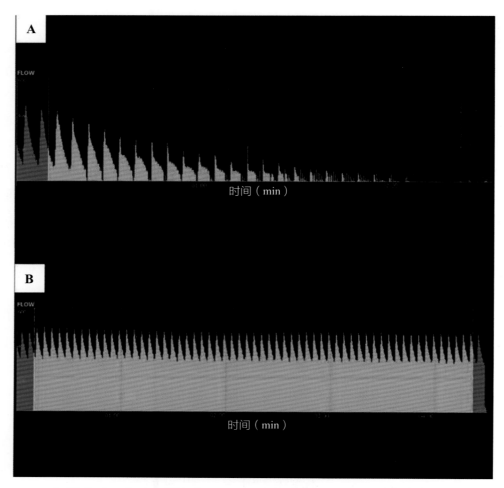

▲ 图 43-4　Chartis 系统（Pulmonx，Neuchatel，Switzerland）评估示意图
A. 无侧支通气；B. 有侧支通气

预计值 100%，RV 大于预计值 180%，目标肺叶与同侧其他肺叶的病灶均质性评分＞10%，以及 6MWD 介于 150～450m[55]。术后 3 个月 FEV₁ 改善率超过 12% 的人群所占比例是该研究的主要观察终点。结果表明，放置气道内活瓣组有 55.5% 的患者实现了 FEV₁ 改善率大于 12%，远远高于对照组（$P<0.001$）。另外，放置活瓣一组的患者在 6MWD、SGRQ、RV 等方面的改善均优于对照组[55]。

支气管镜下利用 Pulmonx 气管内活瓣行肺减容术，有关术后肺功能的改善研究（lung function improvement after bronchoscopic lung volume reduction with pulmonx endobronchial valves used

in treatment of emphysema，LIBERATE），招募了具有完整叶间裂，同时目标肺叶破坏≥50% 且肺叶间非均质性≥15% 的肺气肿患者，来评估 Zephyr 瓣膜的疗效[52]。此外，患者还需满足下述所有条件：FEV₁ 占预计值 15%～45%、TLC＞预计值 100%、RV＞预计值 175%[3]，且在经指导的 PR 项目后 6MWD 在 100～500m 之间。这是关于 EBV 最大规模的一项研究，总共纳入 190 名患者，其中 128 名行 EBV，62 名接受标准药物治疗。研究将 1 年后 FEV₁ 改善率＞15% 的患者比例作为主要观察终点，同时将应用支气管扩张药后 FEV₁ 改善率、SGRQ 评估的 QoL 和 6MWD 作为次要观察终点。纳入研究的患者均具有严重的气流受限，EBV组和对照组FEV$_1$占预计值的比例分别为28.0±7.45%和26.2±6.28%。而且，他们也有严重的气体陷闭，两组RV占预计值的百分比分别高达224.5±42.45%和224.6±38.86%。1年后，EBV组FEV$_1$改善率＞15%的患者比例明显高于标准药物治疗组（47.7% vs. 16.8%，$P<0.001$）。EBV组其他三项次要观察终点的指标改善也显著高于对照组。两组间FEV$_1$绝对值相差0.106l（95%CI 0.047～0.165，$P<0.001$），6MWD相差39.31m（95%CI 14.64～63.98，$P=0.002$），同时SGRQ评分相差-7.05分（-11.84～-2.27，$P=0.004$）。与标准药物组相比，EBV组患者的各项观察指标的改善能达到MCID，具体：SGRQ评分改善了-4分（56.2% vs. 30.2%）、6MWD增加了25m（41.8% vs. 19.6%）、RV下降310ml（61.6% vs. 22.4%）、FEV$_1$增加了12%（56.4% vs. 21.9%）。在术后12个月，EBV组84.2%的患者实现了目标肺叶减容≥350ml，平均容积减少了1.14±0.70L（较对照组$P<0.001$）。以上数据表明，对重度过度充气、气体陷闭的患者来说，如果具有非均质肺气肿、叶间裂完整的特点，那么他们放置EBV后能在肺功能、QoL和运动表现方面获得有重要临床意义的改善，而且该种改善仍能持续到术后1年[52]。

支持Spiration IBV疗效的数据正在"涌现"。中国的研究人员公布了REACH试验结果：共入组了107例患者（其中EBV组72例，标准药物治疗组35例），对比了EBV组和最佳药物治疗组[53]。通过QCT分析患者FI≥90%，即被定义为叶间裂完整。患者还须达到同侧不同肺叶之间病变差异≥15%，目标肺叶肺气肿损伤≥40%。与其他研究相似，纳入标准还包括FEV$_1$≤预计值的45%、TLC≥预计值的100%，而对于RV要求方面，尽管患者都存在严重的气道陷闭，该研究纳入标准为RV≥预计值的150%，而不是其他研究要求的≥预计值的180%。主要观察终

点是3个月后FEV$_1$的变化值。次要观察终点包括SGRQ评分的改变、TLVR≥350ml的患者比例、6MWD和呼吸困难。研究者发现：3个月后，EBV组FEV$_1$改善了0.104±0.178l，明显高于对照组的0.003±0.147l（$P=0.001$）。若将FEV$_1$改善率≥15%定义为有效临床缓解，那么EBV组在术后第1、3、6个月的缓解率分别达到了49%、48%和41%，而对照组分别仅有22%、13%和21%（所有时间点$P<0.001$）。术后6个月EBV组SGRQ评分评估的QoL也较对照组有显著改善（-8.39，95%CI -12.69～-4.08 vs. +2.11，95%CI -3.87～8.08，$P=0.007$）。尽管在EBV组，术后3个月和术后6个月TLVR≥350ml的患者比例分别为52.5%和66.1%，但是任何时间点的RV无显著性差异[53]。

关于Spiration IBV的研究中，最具权威性的EMPROVE研究纳入了172名患者，目前还未正式公布研究结果，仅以摘要的形式被报道[57, 58]。该研究的准入标准与REACH研究类似。研究者纳入了重度气流阻塞、过度充气（TLC≥预计值的100%）、气体陷闭（RV≥预计值的150%）、与同侧肺叶相比病变非均质性≥15%和基于HRCT的QCT分析提示叶间裂完整的患者。研究报道术后12个月患者在FEV$_1$、6MWD和QoL（通过SGRQ评估）均有显著改善。

（二）对均质性肺气肿患者的气道内活瓣置入治疗

对于晚期均质性肺气肿患者，内科药物治疗手段十分有限，同时又是LVRS的禁忌证，而肺移植会增加死亡率和并发症风险，也不是一个理想的选择。虽然在病变均质性分布的患者中，气道内活瓣置入的使用较病变非均质性分布的患者少了很多，但是仍有试验对其效果进行了研究。一项RCT研究纳入了FEV$_1$占预计值15%～5%、

TLC ≥ 预计值 100% 和 RV ≥ 预计值 200% 的均质性肺气肿患者，来研究 Zephyr 活瓣的作用[56]。基于 HRCT 的 QCT 定量分析，如果目标肺叶的病变较同侧其他肺叶非均质性评分 ≤ 15%，则定义为均质性肺气肿。另外，患者必须通过肺灌注显像，提示左右两肺灌注差异 ≤ 20%。只有通过 Chartis 系统检测后证明无侧支通气的患者才能纳入该研究。主要临床观察终点是 3 个月后 FEV_1 的变化值，同时其他研究中常见的次要观察终点，如 6MWD、QoL 和呼吸困难等也被记录。3 个月后，EBV 组的 FEV_1 比对照组平均增加 17%（95%CI 8.1~25.8%，$P=0.0002$）。同时与对照组相比，EBV 组在 QoL（SGRQ 评分降低 9.6 分，$P<0.0001$）、6MWD（增长 40m，$P=0.002$）、RV（减少 480ml，$P=0.011$）方面都有显著改善。以上数据表明，经过严格筛选的均质性肺气肿患者，也可以从置入 EBV 中获益[56]。

放置 EBV 相关的并发症

尽管与 LVRS 相比，置入 EBV 具有较低的并发症发生率，但还是存在明确的操作相关并发症。最常见的两个并发症就是 AECOPD 和气胸。表 43-3 列出了纳入完整叶间裂患者的 RCT 中这些并发症的发生率。大部分研究报道气胸发生率为 25%~34%[51-55, 57, 58]。REACH 研究相较于其他研究报道，气胸发生率更低[53]。虽然目前原因不明，但研究者们猜想，可能与以下因素有关：术后传统治疗（住院 6 天并卧床休息）、目标同侧其他肺叶肺气肿程度较轻或者 EBV 置入经验相对较少，因为该研究较其他研究来说，TLVR 列数较少。大部分气胸（并非全部）需要放置胸腔引流管，并且，对于何时需要移除活瓣，或者是否需要外科进一步干预，已有明确的指南出版[59]。EBV 术后也有一定的死亡率，迄今为止样本量最大的研究病死率为 3.1%，其中大部分与气胸相关[52]。大多数情况下，气胸在术后数天内出现，

因此，术后 3~4 天患者常规检查明确有无气胸产生。其他已报道的并发症还有咯血、活瓣移位或咳出、肺炎和肉芽组织增生。

（三）自我回弹肺减容线圈

气管内放置的非封闭线圈，直接通过气管镜置入段支气管，之后释放线圈，使其恢复本身预设的形状（图 43-5A）。虽然目前仍没有研究证实，该方法可能的机制是通过减小肺容积、恢复肺的弹性来改善肺功能[60]。肺减容线圈无须考虑是否存在侧支通气，这一方法可以在每侧肺脏放置 10 个线圈，可以通过间隔 1 月以上的两次气管镜操作来完成（图 43-5B）。

RESET 试验是首个比较 LVR 线圈和最佳药物治疗疗效的前瞻性随机多中心研究[61]，纳入了 47 名均质性或非均质性肺气肿患者。目标是在随机纳入 LVR 组的患者中，通过两次间隔 1 个月的气管镜手术，在每侧病变最严重的肺叶置入 10 个线圈。主要观察终点是 90 天后通过 SGRQ 评分评估的 QoL。次要观察终点包括：在 90 天后 FEV_1、TLC、RV、6MWD 和呼吸困难的变化，以及任何与过程或设备相关的不良事件。结果表明，随机纳入 LVR 线圈组的患者 SGRQ 评分下降更加明显（-8.11 分，95%CI -13.83~-2.39），较最佳药物治疗组有显著差异（+0.25 分，95%CI -5.58~+6.07，$P=0.04$）。另外，线圈 LVR 组在 RV 变化（-0.511 vs. -0.201，$P=0.03$）、FEV_1 改善率（14.19% vs. 3.57%，$P=0.03$）、6MWD 增长（51.15m vs. -12.39m，$P<0.001$）方面的改善均显著优于最佳药物治疗组。其中，有 2 名研究对象在 LVR 线圈置入术后 2h 内出现了气胸。在干预后的 30 天内，线圈 LVR 组出现的不良事件（2 例气胸，2 例 AECOPD 和 2 例下呼吸道感染）显著高于最佳药物治疗组（1 例 AECOPD，$P=0.02$）。在干预后的 31 天至 90 天内，

表 43-3　对叶间裂完整（没有侧支通气）的肺气肿患者 RCT 研究中气胸和 AECOPD 的发生率

	气胸发生例数	气胸的患者数	AECOPD 的患者数
LIBERATE[52] *n* = 128	46	44（34.4%）	术后 1～45 天 10（7.8%）
TRANSFORM[55] *n* = 65	20	16（29.2%）	3（4.65%）
IMPACT[56] *n* = 43	12	12（25.6%）	10（16.3%）
BeLieVer HIFi[54] *n* = 25	2	2（8%）	16（64%）
STELVIO[51] *n* = 34	6	6（18%）	4（12%）
REACH[53] *n* = 72	5	5（7.5%）	5（7.6%）
EMPROVE[57, 58] *n* = 113	31	31（27.6%）	0～6 个月 19 （16.8%）
总数 *n* = 480	122	116（24.2%）	67（14.0%）

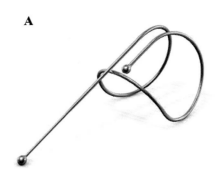

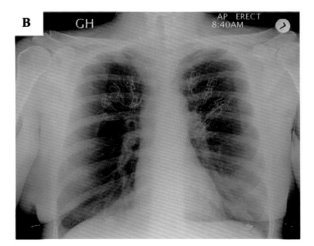

▲ 图 43-5　气管内线圈（PneumRx，BTG London，UK）
A. 体外线圈示意图；B. 胸部 X 线片示经两次气管镜操作在双肺上叶气管内放置线圈

两组间不良事件无显著性差异（$P > 0.99$）[61]。

法国的 REVOLENS 试验，共有 10 个医疗中心参与，是一项探索气管内线圈 LVR 与最佳药物治疗比较的 RCT 研究[62]。纳入了 100 名双肺重度肺气肿患者，满足 $FEV_1 <$ 预计值 50% 且 RV ≥ 预计值 220%，然后按 1∶1 的比例分至两组。研究的主要观察终点是 6 个月后 6MWD 增加 ≥ 54m。次要观察终点是在 6 个月及 12 个月后，患者的 FEV1、肺容积、呼吸困难和 QoL。研究者们发现，36% 的线圈治疗组患者可在术后 6 个月获得 6MWD 增加 ≥ 54m，而药物治疗组仅有 18%，具有统计学差异（$P=0.03$）。与对照组相比，12 个月后，线圈治疗组在 FEV_1（0.08l，95%CI 0.0～∞，$P=0.002$）、RV（−0.36l，95%CI −0.10～∞，$P=0.004$）和 SGRQ 评分（−10.6，95%CI −5.8～∞，$P<0.001$）均有显著改善，但 6MWD 的改善无明显差异（21m，95%CI −5～∞，$P=0.09$）。术后 12 个月，线圈治疗组共有 4 例气胸（3 名患者，其中 1 名发生两次），对照组仅有 1 例气胸（$P=0.62$），而线圈治疗组出现了 11 例肺炎，对照组 2 例（差异 14%，95%CI 2～26，$P=0.03$）。

迄今已发表的有关重度肺气肿患者气管内线圈治疗和最佳药物治疗对比的研究，最大的多中心 RCT 研究是 RENEW 试验（共纳入 315 名患者）[63]。研究者们招募的重度肺气肿患者（包括：均质性或非均质性），符合 $FEV_1 \leq$ 45% 预计值、RV ≥ 220% 预计值（在纳入 169 名患者后，标准降至预计值的 175%），且 TLC > 100% 预计值。在均质性肺气肿患者中，干预破坏最严重的肺叶；而在非均质性肺气肿患者中，干预上叶。主要观察终点是 12 个月后 6MWD 的变化；最常采用的次要观察终点是 12 个月后 FEV_1、RV 和 QoL（SGRQ）的变化。6MWD，支气管线圈治疗组增长了 10.3m（−33.0～45.0），而对照组

下降了 7.6m（−40.0～26.0），两组间相差 14.6m（95%CI 0.4～∞，$P=0.02$），有益于支气管线圈治疗组。同时，线圈治疗组与常规药物治疗组间的差异，体现了线圈治疗组在 FEV_1（7.0%，IQR3.4～∞，$P<0.001$）、SGRQ 评分（−8.9 分，95%CI−∞～−6.3，$P<0.001$）和 RV（−0.311，95%CI−∞～−0.11，$P=0.001$）三方面都有显著改善。对 RV ≥ 预计值 225% 的非均质性肺气肿患者进行预先指定的亚组分析，结果发现这部分患者在主要和次要观察终点各方面都具有更显著的改善。事后分析揭示，与常规药物治疗组相比，RV ≥ 预计值 225% 的非均质性肺气肿患者，经支气管线圈治疗后在 6MWD（29.1m）、FEV_1 改善率（12.3%）、SGRQ 评分（平均减少 10.1 分）方面均获得了最大限度地改善。对于那些 RV < 预计值 225% 且均质性肺气肿患者来说，6MWD 有所下降，FEV_1 改善了 3.5% 且 SGRQ 评分仅减少 3.3 分。对于均质性肺气肿患者，若 RV ≥ 225% 预计值，线圈治疗较常规药物治疗在 6MWD（20.7m）、FEV_1 改善率（8.3%）和 SGRQ 评分降低（−10.0 分）方面效果更佳。关于 RV < 225% 预计值、非均质性肺气肿患者进行的亚组分析，虽然样本量过小，但结果"好坏参半"。两种治疗方法在死亡率方面并无差异，但支气管线圈治疗组具有更高的严重并发症发生率（$n=54$，34.8% vs. $n=30$，19.1%，$P=0.002$）。引起上述差异的主要原因，考虑为支气管线圈治疗组有更高的下呼吸道感染率（18.7% vs. 4.5%，$P<0.001$）。气胸也更多见于支气管线圈治疗组（$n=15$，9.7% vs. $n=1$，0.6%，$P<0.001$）。在治疗后的 9 个月内，支气管线圈治疗组出现病情急性加重的比例更高，但在 12 个月时，两组间无统计学差异。对术后报道的肺炎病例进行事后分析，胸片上出现实变影的患者，35% 考虑与感染相关。而引起的胸片上出现实变影的非感染因素，考虑与线圈

置入相关（图43-6），这类患者相对预后更好[63]。引起上述肺感染病变的原因尚不清楚，可能与线圈压迫肺实质导致肺不张，或者与线圈诱导的炎性反应有关。

上述三个关于支气管线圈的RCT研究结果趋于一致，均提示了线圈治疗对6MED（三个研究均列其为主要观察指标）和FEV_1均有少许改善，但对SGRQ评估的QoL有明显提高[60, 62, 63]。支气管线圈尚未通过美国联邦药品管理局的批准，但在部分国家，对于弥漫性肺气肿或者有侧支通气的重度气体陷闭患者，支气管内线圈肺减容还是可行的。

（四）生物胶肺减容

这一方法主要使用在小气道和肺泡内可发生聚合的可降解生物硬化凝胶，通过目标肺区域数周的瘢痕形成和修复达到肺减容的目的。AeriSeal肺气肿组织封闭胶（ELS；Pulmonx，Neuchatel Switzerland）是最新一代的硬化剂，采用了胺化的聚乙烯醇和戊二醛，二者与空气混合产生AeriSeal泡沫胶，通过支气管镜将这些泡沫胶送至目标肺段。这一方法不受侧支通气影响。早期试验性研究得到了令人鼓舞的结果，但术后8~24h出现了与之相关的流感样症状[64, 65]。最常见的不良事件主要有呼吸困难（$n=25$）、发热（$n=22$）和白细胞升高（$n=21$），并伴随血清炎性标记物的倍增，例如，血沉和（或）C反应蛋白[66]。另一试验性研究选取了20名患者（10名为均质性病变，另10例为上叶为主病变），对每侧肺上叶的2个亚段给予治疗[67]。这项研究的主要结局为CT成像评价肺容积的缩小，与基线相比降低了895ml（$P<0.001$）。治疗后6个月的FEV_1（31.2%，$P=0.02$）和RV/TLC（-7.2%，$P=0.027$）均明显改善。

这些试验性研究结果引导研究者们设计了一项多中心RCT，即ASPIRE试验，旨在对比AeriSeal治疗、药物治疗对于以上叶病变为主的重度肺气肿患者的疗效[68]。虽然很不幸在招募了95名患者后，赞助商因经济原因停止了本项研究，但已经获得了57名患者（试验组34名，对照组23名）的3个月有效数据，34名患者（试

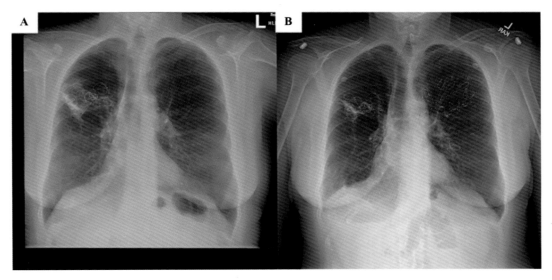

▲ 图43-6　气管内线圈相关的高密度影

A. 线圈放置术后2天，胸部X线片显示右肺上叶新发实变影；B. 左肺置入线圈4个月后的胸部X线片表现。右肺上叶线圈相关的实变影消散，遗留因右肺上叶容积减少相关的条索影

验组 21 名，对照组 13 名）获得了 6 个月的有效数据。第 3 个月时 ELS 治疗组 FEV_1 的平均改善率为 11.4%（-32%～2.0%），药物治疗组的平均改善率为 -2.1%（-4.9%～9.0%）（$P=0.0037$）。此外，ELS 治疗组与对照组的 SGRQ 评分改善也具有显著差异（-11 分，IQR-18～-1 vs. -4 分，IQR-6～3，$P=0.026$）。在第 6 个月时，即使只有 21 名患者的有效数据，ELS 治疗组中也依然有 52% 的患者在 FEV_1 值和 6MWD 上均超过了 MCID。ELS 治疗组有 2 名患者死亡，对照组无死亡病例。此外，ELS 治疗组有三名患者发生了 4 次需要机械通气治疗的呼吸衰竭，而对照组患者无此类呼吸衰竭发生。研究过程中，试验组有 44% 的患者需要住院治疗，而对照组比例为 18%（$P=0.0098$），这其中的大部分事件与呼吸系统相关[68]。上述来自试验研究和简短 RCT 的数据，均证实了 AeriSeal 治疗的潜在获益，但将来仍需有关利用这种技术的研究，将硬化剂的毒性降至最低。

（五）气道旁路支架置入

气道旁路是一种支气管镜技术，针对均质性肺气肿设计的，即建立气道旁路路排出滞留气体之后，利用紫杉醇洗脱支架保持旁路通畅（Broncus Technologies，Mountain View，CA）。肺气肿呼气道支架治疗（Exhale Airway Stents for Emphysema，EASE）是一项随机、假性对照研究，旨在明确这些支架的安全性和有效性[2]。EASE 共纳入 315 名重度均质性肺气肿伴随严重气体陷闭的患者，208 名入组支架组。研究者将 FVC 值增加 12% 和 mMRC 呼吸困难量表评分降低 1 分共同作为主要观察终点。假性手术组与气道旁路支架植入组之间没有统计学差异。在第 6 或者第 12 个月，两组在肺功能或肺容积方面没有差异。对于这一研究结果的可能的解释：咳出的痰液或者组织碎屑所致的支架堵塞。

（六）支气管热蒸汽消融术

支气管热蒸汽消融术（bronchoscopic thermal vapour ablation，BTVA）使用加热的水蒸气在气道内产生热损伤，导致炎症反应，继而发生纤维化和肺不张以减少肺容积。理论上这种技术的优点在于可以治疗存在侧支通气的患者，且能够治疗目标病变在肺亚段的患者，还能在治疗后同一肺叶中残留较少的病变肺组织。一项关于 44 名以上叶病变为主肺气肿患者的试验性研究证实了目标肺叶容积明显减少，同时 FEV_1 显著提高，6MWD 以及 SGRQ 评分也有明显改善[24]。一项已发表的多中心 RCT 研究（STEP-UP 试验）以 70 名以上叶病变为主的晚期肺气肿患者（试验组及对照组例数分别为 46 名和 24 名）作为研究对象，比较 BTVA 与药物治疗的疗效[50]。研究对象的纳入标准为 FEV_1 在预计值的 20%～45%、TLC > 100% 预计值、RV ≥ 150% 预计值以及 6MWD ≥ 140m，主要观察终点为 6 个月时 FEV_1 以及 SGRQ 评分的改善情况。其中针对肺上叶的手术分为两步，间隔为 13 周。6 个月时两组间 FEV_1 的平均差值为 14.7%（95%CI7.8～21.5，$P<0.001$），SGRQ 评分的平均差为 -9.7 分（95%CI -15.7～-3.7，$P=0.0021$）。两组的 FEV_1 改善值相差 130.8ml（95%CI 63.6～198.0ml，$P=0.0002$），存在显著差异，但 6MWD 无统计学差异。应答分析显示 6 个月时试验组中 50% 的患者 FEV_1 改善可达到 MCID（改善 12%），70% 的患者 SGRQ 评分能达到 MCID，减少 4 分，与此同时对照组患者这两组数据分别为 13% 和 39%。但治疗组患者因 COPD 急性加重需要住院治疗发生率为 24%，而对照组为 4%，此外前者的肺炎发生率为 18%，而后者仅为 8%[50]。因此即使早期的试验数据都表明 BTVA 是晚期肺气肿

非常有潜力的治疗方法，但我们仍然需要更多研究去探索如何将手术收益最大化同时将不良反应降至最低。除此之外，尽管正在计划许多临床试验来打破我们对这一手术认知的局限性，但目前 BTVA 对于弥漫性肺气肿的疗效依然不明确。

五、总结

肺减容术对于晚期肺气肿和以上叶病变为主的肺气肿患者有确切疗效。虽然有高证据级别的大型 RCT 研究证实了 LVRS 的疗效，但是在临床医生和患者中的接受程度并不高，而且现在可借助气管镜实施一些微创手术，对于某些患者是有益的。尽管世界上许多国家无法实施支气管内线圈治疗以及支气管热蒸汽消融术，但支气管内活瓣、支气管内线圈以及支气管热消融术仍然应该纳入考虑范围[1]。叶间裂完整且缺乏侧支通气的患者能够从上述任一种手术中获益，而存在侧支通气的患者则不适合支气管内活瓣置入。对于以上叶病变为主且存在侧支通气的患者，支持 LVRS 的证据多于支气管内线圈或支气管热蒸汽消融术，当然还要结合当地实际医疗情况以及患者的偏好，任何选择都是合理的。大多数医疗中心不推荐下叶病变为主的肺气肿患者行 LVRS，而更适合接受支气管镜技术。重度均质性肺气肿患者不适合 LVRS，如果叶间裂完整或不存在侧支通气时，可以选择支气管内活瓣置入术。如果存在侧支通气，那么在当地条件允许的前提下均质性肺气肿患者可选择 LVRS 的方案，就只有支气管线圈治疗或热蒸汽消融术。

第六篇
其他干预措施
Add–on Interventions

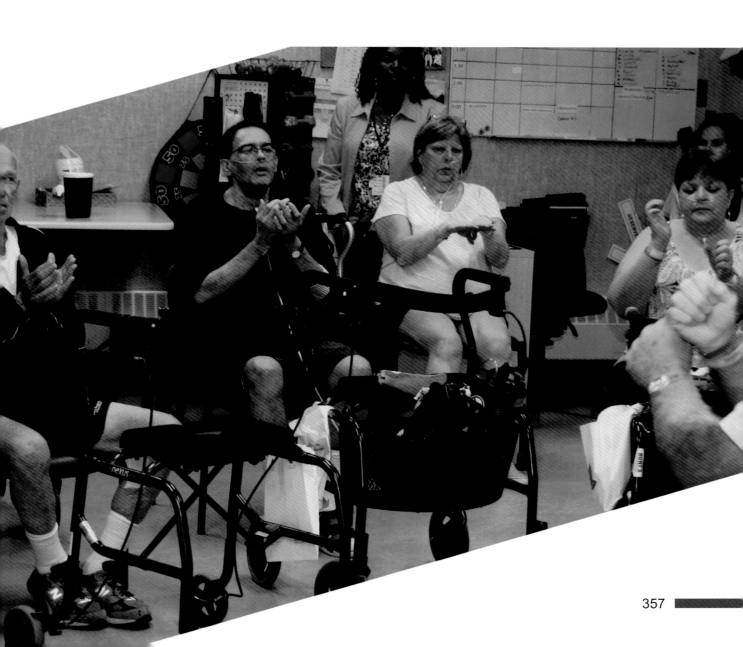

辅助供氧和氦氧混合气体

Supplemental oxygen and heliox

Paolo Palange　Richard Casaburi　著

要　点

◆ 动态过度充气是中至极重度 COPD 患者运动耐量减低的一个关键性因素。

◆ 辅助供氧可以降低机械通气需求、减慢呼吸频率、延长呼气时间，从而减少动态肺过度充气并改善运动耐量。

◆ 吸入氦氧混合气体能降低气流阻力、加快呼气流速，从而减少动态过度充气并改善运动耐量。

一、概述

呼吸困难与运动耐量下降是 COPD 的典型特征。在疾病晚期，运动耐量减低是由于严重气流受限、肺过度充气和呼吸困难所致通气能力下降而引起的[1]。以运动为基础的康复项目是 COPD 患者基本治疗的一部分。为了使 PR 有益，必须进行足够高水平的运动训练；对于比较严重的患者只能通过减少动态过度充气的水平，从而缓解呼吸困难。而这可以通过降低呼吸驱动力（如吸入高浓度的氧气）。或者通过增加通气能力，如吸入低密度的氦氧（Heliox）混合气体来实现。近 20 年以来，已有研究证明非药物干预有利于获得预期的治疗效果，其中证实了辅助供氧或 Heliox 能够提高运动耐量[2-5]。

二、运动中的动态肺过度充气

COPD 患者，气流受限是气道狭窄（如慢性支气管炎）和（或）肺组织弹性回缩力下降（如肺气肿）造成的。在运动期间，呼吸频率和深度增加的需求会导致呼出气量无法达到预期的标准。为避免气流受限时中央气道塌陷，会提高肺容量，并且不是必要满足神经呼吸驱动的通气需求。为了最大限度地降低呼气气流受限和吸气肌负荷，会因为各种不同的神经和机械机制导致肺过度充气[6]。

呼气气流受限会导致两个主要结果：第一，气道在阻塞时出现机械性塌陷，会触发大脑皮层发放呼吸困难的神经信号[7]；第二，呼吸道内大量气体会引起呼气阻力的增加，导致胸腔和腹腔内压升高，从而影响静脉回流至右心房。增高的肺泡压引起肺血管阻力增加，从而阻止血液进入左心。结果，心脏的输出量降低，伴随着骨骼肌的氧供下降[1, 8]。

动态肺过度充气会产生严重的后果：首先，对吸气肌施加额外的负荷，会导致呼吸困难和疲劳过早的发生[1]，结果是患者无法维持与运动水平相符合的通气需求。另外，与正常情况相比，呼气肌收缩更明显，这会进一步增加胸腔和腹腔内压力，从而不利于心血管系统对运动的适应[1]。

三、辅助供氧

对于那些静息时低氧或运动中血氧饱和度降低的 COPD 患者，推荐在运动期间辅助供氧。另有证据表明，运动期间辅助供氧可能对无低氧血症的 COPD 患者也有益[3, 9, 10]，这也许是由于其他机制，而不一定与改善氧合有关，可能是因为呼吸困难减轻、呼吸驱动减弱或引起支气管扩张[4]。很明显，辅助供氧可以通过减少通气需求，进一步降低呼气气流受限和肺过度充气，从而提高运动耐量、减轻呼吸困难[3, 4]。O'Donnell[4] 报道一组重度 COPD 患者，以最大运动能力的 50% 进行运动训练，辅助供氧（FiO_2 为 60%）可以显著增加运动耐受时间（图 44-1）。通过与呼吸空气的对照组比较，耐受时间的增加与肺容量的降低和呼吸困难的减轻有关。虽然通气量下降是与动脉血中的二氧化碳压力轻度增加有关，可并没有改变呼吸感觉或运动能力。在另一项研究中，Somfay[3] 发现对于无低氧血症的 COPD 患者，辅助供氧带来的运动能力的改善是剂量依赖的，吸入氧浓度为 30% 时有效，50% 时效果最大。另一项 Fujimoto 的研究[11] 发现运动期间辅助供氧，重度 COPD 患者比轻度受益更大，这与静息时血氧饱和度水平无关。在一项双盲研究中，28 名

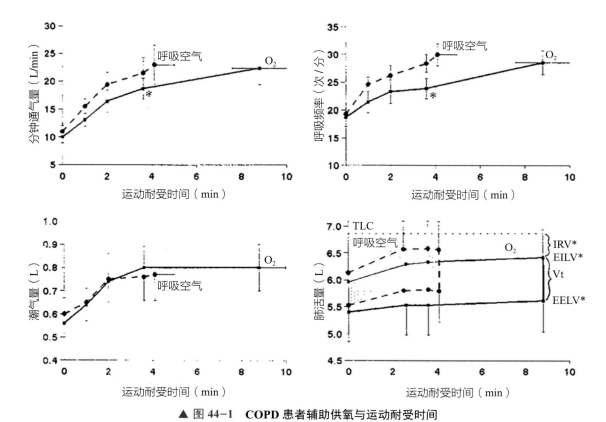

▲ 图 44-1　COPD 患者辅助供氧与运动耐受时间

辅助供氧（FiO_2=60%）通过降低通气需求，进一步减慢呼吸频率，从而减轻动态肺过度充气来改善重度 COPD 患者的运动耐力（经许可转载，引自 O'Donnell DE et al. *Am J Respir Crit Care Med*. 2001;163：892-8.）

无低氧血症重度 COPD 患者，与呼吸室内空气对比，在运动训练期间辅助供氧，可以提高运动强度，增加耐受时间[2]（图 44-2）。

所有这些研究提出了有关辅助供氧如何获益的问题。首先是降低了分钟通气量，这是通过抑制颈动脉体发放的呼吸驱动和（或）改善骨骼肌的代谢状况来实现的。对于 COPD 患者，通气量的减少通常是通过减少呼吸频率来实现的，而不是降低潮气量（图 44-1）[2,4]。由于潮气呼气流量降低，而最大流量几乎未受到影响，故呼气可在较低的肺容积处终止。通过降低肺过度充气的程度，使患者感受到呼吸更轻松，从而提高运动训练的功率，延长耐受时间。另外，肺容量的减少也可能是由于肺泡的体积减小，这是因为氧气从肺泡进入血管腔内，但在相反方向上没有等量的气体来补偿。因此，这些研究强烈支持运动训练期间辅助供氧可缓解呼吸困难和提高运动能力，这主要通过改善呼气流量限制和肺部过度充气来实现的。Dilektasli 等最近发表了一篇有关 COPD 患者运动期间辅助供氧效果的综述[12]。

四、低密度混合气体

深水潜水员一直使用低密度混合气体（如 Heliox）在极端大气压下减轻呼吸做功[13]。在 20 世纪 30 年代中期，Alvin Barach 首次描述了使用 Heliox 可减轻严重哮喘发作和上呼吸道梗阻时的呼吸困难[14]。近年来，Heliox 在无创通气期间被用作 COPD 患者运动的能量辅助手段，并取得了可喜的效果。

通过气道的最大气流量取决于狭窄部位的气道内径大小和顺应性，以及吸入气体的物理特性[15]。Heliox（79% 的氦气和 21% 的氧气）的密度比空气（79% 的氮气和 21% 的氧气）低大约 6 倍，呼吸 Heliox 有望能增加肺远端的流量。Papamoschou 在一项有关 Heliox 对支气管树气流影响的研究中发现，由于湍流的减少，流速将增加 50%[16]。

考虑到运动中呼吸 Heliox 的影响，对健康志愿者进行了研究，发现 Heliox 的效果在高强度功率时最明显，因为此时潮气呼吸达到最大气流，且功能残气量也有增加趋势。在这些条件下，呼吸 Heliox 能够适应更大的通气量，因为它增加了可获得的最大流速，并增加了潮气量，同时降低功能残气量[17]。

Palange 等率先评估了呼吸 Heliox 对 COPD 患者运动耐量、动态过度充气和呼吸困难的影

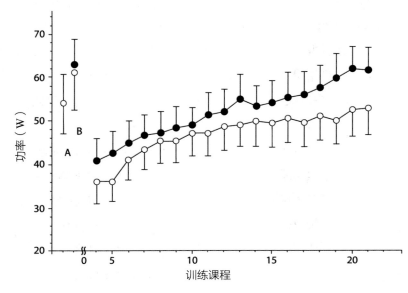

◀ **图 44-2　康复训练项目中辅助供氧对训练功率的影响**
辅助供氧可增加无低氧血症 COPD 患者康复运动训练的强度。尽管训练前的最大运动耐量（A）几乎相同，但辅助供氧训练组（闭合环）与空气训练组（开放环）相比，能在整个训练项目中以更高的功率进行运动（经许可转载，引自 Emtner M et al. *Am J Respir Crit Care Med.* 2003;168：1034-42.）

响[5]。作者认为运动期间呼吸 Heliox 可以减轻气道阻力，这也能改善 COPD 患者的症状和运动能力。他们检验了这个假设，将中至重度 COPD 患者随机分为两组，分别呼吸 Heliox 或空气，并进行 80% 的最大功率的运动训练。结果发现呼吸 Heliox 增加了峰值运动时的最大通气量和潮气量（图 44-3），以及同时肺过度充气和呼吸困难显著改善，使运动耐量提高了 2 倍。有趣的是，已有的研究发现 Heliox 较辅助供氧[4]或支气管扩张药[18]更有助于运动耐受时间的延长。Palange 等所观察到的有益结果得到了 Eves 等进一步的证实[19]。

Hunt 等[20]在一篇综述文章中评价并证实了 Heliox 对慢性阻塞性肺病患者运动耐力的有益影响。他们总结了八项关于 Heliox 对 COPD 患者运动耐量和呼吸困难影响的周密研究。作者的结论是，与呼吸室内空气相比，有大量低偏倚风险的证据支持 Heliox 在改善 COPD 患者运动强度和持续时间方面的有效性。

五、相关的康复项目

已证实辅助供氧可以改善 COPD 运动训练项目的结局，但到目前为止，Heliox 还没有带来类似的获益[21, 22]。有关辅助供氧和 Heliox 改善运动耐量的研究，采用的是高强度恒定功率模式，这也是研究支气管扩张药对 COPD 患者运动耐量所采用的是运动模式[17, 23, 24]。研究表明，恒定功率模式比增量运动训练具有更高的敏感性[23, 25, 26]。此外，与增量运动相反，这种运动模式似乎与康

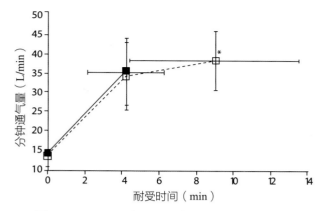

▲ 图 44-3　**Heliox 对 COPD 患者运动耐受时间的影响**
Heliox 通过增加最大通气量和减少动态肺过度充气，从而改善 COPD 患者的运动能力（经许可转载，引自 Palange P et al. *J Appl Physiol.* 2004;97：1637-42. ）

复项目更相关，因为可以更准确地模拟现实生活中的运动，并是大多数康复训练课程中的运动类型。目前所有研究的一个局限性在于有关辅助供氧或 Heliox 对运动耐量的研究均是采用功率自行车，这与步行相比，与 COPD 患者的现实生活相关性小[27]。因此，需要进一步研究以确认这些干预措施在 COPD 患者康复项目中的长期效用。

六、总结

COPD 患者在 PA 期间常出现呼吸困难和无法维持通气量，将导致体适能下降、生活质量减低。运动期间给予辅助供氧，主要通过改善气流受限和肺过度充气来减轻呼吸困难，并提高运动能力。使用 Heliox 降低气体密度，能用于改善运动相关症状。仍需要进一步研究，以确定针对患者个体的最佳治疗措施。

运动训练中的无创通气

Noninvasive ventilation during exercise training

Nicolino Ambrosino　　lara Pisani　著

要　点

◆ 运动训练项目中使用辅助通气能够使患者以高于其临床和病理生理所允许的运动强度进行训练。

◆ 相比于单独进行运动训练，日间运动训练结合夜间无创通气可以提高稳定期重度 COPD 患者的运动能力和健康相关生活质量。

◆ 对于 COPD 患者，运动中无创通气，可通过提供吸气正压来减轻有功能障碍吸气肌的负荷，还可通过提供呼气正压或持续气道正压来降低呼吸功。

◆ 无创通气辅助运动训练推荐用于有明显呼吸困难、气流受限和二氧化碳分压升高但无须长期辅助通气的重度 COPD 患者。

◆ 尽管取得了令人鼓舞的结果，但仍有许多问题有待解决。

一、概述

CRF 与严重呼吸困难、运动能力受限有关。COPD、限制性胸廓疾病（restrictive thoracic disease, RTD）和 NMD 等疾病晚期合并 CRF 时，长期家庭机械通气（home mechanical ventilation, HMV）的使用越来越广泛[1]。最新报道欧洲患者使用 HMV 的比例是每 10 万人中有 6.6 人（很可能低估）[2]。其他国家的调查报告显示使用率为每 10 万人中有 9.9～23 人[3, 4]。长期 NIV 可以减轻患者症状、改善 HRQL，以及很多情况时能够降低死亡率和住院率[5, 6]。NIV 对运动能力的影

响取决于所患疾病[7]。

已有证据表明，包括有氧运动训练的 PR 项目可有效提高运动能力、减轻呼吸困难和提高 HRQL，甚至对严重疾病患者也有效。在其他呼吸系统疾病中，有关 PR 影响的研究结果也是积极的[8, 9]。因此，COPD 当前指南推荐包括运动训练这一关键组成部分在内的 PR 项目[10]。已有证据表明运动训练对 CRF 患者有效，但对于接受长期 NIV 治疗的患者，仍缺少相关研究[11]。

运动训练项目中辅助通气的使用日益增多，目的是使患者的训练强度能够高于其临床和病理

生理情况所允许的水平[12]。这种辅助工具可协助我们为病情严重患者拓宽运动训练项目的"个体化"水平[13, 14]。本章更新了有关 CRF 患者进行运动训练的可能性以及使用 NIV 作为辅助手段增加运动训练获益的相关信息。

二、慢性呼吸衰竭患者的运动训练

设计良好的 RCT 表明，相对于单纯接受运动训练，日间运动训练结合夜间 NIV，可以改善稳定期重度 COPD 患者的运动能力和 HRQL[15-17]（持续时间 2 个月至 2 年不等）。接受家庭 NIV 的患者，步行时使用 NIV 可以改善氧合、减轻呼吸困难、增加步行距离[18, 19]。然而，若步行时不予辅助供氧，NIV 是不能防止运动相关血氧饱和度下降的[20]。

脊柱侧弯患者使用 NIV，在 12 周的运动训练后，其运动能力、肌肉力量、呼吸困难和 HRQL 均得到了改善[21]。对于 RTD 患者，NIV 辅助下的居家运动训练是可行且有效的[22, 23]。NIV 辅助下的运动训练还可以提高 ILD 和高碳酸血症患者的运动能力和 HRQL[24]。奇怪的是，对于因阻塞性睡眠呼吸暂停给予持续气道正压通气（Continuous Positive Airway Pressure，CPAP）的肥胖患者，功率车训练联合 NIV 相较于单纯运动训练，并未在功能能力方面带来进一步改善[25]。运动训练中加入 NIV 在改善血压等心脏代谢危险因素以及减少颈围方面具有优势[25]。肥胖低通气综合征患者，在接受了 3 个月的联合 NIV 的运动项目后，体重减轻、运动能力和 HRQL 都有所改善，但这些获益不能维持 12 个月[26]。已发现在 PR 期间加入夜间 NIV，可改善等待肺移植患者的运动能力和 HRQL[27]。

考虑到上述证据，运动训练中加入"可穿戴"呼吸机成为热点[28, 29]。这种方法可促进患者的活动和移动，还可增加日常生活中的 PA。

三、无创通气对运动的生理影响

在 COPD 患者的运动中予以 NIV，可通过提供吸气正压（inspiratory positive airway pressure，IPAP）来降低功能障碍吸气肌的负荷[30]，而且可通过提供呼气正压（expiratory positive airway pressure，EPAP）或 CPAP 来降低呼吸功（work Of breathing，WOB）[31]。COPD 患者进行亚极量运动时，肌肉血流量和代谢需求是相匹配的；但当运动强度增加引起 WOB 增加时，血液可从四肢流向呼吸肌，导致外周肌肉过早出现疲劳。而通过在运动中辅助通气，降低呼吸肌负荷或使其休息，增加流向四肢的血液，则可改善这一情况[32, 33]。

对于 COPD 患者以及健康人群，辅助通气还可减少某些与运动、肌肉萎缩相关的炎性因子[34, 35]。它还可以减少运动中的交感神经激活，发挥对心血管系统和肌肉功能的积极作用[36]。表 45-1 总结了运动过程中 NIV 的可能机制。

CPAP 可减轻 COPD 患者的动态肺过度充气，从而减轻呼吸困难、提高运动能力[37]。然而，为了取得最大临床获益，应根据患者的具体情况个体化制订 CPAP 水平，测量"内源性"的呼气末正压（intrinsic positive end expiratory pressure，PEEPi），在常规情况下很难甚至不可能进行[38]。

通过压力支持通气(pressure support ventilation，PSV)，每次呼吸均可由患者或呼吸机触发和支

表 45-1　运动中使用 NIV 的可能机制

- 降低呼吸功
- 减轻呼吸肌负荷
- 促进血液由呼吸肌流向四肢肌肉
- 抗炎作用
- 改善营养状态
- 减轻动态肺过度充气

持 [30]。重度 COPD 患者运动时，NIV 可缓解其呼吸困难并增加运动耐量，降低高 WOB 和运动相关高乳酸血症 [39, 40]。此外，运动中 IPAP 和 EPAP 可改善运动相关血氧饱和度下降 COPD 患者中央血流动力学和脑氧合 [41]。

比例辅助通气（proportional assist ventilation，PAV）是一种新的通气模式，可将吸气流量和压力与患者的呼吸努力和时机相匹配 [42]。由于呼吸支持的程度会根据患者的需求成比例地变化，因此对于重度 COPD 患者，PAV 能提高运动能力，且不会产生任何相关的血流动力学不良反应 [43]。此外，Hawkins 等发现随机分配到 PAV 联合运动训练组的重度 COPD 患者，血浆乳酸浓度明显降低 [44]，这与峰值功率（peak work rate，Wpeak）的增加相关，表明这一运动可带来生理功能的改善 [44]。

四、无创通气与运动训练

一项 RCT 研究将接受门诊运动训练项目的没有呼吸衰竭的稳定期 COPD 患者随机分为两组：PAV 辅助下训练组和无 PAV 辅助训练组。两组患者在运动耐量、呼吸困难和下肢疲劳方面均有显著改善 [45]。而前文提到的 RCT，评估

的是病情更为严重的 COPD 患者 [44]，经过运动训练后，接受 PAV 组平均训练强度和 Wpeak 更高，且同等工作强度下乳酸水平更低 [44]。其他一些 RCT 已证实在运动训练期间予以 NIV 是有益的，其获益独立于有无 Heliox 和吸气肌训练 [46-48]。

这些研究表明，NIV 辅助下的运动训练可能适用于有明显呼吸困难、气流受限和二氧化碳分压升高而无须长期辅助通气的重度 COPD 患者。但是，最近两项有关 NIV 在 COPD 运动训练项目中作用的 Meta 分析并未给予明确定论 [49, 50]。

表 45-2 列举了运动训练期间使用 NIV 可能会出现的问题。对于不熟悉呼吸机或管路接口的患者，在运动训练中使用 NIV 可能会很困难。最近，将在家进行夜间 NIV 和长期氧疗至少 6 个月的患者列为研究对象 [51]。试验组的患者在运动训练中使用 NIV，呼吸机参数与在家中使用时相同。对照组的患者单纯进行运动训练。NIV 的使用使患者的运动耐受时间明显提高。两组患者的增量运动测试强度和呼吸困难评分均有明显改善。但只有 NIV 组的吸气肌功能和下肢疲劳得到了改善，而 HRQL 只在对照组得到了显著改善 [51]。

表 45-2 运动训练期间使用 NIV 可能出现的问题

类　别	问　题	解决办法
呼吸机设置人机不同步	• 胸腔内压对血流动力学的影响	• 运动前心功能评估 • 比例通气模式
面罩	• 漏气	• 面罩、咬嘴
管路	• 单管路内 CO_2 重复吸入	• 双管路设计
合并症	• 运动负荷超出冠状动脉缺血阈值	• 运动前仔细评估
机构	• 医疗资源 • 居家监督	• 便携式呼吸机 • 远程监测

五、技术

有关 CRF 的许多研究都是在运动中采用了相对较低水平的 IPAP（15~17cmH_2O）。最近一项交叉 RCT 报道了在运动训练中维持长期降低 $PaCO_2$ 所需支持压力的有效性[52]。患者被随机分为两组进行功率车运动训练，一组接受高吸气压 NIV（平均 IPAP：27cmH_2O）和氧疗，另一组仅接受氧疗。高吸气压 NIV 能增加功率车训练的耐受时间、减轻劳力性呼吸困难、减轻运动相关高碳酸血症[52]。长期足够压力支持的 NIV 能改善气体交换，不会对心脏产生不利影响[53]。但是，既往有心力衰竭患者使用非常高水平的 IPAP 可能会降低心输出量[53, 54]。另一项研究指出，NIV 可改善部分晚期 COPD 患者的每搏输出量和运动耐量[55]。但是，分析严重静息过度充气的患者亚组后发现，每搏输出量和心输出量反应受损，运动能力也未改善[55]。

大多数 CRF 患者合并其他疾病，尤其是缺血性心脏病[56]。这种"机械兴奋剂"使得运动相关呼吸困难减轻，可能导致亚临床心肌缺血患者运动强度高于其冠状动脉缺血阈值[57]。因此，在使用 NIV 辅助运动训练之前，需要进行仔细的临床和生理评估。

高强度运动期间需要高水平的通气量，大多数患者会张口呼吸，导致漏气量增加，因此需要使用全脸面罩或咬嘴。但是，全脸面罩比鼻罩更不舒服，会降低依从性。图 45-1 所示为一名患者正使用面罩在 NIV 辅助下进行运动训练。

如果使用单管路，呼出的气体无法从管路中充分排出，会导致重复呼吸，故应考虑使用呼气平台阀。当患者在 NIV 的支持下运动时，平均呼气流量较静息时显著增加，呼气末 CO_2 浓度增加，并导致流经呼气平台阀的平均呼气流量下降[58]。此外，在运动峰值时，吸入气 CO_2 浓度

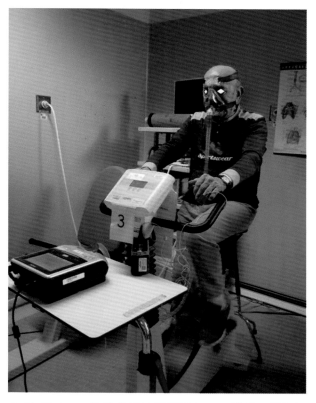

▲ 图 45-1　一位患者正使用面罩在 NIV 辅助下进行运动训练

显著增加[58]。因此，使用双管路是必要的。

有研究报告说，轻度 COPD 患者在 PR 项目中使用辅助通气后未发现额外效果[45]，并有较高的退出率。操作者熟悉管路接口、检查漏气需要时间，还需为每位患者设置个体化的呼吸机参数，这些都是实际困难。相较而言，标准化项目仅需最少的医疗资源，而对物理治疗师 / 患者高比例的需求会增加成本。便携式呼吸机有可能帮助解决医疗机构的这些问题[28, 29]。

如果患者居住在偏远地区，情况就更具挑战性。对使用呼吸机辅助通气的患者进行远程监测，是目前的热点研究[59]。物理治疗师可利用远程康复项目来监督家庭运动训练，也可远程开具运动处方、调整运动策略和时间表[60]。远程康复能为监护偏远地区呼吸衰竭患者以及调整运动方案和呼吸机支持提供帮助。但是，迄今为止，很

少有证据表明在运动训练中使用 NIV 是一种切实可行的方法。

六、未来的研究方向

尽管取得了令人鼓舞的结果，但仍有许多问题待解决（表 45-3）。主要关注点有以下几点[61]。

1. 理想的对象。
2. 最有效的方案。
3. 最有效且危害最小的参数设置。
4. 最适合的结局指标。

通气模式和人机对抗会严重影响运动表现[62]。比例辅助通气模式可改善训练效果。最近的一项前瞻性随机交叉研究，将运动中比例通气模式 [PAV 和神经调节辅助通气（neurally adjusted ventilation assist，NAVA）] 与 PSV 模式相比较，结果发现，相较于 PSV 模式，比例通气模式能更好地改善运动效果[63, 64]。这些初始数据表明，比例通气模式可加强重症患者训练强度、促进康复。评估这些新方法对 CRF 患者的影响是 CRF 治疗的新挑战。

七、其他策略

除 NIV 以外，还有些策略也有助于提高 CRF 患者的运动能力。经鼻高流量氧疗（high-flow nasal cannula，HFNC）可通过鼻导管提供流量高达 60L/min 的加热、加湿气体，而无论是否补充氧气。当流量高于 20L/min 时，HFNC 会在上呼吸道产生一个正压，从而增加 COPD 患者的肺泡通气量、改善气体交换和降低 WOB[65-67]。最近一项随机短期生理学研究表明，稳定期 COPD 患者使用 HFNC 和 NIV 有相似的生理改变。相较于传统氧疗，HFNC 和 NIV 均可通过增加呼气时间和降低呼吸频率来减轻呼吸肌负荷和调整呼吸模式[68]。初步研究表明，HFNC 可以改善通气受限重度 COPD 患者的运动表现、血氧饱和度和主观症状[69]。气管切开患者也可应用高流量氧疗（图 45-2）。这些初步结论是否也可应用于 CRF 患者是未来研究的方向。

表 45-3　未来的研究方向

问　题	研究方向
理想对象	• CRF 的严重程度 • COPD、RTD vs. NMD • NIV 缺乏经验 vs. 经验丰富，和（或）PR
方案	• 单纯训练 vs. 夜间 NIV vs. NIV 辅助下运动
参数设置	• 高 vs. 低压力 • 控制 vs. 压力支持 vs. PAV vs. NAVA
人机连接	• P 单管路 vs. 双管路 • 面罩 vs. 咬嘴
结局	• 对参数设置和设备的耐受情况 • 增量 vs. 耐力 vs. 场地运动测试 • HRQL vs. 呼吸困难 vs. 日常生活活动

CRF. 慢性呼吸衰竭；COPD. 慢性阻塞性肺病；RTD. 限制性胸部疾病；NMD. 神经肌肉无力或障碍；NIV. 无创通气；NAVA. 神经调节辅助通气；PAV. 比例辅助通气；HRQL. 健康相关生活质量

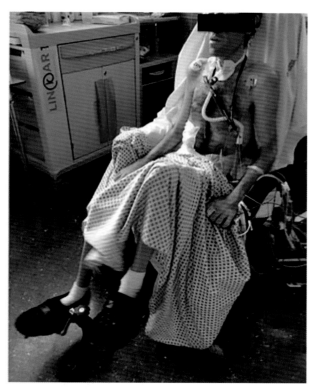

▲ 图 45-2　轮椅上一名使用 HFNC 的气切患者

潮气呼气流量限制（tidal expiratory flow limitation，EFL_T）增加静息和运动时 PEEPi。强制振荡技术系统可通过测量 5Hz 振荡频率时的呼吸阻抗变化来检测 EFL_T[70]。自动调整 EPAP 可以将用力或训练时的 EFL_T 最小化，因此可以通过个体化制订 EPAP 来维持或改善气体交换、WOB 和呼吸困难，还能提高患者舒适度。

八、总结

通气和气体交换的多个因素，限制了重症 CRD 患者的运动表现。临床研究表明，NIV 辅助下的运动训练能产生多个获益，包括减轻呼吸肌负荷，从而改善气体交换，减轻呼吸困难，延长运动耐受时间。但是，仍需进一步的 RCT，通过与对照组比较，以揭示 CRF 患者 NIV 辅助下运动训练的最佳训练时长和强度。

第46章

COPD 患者的长期夜间无创通气

COPD patients requiring chronic nocturnal noninvasive ventilation

Marieke L. Duiverman   Peter J. Wijkstra   著

要 点

◆ 已证实长期夜间无创通气对慢性高碳酸血症呼吸衰竭 COPD 患者有益。

◆ 对合并慢性高碳酸血症呼吸衰竭的 COPD 患者来说，呼吸康复联合夜间无创通气比单纯呼吸康复临床获益更多。

◆ 伴急性呼吸衰竭的急性加重 COPD 患者开始行长期夜间无创通气，已证实只对有持续重度高碳酸血症的患者有益。

◆ 关于长期夜间无创通气需要解决的问题不仅有高碳酸血症的严重程度，还有选择适合的患者。

一、概述

对于合并 CHRF 的稳定期 COPD 患者，是否需长期使用夜间 NIV，由于证据矛盾，一直是争论的焦点[1]。最初，RCT 结论是长期 NIV 无任何有意义的益处[2-8]。但是，自高强度 NIV(high-intensity NIV，HI-NIV) 治疗研究开始，发现稳定期 COPD 患者应用长期 NIV 的生理和临床获益明显[9-16]。

HI-NIV 需要根据患者情况设定呼吸机参数，目的是恢复血碳酸水平至正常或尽可能降低 $PaCO_2$[17]。Windisch 等[15] 根据这一概念设计了一项回顾性队列研究，表明 HI-NIV 治疗可以大幅度并显著的降低动脉 $PaCO_2$ 水平（高 IPAP：29.8 cmH_2O

和呼吸频率 22.9 次 /min 可使日间 $PaCO_2$ 降低 19.5mmHg ）[15]。随后此结果得到了该团队和其他团队进一步研究证实，这表明根据患者情况设定的呼吸机参数将使治疗结果更有意义[9, 13, 18-21]。

在过去十年中，有四项 RCT 是关于稳定期 COPD 患者和急性呼吸衰竭纠正后行 HI-NIV 的。本章除讨论 NIV 的机制外，将重点介绍这些试验。最后将详细阐述治疗合并慢性呼吸衰竭的 COPD 患者的这一相当新的领域中必须解决的问题。

二、作用机制

对重度稳定期 COPD 患者实施 HI-NIV 具有临床获益的理论有以下几个方面（图 46-1）。首

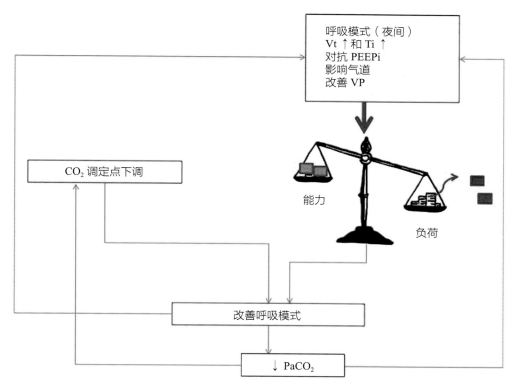

▲ 图 46-1　合并高碳酸血症的稳定期 COPD 患者使用 HI-NIV 临床获益的理论基础
Vt. 潮气量；Ti. 吸气时间；PEEPi. 内源性 PEEP；VP. 通气 / 血流；PaCO$_2$. 动脉二氧化碳分压

先，其中一个假设指一旦 COPD 急性加重会引起吸气肌能力与呼吸负荷的平衡打破，从而发生 CHRF。肺过度充气导致膈肌肥大，但也会引发膈肌肌纤维的内在变化，如肌球蛋白含量减少、氧化应激增加、肌节受损；使用全身皮质类固醇激素会导致膈肌肌力下降[22]。另一方面，吸气时间缩短、气道阻塞和 PEEPi 均会导致吸气肌负荷增加。

NIV 治疗可以解决这种失衡。的确 NIV 减轻了呼吸肌的负担。已有研究表明，当使用高 IPAP 水平治疗时，COPD 患者的呼吸肌肌电图（electromyography，EMG）提示神经反应性下降[23]。但是，这种治疗是否真的让过度负荷的肌肉得到了"休息"并改善了呼吸能力仍存在争议。几项研究表明，合并 CHRF 的稳定期 COPD 患者，其膈肌未显示过度负荷[24]，且 HI-NIV 治疗后其呼吸肌力量似乎也并未增加[25]。不过，由于 NIV

改善了呼吸方式，可能会减少呼吸道阻塞并降低 PEEPi，从而减轻了呼吸肌负担。

长期 NIV 治疗的一个很有意义的作用是有助于减少与气道正压相关的呼吸系统负荷以及对气道的机械作用，如扩张（小）气道和对抗 PEEPi。扩张（小）气道可防止气道阻塞对气道的影响，例如，抑制气道上皮细胞生长因子释放[26, 27]和气体陷闭[28]。相关研究表明，HI-NIV 引起的 FEV$_1$ 的改善 / 稳定（范围从 50～140ml）的机制尚不完全清楚，这可能是气道阻塞病理生理层面好转的结果。此外，高碳酸血症的缓解可能使 RAAS 系统的激活减少，从而改善体液潴留，减轻气道黏膜水肿和肺水肿，另外，炎症性细胞因子的减少也有利于 FEV$_1$ 的改善和降低呼吸负荷[29, 30]。值得注意的是，这些效应非常有意义，因为除了戒烟外，真正能改善重度 COPD 患者肺功能的治疗是有限的。此外，一定水平 EPAP 会对抗

PEEPi，降低呼吸功。最后，有学者认为 HI-NIV 可改善通气 / 血流[28]。

其次，据报道，HI-NIV 能够增加呼吸驱动力[31, 32]，从而治疗高碳酸血症。合并 CHRF 的患者通气表现为浅快呼吸，$PaCO_2$ 升高，这可能是为了防止呼吸肌疲劳。通过改善夜间气体交换和日间呼吸模式可以降低 $PaCO_2$。有假设认为，CO_2 调定点下调是长期 NIV 治疗能够产生可逆性结果的最重要的一点。

前述原理或多或少地解释了该治疗方法可改善呼吸模式的原因，即可在日间获得更大的潮气量和呼吸频率的减少，这又促进了呼吸泵负荷与能力之间的平衡。

三、稳定期 COPD 患者的长期无创通气

有两项关于稳定期 COPD 患者进行长期 HI-NIV 治疗的平行分组 RCT 研究。两项试验的共同点是确定了明确的气体交换目标。目前最大的研究是 Köhnlein 等进行的一项前瞻性、多中心 RCT[13]，旨在评估长期 HI-NIV 在稳定期重度 COPD 患者中的疗效，并与标准治疗组比较。其 NIV 的目标是使基线 $PaCO_2$ 降低至少 20%，或使 $PaCO_2$ 值降低至 48.1mmHg 以下，且建议应用高 BURR 的控制模式，但也可应用自主呼吸模式。HI-NIV 治疗可显著降低 1 年死亡率(HI-NIV 组为 12%，而对照组为 33%)。此外，与对照组相比，HI-NIV 组 $PaCO_2$、pH、SaO_2、HCO_3^-、FEV_1 和 HRQL 均有显著改善。另一 RCT 研究了夜间长期 NIV 作为多学科 PR 的补充疗法。一般而言，所有有症状的 COPD 患者均推荐进行 PR[33]。但是，对于合并 CRF 的重度 COPD 患者，进行强化 PR 项目可能很困难[34]，尤其是在多学科项目后长时间维持效果时[35]。Duiverman 等[12] 的研究结果表明在合并 CHRF 的 COPD 患者中，

与仅进行 PR 相比，PR 联合夜间 HI-NIV 可以得到临床和生理层面获益，即改善 HRQL、肺功能、运动耐量和气体交换。有趣的是，这种差异在 2 年后更明显，而这也强调了夜间 NIV 对维持 PR 获益的有效性[11]。因此，现在有足够的证据表明夜间 HI-NIV 可改善合并 CHRF 的稳定期 COPD 患者的预后。

四、急性呼吸衰竭后的长期无创通气

因 COPD 急性加重导致 ARF 入院的患者，NIV 已成其既定治疗方法。多项 RCT 表明 NIV 可提高生存率、缩短住院时长、减少插管率[36, 37]。但是，并非所有患者都得到上面所述积极的效果。Confalonieri 表明，格拉斯哥昏迷评分<11，急性生理和慢性健康评分（acute physiology and chronic health evaluation，APACHE）Ⅱ≥29，呼吸频率≥30 次 / 分且入院时 pH<7.25 的患者预计失败风险超过 70%[38]。如果在入院 2 后 pH 仍低于 7.25，则失败风险会增加到 90% 以上[38]。另一个需要注意的点是进行 NIV 治疗的实际情况。Roberts 在 2011 年发表的研究显示，在英国，有 30% 患者在入院后 1 到 3h 内开始 NIV 治疗，而另有 30% 患者在入院 3h 后，甚至 24h 后才开始 NIV 治疗[39]。因此，尽管研究显示很好的结果，但必须注意不要期待在实际操作中得到相同的结果。

下一个问题是 NIV 治疗之后要做什么，即应在家里继续进行吗？由于这些患者的再入院率和死亡率很高[40]，因此多个研究涉及合并高碳酸血症的稳定期 COPD 患者长期夜间 NIV 治疗。在过去十年中，已经发布的两项大型 RCT 结果，充实了这一方面内容，使我们现在能更好地选择哪类患者急性呼吸衰竭后适合长期 NIV 治疗。首先发表的是一项荷兰的研究，其假设是，发生 ARF 的 COPD 患者在机械通气支持后仍存在高碳酸血症，选择夜间 NIV 治疗联合标准治疗会

延长因呼吸方面原因而再次入院和死亡[41]。将因 ARF 而入院经无创或有创通气治疗后出院，但仍合并高碳酸血症的 COPD 患者随机分为长期 NIV 和药物联合治疗组与单独药物治疗组。试验入组的关键条件是，患者机械通气脱机至少 48h 后，仍存在高碳酸血症（$PaCO_2 > 6kPa$）。主要的结局指标是因呼吸衰竭而再次入院或死亡时间。一年后，两组之间的主要结局、次要结局（如 HRQL）均无明显差异。虽然 NIV 治疗患者在 1 年后 $PaCO_2$ 明显降低，但两组患者的 $PaCO_2$ 都有很大降低。这意味着患者出现 ARF 后开始长期 NIV 的时机需要等待更长的时间，因为患者无须呼吸支持即可自我改善气体交换。第二项近期的试验是在英国进行的，包括了最初 ARF 纠正后出院并在门诊随访 2~3 周的患者[42]。如果患者仍存在高碳酸血症（$PaCO_2 > 53mmHg$）和低氧血症（$PaO_2 < 55mmHg$），则进行随机分组。与荷兰的研究结论相反，这些患者进行长期 NIV 治疗后，再入院和死亡时间延长方面确实获益。为了理解两项研究之间为何得出不同结果，对两项试验进行了比较，发现存在的主要差异有：①英国患者在开始长期 NIV 治疗前等待了 2~3 周，而荷兰患者则在出院 2~3 天后即开始；②入组前英国试验中的患者每年有 2~3 次急性加重，而荷兰患者每年仅发生 0~1 次急性加重。根据两项研究可得出两个结论：首先，ARF 后长期 NIV 不应在急性期后立即进行，因此时患者可自我改善气体交换；其次，多次发生急性加重的患者可能更适合进行长期 NIV 治疗（表 46-1）。

五、有待解决的问题

不过仍有几个问题有待解决。在运动训练期间加入 NIV 可能会有效提高运动峰值和运动耐力[43-45]，但这种要求比较高的研究选择的多为在运动时无须 NIV 的患者，而很少选择非常需要 NIV 的患者，即 CHRF 患者在研究中较少。此外，也没有明确的证据表明，在进行 NIV 加入运动训练后，运动耐量、HRQL 会更好或更差，或在运动训练期间 NIV 临床上获得的效果是有价值的或具有成本效益的[46]。因此，对于合并 CHRF 的稳定期 COPD 患者，NIV 辅助运动训练方面没有明确的建议。

此外，适合长期 NIV 的患者选择目前并不明确。一旦 COPD 患者出现夜间通气不足和日间慢性高碳酸血症（$PaCO_2 > 45mmHg$），建议长期夜间 NIV 治疗。但是，各中心标准是不同的，有些中心仅建议日间严重高碳酸血症（$PaCO_2 > 50mmHg$）和（或）相关的夜间通气不足，伴/不伴 COPD 反复急性加重出现的患者行长期夜间 NIV[47]。不过，从目前进行的研究中可以唯一明确的界限是高碳酸血症的存在（即在正常碳酸血症患者中长期 NIV 治疗未显示出明显获益）[4]。在研究中不同基线水平的高碳酸血症均表现为夜间 NIV 治疗获益，且轻度高碳酸血症患者也得到积极的结果[11]。以患者为中心的结局（例如，运动耐量、HRQL、生存率）的获益可能不取决于高碳酸血症的严重程度或其水平的降低程度[48]。此外，目前患者的特征是有限的（仅有高碳酸血症和症状），我们不知道哪些患者的特征是进行 NIV 治疗成功的关键，或者哪些患者会依从并最大受益于长期 NIV 治疗。未来应针对适合的患者选择进行研究。

六、总结

夜间 NIV 治疗已被证明对合并 CHRH 的 COPD 患者有益。在这类患者中将夜间 NIV 治疗添加到 PR 项目中是在治疗策略上的补充，与单独 PR 相比，联合治疗的临床获益更大。关于长期夜间无创通气需要解决的问题不仅有高碳酸血症的严重程度，还有选择适合的患者。

表 46-1 使用 HI-NIV 的最新 RCT：研究设计、NIV 滴定、呼吸机设置以及结果

作者及年份	患者及设计	例 数	NIV 滴定	IPAP/EPAP BURR 设置	结 果
Duiverman 等[11]	• 合并 CHRF 的稳定期 COPD（PaCO₂ > 45mmHg） • NIV 联合 PR vs. 单独 PR • 2 年	72	• ST 模式 • 目标是夜间血碳酸正常	23/6 18	NIV+PR 组 vs. 单独 PR 组 • 无生存获益 • 急性加重频率无区别 • 日间 PaCO₂ −3.0mmHg • 日间 PaO₂ +6mmHg • 6MWD+77.3m • FEV₁ + 115ml (=+4%) • HRQL: • MRF-total: +13.4% • SRI-SS: +2.9 分（NS）
Kohnlein 等	• 合并 CHRF 的稳定期 COPD（PaCO₂ > 45mmHg）； • NIV+ 标准治疗 vs. 单独标准治疗 • 1 年	195	• ST 或 S 模式 • 目标是 PaCO₂ 降低 ≥ 20% 或 PaCO₂<6.5kPa	22/5 16	NIV 组 vs. 标准治疗组 • 1 年死亡率 12% vs. 33% • 急性加重频率无区别 • 日间 PaCO₂ −3.0mmHg • PaO₂ +0.5mmHg（LTOT，NS） • 6MWD+17m • FEV₁%pred: +90ml (2.8%) • HRQL: • SGRQ: −6.2 分（NS） • SRI-SS: +5.6 分
Struik 等 2014	• COPD 急性加重后（急性期后 48hPaCO₂ > 45mmHg，pH > 7.35）； • NIV+ 标准治疗 vs. 单独标准治疗 • 1 年	201	• ST 模式 • 目标是最大耐受 IPAP； • 达到血碳酸正常	19/5 15	NIV 组 vs. 标准治疗组 • 再入院时间与死亡时间 6.3 个月（192 天）vs. 6.5 个月（198 天）（P=0.85） • 死亡率 30% vs. 29%（NS） • 急性加重 1.0 vs. 2.0/ 年（NS） • 12 个月时日间 PaCO₂: −0.2kPa（NS） • 12 个月时夜间 PtCO₂: −4.5mmHg（P=0.03） • SRI-SS: +4.8 分（P=0.054）

（续表）

作者及年份	患者及设计	例 数	NIV 滴定	IPAP/EPAP BURR 设置	结 果
Murphy 等 2017	• COPD 急性加重后，急性期后 2～4 周 PaCO₂>53mmHg 且 PaO₂< 55mmHg，pH > 7.30 ） • NIV+标准治疗 vs. 单独标准治疗 • 1 年	116	• ST 模式 • 日间滴定 　起始：IPAP18㎝H₂O，EPAP4㎝H₂O，BURR 14～16pm • 目标是夜间指标下降 　PtCO₂ ≥ 4mmHg；IPAP ≥ 25 cmH₂O	24/4 14	NIV 组 vs. 标准治疗组 • 再入院时间与死亡时间 • 4.3 个月 vs1.4 个月（ P=0.002） • 死亡率 28% vs. 32%（NS） • 急性加重 3.8 vs. 5.1/年（P=0.02） • HRQL 仅在 6 周和 3 个月时获益，12 个月时比较无差异 • 12 个月时夜间 PtCO₂ −10.8mmHg（P<0.001）

BURR. 呼吸支持频率；S 模式. 自主模式；PtCO₂. 经皮二氧化碳分压；PC 模式. 压力控制模式；NS. 不显著；SRI-SS. 严重呼吸功能不全问卷汇总量表；ST 模式. 自主呼吸与时间控制自动切换模式；MRF.Maugeri 呼吸衰竭问卷；LTOT. 长期氧疗；NIV. 无创通气；IPAP. 吸气正气道压力；EPAP. 呼吸正气道压力；PaO₂. 部分动脉氧压；PaCO₂. 部分动脉二氧化碳分压；HRQL. 健康相关生活质量；SGRQ 圣乔治呼吸问卷

其他疗法

More tools in the toolbox

Annemarie L. Lee　Dina Brooks　著

要　点

◆ 在呼吸康复中，音乐聆听作为一种音乐疗法，可以一定程度提高运动耐量、减轻呼吸困难、提高生活质量。

◆ 合唱也能改善生活质量，有报道还可以改善呼吸控制、有益于身心健康、增强社会参与度。

◆ 太极拳，如同呼吸康复一样，在生活质量、症状和运动耐量方面取得了同等获益。

◆ 瑜伽对 COPD 患者有效，可增强身体机能。

◆ 慢性呼吸系统疾病患者进行运动电子游戏的耐受性良好，且可以提高对运动训练的依从性。

◆ 舞蹈疗法是慢性呼吸系统疾病患者运动训练的另一可行选择，会对社会心理健康和身体机能产生影响。

一、概述

CRD 患者会出现一系列症状，包括呼吸困难、疲劳和运动耐力下降，这些症状都会降低 QoL。呼吸困难和疲劳能够通过 PR 得到缓解和最佳结局，但部分患者却获益有限[1]。呼吸困难和焦虑有着密切的联系，会影响患者在正式康复疗程结束后进行和坚持 PR 项目或运动训练[2]。为了解决这些问题，在常规康复项目外，还增加了着重于减轻症状的其他方法，如听音乐、瑜伽和唱歌。对于 CRD 患者来说，常见的挑战还有：做好进行 PR 的准备，在康复后保持足量运动并坚持活动[3, 4]。为了应对这些挑战，目前有舞蹈疗法、运动电子游戏和太极拳等其他疗法来解决问题。本节将讨论这些辅助疗法的背景及在 CRD 人群中的应用和应用方面的支持证据。

二、呼吸康复中的音乐聆听

聆听音乐作为音乐疗法中的一种，可以促进身心健康，可以播放录制音乐，也可以现场演奏[5]。音乐聆听对患者身体、情绪、社交和精神都有积极的作用和良好的体验。健康人在运动期间听音乐可以减轻疲劳感，也可以实现更大训练强度和更长的训练时间[6]。这主要归因于，人的注意力从内心对疲劳的关注转向对音乐的外在关注[7]，且音乐干扰的充分作用足以缓解症状引起的心理影响[8]。健康人中音乐还可改善情绪[7]。音乐的选择没有严格要求，可以由临床医生，也可以由患者自己选择，任何形式的现场或录制的音乐都可以。

音乐聆听疗法已被应用于继发性颅脑损伤[9]和心脏康复后的神经康复中，该疗法可以增加幸福感、改善运动能力和 PA[10]。对于慢性呼吸系统疾病患者来说，音乐聆听是一种对呼吸困难和疲劳症状脱敏的方法，从而使患者去努力全程参与或继续坚持进行运动训练项目[1, 11]。当 COPD 患者进行高强度运动测试时使用该疗法可以增加运动总时长，并减轻呼吸困难[12-14]。在 6MWT 中其影响并不明显，有系统综述表明与对照组相比，步行距离无差异，测试完成后的呼吸困难和自觉疲劳程度没有减少[15]，这表明运动强度及时长可能会影响音乐聆听的效果。

音乐聆听已广泛应用于 PR 中，可以在居家训练中单独使用，也可以作为辅助手段用于 COPD 患者维持运动训练[15]。在康复中应用氛围音乐，尽管对呼吸困难或自觉疲劳方面只有极小的缓解影响，但在耐力训练以及上、下肢抗阻训练中可减低焦虑程度[12]。有两项研究在居家运动训练中采用了长期音乐疗法[16, 17]。其中一项研究中，要求患者根据 mp4 播放器播放音乐的节奏来确定步行速度，目标是每天至少步行 30min，每周 5 天，共 12 周[16]。结果是步行距离增加了 63m，呼吸困难和自觉疲劳程度降低，QoL 得到了明显改善[16]。另一项研究是根据手机音乐的节奏进行有节奏的每日步行，为期 9 个月[17]。ISWD 增加了 69m，8 周后的步行时长也增加了。在研究期间，步行距离和 QoL 均得到了改善[17]。在维持康复中应用音乐疗法时，采用四种类型音乐（乡村/西方、古典、流行/摩城音乐、爵士），结果是可增加步行距离，减少日常活动中的呼吸困难[18]。这些研究为进一步确定音乐疗法在 PR 中的作用和长期效果提供了支持依据。

下面介绍进行音乐聆听时要考虑的关键实用因素。为了最大限度地发挥疗效，自行选择的音乐类型和音乐节奏都很重要[19]。自我选择需考虑的内容包括音乐风格、演唱者、音乐偏好的自主选择以及增加运动动机的音乐[19]。有研究表明 COPD 患者进行音乐聆听疗法时，如可以选择患者偏爱的音乐，则可以使身体改善和症状缓解得到更大的获益[15, 20]。在 CRD 患者中，音乐节奏为每分钟 90 到 120 次节拍，可以使患者获益更多[15]。不过，尚不清楚这些实用因素的重要性。

三、唱歌

唱歌是一种通过发声产生美妙音调的动作[5]。呼吸对于发声至关重要，因此唱歌可以加强呼吸控制、增加呼吸肌运动。吸气需要膈肌、肋间外肌和辅助肌参与，然后腹肌和肋间内肌收缩，对半闭合声带发力，进行主动呼气[21, 22]。最佳姿势对激活呼吸肌群训练也是必要的[23, 24]。

慢性呼吸系统疾病所致呼吸困难是一种复杂的感觉，因此，有人提出通过唱歌来缓解这种症状引起的感觉（通过控制呼吸模式以减少过度充气）和情感因素（有意识地使呼吸发挥积极作用）。唱歌可以改善呼吸控制、姿势和呼吸频率，从而减少过度充气[25]。类似于音乐聆听，唱歌可以通过改善呼吸协调性、减少恐惧和焦虑使个体对呼吸困难的敏感性降低[26]。健康人长期各种方式的唱歌，可以增加幸福感、改善 QoL[27, 28]。

在 PR 中，唱歌的方式多种多样，包括作为康复项目的一部分，或作为完成康复训练后的活动[25]以及不与康复训练结合作为单独部分[29]。表 47-1 列出了歌唱课程各种形式的常规组成部分。尽管作为 8 周 PR 的辅助治疗，唱歌未改变运动能力、对疾病的感知和 QoL，但也并未发生不良事件[30]。在完成 PR 后，进行周课程并坚持一年，发现焦虑程度降低，运动能力有明显的临床改善[25]。

抛开康复在更广泛地层面看，最近的一项系统综述研究了与对照组相比，COPD 患者唱歌的效果[31]。唱歌频率为每周 1～2 次，共 6～24 周。尽管没有发现针对疾病特异 QoL 或呼吸困难的改善，但总体 QoL 有所改善，特别是对身体症状的改善[31]。其他研究结果是唱歌可改善身体健康、缓解焦虑感且不会引起严重不良反应[29]。超过 8 周的训练可检测到患者变化[32]。

在实际唱歌过程中，COPD 患者在短期内可出现过度充气程度减轻，吸气能力增强以及呼气肌力量增加[26]。肺动态过度充气轻度减轻可能与唱歌时使用呼吸控制技术及主动呼气有关。尽管这种短期变化临床意义程度有限，但这表明有必要进一步研究唱歌作为 COPD 呼气肌训练方法的可能性[26]。

唱歌对于 COPD 患者呼吸控制、总体健康、情绪的改善、成就感、社区和社会支持以及效能提高的积极评价，已有研究报道[24, 32]。虽然目前尚不清楚唱歌对于呼吸系统疾病的长期效果如何，但仍强调了继续使用该呼吸技术的潜力[32]。参加歌唱团一年可以减少未参加社交活动相关的

耻辱感和孤立感，增进与他人的沟通，并参与有意义的 PA[33]。

四、太极

Tai Chi（又称太极拳）在中国源远流长，是由一系列缓慢、连贯、循环的动作组成、将肌肉耐力、力量、身体平衡、身体放松和呼吸控制相结合的运动[34]。着重于用"意识"或集中力来控制呼吸和身体的循环运动，以促进"气"在身体内的运转来维持体内稳态的平衡。运动的特点是慢动作、姿势调整、单腿站立时间长、重心转移以及下肢肌肉的离心和向心收缩[35]。太极拳有多种流派，通常练习的是陈氏、杨氏、吴氏、孙氏太极拳[36]。每种流派可以通过打拳方式和姿势的变化、打拳的顺序、肌肉力量的使用、步法和膝盖的弯曲度来区分[36]。

有人认为太极拳的缓慢动作不可能达中等运动强度的生理效果，但实际关于健康人群和 COPD 患者的研究都表明，太极拳的运动训练强度可达到 2.5～4.6MET 或 24～80 岁健康个体最大预测心率的 50%～60%[37, 38]。COPD 患者中，太极拳达到了中等运动强度训练的生理效果[35]。太极拳的流派和次数会影响 CRD 患者的生理学

表 47-1 唱歌课程的组成

研究和年份	呼吸课程	音乐选择
McNaughton[25]	• 姿势训练 • 放松训练 • 声乐练习	• 流行音乐、音乐剧、传统毛利歌曲、民歌、轮唱
Bonilha 等[26]	• 颈、上肢肌肉放松训练 • 呼吸训练：深快吸气，然后缓慢用力呼气或中断呼气迅速深快呼吸 • 声乐练习：用熟悉的曲子大声哼出 le、la、mi、mu	• 巴西民歌
Lord[24]	• 呼吸训练：着重于吸气、呼气肌，包括呼气延长、姿势和体力训练 • 声乐练习	• 选择有各种节奏和音高的歌曲 • 选择有长短句的歌曲；有类似自然语音停顿的歌曲

获益程度。

在健康人群中，太极拳与运动能力的提高有关，且在规律运动时也能维持这种获益，同时平衡感、本体感觉和下肢力量也得到改善[39-41]。在 CRD 人群中，太极拳已被单独作为运动训练，最近与传统 PR 进行了比较。初步的研究强调了这种训练方法的可行性和安全性[42]。最近的一项系统性综述表明，与常规治疗相比，为期 4 周的太极拳训练可以提高 30m 运动能力，控制力和平衡也都有改善，但对呼吸困难和 QoL 影响无改变[43]。这些改善的程度等同于标准 PR[44]。最近的一项研究将太极拳（24 式杨式）与 PR 进行了比较，每周 5 天，共 12 周，每节动作只需很少的指导。在小组训练时掌握太极拳的动作，然后纳入大的小组训练中。患者在 HRQL、功能运动能力、呼吸困难和股四头肌力量方面获益相同[34]。

研究发现太极拳的依从性很高，特别是对于那些与标准 PR 项目相似频率训练的患者（每周至少 3 次）[35]，这突出说明了这项活动可以在家中进行。此外，COPD 患者提出该运动享受程度高，且对身体适能、柔韧性、平衡和放松的改善得到了广泛认同。参与者还表示有意长期使用太极作为主要的维持运动[45]。太极拳有许多流派，因此最需要在今后研究哪种类型对呼吸系统疾病患者来说更适合提高运动能力、改善症状和 QoL。

五、瑜伽

瑜伽是一种集身心一体的干预手段，已证明对多种慢性疾病有益，包括关节炎[46]、纤维肌痛[47]、呼吸系统疾病[48,49]和心血管疾病[50]。瑜伽在改善步行、平衡、肌力[51]和心血管健康[52]方面都有积极作用。瑜伽可以根据患者的身体功能进行调整，从而使不同身体条件的人都可进行锻炼，以改善其平衡能力、肌力、柔韧性和运动耐量[53]。尽管如此，在呼吸系统疾病患者中其普及率仍很低[54]。在一项全国调查中，瑜伽主要应用于肌肉骨骼疾病、精神系统疾病和哮喘患者，而 COPD 患者使用率则低得多[54]。

2014 年的一项系统综述和 Meta 分析研究了 COPD 患者进行瑜伽训练，结果是与常规治疗相比，肺功能和运动能力均得到了改善[48]。系统综述包括 5 项 RCT，共 233 名患者。瑜伽训练显著改善了 FEV_1 和 6MWD，并且对 PaO_2 和 $PaCO_2$ 无明显影响。作者建议在 PR 期间将瑜伽作为辅助手段，并建议进一步研究以证实该结论并研究瑜伽训练的长期效果。

Desveaux 等[55]系统回顾了瑜伽对慢性疾病患者的运动能力、HRQL 和心理健康的效果，并具体描述了康复项目内容和训练情况。对心脏病、脑卒中和 COPD 患者进行了瑜伽训练与常规治疗，共 10 项研究，纳入 431 名患者。不考虑慢性疾病的类型，其试验设计和分组具有可比性[56]。有 5 项研究为心脏病患者，3 项为脑卒中患者，2 项为 COPD 患者。瑜伽训练显著改善了运动能力和 HRQL。瑜伽能减轻脑卒中患者的焦虑，但在 COPD 患者中未观察到这一点。瑜伽对抑郁的影响是不同的，且与常规治疗相比没有显著影响。三组瑜伽课程相似，始终包括体式和呼吸法，除这三个外，所有课程均采用放松和（或）冥想技巧。课程时间一般较短（少于 12 周）。课程安全且患者耐受性好，没有严重的不良反应[56]。

近期，2017 年 Li 等[56]的最新系统综述，共 10 项研究，评估了瑜伽训练对 COPD 患者的影响。与对照组相比，瑜伽训练后功能运动能力、症状评分、血氧饱和度、HRQL 和健康状况方面都得到了改善，但肺功能无改变[56]。作者认为，瑜伽训练可以作为康复的辅助手段。

总之，瑜伽训练对 COPD 患者的身体功能和肺功能改善有效，对精神健康和长期影响仍然未知。

六、运动电子游戏

运动电子游戏是一种新的康复方法，近年来得到了普及。最受欢迎和最常见的游戏是任天堂 Wii 和微软 Xbox 360 Kinect[57]。这些系统采用运动检测技术来模仿游戏者的运动，并在屏幕上投屏。包括 Wii Fit、Wii Sports 和 Kinect Sports 的多种游戏都可提高体适能、PA，并可单独进行游戏或与对手进行比赛[58]。可行的运动包括原地慢跑、跳舞、拳击、瑜伽、力量运动、有氧运动、滑雪和单板滑雪（表 47-2）[59]。

运动电子游戏已应用于多种成年和儿童 CRD，包括 COPD、哮喘、ILD、支气管扩张和囊性纤维化。具有良好的耐受性和娱乐性，而游戏本身也可改善患者对运动的依从性[59]。因此，运动电子游戏作为运动训练的替代方法，已用于有监督 PR 项目的一部分或用于居家训练。最近的一项系统综述调查了呼吸系统疾病患者短期和长期使用运动电子游戏的情况[59]。与跑台或功率自行车训练相比，青少年和成年囊性纤维化患者在单次训练心率更高，呼吸困难和疲劳程度更低[60, 61]，但 COPD 患者则没有明显效果[62]。作为标准 PR 项目最后一周的补充训练（总共 2～3

天），运动电子游戏可使功能运动能力和呼吸困难得到更大的改善[63]。哮喘和 COPD 患者中，长期使用超过 6～8 周，每周两次，功能运动能力、呼吸困难和 QoL 均有改善[64, 65]，这表明通过这种训练方式可以达到同等的获益。

训练的特异性和强度可能会影响获益程度。由于运动电子游戏可能专注于下肢或上肢训练，这种训练能否转化为生理上的改善或变为日常生活活动，将受到训练和结果之间相似性的影响。让患者沉浸在虚拟现实中有助于分散其对可能会限制运动的症状的注意力。不仅具有娱乐性，而且有竞争性，青、老年人群都表示喜欢这种训练方式[59]。

七、COPD 患者的舞蹈疗法

舞蹈在人类活动中很普及，是整个身体在空间中的复杂运动，需在具有挑战性姿势时保持平衡，并与音乐保持协调[66]。老年人跳舞有以下几种积极的生理效应：与不跳舞的老年人相比，经常跳舞的具有更稳定的步态模式，更好的平衡能力和更快的运动反应速度[67, 68]。某些类型的舞蹈还会给其他有氧活动如慢跑和步行带来益处[69]。

许多舞蹈也会改善社会心理，如情感方面、社会幸福感以及减轻压力[66]。舞蹈疗法通常以

表 47-2　运动电子游戏的类型与运动训练项目

研　究	游戏类型	运动项目
Gomes 等[64]	Xbox Kinect adventures mini game	跳跃、下蹲、通过侧向和手臂移动躲避障碍物
Kuys 等[60]	EA Sports Wii Active	拳击、跑步、跳舞
Legear 等[62]	EA Sports Wii Active	跑步（原地）、跳舞（手臂运动）、拳击
Makhabah 等[65]	Wii Fit	瑜伽、力量运动、有氧运动
Mazzoleni 等[63]	Wii Fit	瑜伽、慢跑、转体和下蹲
Salonini 等[61]	Xbox Kinect adventures mini game	虚拟木筏、跳跃或跨步躲避障碍物

小组形式进行，舞蹈指导需要与另一个人密切接触，因此提供了社交机会。从社会方面可能部分解释了患者依从性和满意度高的原因。多项研究表明，中途退出率为零；一旦完成研究，参加对照研究的舞蹈组患者会主动去参加其他课程[70, 71]。COPD患者在运动时会因呼吸困难感到焦虑[72, 73]，这会对运动产生犹豫[74]，小组舞蹈项目可以帮助管理这些症状，同时促进社交互动并保持运动能力。

舞蹈疗法已广泛用于治疗帕金森病患者的步态和平衡功能障碍[70]。探戈是治疗帕金森病最常用的舞蹈形式。不过有证据表明，其他舞蹈形式，包括无舞伴的形式同样有效[70, 71]。舞蹈作为治疗方法所取得的改善可能大于传统的小组运动课程[75]和物理治疗[76]。一项关于帕金森病患者的系统性综述显示，相较对照组和其他干预方法，舞蹈对平衡和步态的结局改善更多[70]。其原因在于舞蹈训练可以提高节律的感知程度并将这

种感知转化为运动。有证据表明，有节律的听觉信号由于其广泛的相互联系而影响运动反应[77, 78]。舞蹈对脑卒中患者平衡和步态也有类似的积极影响[79]。

有几项研究表明COPD患者的姿势控制和平衡能力受损[80, 81]，机制尚不明确，有许多假设，包括PA水平降低[80, 81]、外周肌无力[80]、躯干肌力学的改变[82]、多种并发症、低氧血症[83]和本体感觉障碍[84]等。无论原因为何，平衡障碍都是COPD患者的重要继发性损害。越来越多的证据表明COPD老年患者由于平衡障碍增加了跌倒的发生率[85-87]。尚无将舞蹈作为改善COPD患者平衡能力的运动方法的研究。目前，正在进行一项研究以了解这种治疗的可行性[88]。表47-3列出了研究中标准舞蹈课程的结构和内容。

总之，舞蹈疗法对COPD患者的疗效尚不清楚。舞蹈疗法有可能对身体机能、社会心理健康和孤独感产生积极影响。

表47-3　标准舞蹈课程结构和内容示例

内　容	示　例	
介绍和热身	上肢和下肢牵伸流动动作（flow-based movement） 分等级 镜像运动 如：Elvis Presley – *Love Me Tender*	
座椅和（或）站立的编排	平衡和力量训练 空间移动 如：Yann Tiersen – *Comptine D'un Autre Été*	
参与者镜像训练	当舞蹈老师 分2或3组，围成一圈 如：The Beatles – *Blackbird*	

（续表）

内　容	示　例	
参与者舞蹈技巧	恰恰华尔兹和方形步（box step）队列舞 如：The New 101 Strings Orchestra – *Always*	
结束	弯腰结束 如：Louis Armstrong – *What A Wonderful World*	

八、结论

未来十年，在正式项目完成后，为了增强PR和维持体力活动，对运动训练和辅助治疗的其他替代方法需求将不断增加，尤其是在常规PR无法或不易进行的场所。本节重点介绍的替代方法是可以改善CRD患者功能和健康的策略。与传统的PR相比，这些方法的有效性，及其与PR联合的短期和长期疗效，在未来有必要进一步开展研究。

九、总结

PR期间音乐聆听作为辅助疗法可增加COPD患者的运动耐量。其他补充疗法，例如，合唱和瑜伽，可改善呼吸控制、增加幸福感和提高身体机能。太极拳在运动耐量和QoL方面可达到与传统运动训练相当的益处。运动电子游戏和舞蹈疗法作为慢性呼吸系统疾病患者运动训练的替代疗法是可行的。

姑息治疗与临终关怀

Palliative care and end of life

Michele Vitacca　Nicolino Ambrosino　著

第 48 章

> ## 要　点
>
> ◆ 恰当的姑息治疗可改善生活质量、减少繁多的生命维持治疗、改善照护者的心理状态。
> ◆ 需要改变目前医疗卫生系统的组织结构和财政管理从而达到临终患者的有效治疗。
> ◆ 一些国际指南推荐使用阿片类药物来缓解呼吸困难。
> ◆ 有限的证据表明氧气可缓解无低氧血症患者的呼吸困难。
> ◆ 无创通气可通过改善氧合及通气，降低参与通气肌肉的负荷、动态过度充气和呼吸做功来减轻呼吸困难。
> ◆ 应该为所有有症状的慢性呼吸系统疾病患者，包括临终患者提供康复服务。
> ◆ 呼吸困难管理的核心是将姑息治疗与呼吸、基层和康复治疗早期整合。

一、概述

WHO 报告 CRD 为人类主要的四种慢性疾病之一，据估计每年有 750 万人因此死亡，约占全球每年死亡人数的 14%。其中最常见的疾病按降序为 COPD、肺癌、结核病、肺部感染、哮喘和 ILD[1]。因烟草导致的死亡总数，包括 COPD 造成的死亡，是全球患病率和死亡率高的主要原因，预计将从 2005 年的 540 万增加到 2030 年的 830 万[2-4]。由于中低收入国家吸烟人数增加，预计患病率和死亡率仍会增加[4,5]。

COPD 是一种症状负担重、预后差，与其他疾病相比并发症多的多系统疾病[2,6]。目前，

尚无药物可明显延缓自然病程。每天 ≥ 18h 的 LTOT 是唯一可显著提高存在低氧血症的 COPD 患者生存率的疗法[7]。建议合并慢性高碳酸血症的 NMD 和限制性胸廓疾病患者长期应用 NIV。到目前为止强证据推荐 COPD 急性加重期使用 NIV，但在合并高碳酸血症的稳定期 COPD 患者长期应用 NIV 有效性仍存在争议，仅在欧洲普及[8-11]。通过外科和非外科手段肺减容术可提高肺气肿患者生存率，肺移植是终末期呼吸系统疾病患者的一种确切治疗方法[12-14]。

即使使用最佳药物治疗，COPD 患者中仍有很大一部分饱受症状带来的困扰，而且临床医生很难预测生存率[15,16]。这些患者对自己的疾病了

解有限，持续存在症状负担，另外社会心理状况差[17]。COPD 患者，就像晚期肺癌患者一样，症状负担重，平均有 11～14 种症状[18, 19]。

二、临终关怀

定义

大多数医疗卫生系统改进的目的主要就是为患者提供治疗，并延长寿命，但这不是全部，缓解症状、改善 HRQL 以及最大限度地减少与严重疾病相关的痛苦和压力也是重要目标[20, 21]。要为临终患者提供有效且可信赖的治疗，就需改进医疗体系现有的组织构架和财政管理，并请专业精通的临床医生来处理各种疾病变化[22]。

WHO 将姑息治疗定义为"通过早期识别、充分评估和正确治疗疼痛和躯体、心理和精神上的其他问题，来预防和减轻痛苦，从而改善面临危及生命疾病的患者及其家人的 QoL"[23]。虽然这个定义里没有特别指出呼吸困难的管理，但其应包含在上述"其他问题"中。

表 48-1 总结了何时建议临终患者选择姑息治疗。疾病好转的可能性低且康复的可能性有限的患者建议姑息治疗[24]。一些患者面临道德选择，如终止机械通气、对症治疗或从急症医院出院。恰当的姑息治疗可以改善 HRQL、减少密集的生命维持治疗以及改善照护者的心理状态[25, 26]。最近的一项系统综述和 Meta 分析表示通过 1～3 个月的姑息治疗可以缓解症状、改善 HRQL，并减少医疗资源使用[27-29]。

令人沮丧的是，与其他慢性病患者相比，COPD 患者不太可能转诊，因此除了疼痛评估和治疗外，很少接受其他姑息治疗[28]。大规模队列研究结果表明，只有 2%～20% 的晚期呼吸系统疾病患者（如接受 LTOT 或急性加重入院的患者）有机会接受姑息治疗[30, 31]。一项研究评估了呼吸病学和姑息治疗专家为晚期 COPD 患者提供姑息治疗和预

表 48-1 临终患者行姑息治疗的指征

- 健康状况下降（在最近一周）
- 反复治疗无效
- 无法进行口服治疗
- 拒绝食物和水
- 拒绝医疗和基本护理
- 不可恢复的残疾
- 全身虚弱
- 定向障碍和嗜睡
- 抢救药物治疗无效
- 疼痛治疗效果差

立临终医疗指示的方法[32]。大多数呼吸内科医师都支持姑息治疗并建议患者转诊至临终治疗专家，给予社会心理和精神治疗、照护人员支持以及临终治疗。几乎所有患者都同意预立临终医疗指示。姑息治疗医师更关心推荐患者讨论什么是姑息治疗、死亡是怎么回事以及疾病的预后[32]。目前已经有专门为 CRD 患者设计的姑息治疗模式[33, 34]。

三、呼吸困难

呼吸困难是晚期 CRD 患者 HRQL 降低并使患者和家属烦恼的常见症状[35]。50%～70% 的癌症患者有呼吸困难，而对于 COPD 患者，呼吸困难发生率高达 56%～98%[36, 37]。呼吸困难是由多种机制引起的多维度症状，对不同的药物治疗和非药物治疗反应不一[38]。为了达到最适合患者的干预治疗，临床医生应考虑以下几个方面，包括原发疾病、症状的发作情况、疾病的严重程度和病程以及患者及家属的情绪反应。临床实践和医学研究都应更多关注临终患者呼吸困难的姑息治疗。

（一）药物干预

1. 阿片类药物

一些国际指南推荐使用阿片类药物缓解呼吸困难[39]。慢性呼吸困难是指"尽管从病理生理层面进行了最佳治疗，但呼吸困难仍持续存在并造成晚期疾病患者功能障碍"，阿片类药物可以减

轻慢性呼吸困难[40-42]。虽然临床上许多医生会为终末期呼吸困难患者开出了阿片类药物处方，但仍有些不愿为早期阶段患者开具阿片类药物，而尽管目前没有阿片类药物有明显的临床相关呼吸系统不良反应的相关证据[43, 44]。

2. 苯二氮䓬类

关于苯二氮䓬类缓解晚期癌症和 COPD 患者呼吸困难的相关研究中，未发现有支持或反对的证据[45]。此类药物有很强的身体和心理依赖性，但出现嗜睡症状不如吗啡常见，因此在临床实践中，当阿片类药物和非药物治疗无效时，苯二氮䓬类药物作为二线或三线药物进行治疗，可在患者焦虑状态或临终时使用[45]。

瑞典开展的一项人口为基础的研究，调查了进行 LTOT 的 ILD 患者使用苯二氮䓬类和阿片类药物治疗与入院和死亡风险的关系[46]。研究表明苯二氮䓬类药物的应用与入院率增加之间无相关性，但高剂量的苯二氮䓬类药物相比低剂量的与死亡率增加有关。阿片类药物与入院率增加之间也无相关性，同等剂量吗啡的低剂量（<30mg/d）和高剂量（>30mg/d）均未增加死亡率[46]。

3. 氧疗

虽然氧疗对运动耐量减低和认知障碍等问题有重要影响，但只有有限的证据支持氧疗可缓解无低氧血症患者的呼吸困难[47]。最近的一项研究对比了标准氧疗与经鼻高流量氧疗对缓解晚期患者严重呼吸困难的作用，初步结果表明后者在舒适性和缓解呼吸困难方面效果更佳[48, 49]。

目前有些其他药物（如大麻素、雾化吸入呋塞米、氦氧混合气）被研究用于治疗呼吸困难，但仍只是临床试验阶段[50-53]。

（二）非药物干预

无创通气

NIV 可通过改善氧合及通气，降低参与通气肌肉的负荷、动态过度充气和呼吸做功来减轻呼吸困难。美国重症医学会工作组给出了姑息治疗中使用 NIV 的主要目的：①患者已放弃气管插管，但仍想进行抢救性 NIV 治疗，以求生存；②患者希望缓解症状（主要是呼吸困难）但无法逆转死亡的[54]。ERS/ATS 的 NIV 工作组表示，尽管总体上研究取得了令人满意的结果，但因研究数量少、试验设计存在异质性和相对较低的治疗率，因此尚不推荐将 NIV 作为姑息治疗的常规手段[8]。

对于等待肺移植的夜间使用 NIV 的终末期呼吸系统疾病患者，可行 PR，能够提高运动能力、改善 HRQL。此外，对于等待肺移植的严重呼吸系统疾病患者，与未接受 NIV 治疗的患者相比，接受 NIV 治疗的患者从 PR 中获益更多。

一篇 Cochrane 综述评估了治疗呼吸困难的非药物干预措施，具体如下：单组分干预措施包括助行器、分散注意力的听觉刺激、胸壁振动、针灸 / 穴位按压、放松训练、NEMS、风扇疗法，还包括多组分干预措施[56]。最近一篇关于研究针灸治疗稳定期患者呼吸困难的综述指出，针灸治疗有重要的临床获益[57]。

四、疲劳

疲劳是一种深层次的身心疲惫感，无法通过睡眠或休息来缓解。在某种程度上与呼吸困难的管理重叠，并且心理疗法对两者都有效。疲劳患者睡眠时长和质量通常很差。充分的评估必不可少，要注意 PA、心理状态、信仰和睡眠习惯。关键点是鼓励自我管理和解决抑郁情绪的教育。个体化运动训练和康复计划可以改善 PA 和日常活动的独立性[58, 59]。

五、咳嗽

咳嗽会让患者感到非常痛苦，并严重影响

HRQL。咳嗽的最佳治疗包括黏液溶解剂、抗生素和痰液清除的物理治疗的合理使用。尽管研究广阔，但目前尚无推荐使用的药物。虽然尚未得到证实，但将药物与非药物治疗联用（如气道廓清技术、"物理治疗和语音及语言治疗干预"（physiotherapy and speech and language intervention，PSALTI）可能有效 [60, 61]。一项关于多种咳嗽有效性监测与气道廓清临床研究的证实，需进一步开展工作以提高对指南建议的认识，并解决为优化治疗所面临的普遍问题 [62]。

六、疼痛

疼痛与 COPD 患者的全身影响及其治疗（如长期使用类固醇激素引起的骨质疏松症）和（或）既往并发症（如骨关节炎）有关 [63]。过去的几十年慢性病的疼痛管理取得了很大的进步。对于持续性疼痛患者，WHO 的三阶梯止痛概念（第一步，非阿片类镇痛药；第二步，弱阿片类药物；第三步，强阿片类药物）仍然是临床实践的基本方法 [64]。非阿片类药物（包括非甾体类抗炎药）对轻度疼痛患者有效，可与阿片类药物联用治疗中至重度疼痛患者。应尽可能规律口服止痛药，而不是等待疼痛出现再用药来缓解。阿片类药物的治疗应以最低有效剂量起始，再根据患者实际需求缓慢滴定 [65]。

七、姑息治疗与呼吸康复

所有有症状的 CRD 患者，包括临终患者，都应进行康复治疗。PR 是指由医疗专业人员采用个体化方案来对症处理患者症状和焦虑、宣教疾病知识和自我管理技能，并在有指征时进行姑息治疗 [66]。PR 和姑息治疗有一些目标重叠：都涉及症状管理、功能独立性、改善心理问题和 HRQL；且采用非药物干预和教育解决这些问题 [21, 67]。丹麦呼吸学会关于慢性进行性非恶性呼吸系统疾病

患者姑息治疗的推荐：对所有有症状的 CRD 患者，即使是临终患者，都应进行康复治疗 [68]。

鼓励患者进行自我管理提高自我效能，并减少患者和照护者的无助感。这可减轻焦虑和抑郁、增加 PA 和日常活动、促进社会接触，并改善 HRQL [21]。目前出现的整体医疗，针对慢性呼吸困难的晚期疾病患者，将姑息治疗与多个专科专业相结合，根据患者及家属或照护者的身体、心理、社会和精神需求选择治疗方法。一项系统综述显示，针对慢性呼吸困难的整体医疗可以减轻晚期疾病患者的困扰，并可改善焦虑和抑郁等心理结局 [69]。最近的一项 RCT 研究表明，与常规治疗相比，对晚期 COPD、癌症和 ILD 患者进行的，包括呼吸药物治疗、物理治疗、作业治疗和姑息治疗在内的多学科呼吸困难管理能够改善呼吸困难 [67]。此外，干预还与更好的生存有关。面对终末患者，最佳的症状管理需要医疗团队根据当地资源、文化因素以及患者和照护者的观点来采用不同的技能 [70]。

考虑到症状和问题的复杂性，而不是估计的预后，尽早将姑息治疗与呼吸、基层和康复治疗整合，作为晚期 CRD 患者呼吸困难管理的核心。早期整合将为姑息治疗工作者与患者提供时间建立联系，避免患者濒死时进行危机处理 [21, 71]。一项研究探讨了呼吸科医师和姑息治疗专家管理重度 COPD 患者慢性呼吸困难的方法 [72]。这两个领域的专家最常建议将非药物治疗和药物治疗相结合的策略。呼吸科医师更注重 PR，而姑息治疗医师多推荐呼吸技术、焦虑管理和手持风扇疗法。姑息治疗医师建议使用口服短效吗啡来缓解呼吸困难，而呼吸科医师则多认为使用阿片类药物会引起呼吸抑制，与知识缺乏有关 [72]

八、决策制订

ICU 中只有不到 15% 的患者能进行个体决策，

大多数没有提前写下的书面指示，也没有机会与亲属讨论临终选择。结果，几乎一半的住院老年人都采取了代理决策，既包括全部代理决策，也包括患者个体决策和代理决策的联合决策[73]。

临终情景包括医生、专业和非专业照护者、家属和患者参与，他们都有不同的见解和期望。在欧洲中间型呼吸重症监护病房（respiratory intermediate care units）和高度依赖病房（high dependency units），有 21.5% 的患者可以做出临终决定[74]。最常做的决定是停止治疗、不插管 / 不复苏以及 NIV 作为通气治疗上限。可进行个体决策的患者经常与护士讨论临终决策[74]。但是，由于诊断、国家 / 地区、患者 / 专业人士宗教信仰、医师和护士对临终管理态度的不同，因此临终决策也会有所不同[75, 76]。

（一）沟通

患者和照护者很难与医师讨论，这主要是由于患者和家属很少有机会与医师沟通[77]。有必要确认医生未有效沟通的内容以及患者认为沟通不佳的内容，如预后、死亡、灵性。这些内容有助于制订干预的目标，从而有利于与 COPD 患者有效沟通临终治疗。预立临终医疗指示可以帮助患者明确并记录其倾向的意愿，并尽早与家属和医疗专业人员讨论。但是，这些方法并非在所有国家都适用（或合法有效），即使在适用的情况下也不常用于 CRD 患者，这可能是由于疾病进程的复杂性以及患者和医疗人员面对该问题时的矛盾情绪所致。向患者提供相关疾病信息有助于满足患者这方面的需求[78]。

（二）终止生命支持

终止生命支持是一个部分取决于患者和家人态度的复杂过程[79]。COPD 患者对生命支持的选择倾向与癌症患者相似。肺癌和 COPD 住院患者均可能有呼吸困难和疼痛症状，因此此类患者更

倾向舒适为主的治疗。但实际上 COPD 患者会经常使用到生命支持措施[80]。在不同 ICU 对于治疗有限的患者来说，治疗方法也不同。在 ICU 幸存患者中，就治疗的积极性而言，升级治疗比降级治疗更常见[81]。在法国 ICU 中，有 11% 的患者拒绝或放弃了维持生命治疗措施[82]，最常见的原因是无望和 HRQL 差。决策大多由 ICU 全体医疗人员制订（有时没有护理人员）。家属参与了决策过程的只有 44%，而只有 8% 患者能表示降低其生命支持的意愿，仅只有 0.5% 的患者参与了决策[82]。临终撤机是指逐渐降低通气支持水平。与这种方式相比，如果亲属能接受立即拔管为 ICU 的标准做法，则立即拔管不会对其产生心理影响[83]。

九、死亡地点

CRF 患者常常使用家庭长期机械通气（home long-term mechanical ventilation，HMV）。这种治疗手段是安全的，可以维持患者长期生存[84]。一项研究调查了家庭成员对 HMV 患者在生命最后 3 个月提供照护的看法[85]：大多数患者有呼吸系统症状，并且知道疾病的严重程度和预后；家庭负担很高，特别是经济需求方面。住院期间，有 74.4% 的患者被送入 ICU，有 27% 的患者接受了抢救，住院率和家庭经济负担与诊断和 MV 无关，患者家属没有报告使用呼吸机的任何重大技术问题。与有创 HMV 相比，接受家庭 NIV 的患者更加了解其预后，使用了更多的呼吸系统药物，更频繁地调整了通气时间，并且死亡率降低[85]。

临终时提供跨学科居家姑息治疗将会使慢性心力衰竭、COPD 和癌症患者在家中死亡的可能性增加，同时可节省大量成本[86]。家庭治疗项目与医院医疗花费显著减少相关[87]。临终关怀可以提供减轻痛苦的专业知识，并作为医院和家庭之间的缓冲桥梁[88]。的确，针对临终患者的以护士

为中心的远程项目可以增加医院工作人员与患者亲属之间的沟通、优化疼痛管理和呼吸系统症状管理、提高医疗辅助，并使住院和医疗需求合理化 [89, 90]。表 48-2 总结了临终呼吸系统疾病患者的恰当管理。

表 48-2 临终呼吸系统疾病患者的恰当管理

- 最佳护理方法
- 了解药物的局限性
- 控制症状
- 照护
- 允许家属，朋友和宗教援助
- 有时间和地方进行临终告别
- 患者和家属坦诚沟通
- 听取患者和家属的想法
- 尊重患者的选择
- 预立临终医疗指示
- 避免过度延长生命和增加痛苦
- 临终关怀和姑息治疗

十、结论

影响 CRD 患者姑息治疗质量的几个问题：①症状控制；②焦虑和抑郁的管理；③制订预立临终医疗指示；④沟通质量。PR 将有助于解决其中许多问题。

十一、总结

重要的目标是减轻症状、改善 HRQL，并最大限度地减少与严重疾病相关的痛苦和压力。恰当的姑息治疗可改善生活质量、减少繁多的生命维持治疗、改善照护者的心理状态。

临床实践和医学研究都应更多关注缓解终末患者呼吸困难、疲劳、咳嗽和疼痛。慢性呼吸困难的整体治疗可以减轻晚期疾病患者的痛苦，并可以改善焦虑和抑郁等心理结局。

经济评价
Economical evaluation

Roberto W. Dal Negro　　Claudio F. Donner　著

第49章

要　点

◆ 呼吸康复的经济方面是一个关键问题，应该在所有需要呼吸康复的慢性呼吸系统疾病中广泛研究。

◆ 在过去的几十年里，只有慢性阻塞性肺疾病从这个角度进行了大量研究。

◆ 呼吸康复是慢性阻塞性肺疾病、支气管扩张、囊性纤维化、间质性肺疾病、神经肌肉疾病、支气管哮喘和慢性呼吸衰竭患者接受度最高的非药物治疗方法。

◆ 一篇纳入了多项随机对照试验的系统综述也提供了经济影响，并得出结论：部分呼吸康复措施确实是具有经济效益的，但是仅适用于高收入国家。

◆ 通过呼吸康复在运动耐量、症状和生活质量方面都可以得到获益，这是有明确的证据支持且受到医疗专业人员的强烈推荐，但是对呼吸康复的经济效益和成本效用仍然有争议，主要是由于康复实施的环境，呼吸康复项目的试验设计和持续时间是参差不齐的。

一、概述

PR 的经济方面是一个关键问题，应该在所有需要 PR 的慢性呼吸系统疾病中进行广泛研究。不幸的是，并非所有慢性呼吸系统疾病受到同等的特定经济评估的支持，并且在过去的几十年中，只有 COPD 从这个角度进行了大量的研究。

由于 COPD 是西方国家和发展中国家最流行和最普遍的慢性呼吸系统疾病[1, 2, 3]，有大量的文献是关于该疾病的，所以将 COPD 作为回顾 PR 经济评价的主要模型。

二、COPD

首要讨论的是"慢性呼吸系统疾病"，特别是 COPD，在过去几十年才真的被视为一个严重的社会健康问题，其所带来的社会负担最近才在所有国家，也包括有先进医疗条件的国家，进行了评估并受到重视。

在 20 世纪下半叶，追求更高和更广泛的社会福利导致西方国家经济发展不受控制，是以一些严重的不良后果为代价的，如生活方式的急剧改变、吸烟的大量增加、人口逐渐过渡集中在超级拥挤的城镇、车辆的不断增加、工业排放造成的空气污染急剧增加、能源需求和生物燃料使用的持续增加、新型贫困和气候变化的影响。所有这些方面的影响都被低估了，具有影响力国家的决策者从来没有评估过这些问题，他们似乎不了解和（或）不关心目前发展模式的全球影响。

由于 COPD 是一种缓慢进展的疾病，定期审核其资源消耗情况是评估 COPD 对所有国家整体卫生系统和社区影响的最佳指标。

有综合证据表明，COPD 不是一种罕见疾病，而是全球慢性病发病和死亡的主要原因之一。预计到 2030 年，它将成为世界第三大死亡原因，就疾病负担而言，位列第七[4, 5]。

由于每个国家卫生系统的差异，导致卫生经济数据不容易比较，但共同的关键点是 COPD 总体负担过高；随着其临床严重程度增加，花费增加，主要取决于 COPD 急性加重的次数和严重程度以及住院率、与疾病导致的重度功能障碍和 LTOT 需求带来的高昂费用以及药物治疗相关费用不足有关[6]。

另外，人均寿命正逐步增长，预计慢性疾病（包括 COPD）的患病率和发病率将进一步增加。对药物经济问题的兴趣日益增长反映了对社会"责任"和对评估卫生战略经济价值的需求日益增长，以便优化医疗卫生资源分配的成本效益、成本效率和成本效用。

对 COPD 影响的定期审核证实了许多西方国家 COPD 负担的不断加重。在美国，2000 年 COPD 总费用是 240 亿美元（直接费用超过 60%，收入损失占 18%，20% 与发病相关）[7]。但是几年后费用增加到 320 亿美元（直接费用几乎翻了一倍）[8]。

2006 年，一个有趣的前瞻性研究预测 COPD 费用在随后的 5 年将从 320 亿美元达到 1768 亿美元，在 10 年后达到 3892 亿美元，在接下来的

20 年达到 8329 亿美元[9]。其他研究证实，几乎 50% 的直接费用是因住院治疗产生的，而家庭医疗和护理仅占 13%[10]。此外，由于死亡和残疾造成的生产力损失达 204 亿美元[11]。

在相同的时段，意大利的每个 COPD 患者年平均费用为 1801 欧元[12] 到 2724 欧元[13]，2015 年达到 3291 欧元，但重度 COPD 患者费用增加到 2457.3 欧元到 5451.1 欧元，2015 年达到 6158.9 欧元。即使药物费用在一定程度上低于直接成本中的其他费用[14]（图 49-1 和表 49-1），药物治疗的费用也在逐渐增加。

过去十年的经济危机使一些欧洲国家和非欧洲国家的情况更加恶化[15-17]，人们更加意识到有必要最大限度地提高健康效益，并进一步实施更

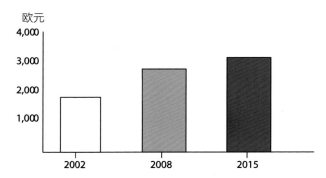

▲ 图 49-1 意大利 2002 年到 2015 年 COPD 平均费用趋势图[12-14]

表 49-1 COPD：费用明细（平均值；置信区间）（单位：欧元）

直接费用	2932.2（2643.1; 3221.3）
• 住院费用	1970.4（968.0; 2972.8）
• 门诊费用	463.2（207.5; 718.9）
• 药物费用	498.6（252.5; 744.7）
间接费用	358.5（119.0; 598.0）
总费用	3290.7（2539.9; 4051.2）

便利的战略选择（即 PR）。

普遍观点认为，COPD 的长期病程（25～35 年）及其所致残疾是其成为合并症多、致残率高和花费高的疾病之一的关键因素[4, 18-27]（图 49-2）。

大量研究表明，急性加重是 COPD 负担加重的主要因素，因为其可以影响发病率、QoL、住院率、死亡率和相关医疗支出[2, 28-33]。每年住院和急性加重费用是 3 年死亡率的高度预测因素[34]。

目前对 COPD 的预防、诊断和治疗仍存在不足。尽管其他便宜的非药物治疗方法，如 PR，从临床和经济角度来看都具有巨大的战略价值，但人们的注意力仍然越来越集中在新的药物治疗上。

在评估 COPD 负担时，应考虑并仔细权衡针对 COPD 的一系列合适的管理行动策略（图 49-3）。

（一）早期诊断

未确诊或延迟诊断的 COPD 患者不同于早期诊断的 COPD 患者[35-37]。由于直接因素（如定期或不定期的全科医生和专家会诊、急诊就诊、住院、医疗资源使用和药物）和间接因素（如缺勤、收入减少、QoL 下降）导致费用的显著增加。

（二）戒烟

从获益层面来看，与一般治疗相比，已证明

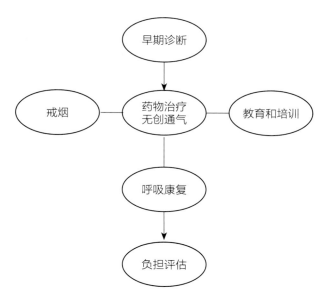

▲ 图 49-3　旨在有效控制疾病负担的行动策略

戒烟项目是主要策略。资助和支持戒烟一直被认为是一项节约成本的政策[38-41]。

（三）药物治疗

COPD 患者的药物治疗方法显然是不可缺少的，就可能节省的成本而言，基于老药物和新药物（即支气管扩张药、激素单独或联合使用）的策略效果仍在广泛研究和推广中[42-48]。然而，现代药物治疗费用昂贵、医疗资源稀缺，因此医疗人员和决策者越来越有兴趣获得明确的证据，以确定随着时间的推移，与其他治疗方案相比，这些治疗方案是否真的具有成本效益。

概括地说，从文献中获得的最相关的信息是，COPD 的规律、长期治疗是达到症状控制、延缓疾病进展以及长期维持 QoL 的唯一策略，与药物（如 β_2 受体激动药、抗胆碱能药、吸入激素）无关。

关于抗菌药物在经济利益方面的报道相互矛盾[49-51]。一些研究从以下方面强调了成本效益，如从社会的角度看 PDE_4 抑制药罗氟司特[52]；为期超过 8 个月的每日厄多司坦（一种抗氧化黏液活性药物）可以减少急性加重和住院率[53]；α_1-

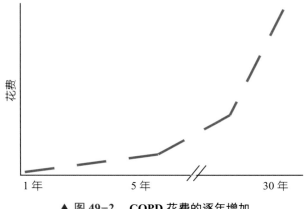

▲ 图 49-2　COPD 花费的逐年增加

抗胰蛋白酶缺乏的肺气肿患者中，补充 α_1– 抗胰蛋白酶[54]，以及对 COPD 高风险人群接种流感疫苗和肺炎链球菌疫苗[55, 56]。

也从这个角度对辅助供氧进行了研究。就这方面而言，重度 COPD 患者节省成本的主要方法有合适的氧疗处方以及对输送系统和氧气使用的严格管理，尤其是在患者家中。人们注意到，远程医疗监测大大降低了成本，具有很高的成本效益[57]。

（四）无创通气

NIV 已广泛用于治疗因 COPD 等疾病引起的慢性呼吸衰竭[58]。在 COPD 急性加重期，合并急性高碳酸血症呼吸衰竭时使用 NIV 是有效的[59]，显著降低了后续的气管插管需求和死亡率。

ERS 工作组最近发表了一份官方声明，即"对呼吸机依赖患者的远程监护"，这反映了远程医疗在 NIV 应用中的作用。存在的相关问题包括最佳治疗模式的确定，这些疗法需要在法律层面获得认可以及缺乏成本效益的证据[60, 61]。

（五）患者教育

只有 40%～60% 的 COPD 患者坚持处方药物治疗方案，且只有一小部分患者正确地使用吸入装置。这一观察结果极大地影响了治疗的成本效益[62-66]。因此，患者教育中的自我管理在 COPD 管理中起着非常重要的作用，包括识别急性加重、正确使用药物治疗，以及坚持与营养、运动相关的正确健康习惯。

（六）呼吸康复

运动训练（有氧和抗阻）是 CRD 患者疾病管理的主要组成部分，有充分的 A 级证据支持其在缓解呼吸困难和疲劳以及改善功能运动能力和 HRQL 的有效性。

PR 是 COPD、支气管扩张、囊性纤维化、ILD、NMD、支气管哮喘和 CRF 患者接受度最高的非药物治疗方法[67]。

ERS/ATS 发表了一份官方声明推荐 PR[68]，另外通过增加临床实践中 PR 的可及性来鼓励实施。已证明 PR 在减少非预期急诊就诊和住院方面也是有效的[69]。

尽管 PR 是目前 COPD 指南强烈推荐的治疗方法，但只有一小部分 COPD 门诊患者进行 PR（6～8 周，每周至少两次有监督课程）。部分原因是可及性和接收能力受限，部分是因为组织机构局限性和该地区无法获得 PR。

如前所述，急性加重和住院率是影响 COPD 花费的主要因素。不过关于轻至重度 COPD 进行 PR 的经济影响研究还很少。其短期和长期医疗使用情况尚未得到充分评估。为了减少这类患者急性加重次数和住院率，有很多研究报道采用了多种持续时间的干预模式，但研究结果依然是相互矛盾的。

对于轻度 COPD 患者进行 PR 的经济影响方面，可获得的信息很少。这组患者的运动受限更少，住院次数也更少。PR 对医疗使用的短期和长期影响都没有进行评估，并且在这一组的研究结果也是相互矛盾的。

大约 20 年前，一项研究评估了对稳定期 COPD 患者进行为期 8 周的住院 PR，后续 16 周有监督维持项目的成本效益。数据显示，每个患者要实现 CRQ 各个组成部分改善达到 MCID 所需费用为 28 993 加元；情绪改善需要 38 270 加元，呼吸困难减轻需要 47 548 加元，疲劳改善需要 51 027 加元[70]。显然，住院费用大大增加了 PR 成本。大约 10 年后，英国 PR 每质量调整生命年（quality-adjusted Life-year，QALY）价格在 5000 英镑到 15 000 英镑[71]。

一些对照研究评估了 PR 不同方案的卫生经济效益。已证明由呼吸科医生主导的疾病管理项目具有成本效益，减少了严重急性加重，每年节省 117 万美元[72]。另一项为期 12 个月的随机试验调查了基层和二级医疗机构中低强度维持项目的经济便利性。完成至少 60% 标准 PR 方案的患者被随机分组到持续 3、6、9 个月的 2h 维持课程或接受常规治疗。随访持续到完成标准 PR 项目后第 12 个月。这表明，就每一 QALY 获得的成本而言，极低强度维持组比常规治疗组更便宜，每个 QALY 的成本效益比（incremental cost effectiveness ratio，ICER）低于 20000～30000 英镑的比例为 72.9%[73]。

一项为期 6 个月的 COPD 基层自我管理项目的成本效益表明，这种干预比常规治疗成本高，效率高。在 2 万英镑 /QALY 的门槛上，干预具有成本效益的概率为 97%，因此支持了 PR 项目的成本效益[74]。

2016 年，一项关于健康相关康复经济评估的系统综述指出，一些 RCT 研究结论是 PR 干预措施确实具有成本效益，特别是来自高收入国家的试验[75]。因此，这些结论改变了在医疗领域的机会、不一致、不均衡和不平等相关热点问题的争议。此外，成本效益的评估常常是复杂的，由于发表的 PR 研究在内容、强度、持续时间以及所选择患者和结局指标的异质性而存在偏差[76]。

毫不奇怪，也有一些研究结果得出 PR 未获得经济效益。在一项关于居家 PR 的研究中发现，因重度呼吸衰竭所致高昂费用并没有抵消因急性加重所致住院次数下降而减少的费用[77]。而在另一项研究，经过 2 年的随访后，认为社区康复项目不具成本效益[78]。

虽然有其他系统综述支持 PR 可减少急性加重所致住院的结论[80]，但在一项非重度 COPD 患者研究中，还是得出了对医疗资源使用影响不确定的结果[79]。

最近在澳大利亚和新西兰进行的一项为期一

年关于 COPD 患者非药物干预成本效益的小样本研究表明，在 PR 干预后 12 个月的住院次数和住院时长有积极的影响。不过样本量较小，再加上干预措施的不平衡，尚不能肯定真正的成本效益[81]。

2001 年，Griffiths 等报告了门诊 PR 成本效益的 RCT 研究。他们发现每位患者增加 PR 的增量效用为 0.030QALYs，有统计学意义（$P<0.03$）。以负成本改善 QALY 的概率为 64%[82]。在加拿大，Golmohammai 等对 210 名不同严重程度 COPD 患者进行了一项有关社区 PR 的随机试验。健康状况改善与 COPD 严重程度不相关，而每位患者每年的总费用降低 344 欧元（$P<0.02$）[83]。Raskin 等[84] 通过一个由 11 家医院康复中心组成的联盟评估了 PR 的经济影响。45% 以上的患者前一年住院次数 ≥ 1 次。PR 后一年，每位患者平均住院 0.25 次，住院 2.2 天，组内减少了 271 天的住院天数。大部分与入住 ICU 天数减少有关（$P<0.0002$）[84]。

一项由护士主导的为期 2 个月的慢性疾病管理项目，包括住院后 2 个月的 PR 和训练，参加该项目的患者依从性非常高，定期电话随访达 90% 以上。研究者报告了随后一年里，项目依从性和住院率之间呈反比关系[85]。上述结果得到了 2017 年赫尔辛基心肺中心发表的 PR 结果的支持，在该研究中，对 78 名重度患者进行了 PR 治疗。研究者发现，与前一年相比，PR 之后的一年中住院天数减少了 54%。他们还发现健康状况显著改善。研究表明，如果所有符合条件的患者都能进行 PR，那么住院天数将减少 10%～20%[86]。

总之，尽管有强有力的证据支持 PR，PR 可改善运动耐量、症状和 QoL，且医学专业协会也有明确推荐。但 PR 成本效益和成本效用仍存在争议，主要是由于 PR 项目的实施环境、试验设计和持续时长的不均一性，而所有这些变量都能影响 PR 可实现的获益。

三、间质性肺疾病和肺纤维化

目前仅有的研究和综述主要是评估和比较最近进入市场的药物和仍在 II、III 期临床试验的药物的临床效果和成本效益[87]。在这种情况下，有关 PR 的成本效益和成本效用评估显然已延期到以后，届时这些药物的临床获益将得到充分肯定，其效果将与单独 PR 和 PR 与药物治疗结合方案相比较。

四、支气管扩张

支气管扩张是一种慢性病理疾病，比过去更常见。症状持续存在、频繁急性加重和 QoL 受限是造成负担的主要原因。

除临床治疗外，PR 长期以来在临床上对支气管扩张有效，和哮喘、COPD 一样，已公认自我管理干预（如患者教育、气道廓清、对治疗和运动依从性）在这些疾病中也是有益的。

遗憾的是，很少有高质量的正式文献根据经济分析为基础确定项目的有效性。2018 年，Cochrane 气道工作组发表了一篇系统综述，有关成人非囊性纤维化支气管扩张康复的试验[18]。HRQL 和急性加重率是主要结局指标，经济成本为次要结局指标。纳入的两项试验样本量小，加上数据质量差，使得无法就临床结局或经济影响得出有意义的结论。PR 对支气管扩张患者影响的研究应该是临床优先考虑的问题。

五、总结

PR 的经济方面是一个关键问题，应该在所有需要呼吸康复的慢性呼吸系统疾病中广泛研究。不幸的是，并非所有慢性呼吸系统疾病受到同等的特定经济评估的支持，并且在过去的几十年中，只有 COPD 从这个角度进行了大量的研究。

PR 是 COPD、支气管扩张、囊性纤维化、ILD、NMD、支气管哮喘和 CRF 患者接受度最高的非药物治疗方法。

一篇关于 PR 经济影响的包括多项 RCT 的系统综述得出结论：部分康复措施确实是具有经济效益的，但是仅适用于高收入国家。

尽管有强有力的证据支持 PR，PR 可改善运动耐量、症状和 QoL，且医学专业协会也有明确推荐。但 PR 成本效益和成本效用仍存在争议，主要是由于 PR 项目的实施环境、试验设计和持续时长的不均一性，而所有这些变量都能影响 PR 可实现的获益。

慢性呼吸系统疾病患者整合医疗中的呼吸康复

Pulmonary rehabilitation in the integrated care of the chronic respiratory patient

Linda Nici　Richard L. Zuwallack　著

要　点

◆ 整合医疗是基于慢性医疗模型，并强调医疗服务的协调配合，特别适用于慢性呼吸系统疾病如 COPD 患者的管理。

◆ 呼吸康复是整合医疗的一个重要组成部分，强调慢性呼吸系统疾病患者协作式自我管理，并具有促进医疗协调的潜力。

一、概述

对于晚期 CRD 患者的医疗管理，通常在减轻痛苦症状和功能受限负担方面不足。这明显反映了 CRD 的慢性和进行性发展特性，如 COPD。也指出治疗过于狭窄等不足，比如治疗 COPD 而不是治疗 COPD 的患者个体。

典型的 CRD 并不是孤立发生的进程。比如，COPD 患者通常在生活方式中合并有不良行为(如对治疗依从性差、持续吸烟、久坐少动等)，这使疾病管理变得棘手[1]。同时，呼吸系统疾病的全身性影响，比如外周肌肉功能异常，以及存在其他严重合并症，包括缺血性心脏病、心力衰竭、骨质疏松、糖尿病、抑郁、贫血和肺癌，会加剧疾病的总体负担[2, 3]。

除了由于呼吸系统受损导致的日常症状负担和功能受限外，慢性呼吸系统疾病如 COPD 患者

的全身性影响、诸多合并症和急性加重均增加了总体负担。这包括呼吸困难和疲劳、HRQL、功能状态等方面严重而持久的恶化，并且进一步增加医疗使用和死亡风险[4-10]。

COPD 患者急性加重出院后非常虚弱，不良事件发生的风险显著增加。近期一项对因某些慢性疾病（包括 COPD）出院的医疗保险受益人的经典研究强调了这一点，其中 1/5 的患者在 30 天内再次住院，34% 的患者在最初出院日期的 90 天内再次住院[11]。出院 COPD 患者的医疗使用增高几乎是必然的，由多种因素造成，包括呼吸系统疾病严重程度、导致住院的合并症、呼吸系统疾病加重早期出院[12]、短期内频繁急性加重以及导致住院的自我管理技能差。另外，医疗基础设施支持不足、治疗从医院向家庭过渡效率低下[13]以及管理新出院患者的资源不足，都会导致这一问题[14]。而要解决这一系列问题就必须改

变当下的医疗模式。

　　一篇 2002 年经典的概念性文章介绍了慢性病照护模式，Bodenheimer、Wagner 和 Grumbach 使用短语"紧急情况的奴隶（tyranny of the urgent）"描述了一种常见情况，即在典型的医疗事件（时间紧迫）中，患者的急性症状和情况会超过优化管理（但更重要）的非紧急慢性阶段[15]。此外，从医院到家庭再到社区的连续医疗过程中，以及多个医疗提供者都存在碎片化现象[16]，这就是非整合医疗。非整合医疗的例子是临床实践指南的应用，它关注于单一疾病而不是治疗存在许多医学、心理和社会问题的患者个体[17]。需要全面而综合的方法来解决这种复杂性，从而获取最佳结局。

　　为了提高当前医疗水平下 CRD 的治疗效果，需要改变模式。包括改变医疗管理和实施方式。大体框架中的两个重要概念是整合医疗和慢性病照护模式。这将在随后加以讨论。此外，我们提出论点，呼吸康复，虽然不等同于上述任何一个概念，却是实施的有效平台。

二、整合医疗与慢性病照护模式

　　WHO 在 2001 年将整合医疗定义为："将疾病诊断、治疗、护理、康复和健康促进等相关医疗服务的投入、交付、管理和组织等结合起来。整合是改善服务的可及性、质量、患者满意度和效率的一种方式"[18]。这个早期概念明确指出医疗交付系统的组织性和协调性。

　　整合医疗的新概念中增加了一个更强的、以患者为中心的重点。比如，2012 年 ATS 定义整合医疗为"以患者为中心的连续性服务，为慢性疾病患者提供有价值的一系列医疗，用以达到患者最佳的日常功能和健康状态，实现并维持患者在社区的独立性和功能性"[16]。

　　也许整合医疗最合理的概念是 2015 年 WHO

关于这个主题的中期报告[19]。执行报告中强调了以人为中心和综合健康服务。将个人、家庭和社区视为医疗系统的参与者和受益者，以人道和综合的方式回应其需求和偏好。健康服务系统是可调整的，以确保在不同水平和地点持续促进健康、预防疾病、诊断、治疗、疾病管理、康复和姑息治疗[19]。WHO 随后发表的一份出版物，提供了这一概念的详细讲解[20]。图 50-1 展示以患者为中心的整合医疗的概念框架，图 50-2 展示策略目标、潜在干预措施和过程指标的详细说明。

　　慢性病照护模式被视为实施整合医疗的两个主要组成部分——以人为本和综合服务的实际指南。正如 2002 年最初提出时[14, 15]，慢性病照护模式有六个组成部分：①自我管理支持；②临床信息系统；③重新设计交付系统；④决策支持；⑤医疗组织；⑥利用社区资源[14, 15]。自我管理是医疗照护的一个重要方面，将在后面讨论。临床信息系统使用新的信息技术促进医疗。设计交付系统强调管理慢性病患者。决策支持主要指帮助决策制订的临床实践指南。利用医疗组织和社区资源来处理碎片化医疗交付服务。

　　慢性病照护模式是其他模式的基础，旨在改善慢性疾病患者的照护。下面将对其中一些模式进行讨论。

三、相似但不同的概念

（一）自我管理

　　大多数慢性疾病管理模式都在一定程度上包含自我管理。一般自我管理的简短定义来自对干预措施的系统描述："患者应对一种慢性病的能力，包括症状、治疗、身体和社会后果，以及生活方式的改变"[21]。对 COPD 的自我管理，2016 年一个国际多学科专家组对其提出以下共识定义，包含在 3 个自然段内。

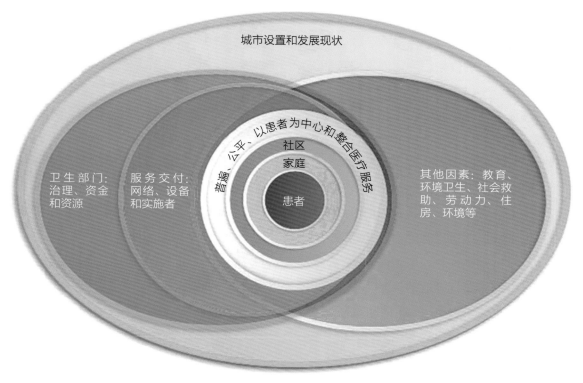

▲ 图 50-1　**WHO 以患者为中心的整合医疗服务概念框架** [20]

展望

所有人在未来都能获得健康服务，以符合其生活的需要和偏好，在整个治疗过程中协调一致，并且安全、有效、及时、高效和高质量

| 策略目标 1: 赋能和激励参与 | 策略目标 2: 加强管理和责任 | 策略目标 3: 重新定位医疗模式 | 策略目标 4: 协作服务 | 策略目标 5: 创造可行的环境 |

策略目标

1.1 赋能和使个体与家庭参与
1.2 赋能并使社区参与
1.3 扩展到未接受服务的和边缘化人群

2.1 加强参与式治理
2.2 增强相互的责任

3.1 根据生命周期的需求和偏好定义服务优先级
3.2 重新评估提升、预防和公共卫生
3.3 建立强有力的基层医疗为基础的系统
3.4 转向门诊和流动医疗
3.5 创新和整合新技术

4.1 个体化协作医疗
4.2 协作健康项目和提供者
4.3 协调各部门

5.1 加强领导和管理以应对变化
5.2 提高质量和安全
5.3 调整卫生人力资源
5.4 调整管理框架
5.5 改变支付系统

▲ 图 50-2　**策略目标、潜在干预措施和过程指标的概述**

COPD 的自我管理干预是结构化的也是个体化的，通常是多元的，其目标是激励、鼓励和支持患者积极适应他们的健康行为，并发展技能以更好地管理疾病。

自我管理的最终目标是：①优化和保持身体健康；②减轻症状和日常生活中的功能障碍，提高精神健康、社会健康和 QoL；③与医疗专业人员、家属、朋友和社区建立有效的联盟。

该过程需要患者和提供自我管理的医疗专业人员间反复互动。这些以患者为中心的互动关注于：①确定需求、健康理念和增强内在动力；②设定个体化目标；③制订合适的策略（如管理病情加重）以实现这些目标；④评估和重新调整策略。行为改变可以激发患者的动力，自信和能力。文字敏感方法可用来提高理解能力[22]。

成功的自我管理需要患者和医疗提供者之间的双向协作，因为患者通常不能完全掌握疾病管理，而医疗提供者需要患者提供重要信息来优化治疗。具体的自我管理干预措施举例如下：①戒烟技术；②正确使用药物，包括吸入技术；③提高治疗依从性；④与医疗提供者协作，早期识别和治疗呼吸系统疾病急性加重（行动计划）的方面，包括易于沟通和开始治疗（在医学文献中有时称为疾病管理）[23, 24]；⑤促进规律运动训练和 PA[25]。

有时很难确定个体自我管理的有效性，因为其通常被纳入综合治疗中，如 PR。然而，在已发表的 RCT 研究中，自我管理策略包括急性加重的行动计划通常会有积极结果。比如，2017 年一篇关于 COPD 自我管理的 Cochrane 系统综述，涵盖了上述行动计划[26]，共 22 项研究，3854 名患者，随访时间为 2～24 个月，证明与常规治疗相比，自我管理在以下方面有显著获益。

- 12 个月的 HRQL。SGRQ 总分（评估 COPD 患者 HRQL 的常用问卷，得分越低表明生活质量越高，改变 4 分代表具有临床意义）总分改善了 –2.69 分（95%CI –4.49～–0.90）。然而，平均变化没有达到该问卷的临床意义阈值。

- 超过 12 个月的医疗使用。呼吸相关住院率降低，OR=0.69（95%CI 0.51～0.94）。基于此数据，为防止 1 年后出现呼吸相关住院，基线高风险的需治疗患者为 12 名（95%CI 7～69），基线低风险的需治疗患者 17 名（95%CI 11～93）。

然而，在以下临床结局方面没有显著统计学差异。

- 全因住院（OR=0.74%；95%CI 0.54～1.03）。
- COPD 急性加重次数。
- 全因住院天数。
- 急诊就诊次数。
- 基层医疗就诊次数。
- mMRC 呼吸困难评分。
- 全因死亡。

令人欣慰的是，在系统综述中没有表明全因死亡的差异，但美国 2012 年发表的一项关于自我管理的随机试验[24]，由于治疗组的死亡率出现无法解释的上升而不得不提前终止。在前述 Cochrane 综述中，一项纳入 7 项研究中 1219 名患者的探索性分析显示，与常规治疗相比，自我管理组呼吸相关死亡率稍高且差异有统计学意义（风险差异 =0.028%，95%CI 0.0049～0.0511）。上述死亡率差异在两项系统综述研究[14, 24]中更明显，但对全因死亡的更可靠分析没有显示出这一负面影响[26]。

这些结果表明 COPD 患者的自我管理仍处在发展中。应当指出的是，目前所有研究中都没有统一的自我管理方法。各个中心之间的差异很大。这是生活中必要的事实，因为干预措施必须根据患者制订。这一发现也强调，自我管理的一般模式，尽管提供了强化干预和教育，只有大约 40% 的 COPD 患者成为成功的自我管理者[27, 28]。显然，在确定最佳、个体化方法以获得理想的结局时，同时要避免发生不良事件。

（二）协作医疗

协作医疗的定义是"两个或多个医疗参与者（包括患者）之间精心组织的患者医疗活动以促进提供合适的医疗服务。组织包括调集人员和其他资源，这些资源对实施一切患者医疗活动是必要的。也是通过负责不同方面的参与者相互交换信息而进行管理[29]"。因此，减少服务碎片化的医疗组织性和连续性是这一模式的两大支柱[30]。可以通过以下几个层面协调：患者 / 医疗提供者之间、基层 / 专科医疗之间以及系统 / 患者 / 医疗提供者之间。在此基础上，协作医疗应被视为整合医疗的一个重要组成部分。不同于自我管理，它更强调协作性和组织性[31]，较少强调医疗提供者与患者的互动。

协作医疗的有效性，特别是对复杂 COPD 患者的管理还没有充分验证。事实上，没有描述 COPD 干预的具体细节，尽管这可能与协作治疗有一种或多种其他慢性疾病的患者没有实质上的区别。一项关于协作医疗（不是专门针对 COPD）的系统综述研究了文献中旨在改善协作的部分[31]。包括一般交流、信息传递、场景转换、随需求修订方法、评估需求和目标、制订治疗计划、监测和随访变化的反应、联系社区资源、着重和医疗信息技术协调的团队合作。

正如本节所述的许多干预措施一样，COPD 的协作医疗仍处于发展阶段，需要确定最佳的方案。为了解决此不足，开展了一项包含 37 名成员的虚拟 Delphi 研究，评估这一领域疗效对比研究中的优先级[32]。研究建议包括：①评估医疗质量；②管理合并其他慢性疾病的 COPD 患者；

③呼吸康复作为一种治疗模式；④协作医疗的质量；⑤全面 COPD 患者教育。

（三）慢性疾病管理

疾病管理是一个不明确的概念，包括教育、优化药物治疗、病例管理者提供信息和支持以及自我管理[33]。显然，慢性疾病照护模式与自我管理存在重叠。COPD 自我管理的应用来自一项著名的 RCT 研究，包含美国中西部 5 个中心的 743 名重度 COPD 患者，由美国退伍军人事务部开展。多组分的方法包括单独 1～1.5h 的教育课程，急性加重自我管理的行动计划，以及每月病例管理者电话随访[23]。结果是阳性的：在 1 年内，疾病管理组 COPD 相关的累计住院和急诊就诊次数每位患者为 0.48 次，常规治疗组每位患者为 0.82 次（$P < 0.001$）。综上，这种相对简单的方法使急诊就诊和住院减少了 41%。而一项类似的研究（称为综合治疗管理项目）结果为阴性的[24]，因此这一领域尚需进一步研究。

（四）患者为中心的医疗之家

以患者为中心的医疗之家的概念最早出现在 1967 年的儿科文献中，是为提高有特殊医疗需求儿童的医疗管理[34]。其核心原则包括：①范围广，以团队为基础的方法；②全面的、以患者为中心的方针；③协作医疗，加强沟通；④以系统为基础保证质量和安全[34]。它强调了基层医疗提供者，但在需要时也依赖于专科医师的意见[35]。显然，这使得以患者为中心的医疗之家的概念几乎等同于慢性病照护和整合医疗模式。

虽然没有专门应用于 COPD 患者，一项系统综述分析以患者为中心的医疗之家干预法的随机试验，结果显示了积极作用，可以提高患者体验、员工经验、有利于预防医疗的实施，并减少急诊就诊（但没有减少老年患者住院率，以及节省成本[34]。

四、远程医疗

远程医疗[36]定义为"在参与者因距离间隔较远时，应用电子信息和通信技术提供和支持医疗"[37]。最近的一篇社论认为，远程医疗是远程医学的一个子集，前者"仅指通过使用远程监护和远程通信技术提供远程健康服务和教育"[38]。尽管有些许区别，这两个术语实际上可以作为同义词使用。

远程医疗在概念上不同于整合医疗、自我管理、疾病管理、以患者为中心的医疗之家和 PR。它是实施这些管理策略的一种工具[39]。当患者与医疗提供者之间间隔较远时，远程医疗常常被纳入综合管理计划中以改善结局。通过减少距离等影响，可以改善健康、预防疾病进展，增加获得医疗信息的机会，提高治疗依从性，以及改善医疗质量，减少医疗使用[40]。

对于呼吸系统疾病患者，远程医疗包括：①将患者的症状和生理信息传输至医疗提供者(远程监测)；②为患者提供反馈，如步数或步行距离；③帮助医疗提供者决策，如持续传输数据以助早期识别急性加重；④远程咨询服务；⑤远程教育；⑥扩大干预措施可及性的远程康复[38, 41-43]。

持续和及时地将患者的生理和症状信息传递给医疗提供者，并促进医疗人员向患者传递指令，远程医疗能理想地管理 COPD 急性加重。因此，可以提供临床病情加重的早期预警，从而及时治疗。

关于 COPD 远程医疗的系统综述显示出不一致的获益[43-47]。结局上多个方面不显著改善在一定程度上反映出，远程医疗的多变性和管理的复杂性[38]。目前，远程医疗对 COPD 管理的效果尚不明确。

在西班牙进行的一项大规模、多中心、随机、非盲的对比 COPD 远程医疗与标准医疗的试验[48]。试验招募了 237 名有严重气流阻塞和频繁加重史的患者，最终入组 229 名患者，随机分为两组。干预组是家庭持续远程监测生理指标（血压、血氧饱和度、心率、肺活量、呼吸频率）以及辅助供氧情况。监测中心的一名护士根据这些信息，使用红绿灯系统（绿灯、黄灯、红灯）分类信息。1 年后，多个医疗使用方面结局没有显著差异。需要注意的是，这是一种单向干预，只向医疗提供者传递生理信息，而没有在其他方向传递信息。作者得出结论，使用远程监测独立管理病情加重不太可能获益。

五、呼吸康复

（一）定义和概念

PR 的定义是 2013 年 ATS/ERS 声明提出"基于全面患者评估为患者制订的个体化综合干预措施，包括但不限于运动训练、教育和行为改变，旨在提高慢性呼吸系统疾病患者的生理和心理状态，并长期坚持得健康行为"[49]。综合 PR 特点是跨学科的、整体的、以患者为中心的、协作式自我管理策略、运动训练和鼓励医疗协作。尽管 PR 项目差异很大，不仅是不同医疗系统间有所不同，即使同一医疗系统内各中心间也有不同，但是 PR 的两个主要组成部分是运动训练和自我管理教育。

（二）呼吸康复结局

PR 在以下方面具有高质量的证据：减轻呼吸困难、增加运动能力、减轻焦虑和抑郁症状、提高 HRQL[50]。这些积极结局已被认可，虽然肺功能没有相应的改善。原因是 PR 减少了全身性影响（如外周肌肉功能障碍）和不良行为（如久坐少动的生活方式），而这两者会增加疾病整体负担。因此，无论患者的肺功能有无变化，久坐少动、体适能下降、步调不协调和恐惧活动会引起呼吸困难等，这些都可以通过综合PR改善，使患者获益。

PR还可以降低医疗使用并（可能）降低死亡风险，特别是因病情加重刚出院的COPD患者[51]。综合干预能够提高运动能力和PA[52]，而这两个变量的改善与医疗使用降低甚至死亡率下降相关[53]，无法用现有机制解释其有效性。有经验人员实施的自我管理和协作医疗或许能解释某些积极结果。患者与PR提供者间的交流增加有助于传递自我管理技能，从而最优化结局。

（三）呼吸康复的主要挑战：有效疗法未被充分使用

虽然已公认PR是COPD的一线干预措施，包括GOLD指南也推荐[54]，但在世界范围内仍未充分使用。例如，在英国，只有约15%符合条件的COPD患者曾被转诊行PR[55]。这一有效干预措施未被充分使用反映了几个方面的局限性，包括医疗提供者转诊不足，而他们可能未认识到PR的有效性并且也可能不了解当地PR项目；另一个原因是医疗系统接收能力不足；最后的原因是第三支付方资金不足以及转诊患者未被接受[56-58]。

就接收能力而言，一项发人深省的数据显示，加拿大目前仅能够为不足1%的COPD患者提供PR[59]。在其他发达国家PR服务的提供率无太大差异。就患者接受能力而言，在英国，最初接受评估的患者中只有42%实际完成了项目[60]。这一问题的原因是患者和医疗提供者对有效性的错误认识以及前往康复中心的交通问题[61, 62]。

可能最为困扰的是COPD加重后PR的转诊和实施，此时发病率和随后的医疗和死亡风险都非常高[7, 63, 64]，而获益却非常可观[51, 65]。但在这种情况转诊和接受PR的人数仍然非常低，转诊率通常不足2%[66]，完成率也仅为70%[67]。显然

有必要进一步改进。

六、呼吸康复与整合医疗

PR与整合医疗在两个方面相互作用：①PR可促进慢性呼吸系统疾病患者整合医疗；②利用整合医疗（及其工具，如远程医疗）以扩展PR的可及性和应用[68]。

（一）呼吸康复促进整合医疗

虽然在正式定义中没有明确说明，协作医疗（整合医疗的主要特征）是PR的组成部分，提供促进患者、家庭和医疗专业人员之间沟通机会，重组碎片化的医疗管理。可以通过以下方式加强PR的协作医疗：①在整个康复项目过程中（通常持续数周或数月），患者能够与PR工作人员加强互动；②PR人员的专业知识、经验和投入；③医疗中心中的PR项目实施地理位置（更容易获得其他资源）。然而，很难评估这些因素的作用，因为都被纳入了综合干预措施中，而其中还包括其他有效的策略，如运动训练和自我管理教育。

PR的其他方面也能促进复杂呼吸系统疾病患者的整合医疗。这包括跨学科特性、对合并症多的患者的综合方案、确定随疾病进展而变化的个体目标，以及调整方案以实现这些目标。

（二）利用整合医疗扩展呼吸康复的可及性

传统的医疗中心PR所带来的巨大获益已非常肯定，但目前总体使用不充分，必须想办法平衡这一点。事实上，目前PR的一个挑战是增加可及性，而不是通过放宽标准而降低了有效性。由于此领域的研究尚处于早期阶段，部分内容是推测出的。提高可及性的一个方法是将这一项目扩展到不同的环境中。为了实现这一目标，在加拿大、英国和澳大利亚进行了三项随机对照等价试验，比较稳定期COPD患者居家PR和医

疗中心 PR，结果表明在一些以患者为中心的结局是同等获益。这包括呼吸困难、运动能力和 HRQL[33, 69, 70]。两项研究中，两组退出率大致相似；而在澳大利亚的研究中[33]，居家 PR 比医疗中心 PR 中途退出人数要少。因此，原则上，对于部分 COPD 患者，把 PR 由医疗中心转移到家中可能是有益的。

综合医疗系统中通信和信息技术的提高可以增加 PR 的可及性，对于那些能从 PR 中获益，但却无法行传统、医疗中心 PR 项目的患者，这样就能获得 PR。远程医疗（即远程康复）可以解决医疗中心 PR 项目的障碍，包括交通问题、项目时间安排（如在工作时间）、项目等待时间，以及患者担心"病得太重"或"病情轻"而不能参加医疗中心 PR[71, 72]。通过在家庭环境中进行运动训练和 PA，远程康复有助于实现更好的长期结局，尽管还有待证实。

英国 Leicester 大学医院开展的一项交互式、网络 PR 项目的研究表明，远程医疗技术可以提高和扩展 PR 的应用[41]。COPD 患者被随机分配到传统的 PR 组（n=52）和网络 PR 组（n=51）。后者首先接受标准化介绍课程，然后用密码登录并访问交互式、个体化 PR 网站。为患者提供网站的图示描述[41]。包括康复专家制订的急性加重行动计划、鼓励每天运动、记录运动进程、力量变化、教育和运动目标、压力管理反馈、健康生活方式和 COPD 相关教育成果。在随机分组前，更多的患者倾向于选择网络 PR 项目。

与基线相比，两组患者在运动能力和呼吸相关生活质量方面均有显著改善。这些结果组间无显著差异。参与交互式网络 PR 组中，有更多的人中途退出：51 人中有 29 人，而传统 PR 组 52 人中有 23 人中途退出。交互式网络 PR 组退出大多是在运动训练阶段，由此表明需要在这方面进

一步提高。研究者认为网络 PR 平台或许是可行的，并且可能是传统 PR 的替代方案。

尽管在家庭环境中实施 PR 很有前景[33, 41, 73]，但必须承认的是技术创新提高了应用性，但同时也可能以降低复杂性和强度为代价，最终是否会有益处仍有待观察[74]。远程医疗有可能将 PR 扩展到更广泛的受众群体。

使用远程医疗除了可以将 PR 扩展至更广泛的受众群体，也可加强传统的医疗中心 PR 项目。采用这种方法可以传递额外的教育内容，通过双向反馈运动训练和 PA 来提高依从性，在正式项目结束后可作为一项维持策略。

尽管远程医疗可增加 PR 的可及性，带来积极结局，但实施远程医疗仍有挑战。这包括同时直接监督患者的数量限制、工作人员和设备成本、项目成本、患者的学习习惯（不一定适合这种类型）、某些健康局限性如认知或视觉障碍、安全性和监护问题，以及隐私问题[72]。

最后需要说明的是，PR 的远程医疗中，尚不清楚哪些患者会获益，哪些患者没有理想结果，哪些患者甚至可能会受到伤害。关于后者，有人认为一些患者的某些自我管理干预（不一定是远程医疗）实际上可能不会改善结局，甚至会增加死亡风险[24, 26]。需要更多的信息来确定如何最好地使用远程医疗优化 PR 的可及性。

七、总结

对复杂的呼吸系统疾病患者若采用碎片化的简化的方法注定要失败。这种复杂性需要全面和综合的方法来优化结局。PR 强调协作式自我管理，是整合医疗的理想平台。其整体性、跨学科性、以患者为中心以及协作医疗，与这一目的非常契合。现代技术，如远程医疗，也有潜力扩展 PR 的可及性，使更多的患者从这种干预中获益。

COVID-19 患者急性期后的呼吸康复

Pulmonary rehabilitation in post-acute patients with COVID-19

Michele Vitacca　Mara Paneroni　Nicolino Ambrosino　著

第 51 章

要 点

- 疲劳是 COVID-19 感染患者常见症状。
- 大多数住院 COVID-19 患者的住院时间较长。
- 完全隔离阻碍了患者参加定期的呼吸康复项目。
- WHO 推荐，在安全情况下积极动员危重患者早期活动。
- 康复项目要求保护医疗专业人员和患者。
- 可根据物理治疗管理指南进行指导。
- 康复应基于简单的功能和残疾评估得出临床标准。

一、概述

COVID-19 在全球的暴发对全世界产生了巨大影响，造成数以百万计的人感染和成千上万的人死亡[1]。大约 80% 的患者为轻型、普通型，15% 为重型，5% 为危重型[2]。这种疾病（SARS-Cov-2）引起严重肺泡损伤，出现缺氧性 ARF，其中大部分需要机械通气[3, 4]。

面对这场流行性传染病，各个地区和国家当局采取了非同寻常的措施以遏制疫情蔓延并保护未来的组织和文化变革[5]。许多国家已经完全封闭交通及人际接触，因此阻止了患者参与机构或社区 PR，以及有监督的居家康复和其他个体化治疗。不用说，这正在对我们的社会产生巨大的社会和经济影响。表 51-1[6] 总结了一些需要康复的原因，与世界各地正在推广的国际指南和建议相一致[7-10]。

由于对 COVID-19 肺炎的病理生理学和长期预后的认识仍在不断加深，幸存者及其照护者可能的长期生理、心理和认知障碍仍有待描述。运动训练对身体的影响、可耐受的训练程度以及有意义的反应的界定，在撰写本节时这些仍有待阐明。干预措施是否安全并有效？文中采用的方法借鉴了因其他原因导致的成人呼吸窘迫（见下文）而长期入住 ICU 的经验。本章是在抗击 COVID-19 期间写的，更完整的数据将帮助得出更清晰的结论。来自世界各地的报告越来越多，描述了训练的影响、过程、结局和模式，这将有

表 51-1　需要呼吸康复的原因

• 大多数住院患者要在 ICU 或急性监护病房住很长时间。 • 住院患者有呼吸系统或非呼吸系统并发症。 • 疲劳是非常普遍的症状。 • 如果缺乏康复干预，可能会出现长期的生理、心理和认知障碍

助于为 COVID-19 幸存者日后的决策制订提供依据。在那之前，我们面临更多的是问题而不是答案。

二、一般推荐

本章定义的疾病严重程度分三型。

1. 轻型：患者有肺炎的临床和影像学征象，无重症肺炎征象。

2. 重型：发热或疑似呼吸系统感染，呼吸频率＞ 30 次 / 分、呼吸困难、不吸氧时 SpO_2 ＜ 90%。

3. 极重型：影像学示双肺间质性改变，氧合指数＜ 300。

COVID-19 阳性和阴性的肺炎患者都可行康复治疗。但需要不同的预防措施、组织和康复项目。

经聚合酶链式反应，鼻咽拭子仍为 SARS-CoV-2 阳性的患者可从急症医院转至住院康复中心。其他患者若鼻咽拭子阴性，但有肺受累的持续症状和体征，如呼吸困难、咳嗽、低热和活动后血氧饱和度下降，反映了炎症反应的持续存在。

对咽拭子阴性且临床稳定的患者可从急症医院出院并转诊至专科医院住院或门诊康复。

三、康复治疗的原则

• 医疗专业人员必须具有对呼吸系统疾病患者康复治疗的经验。这种情况下的工作人员的"学习"必须密切监督。

• 所有患者进行治疗时都必须在具有合适的预防措施和防护设备前提下进行，以符合医院院感预防和控制政策 [11]。

• 所有的康复设备必须定期清洗以减少污染的风险。

• 无论干预类型、强度、时间和模式都要根据患者的个体化需要及症状受限情况定制。尤其适用于那些重型或危重型病例、高龄患者、合并有肥胖及其他并发症的患者。

• 这些患者进行康复时，不可能像稳定期患者一样完成类似的 PR 评估。但是，在整个康复过程中应持续进行一些评估和监测。

四、ARDS 和其他传染病的教训

（一）急性病的结局

对于急性呼吸窘迫综合征（acute respiratory distress syndrome，ARDS）患者，ICU 住院时间越长，尤其是机械通气时间越长，对肺功能、身体功能（如肌肉质量减少和功能丧失、ICU 获得性神经肌病）以及情绪健康影响越大 [12, 13]。有关长期机械通气产生影响的详细内容前文已叙述 [12]。

ARDS 幸存者 6 个月的生理和心理功能恢复轨迹有所不同（表 51-2）[14]。有报道称机械通气一周或更长时间的幸存者，ICU 出院后 7 天的功能障碍程度可以预测 1 年死亡率及恢复轨迹 [15, 16]。ARF 后身体功能改善最大的时间是在出院后的最初 2 个月 [14]。然而，据报道出院 1 年后的幸存者经常有焦虑、抑郁和创伤后应激障碍等症状 [17]。值得注意的是，相当一部分家庭成员在患者出院后的 6 个月内也存在与创伤后应激障碍相一致的症状 [18, 19]。

在一些幸存者中，急性事件后数年仍存在功能障碍和 HRQL 下降。也有肌肉功能障碍、神经心理和认知障碍 [12, 15, 20]。这些观察结果与重度甲型流感（H1N1）ARDS 幸存者报道的观察结果

表 51-2　ARDS 幸存者 6 个月的身体功能恢复轨迹 [21]

- 6 个月时功能障碍无改善
- 6 个月时身体功能稍有改善，但仍有功能障碍
- 出院时身体功能低，改善至中等身体功能
- 出院时中等身体功能，2 个月后迅速改善至高等，并可持续 6 个月

相似 [21]。

（二）物理治疗与康复

ARDS 患者 [22] 早期活动和俯卧位的模式及结果在本书中有详细说明 [12]。在这次流行病期间，ICU 外也进行了此类活动 [23, 24]。临床和科学证据支持早期活动和物理治疗是安全可行的，因此应在 ICU 应用 [12]。对从 ICU 出院的危重症患者，门诊运动训练可增强体能和运动的自我效能 [25]。然而，对 HRQL 和死亡率的益处尚不清楚 [26]。经 PR 治疗后，H1N1 导致的 ARDS 幸存者的运动耐量和 HRQL 显著提高 [27]。

五、感染传播的预防

所有干预措施都必须在保证医疗专业人员和患者安全的前提下进行。SARS-CoV-2 是极可能通过气溶胶和污染物传播的，因为病毒可在气溶胶中存活并具有传染性达数小时，在物体表面上可存活数天（取决于病毒量）。虽然打喷嚏或咳嗽产生的具有空气传染性的气溶胶颗粒在空气中存活不到 3h[28]，但病毒可以通过接触被污染的表面，然后触摸嘴、鼻或眼睛传播。因此，必须遵守当地的感染预防指南 [29]。在治疗可能或有明确传染性的患者时，医疗专业人员必须穿戴合适的个人防护装备（personal protective equipment，PPE），包括防水防护服、手套、口罩和防护屏或护目镜 [11, 30, 31]。除非患者明确诊断阴性，否则不鼓励小组训练。这意味着调整在患者房间进行治疗，而不是在一般的运动中心（图 51-1）。

物理治疗的介入应以最大限度地利用现有的员工资源并减少 PPE 的消耗这一标准为基础。在当前的流行病期间，PPE 的供应是一个持续存在的问题，如果没有这种装备，就需要推迟训练。从急性护理单元出院后 6～8 周，COVID 阳性患者应避免进行肺功能测量和正式的运动测试。这意味着最初的运动处方应主要根据临床观察和症状受限来制订。

值得注意的是，在氧疗、无创通气、雾化器、吸痰和胸部物理治疗时都可发生雾滴扩散。因此，运动训练时应避免无创通气，并应警惕其他可能的传染源 [32-34]。上述因素强调了在有可能感染的情况下，使用完整的 PPE 的必要性。物理训练的所有设备在每次使用后都应彻底清洗，监

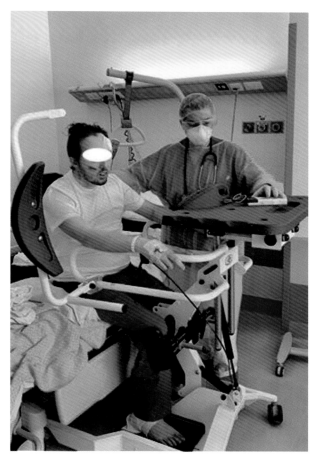

▲ 图 51-1　物理治疗师身着个人防护装备为 COVID-19 肺炎患者进行治疗

测设备如血压计袖带和脉搏血氧仪等应做到患者专人专用。

六、干预措施

（一）康复对象

考虑到大量感染患者对医疗团队、医院设施和资源使用的影响，患者选择时应制订准入标准。这取决于患者是在 ICU、急症医院还是社区，并考虑到预计的康复轨迹[14]。在制订治疗计划之前，临床医生应确定以下内容。

- 哪些患者不需要即刻康复项目，并能在病情达到临床稳定后数周等待行社区或居家康复项目？
- 哪些患者持续有呼吸困难、咳嗽或胸闷等症状？这些患者更有可能出现持续性甚至进行性加重的心肺功能障碍。
- 哪些患者存在休息或运动时的血氧饱和度降低？
- 患者合并有严重并发症或病毒感染后严重情况（如心律失常、心肌炎、血管炎）时需要监测什么？

根据我们最近治疗罹患过 COVID-19 患者的经验，我们认为那些更有可能参加急性期后早期康复治疗的患者具有以下几个特征。

- 年龄＞ 60 岁
- 有两种或两种以上合并症
- 既往有机械通气史
- 力量下降（独立行走及站立）
- 需要可移动辅助设备，如助行器
- 运动能力下降
- 住院期间需要高浓度吸氧
- 气管切开或近期拔管
- 静息低氧血症（SpO_2＜94%）
- 运动相关低氧血症
- 肺炎康复时间长

- 遗留严重间质改变

（二）地点

康复可在住院患者急症护理单元、专门的康复场所或家中进行。推荐根据患者的症状、传染性、当地资源和社会环境来确定治疗地点。因此，在不同的环境下有不同的特征和康复需求。

1. 急症护理单元

在这次流行病期间，参与到急症护理康复的医疗专业人员的主要目标是重点关注患者的活动和氧合情况，并管理并发症如吞咽或认知功能障碍等，以期患者尽早安全出院回家，以空出病床。还必须考虑到居家康复和是否有照护者。

2. 康复中心

COVID-19 患者出院并转至住院康复中心后，应与 COVID-19 阴性的患者分隔在不同病房，直到确认他们不再有传染性。需明确感染后免疫的存在和持续时间，以防止再感染的可能。在大多数情况下，CRD 患者的"常规"康复已暂停，以防止工作人员接触病毒，并将其安排在急需的地方。康复过程本身符合 ATS/ERS 声明的多学科康复的关键概念和指南[35]。

康复项目处方依据患者从急症护理单元出院时的严重程度而有所不同。许多患者只能完成一部分基线评估。根据我们对近 1000 名 COVID 感染患者的初步经验，我们建议以下措施是可取的[36-39]。

- 症状

使用 VAS 或改良的 Borg 量表评估静息和 ADL 时的呼吸困难和疲劳程度[38, 40]。询问患者吃饭时的症状和自我梳洗的能力。

- 功能障碍情况

简易体能状况量表(short physical performance battery，SPPB)[41]，反映患者入院及出院时的整体体力水平。

简单的平衡评估：如 Tinetti 平衡评估量表[42]。

在 SPPB<6 的情况下，躯干控制测试（trunk control test，TCT）[43] 或 Barthel 指数[44] 可以更好地定义躯干控制能力。

- 运动耐量：6MWT[45]、1min-STS 测试[46]。
- 外周肌肉力量：手持式测力仪完成肱二头肌和股四头肌的等长肌力评估[37, 47]。
- 呼吸肌功能：在没有呼吸肌功能测量工具时行单次呼吸计数（single-breath counting，SBC）测试[36, 48]。

可根据 SPPB 和 Barthel 指数等简单的功能测量结果制订康复项目。如果只是轻微受损（SPPB＞10；Barthel 指数＞70），从低强度（<3 MET）开始行运动训练，使用疲劳和呼吸困难 Borg 量表评估症状受限，根据症状受限情况来增加运动强度，使评分低于 3 分。训练内容包括耐力训练（功率自行车、跑步机和自由步行）以及低重量抗阻训练。如果是中度或重度受损（SPPB<10；Barthel 指数<70），需要根据基线评估建立一个调整的、更具有结构化、个体化的运动方案来改善力量、平衡和步行能力。

3. 家庭

从急症护理单元出院时，应记录每个患者需求，包括安全活动能力、症状控制情况、辅助供氧需求、营养需求、心理和社会支持，以及改善躯体和心理功能、重返工作。在出院后的几周内，根据患者功能障碍情况，物理治疗师需要提供合理水平的支持。

目前对经历 COVID 后居家康复的疗效知之甚少。然而，基于本书中详细描述的 COPD 患者远程康复的文献，有理由支持这种方法[49]。康复中心正式评估的缺乏限制了最初处方的准确性，且患者安全性也是需要考虑的，特别是 ICU 住院日长的患者。一旦患者不再具有传染性，在当地感染控制政策允许时，应该完成更详细的临床评估，包括肺功能、运动耐量、肌肉功能和平衡功能，以及患者报告的 HRQL 等[36-39, 50-52]。

（三）如何做?

1. 医疗专业人员

在治疗感染过 COVID 的患者时，治疗师应具备专业知识、技能和经验。在当前情况下，既往有 ICU 和急症治疗经验的工作人员应被召集回 ICU[9]，那些没有近期急性心肺康复经验的工作人员被分配去支援其他医院服务。有健康高风险的专业人员（70 岁以上、免疫缺陷或怀孕）不允许进入隔离区域。

2. 评估

在没有正式测试的情况下，训练从相对简单等级的功能和力量训练开始，不使用或极少使用设备。在没有复杂设备的情况下，物理治疗师需要考虑上文所述的简单易用的测试[40-48]。考虑到患者可能经历的长期住院隔离和对死亡的无助、恐惧，有必要评估急性低氧性呼吸衰竭对情感和社会心理的影响。

3. 物理治疗

对于住院的轻型至重型疾病患者，康复有改善呼吸困难、焦虑抑郁、身体能力和 QoL 的潜力[53]。有研究指出，对极度虚弱的伴 PA 下降导致的下肢肌肉萎缩患者，NMES 可改善肌肉功能[12, 54-56]。注意务必不要一个患者用完器械后给另一个患者用。

与 ICU 管理危重患者一致，当出现发热、呼吸困难加重、静息时血氧饱和度下降<93% 或在运动中血氧饱和度下降＞4% 时，应停止物理治疗。考虑停止物理治疗的指征包括胸闷、打嗝、头晕、头痛、视物不清、心悸、出汗、平衡不稳、需要呼吸机支持以及 24~48h 内影像学进展 50% 以上[57]。以上情况需要医生连续临床评估，以及密切的跨学科团队合作。

COVID-19 引起的呼吸道感染通常伴有干咳，这不是物理治疗的适应证。在有气道分泌物时（本身为 COPD 或支气管扩张患者），可采用自我气道廓清技术，并应使用一次性设备以减少医疗专业人员的暴露风险。

4. 运动训练

与 H1N1 流感所致的 ARDS 患者的恢复相似[21]，急性 COVID 患者在出院后的短期和长期内可能出现功能障碍（呼吸功能、危重症肌病和神经病）、参与减少、HRQL 降低。恢复时间不同，取决于 ARF 程度、与之相关的身体功能障碍(虚弱、外周肌肉无力)和情感功能障碍(焦虑、抑郁、遗弃感、创伤后应激综合征)[12]。有并发症患者需要更长时间才能恢复到原先的状态。

每天都需要评估临床指标，包括体温、咳嗽、呼吸困难、呼吸频率、SpO_2 和 SpO_2/FiO_2。简单的改善氧合方案建议见图 51-2。

我们使用 MRC 量表、徒手肌力测试来评估外周肌肉力量，更精确的测量采用测力计[38]。对延迟撤机患者，ICU 的干预措施可以从管理身体状态以及因长期制动对活动和认知造成的影响开始[12, 58, 59]。

由于病毒对肌肉活动的影响尚不清楚，我们的目标是根据主观症状增加负荷训练以恢复功能。建议进行低强度运动（<3.0 MET），同时进行日常患者咨询和教育。对隔离患者，初始的康复治疗可以通过远程医疗系统进行。其中包括教育视频、远程咨询和带可消毒设备的网络摄像

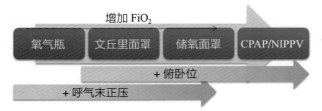

▲ 图 51-2 改善氧合的方法
FiO_2. 吸入氧分数；NIPPV. 经鼻间歇正压通气；CPAP. 持续气道正压通气

头[49]。建议行平衡评估，特别是对长期床上制动患者[39, 51]。其他早期评估包括运动能力以及静息时、用力时和夜间的氧气需求。

从医院出院回家后，建议在最初的 4～6 周进行低强度 PA 和运动训练，包括功能性力量训练。强度使用改良的 Borg 量表评估，呼吸困难和疲劳≤ 3 分[40]。通信技术将增强患者和医疗专业人员之间的安全沟通[5, 49]。随着患者康复，用于 CRD 患者的常规运动训练原则也可应用于不具传染性的患者中[35]。

5. 营养

在幸存者的综合康复过程中，必须评估体重减轻和肌肉质量减少的程度并随后予以治疗[60]。与常规 PR 一样，单独物理治疗似乎不足以解决 COVID-19 患者住院后 /ICU 阶段的营养、情感和社会问题，因此需要多学科团队合作。

七、未来的方向

尽管药物治疗方面的研究前景很好[61]，但我们离实现完全控制还很远。现有技术的应用范围仍在扩大，例如，手机用于监测脉搏氧饱和度和体温，确保了对已知传染病例的隔离和距离。

使用机器人协助环境消毒、药物和食物分发、临床参数评估和安全检查方面取得了令人振奋的进展[5, 62]。为预防感染，可部署遥控机器人进行非接触性紫外线物体表面消毒[63]。其他技术，如地面机器人和无人机已被用来运送样本、转运药物和重要设备给感染者[64]。试点研究正在评估无人机在传染病监测和流行病学方面的应用。机器人和移动应用程序收集的数据可以通过专门的机器学习算法（人工智能）、大数据（能够从 / 向感染者提取有意义的信息）及项目计划（通过应用程序、短信等）进行分析，以防止或遏制流行病的传播[65, 66]。

我们能从这次经历中学到什么？[5]在全球范

围内，我们认识到为制订应对流行病的广泛战略方案，投资于研究、创新、技术和组织模式的重要性。我们已经学会了如何在几天内获得有时需数年发展才能得到的技能。我们需要重新设计学术性项目，加强急需的专业如呼吸物理治疗。

国际社会必须分享应对这些紧急情况的方法和治疗草案。需要建立全球性的协作网络以组织并实施国际应急政策。为了做好更充分的准备，我们需要制订应对全球传染病大流行（如COVID-19暴发）的编码程序和预定计划。我们还需要在国家内部和国家之间进行沟通，以统一的方式处理紧急情况。

八、结论

这场流行病的急剧传播及与之相关的临床和社会经济后果，正在推动制订明确且有效的措施以保护医疗人员。医疗机构必须具有能力和灵活性，能在最合适的地点并利用最先进的技术，对所有危重患者的需求做出反应。

如同许多主要呼吸系统疾病一样，PR 通过改善 COVID-19 患者活动能力、自主性和 HRQL 来促进恢复，使患者重返社会以发挥其重要作用。